# 改訂の序

　本書の初版であるレジデントノート増刊「同効薬，納得の使い分け」が2019年に発行されてから約6年が経過しました．卒後研修必読の書であるレジデントノートのなかでもこの増刊号は特に反響が高く，現在でも多くの読者に読まれています．一方でこの6年の間に新たに使用されるようになった薬剤，ガイドラインの更新などもあり，このたび，改訂が行われることになりました．私は今回の改訂から共同編集者として参画させていただきましたが，自らが研修医のときにお世話になったレジデントノートの構成に携われたことを大変光栄に感じています．

　今回の改訂では『"なぜその処方を選ぶのか"について，根拠とともに上級医がもつ現場での思考プロセスを学ぶ』という初版から続く企画の特徴を活かしながら，読者の方に最新の情報をお届けしたいという信念のもと，内容のアップデートだけでなく，読者の皆様から寄せられた貴重なご意見に基づく項目の追加も行いました．

　また，第1章「総論：薬の使い分けの基本事項」を拡充し，2つの項目を追加しました．1章-2ではジェネリック医薬品の役割について医療経済学的視点から解説していただきました．さらに1章-3では，投薬の目的や求めるアウトカムについての考え方という，すべての投薬に関連する内容を解説いただきました．これらはどの診療科に進むとしてもすべてのレジデントに関連する内容であり，ぜひすべての読者にご一読いただければと思います．

　この改訂版が，初版と同様に若手医師の皆様にとって有用なガイドとなり，日々の診療に役立つことを願っています．また，指導医の方々にも若手医師の教育や指導の際にご活用いただければ幸いです．

　もちろん，「処方」や「薬の使い分け」といった内容は大変奥深く，一冊の書物のみで完結するものではございません．本書の内容をもとに，レジデント同士でのディスカッション，指導医の先生とのコミュニケーションを通じて，医師としての生涯学習のよいスタートを切っていただきたいと思います．

　最後に，羊土社の皆様，共同編集として御指導いただきました片岡先生，各項目の御執筆を賜りましたすべての先生方，素晴らしい薬剤を開発・製造・販売してくださっている製薬会社の皆様，そして何より日々われわれに学びと成長をもたらしてくださっている患者の皆様に感謝申し上げます．

2025年3月

京都大学医学研究科 医学教育・国際化推進センター 講師
生野真嗣

# 初版の序

「処方する」ことは医師の仕事のなかで重要な一角を占めます．直接的な侵襲を伴う手技とは異なるものの，選択のしかたによっては毒にも薬にもなる「処方」．はじめて使う薬を処方するのが怖い，という気持ちは誰でも感じたことがあるのではないでしょうか．

自分が研修医の頃，上級医の処方をノートに書き写して自分なりの処方ノートをつくっていました．また，自分が処方した薬もどんな患者さんに使った，というコメント付きでメモをとっていました．当時，一般的な教科書はあっても「何を選択したらよいのか」という具体的な処方のしかたまで踏み込んだ本は少なく，苦肉の策として上級医や自分の処方をメモするという愚直な方法をとったのだと思います．無論そのメモを今使うことはありませんが，そのメモを見ると緊張しながら処方をはじめて行った研修医や若手医師だった頃の気持ちを思い出します．同時に，処方は緊張するものであり，漫然と処方することは厳に慎まなければならない，という自身への戒めにもなっています．常に新しい情報をとり入れ，慎重に処方することはわれわれ全員にとって必要なことでしょう．

エビデンスやガイドラインに基づく処方は基本ですが，さらに現場で何を選ぶか，という観点で，現場の経験知は重要です．そこにベテランと若手医師のギャップがあります．なぜ，その処方を選ぶのか，という上級医の思考回路を若手医師が学べば，ベテランと若手医師のギャップは縮まり，若手医師の成長曲線はグッと上向くに違いありません．自分が若手の頃に本書があったらどんなによかっただろう，と思います．

今回の分野および各分野でどの種類の薬剤について解説していただくか，についてはあくまでも「若手医師が1人で処方するときに参考になる」という視点で選ばせていただきました．また，執筆者は各分野のエキスパートであり，かつ若手の視点に立ってご指導いただける先生にご依頼させていただき，「研修医が知っておくべき基本，および若手医師が1人で処方することを念頭においた処方のしかたを概説ください」とお願いしました．

感染症の総論を執筆いただいた矢野（五味）晴美先生からは各論の執筆者を御推薦いただきましたが，「ベストメンバーの方々からの若手へのプレゼントです」というコメントをいただきました．まさに，本書のエッセンスが端的に示されております．本書は，執筆者の先生の知恵とメッセージに溢れた内容で，若手医師への知の継承でありプレゼントだと思います．はじめての処方は緊張するものですが，1人で処方するときにも，本書を手にとることで指導医の先生が語りかけ，その経験を伝えてくれるような存在になれば，と思っています．また，指導医の立場で本書を手にとられる場合は，若手

にどのように指導するか，という指導の助けにもなる内容にもなっているのではないでしょうか．加えて，Advanced Lecture のコラムもご執筆いただいた稿もあり，指導医やベテランの先生にも読みごたえがあり，特に知っておくべき分野について網羅的にアップデートできる内容になっています．

　山のようにある薬のなかからどのように選び，どのように使うか．このことは医師としての裁量を存分に発揮する場面であり，1つひとつを慎重に，また納得のできる処方を行うことが医師としての実力を培うための王道なのでしょう．そのための一助になるパートナーとなるような企画になれば幸いです．


2019年5月
岡山大学大学院 医歯薬総合研究科 地域医療人材育成講座
片岡仁美

レジデントノート増刊　Resident Note Extra Number
Vol.27-No.2　contents

## 改訂版

# 同効薬、納得の使い分け Update

最新の根拠を学び、症例で鍛え、ピットフォールを回避する

| 改訂の序 | 生野真嗣 | 3 | (159) |
| 初版の序 | 片岡仁美 | 5 | (161) |
| Color Atlas | | 13 | (169) |

## 第1章　総論：薬の使い分けの基本事項

**1. 薬の使い分けについてまず知っておくべきこと** …水谷可織，生野真嗣　18　(174)
　　1. 薬を「処方する」とは　2. 投与経路による分類と情報収集　3. ポリファーマシーの問題と対策

**2. 持続可能な医療システム**
　　ジェネリック医薬品の役割と医療経済学 ……渡邊大海，中尾裕貴，今中雄一　24　(180)
　　1. なぜジェネリック医薬品か　2. 医薬品と医療経済　3. 研修医の心得
　　● Advanced Lecture：医療経済評価とその手法

**3. 投薬の目的を考える** …谷口洋貴　30　(186)
　　処方への3つのハードル　● Advanced Lecture：患者に説明を理解してもらうには

# 第2章 循環器の薬の使い分け

**1. 総論** ················································································岩井雄大 36 (192)
1. 患者の背景を整理する 2. 急性期・慢性期・病態によるエビデンスの違いを意識する
3. Medication adherence を意識する

**2. 降圧薬の使い分け** ··························································本行一博 40 (196)
1. 主要降圧薬の種類と使い分け 2. 併用療法 3. 各降圧薬の特徴 4. 降圧薬の使い分けのコツ

**3. 抗不整脈薬の使い分け** ································島本恵子, 草野研吾 48 (204)
1. 薬の基礎知識 2. 心房細動：リズムコントロールを行う場合 3. そのほかの上室性頻拍（RR間隔の等しい狭いQRSの頻拍）：リズムコントロールを行う場合 4. 心室頻拍を疑う場合
5. レートコントロールを行う場合 6. 副作用の対策

**4. 心不全における薬の使い分け** ·······································庄司 聡 61 (217)
1. 慢性心不全はほぼ内分泌疾患. まずはその確立したエビデンスと適応を確認しよう
2. 薬の使い方のコツ～この症例ではこう考える
3. 実臨床での各薬剤の使い分け（目標用量, 注意点） 4. 実際の処方

**5. 抗凝固薬の使い分け** ····································遠藤慶太, 平岡栄治 70 (226)
1. 薬の基礎知識 2. 心房細動の血栓塞栓症の一次予防での考え方 3. 出血リスクのある患者での考え方 ● Advanced Lecture：超高齢で出血高リスク患者を対象としたELDERCARE-AF試験

**6. 抗血小板薬の使い分け** ·················································中妻賢志 77 (233)
1. 薬の基礎知識 2. 抗血小板薬2剤併用療法とその期間 3. 急性心筋梗塞の場合の考え方
● Advanced Lecture：抗血小板薬のデエスカレーション


# 第3章 呼吸器の薬の使い分け

**1. 総論** ··················································································金子 猛 83 (239)
1. 咳嗽・喀痰の病態生理と診療の基本 2. COPDにおける吸入ステロイド薬（ICS）の位置づけ
3. 少量長期療法におけるマクロライド系抗菌薬の使い分け

**2. 気管支拡張薬（吸入，経口）の使い分け** ·······················國近尚美 87 (243)
1. 薬の基礎知識 2. 各種薬剤について 3. 薬の使い方のコツ～この症例ではこう考える
● Advanced Lecture：1. ACO（Asthma and COPD Overlap）について 2. 吸入指導・支援について

**3. 吸入ステロイド薬（ICS）の使い分け** ·····························谷本 安 95 (251)
1. 薬の基礎知識 2. DPIかpMDIか 3. 吸入アドヒアランス不良への対応
4. 局所副作用への対応 ● Advanced Lecture：1. 経鼻呼出法について 2. ホー吸入について

**4. 鎮咳薬・喀痰調整薬の使い分け** ··············長澤 遼, 原 悠, 金子 猛 101 (257)
1. 鎮咳薬と喀痰調整薬の位置づけ
2. 湿性咳嗽と乾性咳嗽の観点から見た鎮咳薬と喀痰調整薬の使い分け

# 第4章　消化器の薬の使い分け

**1. 総論** ……………………………………………………………岡田裕之 106 (262)
1. 上部消化管疾患　2. 下部消化管疾患

**2. 酸分泌抑制薬の使い分け** ………………………原田　智, 樋口和秀 109 (265)
1. 薬の基礎知識　2. GERD治療での考え方　● Advanced Lecture：薬物治療抵抗性GERDに対する内視鏡治療　3. 薬剤性潰瘍予防での考え方　4. *H.pylori*除菌での考え方

**3. 便秘薬・整腸薬・止痢薬の使い分け** …………………………中島　淳 116 (272)
1. 便秘薬　2. 整腸薬　3. 止痢薬

**4. 消化管運動機能改善薬の使い方（制吐薬を含む）** …………眞部紀明 121 (277)
1. 薬の基礎知識　2. 薬の使い方のコツ～この症例ではこう考える　3. 研修医の陥りやすいピットフォール


# 第5章　糖尿病・内分泌代謝の薬の使い分け

**1. 総論** ……………………………………………………………片山晶博 127 (283)
1. 糖尿病薬の使い分け　2. そのほかの内分泌代謝疾患の薬の使い分け

**2. 糖尿病の経口血糖降下薬の使い分け** ………………………岩岡秀明 130 (286)
1. 薬の基礎知識　2. 内服薬を選ぶポイント　3. 薬の使い方のコツ～この症例ではこう考える

**3. 糖尿病の注射薬の使い分け** ……………………齋藤　学, 弘世貴久 139 (295)
1. インスリン　2. GLP-1受容体作動薬　3. 糖尿病の注射薬の使い分けのコツ

**4. 脂質異常症の薬の使い分け** …………宮林　諒, 正司真弓, 横手幸太郎 148 (304)
1. 薬の基礎知識　2. メタボリックシンドロームでの考え方　3. 家族性高コレステロール血症での考え方

**5. 痛風・高尿酸血症の薬の使い分け** ………………熊谷天哲, 内田俊也 155 (311)
1. 薬の基礎知識　2. 痛風発作時の考え方　3. CKDに伴う高尿酸血症での考え方　4. 薬物療法後TLSでの考え方　● Advanced Lecture：合併症を伴う無症候性高尿酸血症での考え方

**6. 甲状腺の薬の使い分け** ………………………………………岸田雅之 162 (318)
1. 薬の基礎知識　2. バセドウ病での考え方　3. 甲状腺機能低下症での考え方
● Advanced Lecture

# 第6章　腎・泌尿器の薬の使い分け

**1. 総論　腎機能低下患者に対する薬剤投与** ……………………牧野内龍一郎 168 (324)
　　　1. 腎機能の評価（eGFR, Ccr）　2. 腎機能別薬剤投与量の調整　3. 腎機能低下時に用量・用法に注意が必要な代表的薬剤　4. シックデイにおける薬物中止

**2. 慢性腎臓病における薬の使い分け** ………………………………鶴屋和彦 179 (335)
　　　1. 薬の基礎知識　2. 薬の使い方のコツ〜この症例ではこう考える

**3. 下部尿路症状治療薬の使い分け** ……………………………………村上　薫 191 (347)
　　　1. 薬の基礎知識　2. 症例の解説1　3. 症例の解説2　● Advanced Lecture：男性下部尿路症状（male lower urinary tract symptom：MLUTS）と手術療法の進歩

# 第7章　血液・腫瘍の薬の使い分け

**1. 総論** …………………………………………………………………山内照夫 197 (353)
　　　1. がん薬物療法の目的　2. がん薬物療法の効果と副作用　3. 抗悪性腫瘍薬の種類　4. がん患者の状態　● Advanced Lecture

**2. 鎮痛薬，制吐薬の使い分け** …………………………片山英樹，久保寿夫 202 (358)
　　　1. 薬の基礎知識　2. 鎮痛薬の実際の使い分け　3. 制吐薬の実際の使い分け
　　　● Advanced Lecture：オランザピンについて

# 第8章　アレルギー・膠原病・骨関節疾患の薬の使い分け

**1. 総論** …………………………………………………………………山村昌弘 208 (364)
　　　1. NSAIDs　2. グルココルチコイド　3. 免疫抑制薬

**2. ステロイド（内服・注射）の使い分け** ………………………佐田憲映 212 (368)
　　　1. 薬の基礎知識　2. 顕微鏡的多発血管炎での考え方　3. ループス腎炎での考え方

**3. NSAIDsの使い分け** …………………………………………………佐田竜一 218 (374)
　　　1. アラキドン酸カスケードとNSAIDs　2. NSAIDsの主な副作用
　　　3. 各臨床状況における使用注意・禁忌

**4. 抗リウマチ薬の使い分け** ………………塩見真由，渡部　龍，橋本　求 225 (381)
　　　1. 薬の基礎知識　2. 抗リウマチ薬の使い分け

**5. 骨粗鬆症の薬の使い分け** ……………………………矢野裕之，金城光代 232 (388)
　　　1. 骨粗鬆症の基礎知識　2. 薬の基礎知識　3. 薬の使い方のコツ〜この症例ではこう考える
　　　● Advanced Lecture：1. 骨吸収抑制剤と骨形成促進薬の使い分け　2. Sequential therapy

# 第9章　精神・神経系の薬の使い分け

**1. 総論** ……………………………………………………………………………仙波純一　242　(398)
1. 精神科での「従来の薬」と「新規の薬」　2.「従来の薬」と「新規の薬」の使い分けの原則
3.「新規の薬」のなかの選択基準

**2. 抗不安薬と睡眠薬を取り巻く状況とその使い分け**
…………………………………………又吉宏紀，普天間国博，高江洲義和　246　(402)
1. BZDと診療報酬　2. 抗不安薬　3. 睡眠薬　4. 症例1　5. 症例2

**3. 抗うつ薬の使い分け**………………………………………多田光宏，仁王進太郎　254　(410)
1. 抗うつ薬の基礎知識　2. 薬の使い方のコツ〜この症例ではこう考える
● Advanced Lecture：双極性うつ病

**4. 抗精神病薬の使い分け**　………………………………………………………髙木　学　260　(416)
1. 主な注意すべき副作用　2. 統合失調症　3. 気分障害　4. せん妄

**5. 成人てんかんにおける抗てんかん発作薬の使い分け**　………大島智弘　267　(423)
1. 薬の基礎知識　2. 若年ミオクロニーてんかんでの考え方　3. 側頭葉てんかんでの考え方

**6. 認知症に対する薬の使い分け**………………………………植野仙経，植野　司　271　(427)
1. 認知症に対する薬の基礎知識　2. 薬の使い方のコツ〜この症例ではこう考える　3. 研修医の陥りやすいピットフォール　● Advanced Lecture：ロナセン®テープ


# 第10章　感染症の薬の使い分け

**1. 総論**
臨床推論を基本とする感染症へのアプローチ　………………矢野（五味）晴美　277　(433)
1. 感染症が鑑別にあがった場合　2. 感染症を鑑別するための検査　3. 抗菌薬の処方時の留意点
● Advanced Lecture

**2. 抗菌薬（内服）の使い分け**　………………………………………山本　慧，岡　秀昭　282　(438)
1. 薬の基礎知識　2. 市中肺炎の外来抗菌薬処方　3. 感染性腸炎の外来抗菌薬処方　4. 単純性膀胱炎への外来抗菌薬処方　5. 丹毒・蜂窩織炎の外来抗菌薬処方

**3. 抗菌薬（注射）の使い分け**　………………………………………米本仁史，岩田健太郎　290　(446)
1. 薬の基礎知識　2. 起因菌が特定できない可能性が高いとき　3. 長期の抗菌薬投与を必要とするとき　4. 起因菌の特定が確実なとき　5. 重症化の可能性が高いとき　● Advanced Lecture：第3世代，第4世代セフェムの使い分け

**4. 抗MRSA薬の使い分け**　………………………………………………………萩谷英大　297　(453)
1. 薬の基礎知識　2. 薬の使い方のコツ〜この症例ではこう考える　● Advanced Lecture：1. 抗菌薬とお金の話　2. MRSAに対する接触予防策は必要か？

**5. 抗真菌薬の使い分け**………………………………………土戸康弘，長尾美紀　306　(462)
1. 薬の基礎知識　2. 侵襲性カンジダ症（カンジダ血症）に対する抗真菌薬　3. 侵襲性アスペルギルス症に対する抗真菌薬

**6.　抗ウイルス薬の使い分け** ……………………………………谷口俊文　314　（470）
　　　1. 薬の基礎知識　2. インフルエンザ治療薬の適応の考え方　3. HIV感染者に対する薬の考え方


# 第11章　皮膚の薬の使い分け

**1.　総論** ……………………………………………………………青山裕美　319　（475）
　　　1. 外用剤の種類と使い分け　2. ステロイド外用剤の使い方の基本　3. 抗菌薬入りステロイド外用
　　　剤の弊害　4. 保湿剤の使い分け　5. 外用量の目安　6. 後発品の外用薬

**2.　ステロイド（外用）の使い分け** ………………………………加藤則人　323　（479）
　　　1. 薬の基礎知識　2. 皮疹での薬の考え方

**3.　蕁麻疹における抗ヒスタミン薬の使い分け** …………………千貫祐子　328　（484）
　　　1. 薬の基礎知識　2. 薬の使い方のコツ〜この症例ではこう考える

**4.　褥瘡の薬の使い分け** …………………………………………大塚正樹　331　（487）
　　　1. 薬の基礎知識　2. 創部の状態から考える


● **索引** …………………………………………………………………………… 336　（492）

● **執筆者一覧** …………………………………………………………………… 349　（505）

# Color Atlas

レジデントノート増刊

## 第1章1 ❶

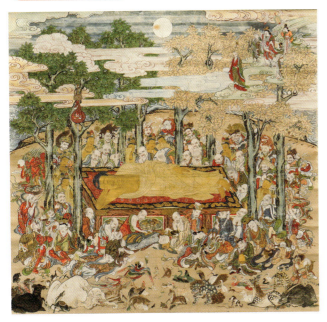

❶ 涅槃図
　駒澤大学所蔵
　（p22 図3参照）

## 第10章4 ❷

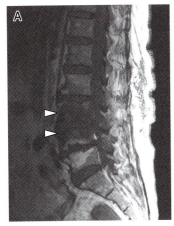
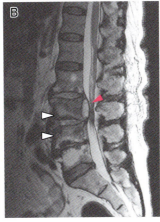
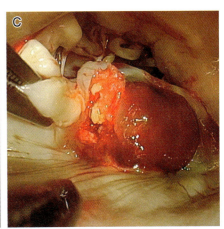

❷ 腰椎椎体炎・硬膜外膿瘍（A，B）と僧帽弁に形成された疣贅（C）
　A）腰部MRI T1強調画像：L3/4椎体で低信号を認め（▷），急性期椎体炎を示唆する
　B）腰部MRI T2強調画像：L3/4椎体を中心に高信号を認める（▷）とともに，L3椎体背側に硬膜外膿瘍を認める（◀）
　C）僧帽弁置換術の術中所見：疣贅形成を認める
　（p301 図参照）

# Color Atlas

## 第11章1 (❸)

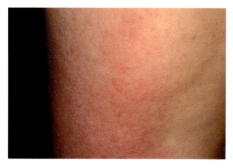

❸ 接触皮膚炎
紅斑の表面に丘疹が散在している．このような皮疹には，ステロイド油性軟膏を使用する（p320 図1参照）

## 第11章2 (❹〜❻)

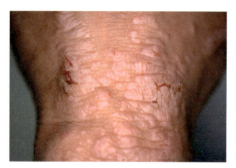

❹ 苔癬化の臨床像
（p324 図1参照）

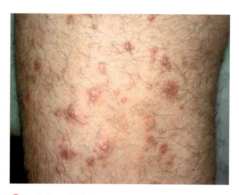

❺ 痒疹の臨床像
p327 文献2より転載：Ⓒ日本皮膚科学会，日本アレルギー学会
（p324 図2参照）

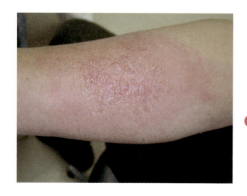

❻ 非ステロイド系消炎鎮痛外用剤による接触皮膚炎の臨床像
p327 文献2より転載：Ⓒ日本皮膚科学会，日本アレルギー学会
（p326 図3参照）

## 第11章 4（❼）

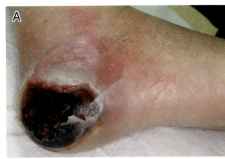
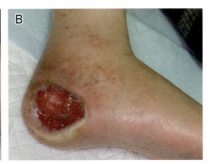
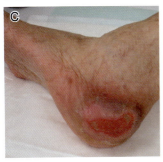
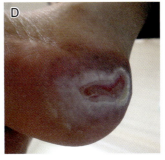

❼ 症例1, 2の臨床写真
　A) 症例1の初診時, デブリドマン施行後
　B) 症例1の3カ月後, 潰瘍周辺には表皮の伸展がみられる
　C) 症例2の初診時
　D) 症例2の4週間後, 潰瘍周囲に浸軟がみられる
（p333 図参照）

レジデントノート増刊

改訂版
# 同効薬、納得の使い分け
## Update
最新の根拠を学び、症例で鍛え、ピットフォールを回避する

生野真嗣, 片岡仁美 ／ 編

| 第1章 | 総論：薬の使い分けの基本事項 |

# 1. 薬の使い分けについてまず知っておくべきこと

水谷可織，生野真嗣

### ● Point ●

- 医療において薬が使用されるプロセスには患者本人を含むさまざまな職種や組織が関与する
- 薬の使い分けにおいて考慮すべき要素には，投与経路，薬理作用，効果，副作用，併用注意・併用禁忌などがあり，適切な情報収集が必要である
- ポリファーマシーは薬を処方するうえで常に気を付けるべき観点であり，多職種連携が解決のカギとなる

## はじめに

　医薬品の使い分けは患者の治療効果を最大化し，副作用を最小限に抑えるためにきわめて重要である．そしてこのプロセスは治療の目的，治療効果と副作用，そして個別化医療といった複数の観点から考察する必要がある．患者によって求める治療効果が変わることもあるため，処方する医師と患者の信頼関係に基づく治療計画が薬の使い分けの前提となる．ここでは本書の内容を学ぶうえでの前提となる内容について整理したい．

## *1.* 薬を「処方する」とは

　「薬を処方する」と書くと，主語は医師であり，目的語は薬となる．処方に関する裁量と責任を有するのは医師であり，本書も経験豊富な医師が若手医師にアドバイスをする形で，「若手医師が1人で処方するときに参考になる」内容であることをめざしている．本書の読者となる若手医師が，自らの処方に責任と自信をもつことを願っている．

　その一方で，**医療において薬が使用されるプロセスは，単に医師が薬を選ぶということに留まらない**．ここではこのような観点を改めて確認したい．

### 1 処方・投薬の三大要素：医師・薬剤師・患者

　法的な位置づけ，権限などを背景に医薬品の使用に関する三大要素をあげよと言われれば，医師，薬剤師，患者となろう（図1）．以下にその詳細について解説する．

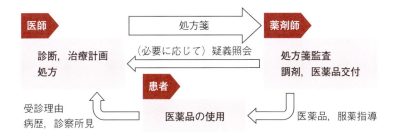

**図1 処方と投薬の三大要素**
医薬品の使用の基本的枠組みとなる三大要素．通常の診療においてはこのフローが定期的にくり返し行われるということにも留意する必要がある．

### 1）医師
医師は患者の症状や病歴を評価し，適切な治療計画を立てる役割をもつ．処方箋を発行した後も継続的に患者を診察し，薬の効果や副作用をモニタリングし，必要に応じて処方内容の変更・調整を行う．

### 2）薬剤師
薬剤師は医師からの処方箋を確認し，適切に調剤する．調剤とは処方箋をもとに患者に医薬品が交付されるまでの一連のプロセスを指し，薬剤の準備や混合・粉砕・分包・薬袋の作成を含む．患者への情報提供も行い，安全に薬を使用できるよう支援する．

### 3）患者
治療計画の理解と順守，副作用や効果についての医療関係者への共有といった役割が求められる．医師は患者がこのような役割を果たせるよう適切に指導・支援する必要がある．

## 2 医薬品の使用を取り巻く多職種・組織

治療計画の立案・実施との関係性や社会制度のなかでの位置づけを含めて考えれば，実際には上記で述べたよりもさらに多くの職種や組織が関係する．すべてを網羅することは難しいが，以下に一例をあげる（図2）．

### 1）看護師
医学知識を有しつつ医師や薬剤師よりも患者と密に触れ合う立場を活かし，患者の薬物治療に関する教育と支援を実施する．副作用や異常の早期発見という観点でも，誰よりも先に気づき，主治医等に報告できることがある．

### 2）患者家族
患者の年齢や生活背景によって求められる役割は変化するが，患者家族にも治療計画の理解と遵守が望まれる．副作用や投薬効果についても，患者自身の主観ではわからない部分のフィードバックを提供することができる．

### 3）製薬会社
新薬の研究開発，臨床試験の実施とデータ収集，薬の製造と市場への供給に加え，医療関係者や患者への情報提供のための資料作成などを行う．

### 4）政府
医薬品の承認，規制，市販後調査の監視などの役割をもつ．製造・販売・流通の各段階での規制・監視のほか，医薬品の不正販売や品質問題が発生した場合の対応に関しても裁量と責任を有する．

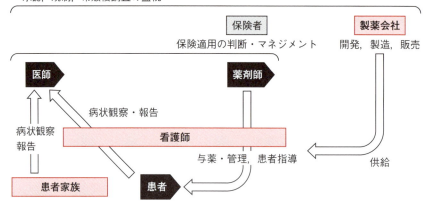

**図2　医薬品の使用を取り巻く多職種・組織**
社会制度のなかで適切に医薬品を使用するための枠組みには種々の組織が関与している．また，治療計画のなかで適切に医薬品を使用するためには看護師やその他のメディカルスタッフ（理学療法士，作業療法士，言語聴覚士，臨床検査技師，栄養士，医療ソーシャルワーカー，介護福祉士など），そして患者家族からの情報やフィードバックも非常に重要である．
＊保険者とは，健康保険組合や国民健康保険など，医療保険制度の運営・実施主体を指す

### 5）保険者

　医療費の支払いや給付管理を行うほか，被保険者が必要な医療サービスを受けられるよう，情報提供を行う．

　この他にも，物流システム・各種インフラなど，医薬品の使用は多くの人々の尽力のうえに成り立っている．なお，上記に限らず情報共有は患者のプライバシーを順守したうえでなるべく多くの職種で行うべきであり，患者への情報提供もさまざまな職種から行われるべきであろう．

## 2. 投与経路による分類と情報収集

　医師が医薬品の使い分けを考えるうえで特に重要となる要素は，投与経路，薬理作用（メカニズム），効果，副作用，併用注意（禁忌），薬価である．薬理作用・効果・副作用とそれを示すエビデンスに基づく使い分けについては各章に譲り，ここでは投与経路による分類と，使い分けのための情報収集の代表的方法について解説する．

### 1 投与経路による分類

　内服（経口投与）は最も一般的であり，患者にとっても理解しやすい．一方で消化管での吸収や初回通過効果（肝臓での代謝）により生物学的利用率に限界があり，個人差も大きくなりやすい．薬剤の大きさや疾患によっては内服に困難を生じることもある．注射薬も従来からよく使われており，静脈内投与，筋肉内投与，皮下注射などがある．患者自身が自己注射を行うことができる製剤も増えてきている．経皮投与はパッチ剤等により皮膚から吸収させる方法で，消化管の影響を受けないほか，アドヒアランスを周囲が確認しやすいという利点も有り，認知症やパーキンソン病の分野でも利用が広がっている．

### ❷ 使い分けのための情報収集

　医薬品の使い分けのためのデータや知識を収集する方策として代表的なものに**疾患ガイドラ
イン**があり，体系的な情報を収集するうえで非常に有用である．次に個々の薬剤については，**添付
文書とインタビューフォーム**が重要である．添付文書は薬理作用や使い分けについての情報には
乏しいが，保険医療上の適応症，用法・用量，副作用，薬物相互作用や禁忌などの情報が含まれ
ており，安全な薬物治療のために必須である．インタビューフォームは医薬品の詳細な情報を提
供する資料で，製薬会社が作成し，医療従事者に提供している．これは添付文書を補完するもの
で，より詳しい薬理作用，臨床試験結果，副作用のデータなどが含まれている．臨床現場ではイ
ンタビューフォームに直接アクセスできないことも多いので，必要に応じて病院薬剤部などに照
会して入手・利用していただきたい．

## 3. ポリファーマシーの問題と対策

　ポリファーマシーとは，患者が複数の薬剤を同時に使用することを指し，高齢者や慢性疾患を
もつ患者に多くみられる現象である．ポリファーマシーは以下のような問題を引き起こす．

### ❶ 薬物相互作用

　複数の薬剤が体内で相互作用することで，副作用のリスクが増加する．これにより，予期しな
い有害反応や薬効の低下が発生する可能性がある．

### ❷ アドヒアランスの低下

　多くの薬を服用することは，患者にとって煩雑であり，服薬の遵守率が低下する原因となる．
結果として，適切な投薬効果が得られにくくなる．

### ❸ 医療費の増加

　不必要な薬剤の処方や重複処方は，医療費の無駄遣いを引き起こし，患者や保険システムに経
済的な負担をもたらす．

　厚生労働省発行の「高齢者の医薬品適正使用の指針」[1]には，「何剤からポリファーマシーとす
るかについて厳密な定義はなく，患者の病態，生活，環境により適正処方も変化する」と記載さ
れている．一方で，「薬物有害事象は薬剤数にほぼ比例して増加し，6種類以上が特に薬物有害事
象の発生増加に関連したというデータもある．一方，治療に6種類以上の薬剤が必要な場合もあ
れば，3種類で問題が起きる場合もあり，本質的にはその中身が重要である．したがって，ポリ
ファーマシーの是正に際しても，一律の剤数/種類数のみに着目するのではなく，安全性の確保
等からみた処方内容の適正化が求められる．」という点も記載されており，留意されたい．また，
厚生労働省では定期的に高齢者医薬品適正使用検討会が開催されており，2024年7月の「病院に
おける高齢者のポリファーマシー対策のはじめ方と進め方（改訂案）」[2]では具体的なフローにつ
いても検討されている．このなかでは**医師，薬剤師，看護師などの多職種が連携して患者の薬物
治療を見直すこと**の重要性が強調されている．

　ポリファーマシーへの介入方法の例としてはSTOPP criteria（screening tool of older person's
potentially inappropriate prescription criteria）というものがあり，高齢者に対する不適切処方

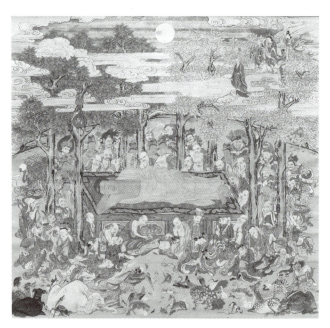

**図3 涅槃図**
駒澤大学所蔵
（Color Atlas①参照）

の検出・スクリーニングを可能とする．小倉ら（2016）の報告によれば，この基準を病院薬剤師が中心となって運用し，処方の必要性も勘案したうえで処方変更の積極的推奨を行ったところ，約半数で実際の処方変更・整理に至ったという[3]．

## おわりに

　なぜ「投薬」というのか，考えたことはあるだろうか．諸説あるのだが，1つは「投」という漢字が「与える・贈る」「かなう・一致する」といった意味をもつためであるというものである．もう1つは仏教の教えを由来とする説で，釈迦涅槃図に描かれたエピソードとの関連が語られる．左上に描かれている薬袋は釈迦の母が何とか天上から薬を届けようと地上に向かって投げたものであり，わが子への強い想いが込められているという（図3）．いずれにせよ，「投薬」は患者に薬を投げ渡して後はどうなってもよい，といった無責任な態度を示すものではない．熟慮して薬を選択し，その後もくり返しフィードバックを受け，再検討・調整をして，患者の幸福につながる薬剤使用をめざしていただきたい．

## 引用文献

1) 厚生労働省：高齢者の医薬品適正使用の指針（2018年5月）
https://www.mhlw.go.jp/content/11121000/kourei-tekisei_web.pdf（2025年1月閲覧）
2) 厚生労働省：病院における高齢者のポリファーマシー対策の始め方と進め方 改訂版（2024年7月）
https://www.mhlw.go.jp/content/11120000/001277339.pdf（2025年1月閲覧）
3) 小倉史愛，他：STOPP Criteriaを用いた高齢者のポリファーマシーに対する薬剤師による介入．医療薬学，42：78-86, 2016

## プロフィール

### 水谷可織（Kaori Mizutani）
医療法人藤井会 石切生喜病院 薬剤室
院内処方率ほぼ100％の病院で主に外来業務のマネジメントを担当しています．タスクシフトが叫ばれて久しいですが，まだまだ現場で医師の負担は大きいように感じます．本書を参考にしていただくとともに，是非頼れる部分はメディカルスタッフを頼っていただきたいと思います．

### 生野真嗣（Masashi Ikuno）
京都大学医学研究科 医学教育・国際化推進センター 講師
大学卒業後，脳神経内科医として臨床に携わりつつ，神経変性疾患の研究を行っています．また，2023年8月より現職に就き，学習者のモチベーション・自己肯定感の醸成とプロフェッショナリズムの両立を主たる医学教育研究テーマとしつつ，学生の支援と育成に従事しています．

**第1章** 総論：薬の使い分けの基本事項

# 2. 持続可能な医療システム
## ジェネリック医薬品の役割と医療経済学

渡邊大海，中尾裕貴，今中雄一

> ### ● Point ●
>
> ・ジェネリック医薬品は，患者さんの薬剤費の自己負担を軽減する
>
> ・ジェネリック医薬品は，医療の質を落とすことなく医療費を削減する
>
> ・医療経済学は，医療の質・効率・公正・持続可能性を確保することを目的とし，医療に携わる者全員にとって大切な知識である

## はじめに

　目の前の患者さんを治療するためには，毎年で3,800万円の医療費がかかる．隣には，一生に一度，1億6千万円の医療費が必要な患者さんがいる．さて，どうしようか．

　日本の医療費は年々増加している．対GDP比は，2018年度の7.0％（約40兆円）から，2040年度には8.4〜8.7％（約70兆円）となる見込みである[1]．同様に薬剤にかかる費用も年々増加している（図1）[2]．皆さんは，医療を提供する者でありながら一人の国民でもある．このままでよいのだろうか．

　このような疑問に対する解決の糸口が医療経済学分野にある．本稿では，医療経済学の観点からジェネリック薬品の役割に関して学ぼう．

## 1. なぜジェネリック医薬品か

### 1 ジェネリック医薬品とは

　医療用医薬品は，先発医薬品と後発医薬品に分かれていて，後発医薬品をジェネリック医薬品とよぶ．先発医薬品には独占的に製造・販売できる特許期間等があり，特許終了後に製造・供給される医薬品がジェネリック医薬品である．ジェネリック医薬品を販売するためには，厳格な審査，厚生労働省の承認が必要であり，有効性と安全性が十分に確かめられた医薬品である[3]．ジェネリック医薬品は，先発医薬品に比べて研究開発費が低く，価格が安く抑えられているのが特徴である．

### 2 ジェネリック医薬品の政策促進の背景

　ジェネリック医薬品を促進する理由は2つある．1つ目が，**患者さんの薬剤費の自己負担を軽減**

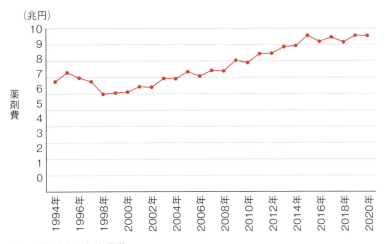

図1　薬剤費の年次推移
文献2を参考に作成

すること．2つ目が，**医療の質を落とすことなく医療費の削減を図る**ことである[4]．

普及に向けた政策が本格化したのは2002年であり，診療報酬の改定によってジェネリック医薬品の使用に対するインセンティブが導入された．2007年には「経済財政改革の基本方針2007」にて，後発医薬品の数量シェアを30％以上にするという数値目標が設定され，2021年6月の閣議決定では，「後発医薬品の品質および安定供給の信頼性確保を図りつつ，2023年度末までにすべての都道府県で80％以上」とする新たな目標を定められた[5]．2024年10月1日からは，ジェネリック医薬品がある薬剤で，患者が先発医薬品の処方を希望する場合は，患者自身が特別の料金（先発医薬品とジェネリック医薬品の薬価の差額の1/4に相当）を支払う仕組みが導入された[6]．今後もジェネリック医薬品の使用を促すための施策は続くだろう．

## 3 ジェネリック医薬品の普及のための取り組み

ジェネリック医薬品の普及のためには，医療従事者のみならず，一般の方々に対してのアプローチが必要である．ジェネリック医薬品の導入の目的を理解してもらい，信頼性を向上しなくてはならない．厚生労働省は，一般国民向けのポスターやリーフレットを作成し，都道府県を通して地域の薬局等に配布している[4]．また，各都道府県では，厚生労働省の委託により「後発医薬品の安心使用促進のための協議会」が設置されており，患者や医療関係者がジェネリック医薬品を安心して使用できる環境づくりのための検討を行っている．例えば京都府では，「後発医薬品安心使用促進のための啓発マンガ・啓発動画」を作成している[7]．さらに，全国健康保険協会（協会けんぽ）や市町村の国民健康保険など各保険者は，「ジェネリック医薬品希望カード・シール」の配布を行っている[8]．その他，「ジェネリック医薬品軽減額通知」が一部の保険者で実施されており，これはジェネリック医薬品に変更した場合の薬代の軽減見込み額を知ることができる取り組みである．

## 4 ジェネリック医薬品の使用量の推移

ジェネリック医薬品の使用割合は，上記の政策の推進とともに大きく増加しており，2005年9月は32.5％であったが，2023年9月には81.9％となっている[9, 10]（図2）．

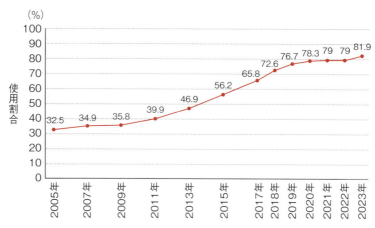

図2 ジェネリック医薬品の使用割合
文献9, 10を参考に作成

### 5 ジェネリック医薬品の質の担保

2020年にジェネリック医薬品である抗真菌薬に,睡眠誘導剤の混入事案が発生した.因果関係は不明であるが,健康被害や死亡事例が報告されている.ジェネリック医薬品の質の担保と安定供給が重要な課題であり,厚生労働省は,調査体制の強化,法令遵守体制の整備などの取り組みを行っている[11].さらに,先行研究[12]では,相応の利益体系の確保を保証し,経営の安定化を対策の1つとして提示している.

## 2. 医薬品と医療経済

### 1 「薬」に対する患者の視点

#### ～少しでも安い方がよい？～

患者にとって,薬の選択においては効果が重要であるが,費用も大きな要素である.特に長期的に薬を服用する必要がある場合や,薬剤を多剤使用する場合にジェネリック医薬品の存在は大きいだろう.効果が同じであれば,少しでも安い薬剤を選択することは理にかなっている.

### 2 「薬」に対する国家の視点

#### ～医療の質を維持しながら医療費を削減したい？～

国としては,医療費が増加すると,国の財政に大きな負担がかかるため,薬価を下げる政策やジェネリック医薬品の推奨を通じて費用の削減を図っている.医療資源を効率的に活用し,国民全体の健康改善を意図しているのだろう.

### 3 「薬」に対する製薬会社の視点

#### ～新薬開発のためには資金が必要？～

薬の市場投入までには,研究開発,臨床試験,規制対応など,膨大な費用がかかる.特に新薬の開発には,10年以上の時間と数百億～数千億円規模の費用が必要[13]であるうえに開発・販売に成功した場合にのみ,その薬の販売から得られる利益で研究開発のコストを回収することが期

待される．COVID-19のパンデミックの際に，日本は国内でワクチンや治療薬を迅速につくることができなかった．背景には，製薬業界の体制や資金面の課題がある可能性が高く，製薬会社の利益と公共の健康を守るためのバランスが重要である．

## 3. 研修医の心得

　ジェネリック医薬品は，先発医薬品と治療学的に同等であるものとして製造販売が承認されているものである．さらに，一般的には研究開発に要する費用が低く抑えられることから，先発医薬品に比べて薬価は安く，患者負担の軽減や医療保険財政の改善に資するものである[14]．

　先発医薬品であれジェネリック医薬品であれ，期待する効果が得られなかったり予期せぬ副作用が出現することがある．どちらを処方するかにかかわらず医師として，患者さん一人ひとりに誠実に向き合うことを大切にし，「処方して終わり」ではなく，患者さんの視点で**「処方した結果，目の前の患者さんに期待した効果が得られているか」**をしっかり見極めることを忘れてはならない．

# Advanced Lecture

### ■ 医療経済評価とその手法

　医療経済評価は，医療技術の効果だけでなく，費用に見合った効果があるか否かを検討する手法である[15]．新薬など新しい医療技術が導入された場合，通常は医療費は増大する．その増分費用に見合う増分効果があるかどうかを評価するのが，医療経済評価であり，効率的な医療提供をめざすために重要な役割を果たす．ただし，医療経済評価の導入が必ずしも医療費削減につながるわけではないことに留意いただきたい．下記に医療経済評価のいくつかの手法を紹介する．

### 1）費用最小化分析（cost-minimization analysis：CMA）

　新しい技術と比較対照の技術で効果が同じ場合に，両方の費用のみを比較し評価する．新薬とジェネリック医薬品の比較などは，その例となる．

### 2）費用効果分析（cost-effectiveness analysis：CEA）

　費用と介入の効果（effectiveness）を比較し評価する．その際は増分費用効果比（incremental cost-effectiveness ratio：ICER）が重要な指標となる．政策のうえで，薬価等の調整にも使われている[16]．

### 3）費用効用分析（cost-effectiveness analysis：CUA）

　費用に対して，その介入の効果を効用（utility：生活の質など健康状態の価値の大きさを表す通常0〜1の数値）に変換し，費用と効用を比較し評価する．

　評価指標として治療効果として得られる生存年を生活の質を表す効用の値で調整した質調整生存年（quality adjusted life years：QALYs）を用いる場合が多い．これらは厳密には費用効用分析といえるが，慣例的に費用効果分析として扱われICERを算出する[17, 18]．

### 4）費用便益分析（cost-benefit analysis：CBA）

　得られる効果を貨幣価値へ換算した便益（benefit）を費用と比較する手法である．医療のコンテクストではあまり行われない．しかし，近年，費用効果分析の一環で使われる純金銭便益（net monetary benefit：NMB），増分純便益（incremental net benefit：INB）という指標は，支払意思額（willingness to pay：WTP）をもって効果を貨幣価値に換算しており，費用便益分析における純経済価値と実質上同じものである．なお支払意思額とは，完全な健康状態で1年間生存すること（1QALY）を獲得するために支払うことを許容する額である[19]．

# おわりに

　ジェネリック医薬品の利用意義は立場によって異なるが，医療費適正化政策の流れのなか，ジェネリック医薬品の使用がデフォルトとなっていく傾向がある．自らジェネリック医薬品を用いる利点・欠点を理解したうえで，患者の視点，患者の理解と意思を重視していかなければならない．
　最後に医療経済評価手法を少し紹介したが，医療経済評価は医療経済学のごく一項目にすぎない．医療経済学は金銭の学問ではない．医療経済学の目標は，**よりよい医療を提供できる体制をつくること，医療の質・効率・公正を，そしてその持続可能性・レジリエンスを確保する**ことである[20]．医療経済学の基礎を理解し，医療を俯瞰できるようになることは，医療・医学のプロフェッショナルとして活動を展開するときに，とても重要になるであろう．

## 引用文献

1) 厚生労働省：2040年を見据えた社会保障の将来見通し．第6回 経済財政諮問会議資料，2018
https://www.mhlw.go.jp/file/06-Seisakujouhou-12600000-Seisakutoukatsukan/0000207398.pdf（2025年1月閲覧）

2) 中央社会保険医療協議会 薬価専門部会（第207回）：薬剤費等の年次推移について
https://www.mhlw.go.jp/content/12404000/001201296.pdf（2025年1月閲覧）

3) 上村秀明：ジェネリック医薬品とその使用促進について．ながさき経済，No.306（4月号），23-30, 2015

4) 厚生労働省：ジェネリック医薬品（後発医薬品）の使用促進について
https://www.mhlw.go.jp/seisaku/2012/03/01.html（2025年1月閲覧）

5) 厚生労働省：後発医薬品（ジェネリック医薬品）及びバイオ後続品（バイオシミラー）の使用促進について
https://www.mhlw.go.jp/stf/seisakunitsuite/bunya/kenkou_iryou/iryou/kouhatu-iyaku/index.html（2025年1月閲覧）

6) 厚生労働省：長期収載品の処方等又は調剤に係る選定療養の対象医薬品について
https://www.mhlw.go.jp/stf/newpage_39830.html（2025年1月閲覧）
↑後発医薬品のある先発医薬品（長期収載品）の選定療養についての通達．

7) 京都府：後発医薬品（ジェネリック医薬品）について
https://www.pref.kyoto.jp/yakumu/2020kouhatu.html（2025年1月閲覧）

8) 全国健康保険協会：ジェネリック医薬品（後発医薬品）について
https://www.kyoukaikenpo.or.jp/setsuyaku/cat570/（2025年1月閲覧）
↑全国健康保険協会の加入者向け

9) 厚生労働省：後発医薬品使用促進の推移・現状，2024
https://www.mhlw.go.jp/content/000890777.pdf（2025年1月閲覧）

10) 厚生労働省：医療費に関するデータの見える化について
https://www.mhlw.go.jp/stf/seisakunitsuite/bunya/0000190726.html（2025年1月閲覧）

11) 厚生労働省：後発医薬品等の製造管理及び品質管理について
https://www.mhlw.go.jp/content/10601000/000833073.pdf（2025年1月閲覧）

12) 広崎 心：近年の医薬品企業の不祥事に対する行政処分の妥当性と均一性に関する考察．日本経営倫理学会誌，第31：99-112, 2024

13) 厚生労働省：第7回 医薬品の迅速・安定供給実現に向けた総合対策に関する有識者検討会，資料6 事務局参考資料
https://www.mhlw.go.jp/content/10807000/001036959.pdf（2025年1月閲覧）

14) 厚生労働省：ジェネリック医薬品への疑問に答えます ジェネリック医薬品Q&A, 2015
https://www.mhlw.go.jp/file/06-Seisakujouhou-10800000-Iseikyoku/0000078992.pdf（2025年1月閲覧）

15) 福田 敬：医療経済評価手法の概要. 保健医療科学, 62：584-589, 2013
16) 国立保健医療科学院 保健医療経済評価研究センター：中央社会保険医療協議会における費用対効果評価の分析ガイドライン2024年度版〔政策科学総合研究事業（政策科学推進研究事業）「医薬品・医療機器の費用対効果評価における分析ガイドラインの改定に資する研究」班〕, 2024
https://c2h.niph.go.jp/tools/guideline/guideline_ja_2024.pdf（2025年1月閲覧）
17) Tajima T, et al：Cost-effectiveness analysis of adult living-donor liver transplantation in Japan. Hepatol Res, 54：465-478, 2024（PMID：37985222）
18) Egashira S, et al：Cost-effectiveness of endovascular therapy for acute stroke with a large ischemic region in Japan：impact of the Alberta Stroke Program Early CT Score on cost-effectiveness. J Neurointerv Surg：doi：10.1136/jnis-2023-021068, 2023（PMID：38124199）
19) 中央社会保険医療協議会費用対効果評価専門部会（第43回）：議事次第
https://www.mhlw.go.jp/file/05-Shingikai-12404000-Hokenkyoku-Iryouka/0000171010.pdf（2025年1月閲覧）
20) 「別冊 医学のあゆみ 医療システムの質・効率・公正：医療経済学の新たな展開」（今中雄一／編）, 医歯薬出版, 2024

## プロフィール

### 渡邊大海（Omi Watanabe）
京都大学大学院医学研究科 社会健康医学系専攻 医療経済学分野 博士課程
一般社団法人メタローグ
2019年　国立大学法人東北大学医学部医学科卒業
2019～21年　国立大学法人東北大学卒後研修センター 初期研修医
2021～24年　石巻赤十字病院　外科専門研修プログラム
2024年　現職
外科研修を経て, 病気になる前の健康な状態での介入が必要ではないかという仮説を抱きました. 視座をあげ, 視野をひろげ, 人脈をつくるため, 東北を離れ関西へ進出しました. 世界へ還元すべく, ともに修練に励みましょう.

### 中尾裕貴（Yuki Nakao）
京都大学大学院医学研究科 社会健康医学系専攻 医療経済学分野 博士課程
MPH, 産業医, 認定内科医, 循環器内科専門医.
2013年 広島大学卒業. 広島県で循環器内科の研修後, 石川県で総合診療・救急医療, 高知県で地域医療に従事し2024年より京都大学へ入学.
循環器研修を経て, 病院を受診する前の患者さんにアプローチすることが大事ではないかと考えるようになりました. 「患者さんをつくらない」「医療をよくする」ために私にできることは？ と思っていたら, 様々なご縁を頂き広島→石川→高知→京都へと導かれてきました. 京大では, ユニークで熱いハートをもった仲間達に囲まれ, 学べることの楽しさを満喫しています. 四季の変化を感じながら, 鴨川沿いを通学するのは気持ちがいいですよ～. ともに学び, 研究し, 世の中へ還元していきましょう！

### 今中雄一（Yuichi Imanaka）
京都大学大学院医学研究科 教授
社会健康医学系専攻 医療経済学分野
ヘルスセキュリティセンター 健康危機管理システム学分野
1986東京大学卒, 医博, ミシガン大学MPH, PhD, 認定内科医, 死体解剖資格. 病院や大学等の勤務を経て2000年より現職, 2024年より医学研究科附属ヘルスセキュリティセンター長. 国際学会ISQua理事, ASQua理事長, 医療経済学会会長を歴任. 日本医療・病院管理学会理事長, 社会医学系専門医協会理事長, lifetime member-International Academy of Quality and Safety in Health Care（アジア初選出, 2018）, 日本医師会医学賞（2022）.
これを機会に, 医療経済学や, 医療システムの持続・向上に関心をもっていただければ幸いです.

| 第1章 | 総論：薬の使い分けの基本事項 |

# 3. 投薬の目的を考える

谷口洋貴

## ● Point ●

・投薬が必要かを考える．また投薬の前に非薬物療法があることを忘れない

・投薬が必要なら目的は？ →根治療法，疾患修飾療法，対症療法どれか考えて

・治療効果の判定は「数字」で判定するのか「アウトカム」で判定するのか？

## はじめに

　投薬（処方）は医師，歯科医師にしか認められていない医療行為である．薬剤師は処方権は認められておらず，調剤権をもっているということになる．医師が「医療用医薬品」の処方箋を出し，薬剤師が調剤して患者に薬が届けられるわけである．ところで「医療用医薬品」に対し「一般医薬品」があるが，これらはOTC医薬品ともいわれるもので，街中の薬局で販売され自由に購入することができる．

　処方権を認められたわれわれ医師であるが，医師法20条で「医師は自ら診察しないで治療をし，若しくは診断書若しくは処方せんを交付してはならない（抜粋）」とうたわれており，診察しないで処方してはならないので注意！

## ■ 処方への3つのハードル

　患者を診察し，必要となれば投薬（処方）を検討することとなる．しかし投薬までにはいくつかのハードルがある．1つ目は，「非薬物療法」の尊重・実施である．2つ目は，薬物療法には対症療法，根治療法，疾患修飾療法の3種類があることで，適切な方法を選ぶ必要がある．3つ目は，その投薬が正しく間違いなく使用・投与されているか：言い方を変えると誤投薬はないかの確認（表1：与薬原則の「6R」）が重要ということである．

　治療には流れがあり，図1のような流れがよどみなく進み3つのハードルを越えるなら，その治療・投薬は正しい可能性が高い．しかしその流れが飛んだり逆流したりするようでは正しい治療でない可能性がある．

　それでは3つのハードルについて以下に順に述べてみたいと思う．

表1　与薬原則の「6R」（誤薬防止の「6R」ともいう）

| Right patient | 正しい患者 | 同姓や同名に注意 |
| --- | --- | --- |
| Right drug | 正しい薬 | 似たような名前，形に注意 |
| Right purpose | 正しい目的 | 何を目的として処方するか |
| Right dose | 正しい用量 | 指示された量・錠数か |
| Right route | 正しい方法 | 皮下注か筋注か，静注か点滴か（経路） |
| Right time | 正しい日時 | 食前や起床時・空腹時でないか |

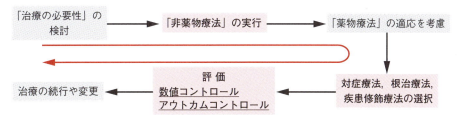

図1　正しい治療の流れ

## 1 非薬物療法

　治療というと投薬・処方がすぐ頭に浮かぶが，歴史の長い，安価で，副作用のあまり知られていない薬であっても，安直に使用するべきではない．治療には「非薬物療法」と「薬物療法」があり，通常「非薬物療法」が優先され，「薬物療法」をするにしても「非薬物療法」は併用されるべきである．

　非薬物療法が優先・併用される疾患の例としては，高血圧症や糖尿病などの生活習慣病の治療がある．非薬物療法により投薬を遅らせることも可能であり，薬物療法が開始されても安定した治療が行える［注：例外！→高血圧緊急症や糖尿病の緊急合併症である糖尿病性ケトアシドーシス（diabetic ketoacidosis：DKA）や高浸透圧性高血糖状態（hyperosmolar hyperglycemic state：HHS）などは薬物療法が優先される］．

### ●ここがピットフォール

すぐ投薬と考えてしまいがちである．その前に非薬物療法を！

### ●ここがポイント

非薬物療法により投薬を遅らせられる可能性が出てくる！

## 2 根治療法，疾患修飾療法，対症療法

　病気が発症してから早期であるほど根治療法や疾患修飾療法が主体になる．病気になってからの期間が長くなってからでは，完成しまった機能障害に対する対症療法が主体になってしまう．したがって，発症から治療開始までの期間によって治療内容は大きく変わる．病態を理解せず，目の前の症状に気をとられて対症療法ばかりすると，根治療法を行うタイミングを逸して根治できない・しにくくなる可能性がある．

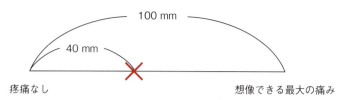

**図2　VAS（visusl analogue scale）**
想像できる最大の痛みを100としたとき，線のどのくらいの位置の痛みかを尋ねる．上記だとVAS値は40となる．

### 1）根治療法とは

治癒をめざす治療．疾患の原因が解明されていて"特効薬"があり，完治が十分望める場合に行う．例としては抗生剤がこれにあたる．

### 2）疾患修飾療法とは

原因が解明されておらず根本療法がなく治癒をめざす治療がないとき，疾患の病態生理に基づいた薬物で「症状を修飾」する（障害を最低限に食い止める，進行のスピードをゆっくりにしたり，止めたりする）治療．病気の自然経過や発作や増悪を減らす，なくす治療といえる．

例は関節リウマチのDMARDs（disease modifying anti-rheumatic drugs）がある．

### 3）対症療法とは

病気の進行によって起こってしまった障害に対して症状を和らげるために行う．基本的には病気の進行を止める効果はない．安易に用いたり多用すると，その病気が悪化してしまうこともあり要注意である．しかし根治療法や疾患修飾療法と併用して，これらの治療中に起こってくる辛い症状を抑え治療を継続させる治療でもあり，うまく使うことが大切．

例は緊張性頭痛や関節炎で関節痛が強いときにNSAIDsを使用する，といった治療である．

> ●ここがピットフォール
> 原因に目を向けず対症療法ばかりしていると完治が難しくなることがある！

## 3 治療の評価

これまで述べたような薬物療法を正しく行ったとして，その治療は，何を指標に進めるかということを考えなければならない．指標は大きく2つに分かれる．それは「数値コントロール」と「アウトカムコントロール」である．治療する疾患の特性によってどちらかを選ぶことになる．

### 1）数値コントロール

数字に指標を求めるもので，例は高血圧治療における家庭血圧記録の平均値，糖尿病の採血結果におけるHbA1cや血糖値の数値．

数値コントロールはわかりやすい数字の治療指標があるが，単に数字を治しているわけではなく，その数値を達成することにより，合併症を予防する，生命予後を延ばすことにつながっていく．数値を整える向こう側にある目的や予後も理解しておく必要がある．

### 2）アウトカムコントロール

数字よりもアウトカム（実際の治療効果）に求める．例はVAS（visual analogue scale，図2）で，関節リウマチにおけるDAS28/SDAI/CDAI（表2）や緩和ケアにおける鎮痛薬の効果判定に使われる．

表2　DAS28/SDAI/CDAIの評価項目

| | 圧痛関節数・腫脹関節数 | CRP　血沈 | 患者によるVAS | 医師によるVAS |
|---|---|---|---|---|
| DAS28 | ○ | ○ or ○ | ○ | ― |
| SDAI | ○ | ○　　― | ○ | ○ |
| CDAI | ○ | ―　　― | ○ | ○ |

DAS：disease activity score，SDAI：simplified disease activity index，CDAI：clinical disease activity index

表3　患者への説明の内容

- 病名
- 投薬の必要性
- 投薬する薬の特徴（根治療法なのか対症療法なのか等）
- 投与量や投与方法
- 副作用について
- どうなったら中止する，または，連絡するのか，等
- ＊薬の料金（薬価）まで説明できると一層よい！

### ●ここがポイント

何を治療指標に投薬するのか？ 明確に！

# Advanced Lecture

## ■ 患者に説明を理解してもらうには

処方箋を出したら終わりではない．投薬する際は必ず患者に説明しなければならない．専門用語をできるだけ避けわかりやすい言葉で説明する必要がある．声量や話すスピードも考える必要がある．難聴の高齢者には大きな声量とゆっくりとした話し方が大切になる．そして表3にあるような内容を盛り込む必要がある．

医師からの薬の説明を「わかった」と答えた患者は80〜85％程度とのデータがあり，副作用含め十分理解していただいている数字とはいえない（図3）．また外来での説明の45％は口頭のみの説明であり，説明文書等があるほうが望ましい．さらに，できればご家族等の同伴があるとよい．

## おわりに

投薬の基本について書いた．当たり前のことばかりだが，研修中は忙しいので，ついつい非薬物療法を軽視してしまう，また「臭いものに蓋をする」的な対症療法に終始してしまう，ということをしがちである．ここで今一度治療とは何か，投薬とは何か…を押さえて前に進んでほしい．

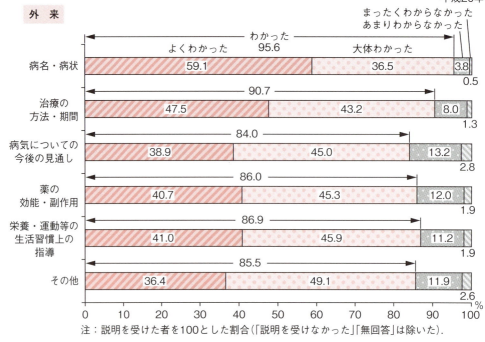
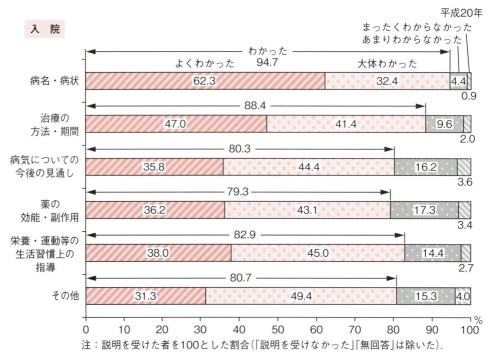

図3 説明項目別にみた患者の理解度
文献1より引用

## 引用文献

1) 厚生労働省：平成20年受療行動調査の概況（平成21年）
   https://www.mhlw.go.jp/toukei/saikin/hw/jyuryo/09/index.html（2025年1月閲覧）

## プロフィール

**谷口洋貴（Hirotaka Taniguchi）**

洛和会音羽病院 総合内科

急性期疾患の診療や診断推論などにもまだまだ興味ある私ですが，日本の将来の医療（と自分の年齢）を考えると，在宅診療への参加がとても大切と思っています．急性期病院で診療されていても病院外の地域でのその患者さんの状態にも気を配ってみてください．ちょっと違う世界がみえてくると思いますよ．

**第2章** 循環器の薬の使い分け

# 1. 総論

岩井雄大

> ●**Point**●
> ・循環器領域特有の把握すべき病歴に注意する
> ・病態および急性期・慢性期によって変化するエビデンスを意識する
> ・内服継続のしやすさを検討する

## はじめに

　循環器領域では，心臓カテーテル検査や補助循環など侵襲的治療が注目されることが多いが，薬物治療はそれらの基礎となる基本的な役割を果たす．急性期・慢性期ともに病態に応じた薬剤の選択が患者の転機改善に寄与する．近年高齢で，慢性腎臓病・動脈硬化性疾患が併存する患者が多く，個々に応じた使い分けが必要となることが多い．また，内服薬による薬剤治療は予防薬として長期間継続を前提としていることが多く，患者自身の社会的背景についても十分に考慮する必要がある．本稿では，循環器領域の薬剤治療および選択において知っておくべき基本的な考え方について解説する．

## *1.* 患者の背景を整理する

　循環器領域では動脈硬化をもつことおよび高齢者であることが患者に多くみられる特徴としてあげられる．そのため，**必然的に多くの併存疾患をもつ症例が多く，治療期間も長期にわたる場合が多いため，過去の細かい治療内容を把握する必要がある**（表1）．また，生活習慣病に関しても，薬剤の追加や変更の必要性を検討するために具体的な内服内容・容量および検査値を把握する必要がある．ほかにも，循環器領域治療の特徴として，抗血小板薬や抗凝固薬が必要になるため，**貧血合併の有無，あれば消化管出血の有無の精査，スコアリングなどを用いた出血リスク評価も重要**である．

> ●**ここがポイント**
> 心臓の治療歴や検査値の把握は具体的に !!!

表1　循環器領域において聴取すべき病歴

| A）冠危険因子（高血圧，耐糖能異常を含む糖尿病，脂質異常症，肥満，慢性腎臓病，家族歴，喫煙）およびその管理状況 |
|---|
| B）過去の心臓治療歴 |
| ① 心不全治療歴/入院歴 |
| ② 内服治療歴 |
| ③ 検査歴および治療歴<br>　1 過去の心電図，心臓エコー，心臓カテーテル検査歴や内容など<br>　2 経皮的冠動脈形成術歴や治療箇所など<br>　3 冠動脈バイパス術歴や弁膜症手術歴など |
| C）そのほか治療にかかわりうる内容 |
| ① 貧血合併している場合は黒色便/鮮血便の有無など |
| ② ほかの動脈硬化性疾患（脳梗塞や内頚動脈/鎖骨下動脈狭窄症，下肢閉塞性動脈硬化症など）の有無など |
| ③ 膠原病などの炎症性疾患の有無や治療歴など |

## 2. 急性期・慢性期・病態によるエビデンスの違いを意識する

　集中治療管理が必要な重症患者から外来ベースの患者まで診療の幅が広いことも特徴の1つである．薬剤の選択に関しても，**急性期か慢性期かで役割やエビデンスが変化することに注意すべきである．**重症患者では治療を急ぐ必要性や病態の変動が大きい点からも on-off のしやすい経静脈的薬剤投与から開始し，病態が安定するにつれて内服薬へ変更していく．一例として急性・慢性心不全での違いを述べる．

### 1 急性期

　急性心不全の初期対応では，2008年 Mebazaa らが提案した Clinical Scenario（**表2**）[1] の考え方が広く用いられる．急性心不全の中心病態は血管収縮による後負荷増大であり，前負荷（肺動脈楔入圧）と後負荷（体血管抵抗）を下げて1回拍出量を増大させる血管拡張薬は急性期治療の基本となる治療薬である．硝酸薬，ニコランジルやカルペリチドなどが選択肢となり，2017年度急性・慢性心不全ガイドライン[2] では，硝酸薬：推奨クラスⅠ，ニコランジル：推奨クラスⅡb，カルペリチド：推奨クラスⅡa となっているが，選択に関しては現時点ではエビデンスに乏しい．

### 2 慢性期

　慢性心不全では，薬物治療のエビデンスが蓄積されており，その代表例として ACE 阻害薬がある．1995年のメタ解析では駆出率が低下した心不全（heart failure with reduced ejection fraction：HFrEF）患者において ACE 阻害薬投与群で全死亡の相対危険度が33％減少し，複合エンドポイント（全死亡と心不全入院）が35％減少したとの結果が出ている[3]．2014年に HFrEF 患者を対象とした PARADIGM-HF 試験[4] で，30年以上も HFrEF の標準治療薬であり続けた ACE 阻害薬よりも，ARNI（angiotensin receptor neprilysin inhibitor）が心血管イベントを20％抑制することが証明された．さらに PIONEER-HF 試験[5] において，急性心不全で入院した症例ではサクビトリルバルサルタンの導入により，エナラプリル投与群よりも8週後の NT-proBNP（N-terminal pro-brain natriuretic peptide）が低値に抑えられ，心血管イベントも減少することが示された．

　ARNI は，腎機能低下や高カリウム血症の頻度はエナラプリルとほぼ同等程度とされるが，血

表2 Clinical Scenario

| 分類 | CS1 | CS2 | CS3 | CS4 | CS5 |
|---|---|---|---|---|---|
| 主病態 | 肺水腫 | 全身浮腫 | 低灌流 | 急性冠症候群 | 右心機能不全 |
| 収縮期血圧 | ＞140 mmHg | 100〜140 mmHg | ＜100 mmHg | | |
| 病態生理 | ・充満圧上昇による急性発症<br>・血管性要因が関与<br>・全身性浮腫は軽度<br>・体液量が正常または低下している場合もある | ・慢性の充満圧／静脈圧／肺動脈圧上昇による緩徐な発症<br>・臓器障害／腎／肝障害／貧血／低アルブミン血症<br>・肺水腫は軽度 | ・発症様式は急性あるいは緩徐<br>・全身性浮腫／ショックの有無により2つの病型あり | ・急性心不全の症状・徴候<br>・トロポニン単独の上昇ではCS4に分類 | ・発症様式は急性あるいは緩徐<br>・肺水腫なし<br>・右室機能障害<br>・全身的静脈うっ血徴候 |

文献1を参考に作成

圧低下作用は明らかに強く，低血圧の出現頻度は高率である．高齢者の多い心不全診療では，それまでの生活環境や内服薬などを参考に慎重にACE阻害薬もしくはARNIを選択する必要がある．

最新の診療ガイドライン[6]においてARNI，β遮断薬，MRA，SGLT2阻害薬の4剤（Fantastic4）はHFrEFにおいてClass1の治療として同列に扱われているが，**駆出率の保たれた心不全症例や急性冠症候群症例では薬剤によってエビデンスが異なる**ことも注意が必要である．

### ●ここがポイント

病態（疾患とそのステージ）に応じた薬剤選択を !!!


# 3. Medication adherence を意識する

　循環器領域の内服薬は長期間の継続を前提とするものが多く，経皮的冠動脈形成術における抗血小板薬など治療の維持に不可欠なものや，RA系阻害薬やβ遮断薬など長期予後にかかわる薬剤も多い．TRED-HF試験で心機能が回復した拡張型心筋症患者にループ利尿薬，ミネラルコルチコイド受容体拮抗薬，RA系阻害薬を順に中止したところ，半数近くが中止後半年以内に拡張型心筋症を再発したことが報告[7]されており，薬剤が継続されることは心不全診療において非常に重要である．また近年，EMPEROR-Preserved試験[8]やDELIVAR試験[9]などにより，駆出率の保たれた心不全症例に対する有効性が示されたSGLT2阻害薬の処方は増加しているが，シックデイにおける休薬に関する理解が必要であるなど，患者本人もしくは家族の理解も重要である．また前述のARNIはACE阻害薬と比較して，非常に高価であり，生涯継続するからこそ経済的な負担はアドヒアランスの低下につながる可能性もある．

　薬剤の継続性を高めるためには，医学的な背景のみならず個々の症例の社会的，経済的な背景を考慮する必要性がある．また，**患者自身も内服の必要性や副作用などを十分に理解できるように心がける必要がある．**

# おわりに

　同効薬を選択するうえでは，薬剤や病態に関する知識も必要であるが，日常診療から常に症例の把握に心掛け，担当医自身が考え，選択していくトレーニングが必要である．各論を参照したうえで，ベッドサイドや外来での臨床へと還元していくことが最も重要なことである．

## 引用文献

1) Mebazaa A, et al：Practical recommendations for prehospital and early in-hospital management of patients presenting with acute heart failure syndromes. Crit Care Med, 36：S129-S139, 2008（PMID：18158472）

2) 日本循環器学会／日本心不全学会：急性・慢性心不全診療ガイドライン（2017年改訂版）．pp83-87, 2018
https://www.j-circ.or.jp/cms/wp-content/uploads/2017/06/JCS2017_tsutsui_h.pdf（2025年1月閲覧）

3) Garg R & Yusuf S：Overview of randomized trials of angiotensin-converting enzyme inhibitors on mortality and morbidity in patients with heart failure. Collaborative Group on ACE Inhibitor Trials. JAMA, 273：1450-1456, 1995（PMID：7654275）

4) McMurray JJ, et al：Angiotensin-neprilysin inhibition versus enalapril in heart failure. N Engl J Med, 371：993-1004, 2014（PMID：25176015）

5) Velazquez EJ, et al：Angiotensin-Neprilysin Inhibition in Acute Decompensated Heart Failure. N Engl J Med, 380：539-548, 2019（PMID：30415601）

6) 日本循環器学会／日本心不全学会：2021年JCS/JHFSガイドライン フォーカスアップデート版 急性・慢性心不全診療, 2021
https://www.j-circ.or.jp/cms/wp-content/uploads/2021/03/JCS2021_Tsutsui.pdf（2025年1月閲覧）

7) Halliday BP, et al：Withdrawal of pharmacological treatment for heart failure in patients with recovered dilated cardiomyopathy（TRED-HF）：an open-label, pilot, randomised trial. Lancet, 393：61-73, 2019（PMID：30429050）

8) Anker SD, et al：Empagliflozin in Heart Failure with a Preserved Ejection Fraction. N Engl J Med, 385：1451-1461, 2021（PMID：34449189）

9) Solomon SD, et al：Dapagliflozin in Heart Failure with Mildly Reduced or Preserved Ejection Fraction. N Engl J Med, 387：1089-1098, 2022（PMID：36027570）

## プロフィール

**岩井雄大（Takamasa Iwai）**
国立循環器病研究センター 心臓血管内科部門 CCU（心臓血管系集中治療科）医員
現在，国立循環器病研究センターのCCUでカテーテル治療や集中治療管理などを学んでいます．当施設での研修・臨床・臨床研究にご興味のある方がいらっしゃればご連絡いただければ幸いです．

第2章 循環器の薬の使い分け

# 2. 降圧薬の使い分け

本行一博

### Point

・主に使われる降圧薬は積極的な適応や禁忌・慎重投与を考慮に入れ使い分ける

・積極的な適応がない場合の降圧薬はCa拮抗薬，ARB，ACE阻害薬，サイアザイド系利尿薬のなかから使い分ける

## はじめに

　わが国における高血圧有病者数は2017年時点で約4,300万人と試算されており，人口の高齢化に伴い今後さらなる増加が予想されている．高血圧が脳卒中や心筋梗塞といった心血管疾患のリスクであることは明らかであり，これらの発症予防のために良好な血圧コントロールが必要とされる．

　生活習慣の改善のみで高血圧の改善がみられない場合に降圧薬による内服加療が必要となるが，本稿では降圧薬の種類とその特徴，使い分けについて概説する．

## 1. 主要降圧薬の種類と使い分け

　本邦で用いられる頻度の多いCa拮抗薬（CCB），アンジオテンシンⅡ（AⅡ）受容体拮抗薬（ARB），アンジオテンシン変換酵素阻害薬（ACE阻害薬），サイアザイド系利尿薬（サイアザイド系類似利尿薬を含む），β遮断薬（αβ遮断薬を含む）の5種類はいずれも心血管病抑制効果が証明されており[1,2]，それぞれ積極的適応，禁忌や慎重投与となる病態が存在する．これらの病態がある場合にはそれに合致した降圧薬を選択する（表1，2）．

　なお，積極的適応がない場合の高血圧に対しては，第1選択薬として，CCB，ARB，ACE阻害薬，サイアザイド系利尿薬のなかから使用する．

## 2. 併用療法

　降圧目標値を達成するためには2，3種類の薬剤を併用することが多いが，異なるクラスの降圧薬の併用は同一薬の倍量投与よりも降圧効果が大きいことがメタアナリシスで示されている[3]．併

表1 主要降圧薬の積極的適応

|  | Ca拮抗薬 | ARB/ACE阻害薬 | サイアザイド系利尿薬 | β遮断薬 |
|---|---|---|---|---|
| 左室肥大 | ○ | ○ |  |  |
| LVEFの低下した心不全 |  | ○[*1] | ○ | ○[*1] |
| 頻脈 | ○（非ジヒドロピリジン系） |  |  | ○ |
| 狭心症 |  |  |  | ○[*2] |
| 心筋梗塞後 |  | ○ |  | ○ |
| 蛋白尿／微量アルブミン尿を有するCKD |  | ○ |  |  |

＊1 少量から開始し，注意深く漸増する
＊2 冠攣縮には注意
日本高血圧学会高血圧治療ガイドライン作成委員会編：「高血圧治療ガイドライン2019」ライフサイエンス出版，p77，表5-1，より転載

表2 主要降圧薬の禁忌や慎重投与となる病態

|  | 禁忌 | 慎重投与 |
|---|---|---|
| Ca拮抗薬 | 徐脈（非ジヒドロピリジン系） | 心不全 |
| ARB | 妊娠 | 腎動脈狭窄症[*1]<br>高カリウム血症 |
| ACE阻害薬 | 妊娠<br>血管神経性浮腫<br>特定の膜を用いるアフェレーシス／血液透析[*2] | 腎動脈狭窄症[*1]<br>高カリウム血症 |
| サイアザイド系利尿薬 | 体液中のナトリウム，カリウムが明らかに減少している病態 | 痛風<br>妊娠<br>耐糖能異常 |
| β遮断薬 | 喘息<br>高度徐脈<br>未治療の褐色細胞腫 | 耐糖能異常<br>閉塞性肺疾患<br>末梢動脈疾患 |

＊1 両側性腎動脈狭窄の場合は原則禁忌
＊2 文献4の5章5.本文「(3) ACE阻害薬」を参照
日本高血圧学会高血圧治療ガイドライン作成委員会編：「高血圧治療ガイドライン2019」ライフサイエンス出版，p77，表5-2，より転載

用療法による血圧の厳格な管理が，心血管イベントのさらなる抑制につながるという大規模臨床試験のエビデンスも集積されつつある．
　積極的適応がない場合の高血圧治療の単剤から併用療法への進め方を図に示す．なお，詳細については割愛するが，現在本邦では複数の配合剤が使用可能であり，ある程度血圧が安定している患者に対しては服薬錠数を減らす目的で適宜配合剤を利用することが推奨されている．

## 3. 各降圧薬の特徴

　Ca拮抗薬，アンジオテンシンⅡ受容体拮抗薬，アンジオテンシン変換酵素阻害薬，利尿薬，β

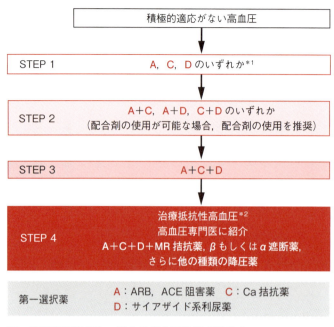

図 積極的適応がない場合の高血圧治療の進め方
※1 高齢者では常用量の1/2から開始．1〜3カ月の間隔で増量
※2 文献4の5章6．「治療抵抗性高血圧およびコントロール不良高血圧の対策」を参照
日本高血圧学会高血圧治療ガイドライン作成委員会編：「高血圧治療ガイドライン2019」ライフサイエンス出版，p78, 図5-2, より転載

遮断薬に加えてミネラルコルチコイド受容体拮抗薬，α遮断薬，アンジオテンシン受容体ネプリライシン阻害薬（ARNI）のおのおのの降圧薬の特徴につき概説する[4]．

## 1 Ca拮抗薬（CCB）

### 1) 特徴
- Caチャネルを阻害することにより，血管平滑筋の弛緩，末梢血管抵抗の減少を起こし降圧する
- 日本では降圧薬としてジヒドロピリジン（DHP）系とベンゾチアゼピン（非DHP）系が用いられ，主にDHP系が多くの症例で第1選択薬として用いられる
- DHP系は急速・強力降圧型で心抑制効果は臨床用量域ではほとんどみられず，短時間作用型では反射性交感神経緊張による頻脈を伴う．一方，非DHP系はより緩徐で弱い降圧作用であり，心抑制作用を伴う
- DHP系は血管拡張作用が強いため現在用いられている降圧薬で最も降圧効果が強く，臓器血流を保持効するため臓器障害合併例や高齢者でもよい適応となる
- 左室肥大の退縮や動脈硬化プラークの進展を遅らせる作用も報告されている[5]

### 2) 注意点
- **副作用**：動悸，頭痛，ほてり，浮腫，歯肉増生や便秘など
- **禁忌**：非DHP系は心抑制作用があるため心不全や高度徐脈例には禁忌．潜在性心疾患を有する高齢者への投与やジギタリス，β遮断薬との併用には十分注意する

## ❷ アンジオテンシンⅡ受容体拮抗薬（ARB）

### 1）特徴

・日本でCa拮抗薬の次に使用され，アンジオテンシンⅡタイプⅠ（AT₁）受容体に結合し，血管収縮，体液貯留，交感神経活性を抑制し，降圧する
・単剤もしくはCa拮抗薬，利尿薬と併用〔高血圧（Ⅰ〜Ⅲ度）に使用〕
・臓器保護作用も認められており，心，腎，脳の臓器合併症や糖尿病などを有する症例では第一選択薬として用いられてきたが，臓器保護作用の大部分は降圧作用自体に由来する
・ARBの効果は大部分がクラス効果とされる[6]が，ロサルタンの尿酸降下作用はエビデンスが集積している[7]

### 2）注意点

・**副作用**：用量にかかわらず，低頻度
・**禁忌**：妊婦や授乳婦への禁忌のほか両側性腎動脈狭窄例または単腎で一側性腎動脈狭窄の例で急速な腎機能の低下をきたす可能性があるため，原則禁忌
・**慎重投与**：重症肝障害患者には慎重投与のほかCKD患者では腎機能の悪化を懸念し，投与中はeGFRや血清カリウムを慎重にフォロー
・ARBと発癌リスク増加の関連は米国の食品医薬品局（FDA）が行ったメタアナリシスによって否定された

## ❸ アンジオテンシン変換酵素阻害薬（ACE阻害薬）

### 1）特徴

・血中および組織中のレニン・アンジオテンシン系の抑制とカリクレイン・キニン・プロスタグランジン系の増強も降圧効果にかかわると考えられている
・ACE阻害薬単剤での降圧効果はARBとほぼ同等かやや弱いとされるが，Cochrane Libraryのシステマティックレビューでは高血圧患者における心血管イベントや全死亡リスクの低減効果はARBと同等とされる[8]
・BPLTTCのメタ解析では，ACE阻害薬が冠動脈疾患の発症リスクを有意に低下させることが示されている[9]
・糖尿病患者では，心筋梗塞リスク，全死亡リスクを低下させることもメタ解析で示されている[10]

### 2）注意点

・**副作用**：ブラジキニンの作用増強による空咳が最も多い. 20〜30％に投与1週間から数カ月以内に出現し，中止によりすみやかに消失（空咳は，東アジア人に多いことから日本でのACE阻害薬の最大投与量は欧米よりも少量である. 降圧効果の弱さはこの用量設定にも関係する）. また咳の誘発が服用する高齢者の誤嚥性肺炎を防止するとも報告されている[11]
・**重要な副作用**：稀ではあるが血管神経性浮腫があり，2型糖尿病治療薬のDPP-4阻害薬との併用で増加するとの報告がある[12]. 起こると呼吸困難により重篤化の懸念があるため，直ちに投与を中止し，適切な処置をとる
・ほかは基本的にARBと同様の副作用と注意点である

## ❹ 利尿薬（サイアザイド系）

### 1）特徴

・サイアザイド系，ループ利尿薬，K保持性利尿薬があり，心不全の予防効果にも優れる

- 日本人の降圧治療では減塩が重要だが，減塩が困難な高血圧において利尿薬を少量から併用してもよい．大規模臨床試験においても利尿薬の併用率は高く，また単独でも心血管イベントの抑制効果が報告されるうえ[13]，安価である
- 降圧薬としてはサイアザイド系の使用が多い（腎機能はeGFR 30 mL/分/1.73 m$^2$以上で使用する）
- 食塩感受性が亢進した高血圧（特に高齢者，低レニン性高血圧，CKD合併高血圧，糖尿病，インスリン抵抗性）に効果が期待できる
- 減塩が困難な高血圧や浮腫を有するなど体液過剰を合併した高血圧，あるいは治療抵抗性高血圧にも有用である

### 2) 注意点

- サイアザイド系は少量から投与を開始すると副作用の発現を抑え，良好な降圧効果が期待できる
- **副作用**：高尿酸血症，高中性脂肪血症，耐糖能低下など代謝系への悪影響に加えて，低Na血症，低K血症，低マグネシウム血症など電解質異常に注意する
- ALLHATでも利尿薬投与に限らず低K血症は死亡率増加と関連しており[14]，低K血症の予防は高血圧患者の死亡率低減のために重要である[15]

## 5 β遮断薬（αβ遮断薬を含む）

### 1) 特徴

- 心拍出量の低下，レニン産生の抑制，中枢での交感神経抑制作用により降圧し，初期には末梢血管抵抗の上昇を起こすが，長期的にはもとに戻る
- 交感神経活性の亢進が認められる若年者の高血圧や労作性狭心症，心筋梗塞後，頻脈合併例，甲状腺機能亢進症などを含む高心拍出型症例，高レニン性高血圧，大動脈解離などに適応がある
- β遮断薬は一様ではなく，大きくβ1選択性，非選択性，α受容体遮断作用を併せもつ薬剤に分けられ，「ACC/AHA2017高血圧治療ガイドライン」でもそれぞれの使用について言及されている
- 一般的な高血圧に対して使用する場合は長時間作用型β1選択性の薬剤が使用されることが多い

### 2) 注意点

- **副作用**：単独または利尿薬との併用によって糖・脂質代謝に悪影響を及ぼすことがある．したがって高齢者や糖尿病，耐糖能異常などの病態を合併する例では，その使用には注意を要する
- **禁忌・慎重投与**：気管支喘息などの閉塞性肺疾患，Ⅱ度以上の房室ブロック，レイノー症状，褐色細胞腫（α遮断薬と併用しない場合やαβ遮断薬以外）
- 相対的にα1受容体の活性化で冠攣縮を誘発することがあり，冠攣縮性狭心症例ではCa拮抗薬と併用
- 突然中止すると離脱症候群として狭心症あるいは高血圧発作が起こることがあるので，徐々に減量して中止する[16]
- ベラパミルやジルチアゼムとの併用では，徐脈や心不全につながりやすいため注意

## 6 アルドステロン拮抗薬 (MRA)

### 1) 特徴

- スピロノラクトンやエプレレノンなどがある
- 低レニン，アルドステロン分泌過多を示す高血圧に特に効果の期待ができる
- アルドステロンの心血管系への障害作用のため，臓器保護作用がある．心不全や心筋梗塞後の予後を改善するとの報告が多く，高血圧を伴うこれら心疾患に適応である[17]
- 治療抵抗性高血圧への追加薬としては α 遮断薬，β 遮断薬と比較して MRA が最も有効であった[18]

### 2) 注意点

- スピロノラクトンでは男性の女性化乳房・陰萎，および月経痛などの副作用がみられる一方エプレレノンはそれらの副作用が少ない
- 2019 年にはエサキセレノンの製造販売が承認された．エサキセレノンはエプレレノンと同様にカリウム製剤の併用は禁忌であるが，アルブミン尿または蛋白尿を伴う糖尿病患者や中等度の腎機能障害のある患者において慎重投与とされ，高カリウム血症には注意が必要である

## 7 α遮断薬

### 1) 特徴

- 交感神経末端の平滑筋側 α1 受容体の選択的な遮断を起こす．交感神経末端側の抑制系である α2 受容体は阻害せず，特に長時間作用型では頻脈が少ない
- 褐色細胞腫の手術前の血圧コントロール，早朝高血圧に対する眠前投与などに使われている
- α 遮断薬はほかの降圧薬と比べて予後改善のエビデンスが乏しい
- 起立性低血圧に注意

## 8 ARNI

### 1) 特徴

- ナトリウム利尿ペプチドの分解酵素であるネプリライシンの阻害薬と ARB の合剤として開発され，その効果を検討する大規模臨床試験（PARADIGM-HF）において ACE 阻害薬よりも心血管イベントを抑制することが証明された[19]
- ARB による効能に加えて，ネプリライシンを阻害することで生理活性を有するナトリウム利尿ペプチドの作用が増大し，血管拡張，利尿，交感神経系抑制，心肥大抑制および線維化抑制等の多面的な作用を示す
- わが国では PARALLEL-HF 試験を実施後，2020 年に保険収載され，2021 年の「JCS/JHFS ガイドライン フォーカスアップデート版　急性・慢性心不全診療」[20] にて，ACE 阻害薬もしくは ARB からの切り替えが Class I として推奨されている
- 降圧効果においても，ARNI は ARB に勝ることが報告されている[21]

### 2) 注意点

- **副作用**：低血圧，高カリウム血症，腎機能障害，血管浮腫など
- **禁忌**：ACE 阻害薬との併用（ACE 阻害薬からの切り替えの際には，ACE 阻害薬最終内服後 36 時間以上感覚を開けて投与する必要がある）

# 4. 降圧薬の使い分けのコツ

> **症例**
>
> 20年来の高血圧に対して内服加療中の70歳男性. 現在アムロジピン1回10 mg 1日1回朝食後, アジルサルタン1回40 mg 1日1回朝食後, トリクロルメチアジド1回1 mg 1日1回朝食後を内服中だが, 家庭血圧は平均160/100 mmHg程度とコントロール不良.

## 1 薬の使い方のコツ〜この症例ではこう考える

まずはじめに, 家庭血圧についての詳細な評価が必要である. 正しいタイミングで血圧測定を行うことができているかの確認, 朝夕の血圧の比較, さらにはABPM（24時間自由行動下血圧測定）を用いたより正確な血圧の日内変動の評価をすることが望ましい. **特に高齢者は血圧変動が大きい傾向があり, 普段血圧を測定していないタイミングで低血圧となっている場合もあり注意を要する.**

次に, 追加する降圧薬の選択肢としては, β遮断薬, α遮断薬, あるいはMRAを考える.

2次性高血圧の除外がされていないようであれば, その精査を優先して行う. 例えば原発性アルドステロン症を認めるが手術適応とならない場合などにおいては, MRAを投与する. **胸部X線や心電図, 必要に応じて心エコー, 頸動脈エコーや簡易睡眠モニターなどによる合併症精査も重要である.**

頻脈を伴う場合は, β遮断薬を少量より投与する.

また, 朝の血圧が明らかに夕方よりも高いようであれば, まずはCCB/ARBを1日2回に分割投与する, あるいは夕方1回の投与に変更するなどの内服タイミングの調整, もしくは起立性低血圧に注意しつつα遮断薬を少量より追加する.

---

**●処方例**
①エプレレノン（セララ®）1回50 mg　1日1回　朝食後
②ビソプロロール（メインテート®）1回2.5 mg　1日1回　朝食後
③ドキサゾシン（カルデナリン®）1回0.5 mg　1日1回　眠前

---

## 2 研修医の陥りやすいピットフォール

**積極的適応や禁忌に対する検討を十分に行い, 患者背景や年齢, ADL, 服薬アドヒアランスを考慮したうえで使用する薬剤を決定することが重要である.** これらの配慮が不十分であれば, 過降圧による意識消失や転倒, 不整脈, 電解質異常などの弊害を引き起こすリスクがあることを常に念頭に置いて診療に臨むべきである.

# おわりに

降圧薬の使い分け, 各種降圧薬の特徴につき概説した. ただし, 上記はあくまでも原則であり, 実際には個々の症例の患者背景, 年齢, ADL, 服薬アドヒアランスなども考慮したうえで前述以外の降圧薬も含めて最適な治療を選択する必要があることには注意されたい.

## 引用文献

1） European Society of Hypertension-European Society of Cardiology Guidelines Committee：2003 European Society of Hypertension-European Society of Cardiology guidelines for the management of arterial hypertension. J Hypertens, 21：1011-1053, 2003（PMID：12777938）

2） Law MR, et al：Use of blood pressure lowering drugs in the prevention of cardiovascular disease：meta-analysis of 147 randomised trials in the context of expectations from prospective epidemiological studies. BMJ, 338：b1665, 2009（PMID：19454737）

3） Wald DS, et al：Combination therapy versus monotherapy in reducing blood pressure：meta-analysis on 11, 000 participants from 42 trials. Am J Med, 122：290-300, 2009（PMID：19272490）

4）「高血圧治療ガイドライン2019（JSH2019）」（日本高血圧学会高血圧治療ガイドライン作成委員会/編），ライフサイエンス出版，2019

5） Sipahi I, et al：Effects of normal, pre-hypertensive, and hypertensive blood pressure levels on progression of coronary atherosclerosis. J Am Coll Cardiol, 48：833-838, 2006（PMID：16904557）

6） Akioyamen L, et al：Cardiovascular and cerebrovascular outcomes of long-term angiotensin receptor blockade：meta-analyses of trials in essential hypertension. J Am Soc Hypertens, 10：55-69.e1, 2016（PMID：26684588）

7） Choi HK, et al：Antihypertensive drugs and risk of incident gout among patients with hypertension：population based case-control study. BMJ, 344：d8190, 2012（PMID：22240117）

8） Li EC, et al：Angiotensin converting enzyme（ACE）inhibitors versus angiotensin receptor blockers for primary hypertension. Cochrane Database Syst Rev, 2014：CD009096, 2014（PMID：25148386）

9） Turnbull F, et al：Blood pressure-dependent and independent effects of agents that inhibit the renin-angiotensin system. J Hypertens, 25：951-958, 2007（PMID：17414657）

10） Cheng J, et al：Effect of angiotensin-converting enzyme inhibitors and angiotensin II receptor blockers on all-cause mortality, cardiovascular deaths, and cardiovascular events in patients with diabetes mellitus：a meta-analysis. JAMA Intern Med, 174：773-785, 2014（PMID：24687000）

11） Caldeira D, et al：Risk of pneumonia associated with use of angiotensin converting enzyme inhibitors and angiotensin receptor blockers：systematic review and meta-analysis. BMJ, 345：e4260, 2012（PMID：22786934）

12） Brown NJ, et al：Dipeptidyl peptidase-IV inhibitor use associated with increased risk of ACE inhibitor-associated angioedema. Hypertension, 54：516-523, 2009（PMID：19581505）

13） Major outcomes in high-risk hypertensive patients randomized to angiotensin-converting enzyme inhibitor or calcium channel blocker vs diuretic：The Antihypertensive and Lipid-Lowering Treatment to Prevent Heart Attack Trial（ALLHAT）. JAMA, 288：2981-2997, 2002（PMID：12479763）

14） Alderman MH, et al：Clinical significance of incident hypokalemia and hyperkalemia in treated hypertensive patients in the antihypertensive and lipid-lowering treatment to prevent heart attack trial. Hypertension, 59：926-933, 2012（PMID：22431578）

15） Krogager ML, et al：Short-term mortality risk of serum potassium levels in hypertension：a retrospective analysis of nationwide registry data. Eur Heart J, 38：104-112, 2017（PMID：28158516）

16） Karachalios GN, et al：Withdrawal syndrome following cessation of antihypertensive drug therapy. Int J Clin Pract, 59：562-570, 2005（PMID：15857353）

17） Ezekowitz JA & McAlister FA：Aldosterone blockade and left ventricular dysfunction：a systematic review of randomized clinical trials. Eur Heart J, 30：469-477, 2009（PMID：19066207）

18） Williams B, et al：Spironolactone versus placebo, bisoprolol, and doxazosin to determine the optimal treatment for drug-resistant hypertension（PATHWAY-2）：a randomised, double-blind, crossover trial. Lancet, 386：2059-2068, 2015（PMID：26414968）

19） McMurray JJ, et al：Angiotensin-neprilysin inhibition versus enalapril in heart failure. N Engl J Med, 371：993-1004, 2014（PMID：25176015）

20） 日本循環器学会/日本心不全学会：2021年JCS/JHFSガイドラインフォーカスアップデート版急性・慢性心不全診療. https://www.j-circ.or.jp/cms/wp-content/uploads/2021/03/JCS2021_Tsutsui.pdf（2025年1月閲覧）

21） Raja R, et al：Antihypertensive Effects of Sacubitril/Valsartan Versus Olmesartan：An Updated Systemic Review and Meta-Analysis of Randomized Controlled Trials. Cureus, 15：e48692, 2023（PMID：38090459）

## プロフィール

**本行一博（Kazuhiro Hongyo）**
大阪大学大学院医学系研究科 老年・総合内科学

**第2章** 循環器の薬の使い分け

# 3. 抗不整脈薬の使い分け

島本恵子，草野研吾

### ● Point ●

・抗不整脈薬は主に症状の緩和，心機能増悪の改善，より危険な不整脈の防止，心室頻拍や植込み型除細動器の作動の抑制を目的として使われる

・Na チャネル遮断薬や K チャネル遮断薬はリズムコントロールを目的に，β 遮断薬や Ca 拮抗薬はレートコントロールを目的として使用することが多い

・副作用軽減のためには，患者の状態に応じた薬剤選択と用量調節，およびモニタリングを必要とする

## はじめに

　不整脈はそれ自体が原因で救急部に搬送される患者もあれば，入院中の患者で突然発症することもあるため，どの科に所属していても遭遇する可能性のある疾患である．不整脈の治療の3つの柱は薬物療法，アブレーション，デバイス治療であり，なかでも薬物療法は古くから使用されている基本的なツールである．一方で抗不整脈薬の投与により，循環破綻や心停止など重篤な状況も起こしうる．そのため，**実臨床では安全に使用することが最も重要である．**

## *1.* 薬の基礎知識

### ■1 抗不整脈薬の概要と使用目的

#### 1）抗不整脈薬の作用点と分類

　心筋の活動電位波形は主に陽イオンの細胞内外への移動により形成されている．洞結節や房室結節と心房筋や心室筋では活動電位を形成するイオンチャネルが異なる．抗不整脈薬はイオンチャネルへ直接作用するほか，自律神経の受容体などを介して間接的にチャネルの開閉を左右し，電気活動に影響を及ぼしている．そのため，組織により薬剤の反応に違いが生じる．

　抗不整脈薬の分類は，1970 年代以降薬理学的作用の特徴から分類された Vaughan Williams 分類が使用されてきたが，複数の効果を併せもつ薬剤が多いことから，1990 年代以降は個々の薬剤のチャネルや受容体への作用に注目した Sicilian Gambit 分類が併用されている[1]．**表1〜3**にガイドラインを参照とした一覧表と特徴，実際の処方例を示す[2〜8]．

# 表1 抗不整脈薬の分類（Vaughan Williams 分類，Sicilian Gambit 分類）と各薬剤の特徴

| Vaughan Williams 分類と作用 | 一般名（商品名） | Na | K | Ca | β | α | M2 | 代謝 | 左室への影響 | 催不整脈要因 | 心臓外の副作用 |
|---|---|---|---|---|---|---|---|---|---|---|---|
| **Class I：Naチャネル抑制**<br>**I a** fast Na電流抑制，活動電位の0相を抑制，Kチャネルもブロックするので活動電位持続時間を延長 | ジソピラミド（リスモダン®） | ◎ | ○ | | | | △ | 腎70 | ↓ | QT延長、QRS幅拡大 | 口渇、尿閉、排尿困難、低血糖 |
| | キニジン | ◎ | ○ | | | △ | △ | 肝80、腎20 | ↓ | QT延長、QRS幅拡大 | Cinchonism（眩暈など）、消化器症状 |
| | プロカインアミド（アミサリン®） | ◎I | ○ | | | △ | △ | 腎60、肝40 | ↓ | QT延長、QRS幅拡大 | SLE様症状、顆粒球減少、肝障害、血圧低下 |
| | シベンゾリン（シベノール®） | ◎ | △ | △ | | | △ | 腎80 | ↓ | QRS幅拡大 | 頭痛、眩暈、口渇、尿閉、低血糖 |
| | ピルメノール（ピメノール®） | ◎ | ○ | | | | △ | 腎70 | ↓ | QT延長、QRS幅拡大 | 頭痛、口渇、尿閉 |
| **I b** late Na電流抑制，虚血心筋の0相を電流抑制，活動電位持続時間を短縮 | リドカイン（キシロカイン®） | △I | | | | | | 肝 | → | （QRS幅拡大） | ショック、嘔吐、痙攣、興奮 |
| | メキシレチン（メキシチール®） | △I | | | | | | 肝 | → | （QRS幅拡大） | 消化器症状、幻覚、紅皮症 |
| | アプリンジン（アスペノン®） | ◎ | △ | △ | | | | 肝 | ↓ | QRS幅拡大（QT延長） | しびれ、振戦、肝障害、白血球減少 |
| **I c** 0相を著明に抑制，活動電位持続時間は不変 | ピルシカイニド（サンリズム®） | ◎ | | | | | | 腎 | ↓ | QRS幅拡大 | 消化器症状、神経症状（ともに少ない） |
| | フレカイニド（タンボコール®） | ◎ | △ | | | | | 腎85 | ↓ | QRS幅拡大 | 眩暈、耳鳴、霧視、下痢 |
| | プロパフェノン（プロノン®） | ◎ | | | △ | | | 肝 | ↓ | QRS幅拡大 | 筋肉痛、熱感、悪心、頭痛、肝障害 |
| **Class II：β遮断**<br>アドレナリン作動性受容体をブロック、4相の抑制 | プロプラノロール（インデラル®） | △ | | | ○ | | | 肝 | ↓ | 徐脈 | 気管支喘息、血糖値低下、脱力感、レイノー現象 |
| | ビソプロロール（メインテート®） | | | | ○ | | | | ↓ | | |
| | ランジオロール（オノアクト®） | | | | ○ | | | | ↓ | | |
| **Class III：Kチャネル抑制**<br>活動電位持続時間を著明に延長、不応期も延長 | アミオダロン（アンカロン®） | △ | ◎ | △ | ○ | ○ | | 肝 | ↑ | QT延長、徐脈 | 肺線維症、甲状腺機能異常、角膜色素沈着 |
| | ソタロール（ソタコール®） | | ◎ | | ○ | | | 腎75 | ↓ | QT延長、徐脈 | 気管支喘息、頭痛、倦怠感 |
| | ニフェカラント（シンビット®） | | ◎ | | | | | 腎50、肝50 | → | QT延長 | 口渇、ほてり、頭重感 |
| **Class IV：Caチャネル抑制**<br>L型Caチャネル阻害 | ベプリジル（ベプリコール®） | △ | ◎ | ◎ | | | | 肝80、腎20 | ↓ | QT延長 | 眩暈、頭痛、便秘、肝障害感、肺線維症 |
| | ベラパミル（ワソラン®） | | ○ | ◎ | | | | 肝60、腎35 | ↓ | 徐脈 | 便秘、頭痛、顔面のほてり |
| | ジルチアゼム（ヘルベッサー®） | | | ○ | | | | 腎 | ↓ | 徐脈 | 消化器症状、ほてり |
| **そのほか**<br>抗コリン作用 | アトロピン | | | | | | ◎ | | ↑ | 頻脈 | 口渇、排尿障害、緑内障悪化 |
| ATP感受性Kチャネル抑制 | ATP | | | | | | 作動薬 | 腎 | ↑ | 徐脈 | 頭痛、顔面紅潮、悪心、嘔吐、気管支攣縮 |
| Na⁺/K⁺ATPase阻害 | ジゴキシン | | | | | | | 腎 | ↑ | 徐脈 | ジギタリス中毒 |
| β刺激薬 | イソプロテレノール（プロタノール®） | | | | 作動薬 | | | 肝 | ↑ | 頻脈 | 動悸、低カリウム血症、心筋虚血 |
| HCNチャネル阻害 | イバブラジン（コララン®） | | | | | | | 肝 | → | 徐脈 | 眼閃、羞明 |

*チャネル，受容体への影響（Sicilian Gambit 分類）の列は Na, K, Ca, β, α, M2 を示す*

β：β受容体、α：α受容体、M2：抗ムスカリン2受容体
◎：強い抑制、○：中等度の抑制、△：弱い抑制、I：不活性化チャネル抑制
代謝の項目の数値はその臓器の関与するパーセンテージ
文献2〜4を参考に作成

表2 各薬剤の特徴と注意点

| | 特徴と主に用いられる薬剤 | 主な注意点 |
|---|---|---|
| Naチャネル遮断薬 | ・主に上室性不整脈のリズムコントロールに用いられる | ・陰性変力作用（心機能抑制）があり心機能低下例では使用に注意する |
| | ・リドカイン（キシロカイン®）やメキシレチン（メキシチール®）は心室性不整脈に用いる | ・Ⅰa群はQT時間が延長するため，多形性心室頻拍（TdP）に注意する |
| | ・slow kineticな薬剤（Ⅰc＞Ⅰa＞Ⅰb群）ほど頻拍停止効果は高い | ・Brudaga症候群では，心室性不整脈を誘発する可能性があるため使用は控える |
| | ・ジソピラミド（リスモダン®）やシベンゾリン（シベノール®）は閉塞性肥大型心筋症の圧較差軽減を目的に用いられる[5] | |
| β遮断薬 | ・洞結節・房室結節機能を抑制し，頻脈時の心拍数コントロールに用いられる（不整脈停止効果自体は弱い） | ・冠攣縮性狭心症，末梢動脈疾患，慢性閉塞性肺疾患や喘息などの呼吸器疾患がある場合にはβ1選択性の薬剤を選択する |
| | ・心臓に分布するβ1受容体に選択性が高く，反応性に頻脈となる内因性交感神経刺激作用が少ないことから，ビソプロロール（メインテート®）がよく選択される | ・陰性変力作用があるため特に心機能低下例では少量から漸増し，心不全兆候に注意する |
| | ・超短時間型のランジオロール（オノアクト®）は心機能低下を伴う頻脈性心房細動・心房粗動の急性期治療にジギタリスより有効であることが示されている[6] | |
| Kチャネル遮断薬 | ・不応期を延長させ，特にリエントリー性不整脈で抗不整脈作用を示す | ・QT時間が延長するため，TdPに注意する |
| | ・心機能抑制作用が少なく，心機能低下例でも使用できる | |
| | ・アミオダロン（アンカロン®）はさまざまなチャネルを同時に抑制し，心室頻拍のほか，低左心機能の上室性頻拍の停止やレートコントロールにも使用される | |
| Ca拮抗薬 | ・房室結節機能の抑制効果が高く，頻脈時の心拍数コントロールや房室結節をリエントリー回路に含む不整脈（発作性上室性頻拍など）の停止のため用いられる | ・陰性変力作用があり，心機能低下例では使用に注意する |
| | ・非ジヒドロピリジン系の薬剤〔ベラパミル（ワソラン®），ジルチアゼム（ヘルベッサー®）〕を選択する | ・ベプリジルはQT時間が延長するため，TdPに注意する |
| | ・ベプリジル（ベプリコール®）は抗不整脈作用を期待して使用することが多く，特に持続性心房細動の洞調律化と維持に有効であることが示されている[7] | |
| HCNチャネル阻害薬 | ・洞結節のHCN4チャネルに作用し，洞調律の脈拍を低下させる．陰性変力作用がない | ・視細胞にHCN1チャネルが発現しており，一時的に光視症や霧視を認めることがある |
| | ・イバブラジン（コララン®）の保険適応は洞調律の慢性心不全患者に限られる．不適切洞頻拍症候群や体位性頻脈症候群にも有効性が報告されている | ・徐脈による心不全の増悪に注意する |

TdP：torsades de pointes
文献5〜7を参考に作成

## 2）抗不整脈薬の使用目的

　抗不整脈薬により直接的に予後が改善するという効果は示されておらず，**主に症状の緩和，頻拍や心室非同期による心機能増悪の改善，より危険な不整脈が発生することの防止，持続する心室頻拍や植え込み型除細動器の作動の抑制を目的として使用する**．特に有名なCAST試験では心不全を合併した心筋梗塞後の患者に対して，致死性不整脈の誘因となる心室期外収縮を抑えることでの予後改善効果を期待して行われたが，反対にⅠc群抗不整脈薬投与群で生命予後が悪化し

**第2章 循環器の薬の使い分け**

表3 薬剤の処方例と投与方法

| 代表的用途 | 一般名 | 静注薬 | | 経口薬（1錠の量は商品により異なる） | | | |
| --- | --- | --- | --- | --- | --- | --- | --- |
| | | 商品名 | 投与方法 | 商品名 | 維持量1回量 | 投与方法 | pill-in-the pocket 1回頓用、（ ）内はガイドライン²⁾の安全量 |
| 主にレートコントロールに使用 | ベラパミル | ワソラン®注 | 2.5〜5 mg、5〜10分かけて投与* | ワソラン® | 40〜80 mg | 1日3回 | |
| | ジルチアゼム | ヘルベッサー®注 | 10 mg、5〜10分かけて投与* | - | - | - | |
| | ビソプロロール | - | - | メインテート® | 1.25 or 2.5 mg から開始し最大5 mg | 1日1回 | |
| | ランジオロール | オノアクト® | 1〜10 μg/kg/分 | - | - | - | |
| | ジゴキシン | ジゴシン®注 | 少量から開始し、3〜5分おきに脈拍をみながら漸増 | - | - | - | |
| | ジゴキシン | ジゴシン®注 | 0.125〜0.25 mg、緩徐に静注 | ジゴシン® | 0.125 mg or 0.25 mg | 1日1回 | |
| | イバブラジン | - | - | コララン® | 2.5 mg〜安静時心拍数50〜60回/分を目安 | 1日2回 | |
| 主にリズムコントロールに使用 | ピルシカイニド | サンリズム®注 | 1 mg/kg、10分かけて投与* | サンリズム® | 50 mg | 1日3回 | 100 mg |
| | シベンゾリン | シベノール®注 | 1.4 mg/kg、5分かけて投与* | シベノール® | 100 mg | 1日3回 | 200 mg（100 mg） |
| | プロパフェノン | - | - | プロノン® | 150 mg | 1日3回 | 300 mg（150 mg） |
| | ジソピラミド | リスモダン®P注 | 1〜2 mg/kg、5分かけて投与* | リスモダン® | 100 mg | 1日3回 | |
| | | | | リスモダン®R | 150 mg | 1日2回 | |
| | フレカイニド | タンボコール®注 | 1〜2 mg/kg、10分かけて投与* | タンボコール® | 100 mg | 1日2回 | 100 mg |
| | ベプリジル | - | - | ベプリコール® | 75〜100 mg/日 | 1日2回 | |
| | アミオダロン | アンカロン®注 | 初期急速投与：125 mg を5%ブドウ糖液100 mLに溶解して10分→負荷投与750 mg を5%ブドウ糖液500 mLに希釈して33 mL/時を6時間→維持投与17 mL/時を42時間 | アンカロン® | 初期投与量200〜400 mg（2週間）、維持量100〜200 mg | 1日2回（or 1回） | |
| 心室頻拍にも使用 | ニフェカラント | シンビット® | 初期投与量0.15〜0.2 mg/kg、維持量0.2 mg/kg/時（修正QT時間が0.55秒を超えた場合には減量 | - | - | - | |
| | ソタロール | - | - | ソタコール® | 40〜80 mg | 1日2回 | |
| | プロカインアミド | - | 初期投与量10〜17 mg/kg を20〜50 mg/分、維持量1〜4 mg/分 | アミサリン® | 125〜312.5 mg | 1日4回 | |
| | リドカイン | キシロカイン® | 初期投与量1 mg/kg（1％製剤の場合50 kgで5 mL）ボーラス後、1〜3 mg/分（6〜18 mL/時） | - | - | - | |
| | メキシレチン | - | - | メキシチール® | 100〜150 mg | 1日3回（or 2回） | |

ニフェカラントの投与量は文献8を参照
*生食10〜20 mLに溶解して投与
pill-in-the pocket：サンリズム®100 mg、シベノール®200 mg（100 mg）、プロノン®300 mg（150 mg）、タンボコール®100 mg、それぞれ1回頓用、（ ）内はガイドライン²⁾の安全量
文献2、3、8を参考に作成

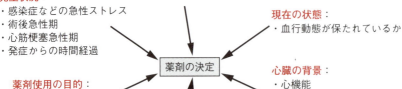

図1 不整脈の発生因子と抗不整脈薬選択に影響する因子

試験が中止された[9]．これは薬剤自体の陰性変力作用や，催不整脈作用（抗不整脈薬の投与により，ほかの不整脈が誘発されやすくなること：徐脈やQT延長によるTdPの発生）など負の要因のためと推察されている．そのため安全に使用できることが最も重要である．

### 3）抗不整脈薬の選択

不整脈は各種の不整脈因子が重なって発生する（図1）．実際の不整脈発症時には，不整脈の種類や状況から薬剤介入の適応があるか検討し，禁忌がないかを確認して投与する．

### 4）投与時の注意

有効治療域が狭く薬剤相互作用が多いという点から，容易に有害な作用も起こりうる．そのため特に注射薬の使用時には，モニター管理を行い，必要時には電気的除細動や蘇生処置が可能な環境で行う．維持療法で長期投与を行う場合にも薬剤に応じた検査を定期的に行う．

## 2 抗不整脈薬の種類と概要

Naチャネル遮断薬やKチャネル遮断薬は心房・心室筋に作用して直接不整脈の発生源や回路に影響するため，不整脈の停止（リズムコントロール）を目的として使用することが多い．一方でβ遮断薬やCa拮抗薬は主に洞結節・房室結節に作用するため，頻脈の是正（レートコントロール）に有用である（表2）．

次の項目からは病棟や救急外来で遭遇する可能性の高い急性期の治療について記載する．

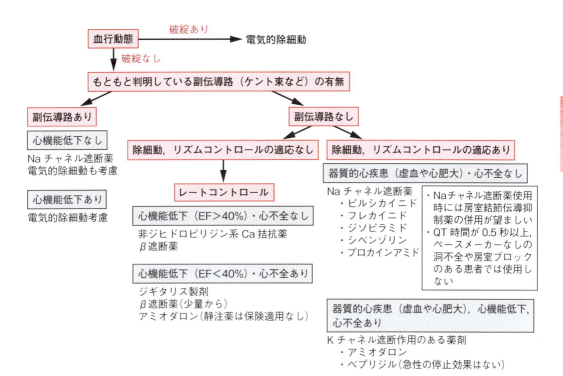

**図2　心房細動の急性期治療**
文献2, 10を参考に作成

## 2. 心房細動：リズムコントロールを行う場合

PR間隔が不整で心房細動が疑われる場合は，図2に従って治療を行う．

> **症例1**
> 65歳，男性．既往歴に高血圧がある．3時間前からの脈不整を主訴に救急外来受診した．来院時血圧170/90 mmHg，脈拍87回/分（不整）であり，心電図から心房細動と診断された．血行動態は保たれ，心エコー図検査上の心機能は正常範囲で，血液検査で異常所見はなかった．シベンゾリンを投与後に心房粗動へ波形変化したため，除細動で停止した（図3A，B）．

**心房細動**は最も抗不整脈薬を使用する頻度が高い不整脈である．予後の改善効果はなく，症状コントロールのため用いる[11]．**発作持続期間が短ければ薬物学的除細動の効率がよいため，除細動の適応があり，心機能に問題なければNaチャネル遮断薬が用いられる．**

### 1 研修医の陥りやすいピットフォール

心房細動でⅠ群抗不整脈薬を使用すると頻拍回路が安定して心房粗動となる例がある．通常は心房興奮の数回に1回が心室に伝導するが，Ⅰ群抗不整脈薬の投与により心房内の伝導抑制がかかると，心房の粗動周期が遅くなる．その結果，心室へ1：1で伝導しはじめると急激に脈拍が上昇し循環破綻することがある．したがって**ガイドライン上は必須としていないが，Ⅰ群抗不整脈薬を用いる場合，徐脈など禁忌がある場合を除いて，先に房室結節伝導抑制薬を投与しておくようにしている．**

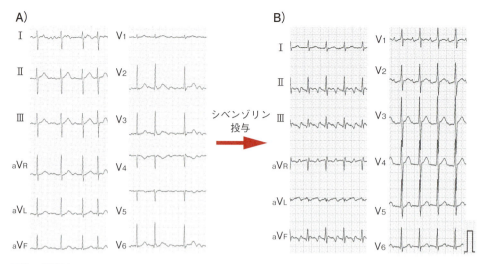

**図3　症例1**
A) RR間隔が不規則で基線にf波を認める．心房細動である
B) シベンゾリン投与後，下壁誘導に陰性の鋸歯状波あり．心房と心室の伝導比2：1の心房粗動となり，HR150回/分へ心拍数は増加している

### 2 薬の使い方のコツ～この症例ではこう考える

- Pill-in-the pocket：即効性が高いため急性期や発作頻度が低い場合には発作時頓用として，高用量の経口投与が行われる．対象は心疾患や心機能低下のない患者に限り，初回投与時は必ずモニター下で，血圧低下や徐脈など有害事象が起こらないか確認する（静注薬の反応では代用できない，停止までには1～2時間要する）[10]．**頻拍が停止しない場合にも追加内服は行わず，必要であれば電気的除細動を行う**．
- 腎不全，透析患者症例には主に肝代謝であるプロパフェノン（プロノン®）やアプリンジン（アスペノン®）が候補となる．
- 交感神経緊張時（日中）に発作が起こる場合にはβ遮断作用を有するピルシカイニド（サンリズム®），プロパフェノン（プロノン®），フレカイニド（タンボコール®）を選択，副交感神経緊張時（夜間など）に発作が起こる場合には抗コリン作用（抗M2受容体）を有するシベンゾリン（シベノール®），ジソピラミド（リスモダン®）を選択する．
- 最近アブレーションをより早期に施行することが，薬物治療より有益である可能性が示されている．そのため，治療方針に関しては一度専門医へ相談することが望ましい．

## 3. そのほかの上室性頻拍（RR間隔の等しい狭いQRSの頻拍）：リズムコントロールを行う場合（図4）

特に発作性上室性頻拍は，救急部に搬送される頻度も高く初期対応が行われることが多い不整脈である．RR間隔が整，幅の狭いQRS波型で心房頻拍，心房粗動，発作性上室性頻拍が疑われる場合は，図4に従って治療を行う．

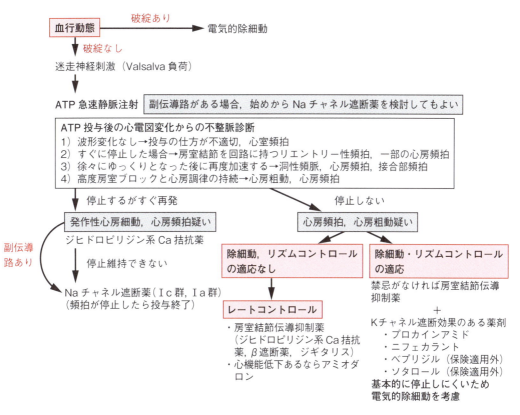

図4　心房頻拍，心房粗動，発作性上室性頻拍の急性期治療
　　　文献2，10を参考に作成

### 症例2

　生来健康な36歳男性，動悸を主訴に救急外来に来院した．意識清明で，血圧168/78 mmHgで血行動態に問題は認めない．来院時の心電図を示す（図5A）．規則正しいRR間隔で，QRS幅の狭い頻拍を認める．アデノシン3リン酸（ATP）を急速静注したところ頻拍は停止した．停止後の洞調律時の心電図ではデルタ波を認め顕性Wolff-Parkinson-White（WPW）症候群に伴う，発作性上室性頻拍（房室回帰性）と診断（図5B），後日アブレーション治療が施行された．

●処方例

　気管支攣縮の既往がないことを確認してATP（アデホス-Lコーワ注）10 mgを末梢から1〜2秒で急速静注し，生理食塩水で後押しする．10 mgで停止しなければ20→40 mg投与する．

## 1 研修医の陥りやすいピットフォール

**ATPは代謝が早いため急速に入れないと効果は発揮されない．**

　房室結節以外に副伝導路をもつWPW症候群では心房細動の有病率が高く若年でも発作を起こすことがある[12]．発作時には心室頻拍のような幅広いQRSを呈し偽性心室頻拍をきたす（図6A）．

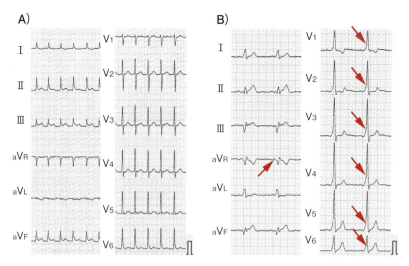

**図5 症例2**
A）来院時心電図：HR 160回/分のRR間隔が規則正しい，QTS幅の狭い頻拍を認める
B）頻拍停止後の洞調律時の心電図：PQ間隔は短縮し，QRS波はなだらかな立ち上がり（デルタ波）を認めている（→）．V1 R＞Sで左側に副伝導路（Kent束）があると示唆される

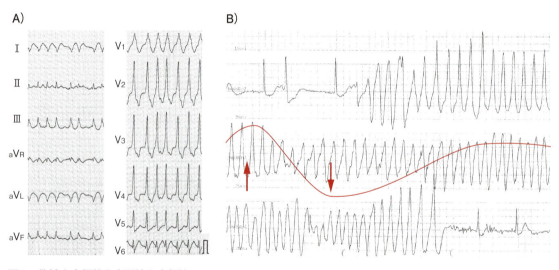

**図6 偽性心室頻拍と多形性心室頻拍**
A）偽性心室頻拍：幅広いQRSでRR間隔が不規則な頻拍を認める．顕性WPW症候群に心房細動が合併した症例である
B）QT延長に伴うTdPの発生あり，自然停止している．心電図の極性が変化（赤矢印）し，竜巻のように捻れる波形（赤線）を呈している

これは心室刺激が房室結節を介した正常な伝導よりも，副伝導路の不応期が短く刺激伝導が起こりやすい場合に，よりデルタ波が目立つために起こる．頻拍により血行動態が破綻する可能性や，心室細動に移行し突然死をきたすリスクが高くなるため上室性不整脈であっても注意が必要である．また，**偽性心室頻拍時に房室結節のみ抑制するCa拮抗薬やジギタリス製剤を用いると，よ**

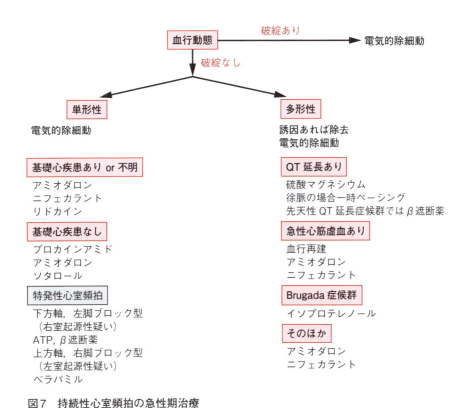

**図7 持続性心室頻拍の急性期治療**
文献2,10を参考に作成

り副伝導路を介しての伝導が起こりやすくなるため禁忌である．代わりに除細動か，I群抗不整脈薬の投与を行う．

房室回帰性頻拍では副伝導路と房室結節の伝導のどちらを抑制する薬剤も使用可能であるが，あらかじめWPW症候群と判明している場合には，はじめからI群薬が選択される場合もある．

### 2 薬の使い方のコツ〜この症例ではこう考える

一部の心房頻拍では2〜4 mgと少量のATPで停止するため，診断が確定していない場合には2 mgから段階的に増量するとよい．

## 4. 心室頻拍を疑う場合

QRSの幅広い頻脈でも血行動態が保たれている場合，ACLSのガイドラインでも上室性不整脈の可能性があり房室伝導抑制薬（ATP，Ca拮抗薬，β遮断薬）の投与を考慮するアルゴリズムとなっている[13]．また心室頻拍のなかにも薬剤での停止効果が高いものもある．一方で上室性不整脈であっても循環破綻するリスクがあるため，**心室頻拍を疑う場合には早急に専門医に相談すべきである**（図7）．

# 5. レートコントロールを行う場合

　一般的に心拍数が130回/分を超える頻脈が持続すると，心機能低下をきたす可能性が報告されており，頻脈のコントロールにより心機能が改善する症例がある．慢性心不全患者では，特に洞調律の患者で脈拍依存性に予後改善効果が示されていることから，不整脈が出ていなくても脈拍を落とす治療が行われる．

## ■ 薬の使い方のコツ〜この症例ではこう考える

　心機能が保たれている患者ではβ遮断薬，Ca拮抗薬を使用する．心機能低下（左室駆出率40％未満）を認める患者では，心機能を抑制しないためジギタリス静注薬が急性期のコントロールに使用できる．また，血行動態を注意深く監視しながらアミオダロン，ランジオロール（オノアクト®）の静注を使用する．長期投与は主にβ遮断薬を使用する．

　低左心機能の慢性心不全患者で洞調律の場合，2019年に保険償還されたHCNチャネル阻害薬であるイバブラジン（コララン®）の投与で予後改善効果が示されたことから，至適薬物治療下でも安静時心拍数が75回/分以上の患者では追加が考慮される[10, 14]．

　一方でジギタリス製剤の持続的な内服は労作時の頻拍抑制効果が弱く，心不全患者での心不全増悪による入院を減少させても予後改善効果は示されなかったことから，近年使用頻度は減少しβ遮断薬にシフトしてきている[15]．

# 6. 副作用の対策

　高齢者や肝腎機能異常がある場合には，副作用の軽減のためその状態に合わせた薬剤選択や用量調節や，個々の薬剤に合わせたモニタリングが必要となる．特に注意が必要なのは以下の点である．

> ・Naチャネル遮断薬，β遮断薬，Ca拮抗薬投与時に陰性変力作用や過度の徐脈により心不全の発症や増悪が起こる可能性がある．特に低左心機能の症例では心不全所見に注意が必要である．
> ・QT時間延長は多形性心室頻拍（torsade de pointes：TdP）を起こす危険性がある（図6B）．

　TdPは通常短時間で自然停止するが，長時間の持続やVFへ移行した場合は循環破綻を起こす．一般的にTdPは薬剤の投与開始から10日以内に発生しやすく，補正QT時間〔QT時間/√RR間隔（秒）〕が0.55秒を越えたときには投与中止や減量を検討した方がよい．危険因子を表4に示す．

## ■ TdPが起きた場合の対処

・QT延長の原因となる薬剤の中止，誘因（電解質など）の補正．血清K値は4.5〜5.5 mEq/Lと高めに保持する
・硫酸マグネシウム（硫酸Mg補正液1 mEq/mL）原液30〜40 mg/kgを5〜10分間で静注し，1〜5 mg/分で持続静注
・除脈の場合：一時ペーシング挿入まで一時的投与として，イソプロテレノール（プロタノール®L注1筒0.2 mg/mL）持続点滴投与で心拍数100回/分を目標に投与量を調節

**表4　薬剤性QT延長時のTdP発生リスク因子**

| | |
|---|---|
| ・女性 | ・心房細動停止直後 |
| ・低カリウム血症 | ・薬剤血中濃度高値（キニジンを除く） |
| ・低マグネシウム血症 | ・左室肥大 |
| ・徐脈 | ・薬剤急速静注 |
| ・心不全 | ・イオンチャネルの遺伝子多型の一部 |

文献16を参考に作成

---

●処方例

　イソプロテレノール（プロタノール®L注）5アンプルを生食45 mLに溶解して3〜30 mL/時（体重50 kg時0.02〜0.2 μg/kg/分）

---

## おわりに

　実臨床での不整脈治療は，心電図所見のみでなく，心機能や全身状態，経過などを総合的に判断し決定する必要がある．また抗不整脈薬のみでなく，抗凝固療法などほかの薬剤治療，アブレーションやデバイスなど非薬物的治療も考慮するため，循環器内科医と相談して治療にあたることが望ましい．薬剤の使用に際しては，安全性が第一であり，特に急性期の治療では循環動態の変化に注意し，常に電気的除細動や蘇生処置ができる体制を整えておくこと重要である．またI群やIII群薬の使用は予後を改善させるものではなく，症状の改善を目的としたものであるため，適応を十分検討して使用することが求められる．

### 引用文献

1) The Sicilian gambit. A new approach to the classification of antiarrhythmic drugs based on their actions on arrhythmogenic mechanisms. Task Force of the Working Group on Arrhythmias of the European Society of Cardiology. Circulation, 84：1831-1851, 1991（PMID：1717173）

2) Al-Khatib SM, et al：2017 AHA/ACC/HRS Guideline for Management of Patients With Ventricular Arrhythmias and the Prevention of Sudden Cardiac Death：Executive Summary：A Report of the American College of Cardiology/American Heart Association Task Force on Clinical Practice Guidelines and the Heart Rhythm Society. J Am Coll Cardiol, 72：1677-1749, 2018（PMID：29097294）

3) 栗田隆志, 他：重症心室不整脈に対するリドカイン，ニフェカラント，アミオダロン静注薬の位置づけ ニフェカラント静注薬の利点と欠点. 心電図, 29：10-17, 2009

4) 日本循環器学会/日本不整脈心電学会. 2020年改訂版不整脈薬物治療ガイドライン. https://www.j-circ.or.jp/cms/wp-content/uploads/2020/01/JCS2020_Ono.pdf（2025年1月閲覧）

5) Itoh H, et al：The genetics underlying acquired long QT syndrome：impact for genetic screening. Eur Heart J, 37：1456-1464, 2016（PMID：26715165）

6) Nagai R, et al：Urgent management of rapid heart rate in patients with atrial fibrillation/flutter and left ventricular dysfunction：comparison of the ultra-short-acting β1-selective blocker landiolol with digoxin（J-Land Study）. Circ J, 77：908-916, 2013（PMID：23502991）

7) Yamashita T, et al：Dose-response effects of bepridil in patients with persistent atrial fibrillation monitored with transtelephonic electrocardiograms：a multicenter, randomized, placebo-controlled, double-blind study（J-BAF Study）. Circ J, 73：1020-1027, 2009（PMID：19359813）

8) Dan GA, et al：Antiarrhythmic drugs-clinical use and clinical decision making：a consensus document from the European Heart Rhythm Association（EHRA）and European Society of Cardiology（ESC）Working Group on Cardiovascular Pharmacology, endorsed by the Heart Rhythm Society（HRS）, Asia-Pacific Heart Rhythm Society（APHRS）and International Society of Cardiovascular Pharmacotherapy（ISCP）. Europace, 20：731-732an, 2018（PMID：29438514）

9) Echt DS, et al：Mortality and morbidity in patients receiving encainide, flecainide, or placebo. The Cardiac Arrhythmia Suppression Trial. N Engl J Med, 324：781-788, 1991（PMID：1900101）

10) Van Gelder IC, et al：2024 ESC Guidelines for the management of atrial fibrillation developed in collaboration with the European Association for Cardio-Thoracic Surgery（EACTS）．Eur Heart J, 45：3314-3414, 2024（PMID：39210723）

11) Lafuente-Lafuente C, et al：Antiarrhythmic drugs for maintaining sinus rhythm after cardioversion of atrial fibrillation：a systematic review of randomized controlled trials. Arch Intern Med, 166：719-728, 2006（PMID：16606807）

12) Cain N, et al：Natural history of Wolff-Parkinson-White syndrome diagnosed in childhood. Am J Cardiol, 112：961-965, 2013（PMID：23827401）

13) Neumar RW, et al：Part 1：Executive Summary：2015 American Heart Association Guidelines Update for Cardiopulmonary Resuscitation and Emergency Cardiovascular Care. Circulation, 132：S315-S367, 2015（PMID：26472989）

14) Böhm M, et al：Heart rate as a risk factor in chronic heart failure（SHIFT）：the association between heart rate and outcomes in a randomised placebo-controlled trial. Lancet, 376：886-894, 2010（PMID：20801495）

15) Digitalis Investigation Group：The effect of digoxin on mortality and morbidity in patients with heart failure. N Engl J Med, 336：525-533, 1997（PMID：9036306）

16) Roden DM & Viswanathan PC：Genetics of acquired long QT syndrome. J Clin Invest, 115：2025-2032, 2005（PMID：16075043）

## プロフィール

### 島本恵子（Keiko Shimamoto）
国立研究開発法人国立循環器病研究センター 心臓血管内科部門不整脈科 /l'institut du thorax
抗不整脈薬は，循環器内科でない限り日常的に扱うことは少ないため，馴染みが浅い薬剤が多いかと思います．本稿が診療の一助となれば幸いです．

### 草野研吾（Kengo Kusano）
国立研究開発法人国立循環器病研究センター 心臓血管内科部門不整脈科

**第2章** 循環器の薬の使い分け

# 4. 心不全における薬の使い分け

庄司　聡

### ● Point ●

- ・RAS阻害薬の使い分け：ARNIをACE（アンジオテンシン変換酵素）阻害薬とARB（アンジオテンシンⅡ受容体拮抗薬）よりも優先しよう
- ・β遮断薬（カルベジロールとビソプロロール）の選択はどちらでもよい．最大用量をめざすが，心不全増悪に注意する必要がある
- ・MRAはスピロノラクトンとエプレレノンのどちらでもよい．高カリウム血症に注意するが，安易にやめないことが重要である
- ・SGLT2阻害薬（エンパグリフロジンとダパグリフロジン）の選択もどちらでもよい
- ・どの薬にするかよりも，上記の4剤（RAS阻害薬・β遮断薬・MRA・SGLT2阻害薬）をなるべく早く開始・漸増できるかにこだわる

## はじめに

　心不全は循環器疾患の中で最多の入院原因であり[1]，心不全診療が循環器内科ローテーション中に最もかかわることが多い仕事ではないだろうか．心不全治療に用いられる薬剤はこの数年だけでもたくさん登場しており，「結局どれを使えばよいのだろう？」と悩む現場の先生方も多くいらっしゃるだろう．本稿ではこの課題に対して，世界的にどこまで明らかとなっているかということを明らかにし，現存のエビデンスの範囲内で現場でどう使っていくかを提示したい．なお，今回はEF（左室駆出率）が低下した心不全（いわゆるHFrEF）を対象とする．

## 1. 慢性心不全はほぼ内分泌疾患．まずはその確立したエビデンスと適応を確認しよう

　急性期を脱し体液量が正常と判断できる心不全（代償された心不全：compensated heart failure）は，その本態は循環器疾患というよりはほぼ内分泌疾患としてとらえてよい．体液のバランスをとるというよりは，長期的な左室のリモデリング予防を行うこと，そして予後改善（死亡率や心不全再入院）のために，ガイドラインベースの薬剤，すなわちRAS阻害薬（特にARNI，もしくはACE阻害薬，ARB），β遮断薬，そしてアルドステロン拮抗薬（mineral-corticoid/aldosterone receptor antagonist：MRA），SGLT2阻害薬の4剤をなるべく早期に開始することが重要

である．このことは類書にも多数紹介されているがそれだけ重要なことなので，まず現在の診療ガイドライン[1～3]の根拠になっている臨床試験を紹介する．

## 1 ACE 阻害薬

ACE 阻害薬は最も歴史が古い心不全予後改善薬である．利尿薬やジゴキシンが慢性期治療の中心で，なかなか予後を改善する薬剤が乏しかったなか，1987年 New England Journal of Medicine 誌に CONSENSUS 試験が発表され，NYHA Ⅳの重症心不全患者で，エナラプリル投与群（目標用量 40 mg）がプラセボ投与群と比較して，わずか半年で40％の死亡リスク低下と症状改善をもたらした[4]．さらに，NYHA Ⅱ，Ⅲの患者，そして無症候の患者にも ACE 阻害薬の予後改善を示す大規模臨床試験（1990，1991年の SOLVD 試験[5, 6]）が発表され，ACE 阻害薬は，症状にかかわらずすべての HFrEF 患者に投与すべき薬剤としての地位を確立した[1～3]．

## 2 ARNI

ARNI は，ARB（バルサルタン）とネプリライシン阻害薬の配合剤である．ネプリライシンは BNP を分解する酵素の一種で，ネプリライシン阻害薬は BNP の分解抑制による心保護を期待し開発された．2014年，HFrEF 患者を対象とした PARADIGM-HF 試験で，30年以上も HFrEF の標準治療薬であり続けた ACE 阻害薬（エナラプリル）よりも，ARNI が心血管イベントを抑制することが証明された[7]．日本での独自の臨床試験を経て，2020年6月，ARNI は本邦の心不全患者に対する使用が承認された．現在の診療ガイドラインでは，ARNI/ACE 阻害薬/ARB のすべてが Class Ⅰであるものの，現状のエビデンスを踏まえて，ARNI への切り替えや，ACE 阻害薬/ARB 未使用での ARNI 新規導入も積極的に推奨されている[3]．

## 3 β 遮断薬

β 遮断薬は，当初その陰性変力作用から心不全患者のうっ血を増悪する懸念があるとされ，心不全には長らく禁忌の薬剤であった．しかし，交感神経系の賦活化の抑制が，不整脈やリモデリングの抑制につながるのではないかという仮説が立てられ，その後下記のような過程を経て今日の標準予後改善薬の1つとなった．

代表的なものは1996年に施行された US.Carvedilol 試験である．NYHA Ⅱ，ⅢのEF 35％以下の心不全患者に対して，カルベジロール（目標用量 100 mg）がプラセボ投与群と比較して，1年以内の死亡と心臓関連入院を65％抑制し，明らかな有効性が示されたことから試験終了を前に早期中断となった[8]．その後も，ビソプロロールの有効性を示した CIBIS Ⅱ試験（1999年[9]），メトプロロールの有効性を示した MERIT-HF 試験（2001年[10]），より重症な心不全患者を対象にカルベジロールの有用性を示した COPERNICUS 試験（2001年[11]）を経て，β 遮断薬は**心不全重症度や症状の有無にかかわらずすべての HFrEF 患者で投与されるべき薬剤としての地位を確立した**[1～3]．

なお，このβ 遮断薬の立ち位置の変化をおもしろく表現した論文の Editorial があり[12]，そこではβ 遮断薬を "Frog Prince（カエルのプリンス）" とし，今まであまり好かれていなかったものがいきなりみんなの憧れの的になった，ということを的確に表現している．また，日本でもこの時代にβ 遮断薬使用の機運が高まり MUCHA 試験という日本人での臨床試験が行われ，日本人での有効性と安全性も検証された[13]．現在のカルベジロールの日本での保険診療内最大用量が20 mg というのはこの臨床試験がもとになっている．

## 4 アルドステロン拮抗薬（MRA）

1999年RALES試験が発表され，NYHA Ⅲ，ⅣでEF 35％以下の重症心不全に対して，スピロノラクトン25 mg投与群がプラセボ投与群と比較して有意に死亡率・心不全再入院を抑制（心不全死も突然死も両方有意に抑制，スピロノラクトンの有用性が早期に証明されたため早期終了）することが示された[14]．エプレレノンに関しても，標準治療薬が浸透した比較的現代の臨床試験（2011年EMPHASIS-HF試験）において，比較的軽症（NYHA Ⅱ）の心不全患者に対して予後改善効果を示した[15]．この2つの臨床試験をもとに，MRAもすべてのHFrEF患者で投与されるべきClass Ⅰの薬剤となっている．

## 5 SGLT2阻害薬

2015年，EMPAREFG-OUTCOME試験で，SGLT2阻害薬は，糖尿病患者に対して心血管イベントを抑制し（心血管イベント抑制効果が証明された糖尿病薬はメトホルミン以来），にわかに脚光を浴びた[16]．心血管イベントの内訳をみると，特に心不全入院を有意に抑制するため，心不全治療薬になるのではと期待され，HFrEF患者を対象としたランダム化比較試験が行われた．2019年にDAPA-HF試験（ダパグリフロジン），2020年9月にEMEROR-REDUCED試験（エンパグリフロジン）の結果が発表され，プラセボと比較して，いずれもSGLT2阻害薬の心血管イベント（死亡，心不全再入院ともに）抑制効果が示された[17, 18]．本邦でも2020年11月に，慢性心不全に適応拡大となり，最新の欧米のガイドラインでは，すべてのHFrEF患者に対して投与されるべきClass Ⅰの薬剤となっている[19]．

---

# *2.* 薬の使い方のコツ〜この症例ではこう考える

このように，慢性心不全における診療ガイドラインに基づいた治療（guideline-directed medical therapy：GDMT）は，すべて大規模臨床試験で明確な（死亡率低下を含む）予後改善効果が証明されたものである．ここまででその重要性はご理解いただけたかと思うが，今度は実際の症例を通して，臨床現場からあがりそうな疑問を考えてみる．

> **症例**
>
> 65歳男性．5日前に，急性非代償性心不全で入院（HFrEF，初回入院）．利尿薬治療への反応は良好で，呼吸困難や易疲労感は改善し，頸静脈怒張も消失した．昨日からICUから一般病棟に転床し，心臓リハビリテーションも開始している．主治医の先生から，「そろそろ心不全の予後改善薬をはじめようか．どれにするかは先生に任せるよ」といわれ，研修医のあなたが処方を選ぶこととなった．

## ■ 研修医の疑問

処方を任せてもらった嬉しさはあるが，何をどういう基準で出したらよいか具体的なところがわからない．そこでまず疑問点を整理してみると以下のようになった．

① RA系阻害薬（ARNI，ACE阻害薬，ARB）は何を選ぼうか？

② β遮断薬は何を選ぼうか？

③ MRAは何を選ぼうか？

④ SGLT2阻害薬は何を選ぼうか？

⑤ 何からどういう順番ではじめようか？

# 3. 実臨床での各薬剤の使い分け（目標用量，注意点）

上にあげた症例に答えていく形で解説を進めていく．なお，まずどの薬剤でも，病歴（易疲労感，呼吸困難）や身体所見（軽静脈怒張や下腿浮腫）でうっ血所見がとれていることが前提であることは明記しておく．

## 1 RA系阻害薬（ARNI，ACE阻害薬，ARB）は何を選ぼうか？

### 1）ARNIとACE阻害薬/ARBのどちらを選ぶか（科学的観点）

前版では，ここにACE阻害薬とARBの使い分けに関して取り上げたが，そこから6年が経過した2025年現在，ACE阻害薬/ARBの使い分けよりも，ARNIとACE阻害薬/ARBをいかに使い分けるかの方が重要な課題になっている．前述したとおり，科学的にはARNIの方がACE阻害薬よりも長期予後を改善する明確なエビデンスがあるため，基本的にはARNIを優先すべきと考える．

### 2）費用対効果はどうか

ただし最終的な薬剤処方決定の際にはその他の要素も重要になる．例えば，ARNIのような新規薬剤は総じて高額であり，高齢者の方への投与に費用対効果があるのか疑問に思うこともあるだろう．費用帯効果に関しては，各国の保険制度に応じた費用対効果分析のシミュレーション研究も多数行われ，全般的には費用対効果が高いのではないかと現時点では結論づけられているが，本邦でも独自の費用対効果解析が待たれるところである[20]．

### 3）副作用はどうか

最後に薬剤選択で考慮すべきことは，その副作用である．ARNIとACE阻害薬/ARBに**共通する副作用として，低血圧，腎機能障害，高カリウム血症**がある．慢性腎臓病患者では，RA系阻害薬後のクレアチニンの上昇が，その後の心腎イベント（透析か腎移植が必要になるような末期腎不全，心筋梗塞，心不全，死亡）と関連しているという報告もあり[21]，定期的なモニタリングを行いながら慎重に投与する必要がある．また，ARNIは症候性低血圧が多いという報告もあるため，転倒ハイリスク患者においても慎重な考慮が必要である[22]．ただ，最終的にはそれぞれの患者さんやご家族の意向等も踏まえ，Shared Decision Makingで新規薬剤を含めた治療方針を決定していくという医師としての基本スタンスが重要ではないかと思われる．

## 2 β遮断薬は何を選ぼうか？

日本の慢性心不全診療では**カルベジロールとビソプロロールの二択**であるが，その両者を比較した臨床試験として2011年にCIBIS-ELD試験が発表されている[23]．β遮断薬がなかなか普及しない理由として，β遮断薬への耐容能が低いからではないかという懸念があり，これは両者で耐容能とアウトカムを比較したものである．結果は両者ともに最大用量へ増やすことができた割合

表　ACC/AHAガイドラインでの慢性心不全における標準治療薬の開始用量と最大目標用量

| 薬 | 開始用量 | 最大目標用量 |
|---|---|---|
| ACE阻害薬 | | |
| カプトプリル | 1回6.25 mg　1日3回 | 1回50 mg　1日3回 |
| エナラプリル | 1回2.5 mg　1日2回 | 1回10〜20 mg　1日2回 |
| リシノプリル | 1回2.5〜5 mg　1日1回 | 1回20〜40 mg　1日1回 |
| ARB | | |
| カンデサルタン | 1回4〜8 mg　1日1回 | 1回32 mg　1日1回 |
| ロサルタン | 1回25〜50 mg　1日1回 | 1回50〜150 mg　1日1回 |
| バルサルタン | 1回20〜40 mg　1日2回 | 1回160 mg　1日2回 |
| ARNI | | |
| サクビトリル・バルサルタン | 1回50 mg　1日1回 | 1回200 mg　1日2回 |
| MRA | | |
| スピロノラクトン | 1回12.5〜25 mg　1日1回 | 1回25 mg　1日1回または2回 |
| エプレレノン | 1回25 mg　1日1回 | 1回50 mg　1日1回 |
| β遮断薬 | | |
| ビソプロロール | 1回1.25 mg　1日1回 | 1回10 mg　1日1回 |
| カルベジロール | 1回3.125 mg　1日2回 | 1回50 mg　1日2回 |

文献24を参考に作成

（耐容能）に差はなく，予後も差がなかった．耐容能が低い理由として，ビソプロロールは徐脈，カルベジロールでは肺疾患の増悪があったため，もともと徐脈の患者はカルベジロール，肺疾患がある患者にはビソプロロールを選択したほうが，無理なくTitrationができるかもしれない．特にそのような懸念がない患者では，β遮断薬の用量依存性の効果を考えるとどこまでTitration可能かという点を重視したい．RAS阻害薬と同様，Titrationのターゲットを国際的な臨床試験の基準までにあげようとすると，ビソプロロール〔日本での最大投与量/海外での目標用量（以下同様）：5 mg/10 mg〕，カルベジロール（20 mg/50〜100 mg）と，ビソプロロールがややベターとなるかもしれない（表）．

## ❸ MRAは何を選ぼうか？

　MRAの最大の懸念点は，高カリウム血症と，それに伴う（可能性がある）処方率の低さである．前述したRALES試験が1999年にNew England Journal of Medicine誌に発表された後，スピロノラクトンの処方は劇的に増加したが，同時に高カリウム血症による入院や死亡も増えてしまった[25]．これを受け，そのリスクを最小化し，利益（RCTで示された有効性）を最大化するさまざまな方法が提案されている．具体的には，①投与開始した直後は頻回に（3日目と1週間など），その後も特に最初の数カ月は外来で定期的な腎機能とカリウム値のチェックをすること（診療ガイドラインに明記）[1, 2]，②カリウムは5.5 mmol/Lを超えなければ，有効性がリスクに勝っていること[26]，③たとえ一度やめてしまったとしても再開すべきであること[27]，などである．しかし，現実的には米国ですらMRA適応患者のわずか1/3程度にしか導入されていないという現実があり[28]，この処方率の低さは強く認識し，必要な患者には忘れずに導入する覚悟が必要と思われる．

　今までのところ，スピロノラクトンとエプレレノンを直接比較したランダム化比較試験は行わ

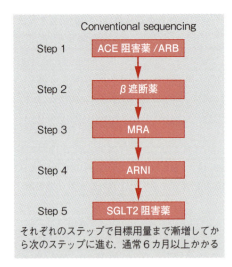
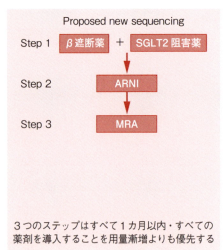

**図　従来の心不全薬と新規心不全薬の投与順**
文献29より引用

れておらず，その点では**現在のところ「どちらでもよい」**というしかない．また，両剤ともに最大用量（海外診療ガイドラインでもともに50 mg/日）まで増量した方がよいか検証した試験もないため，用量増量の可能性という点からも両者の使い分けを比較することは難しい．

最後に，スピロノラクトンで（男性でも）乳房痛が出ることは知られており，その際はエプレレノンへ変更するとよい（鉱質コルチコイド受容体選択性が高いのでそのような副作用は少ない）．

## 4 SGLT2阻害薬は何を選ぼうか？

SGLT2阻害薬は最も新しく心不全のGDMTの仲間入りをした薬剤のため，まだ心不全に対する処方率は低いのが現状である．しかし，電解質異常や低血圧などの副作用が他の薬剤よりも少なく比較的導入しやすいという特徴があるので，入院中にも開始しやすいのではないだろうか．今までのところ，心不全で承認されているダパグリフロジンとエンパグリフロジンを直接比較したランダム化比較試験はなく，その死亡や心不全入院に対する効果もDAPA-HF試験とEMER-OR-REDUCED試験で変わらないため，**現時点では「どちらでもよい」**が，なるべく早めに導入しようという結論になるだろう．

## 5 何からどういう順番ではじめようか？

ここまで読んで湧いてくる疑問としては，この4剤の何をどういう順番ではじめたらよいのかということだろう．ARNIやSGLT2阻害薬のランドマークとなっているランダム化比較試験は基本的に「従来の心不全の予後改善薬（ACE阻害薬・β遮断薬・MRA）を忍容性のある最大投与量まで増量する」ことが前提となっているため，まずACE阻害薬，次にβ遮断薬を最大量まで，それでも症状が改善しない場合はMRA，最後にARNIやSGLT2阻害薬を投与する，というのが通常，かつ，安全性の高い（エビデンスが十分ある）投与方法と考えられている（**図**，Conventional sequencing）．ただ，それぞれの薬剤が独立して，比較的早期に予後改善に力を発揮することが明らかとなっている現在，それらの薬剤を可及的すみやかに（多くは30日以内）導入する方が，早期からの心血管リスクの軽減につながるのではないかという考え方（Proposed New Sequencing）が注目を浴びており（図）[29]，最近では「MRAとSGLT2阻害薬を最初に導入する方法がより予後を改善するかもしれない」というシミュレーション論文も出てきている[30]．2022年STRONG-HF試験が発表され，急性心不全患者を対象に，この4剤をプロトコルに則ってどんどん導入・漸増していく戦略（intensive treatment strategy of rapid up-titration）が，退院後90日の予後を改善するのかという臨床試験が発表され，強い予後改善効果を示した（あまりに効果的だったため臨床試験が早期終了となった）[31]．このことから，最新の欧州ガイドラインでは，「（順番にはこだわらず）入院中にこの4剤を集中的にはじめて漸増する戦略（もちろん慎重なモニタリング下で）」がClass Ⅰで推奨されることとなった[19]．ここからいえることは，**何からはじめてもよいが，退院時期を見越して，入院中（頻回に診察や採血ができる環境下）に4剤をはじめられるように戦略的に動く**，ということだろう．

## *4.* 実際の処方

以上をふまえ，今回は以下のような処方とした．

---

**●退院時処方例**
フロセミド　1回20 mg　1日1回
サクビトリル・バルサルタン（エンレスト®）　1回50 mg　1日2回
カルベジロール　1回2.5 mg　1日2回
スピロノラクトン　1回25 mg　1日1回
ダパグリフロジン（フォシーガ®）　1回10 mg　1日1回

---

入院5日目（代償期と判断）から，ダパグリフロジン10 mgとカルベジロール1回2.5 mg1日1回から開始．入院7日目からサクビトリル・バルサルタン　1回50 mg1日1回とスピロノラクトン　1回25 mg1日1回を開始．心不全増悪傾向がないこと，腎機能やカリウム値に異常がないことを確認し，退院前にカルベジロールは，1回2.5 mg1日2回，サクビトリル・バルサルタンは　1回50 mg1日2回までTitrationした．外来主治医には，退院後も薬剤の継続と漸増を行ってほしい旨を申し送りに記載した．

## おわりに

ここでは，安定期のHFrEF患者における心不全標準治療薬を，「同効薬の使い分け」という観点から議論した．同効薬（診療ガイドラインでの推奨が同じ程度），というくらいで基本的には「どれでもよい」のだが，その**エビデンスの背景**や，**どこまで漸増できるか**，**注意すべき点**があるかなどを総合して，目の前の患者さんにどう処方するか自分で考えていただければと思う．また，「使い分け」よりも，**上記の4剤（ARNI・β遮断薬・MRA・SGLT2阻害薬）をなるべく早く開始・漸増できているか**，ということにこだわる姿勢を大切にしてほしい．

## 引用文献

1) Heidenreich PA, et al：2022 AHA/ACC/HFSA Guideline for the Management of Heart Failure：A Report of the American College of Cardiology/American Heart Association Joint Committee on Clinical Practice Guidelines. Circulation, 145：e895-e1032, 2022（PMID：35363499）

2) McDonagh TA, et al：2021 ESC Guidelines for the diagnosis and treatment of acute and chronic heart failure. Eur Heart J, 42：3599-3726, 2021（PMID：34447992）

3) 日本循環器学会/日本心不全学会：急性・慢性心不全診療ガイドライン（2017年改訂版）. https://www.j-circ.or.jp/cms/wp-content/uploads/2017/06/JCS2017_tsutsui_h.pdf（2024年10月閲覧）

4) CONSENSUS Trial Study Group：Effects of enalapril on mortality in severe congestive heart failure. Results of the Cooperative North Scandinavian Enalapril Survival Study（CONSENSUS）. N Engl J Med, 316：1429-1435, 1987（PMID：2883575）

5) Yusuf S, et al：Effect of enalapril on survival in patients with reduced left ventricular ejection fractions and congestive heart failure. N Engl J Med, 325：293-302, 1991（PMID：2057034）

6) Yusuf S, et al：Effect of enalapril on mortality and the development of heart failure in asymptomatic patients with reduced left ventricular ejection fractions. N Engl J Med, 327：685-691, 1992（PMID：1463530）

7) McMurray JJ, et al：Angiotensin-neprilysin inhibition versus enalapril in heart failure. N Engl J Med, 371：993-1004, 2014（PMID：25176015）

8) Packer M, et al：The effect of carvedilol on morbidity and mortality in patients with chronic heart failure. U.S. Carvedilol Heart Failure Study Group. N Engl J Med, 334：1349-1355, 1996（PMID：8614419）

9) The Cardiac Insufficiency Bisoprolol Study II（CIBIS-II）：The Cardiac Insufficiency Bisoprolol Study II（CIBIS-II）：a randomised trial. Lancet, 353：9-13, 1999（PMID：10023943）

10) Effect of metoprolol CR/XL in chronic heart failure：Metoprolol CR/XL Randomised Intervention Trial in Congestive Heart Failure（MERIT-HF）. Lancet, 353：2001-2007, 1999（PMID：10376614）

11) Packer M, et al：Effect of carvedilol on survival in severe chronic heart failure. N Engl J Med, 344：1651-1658, 2001（PMID：11386263）

12) Eichhorn EJ & Hjalmarson A：Beta-blocker treatment for chronic heart failure. The frog prince. Circulation, 90：2153-2156, 1994（PMID：7923702）

13) Hori M, et al：Low-dose carvedilol improves left ventricular function and reduces cardiovascular hospitalization in Japanese patients with chronic heart failure：the Multicenter Carvedilol Heart Failure Dose Assessment（MUCHA）trial. Am Heart J, 147：324-330, 2004（PMID：14760332）

14) Pitt B, et al：The effect of spironolactone on morbidity and mortality in patients with severe heart failure. Randomized Aldactone Evaluation Study Investigators. N Engl J Med, 341：709-717, 1999（PMID：10471456）

15) Zannad F, et al：Eplerenone in patients with systolic heart failure and mild symptoms. N Engl J Med, 364：11-21, 2011

16) Zinman B, et al：Empagliflozin, Cardiovascular Outcomes, and Mortality in Type 2 Diabetes. N Engl J Med, 373：2117-2128, 2015（PMID：26378978）

17) McMurray JJV, et al：Dapagliflozin in Patients with Heart Failure and Reduced Ejection Fraction. N Engl J Med, 381：1995-2008, 2019（PMID：31535829）

18) Packer M, et al：Cardiovascular and Renal Outcomes with Empagliflozin in Heart Failure. N Engl J Med, 383：1413-1424, 2020（PMID：32865377）

19) McDonagh TA, et al：2023 Focused Update of the 2021 ESC Guidelines for the diagnosis and treatment of acute and chronic heart failure. Eur Heart J, 44：3627-3639, 2023（PMID：37622666）

19) Ponikowski P, et al：2016 ESC Guidelines for the diagnosis and treatment of acute and chronic heart failure：The Task Force for the diagnosis and treatment of acute and chronic heart failure of the European Society of Cardiology（ESC）Developed with the special contribution of the Heart Failure Association（HFA）of the ESC. Eur Heart J, 37：2129-2200, 2016（PMID：27206819）

20) Bhatt AS, et al：Health and Economic Evaluation of Sacubitril-Valsartan for Heart Failure Management. JAMA Cardiol, 8：1041-1048, 2023（PMID：37755814）

21) Schmidt M, et al：Serum creatinine elevation after renin-angiotensin system blockade and long term cardiorenal risks：cohort study. BMJ, 356：j791, 2017（PMID：28279964）

22) Mentz RJ, et al：Angiotensin-Neprilysin Inhibition in Patients With Mildly Reduced or Preserved Ejection Fraction and Worsening Heart Failure. J Am Coll Cardiol, 82：1-12, 2023（PMID：37212758）

23) Düngen HD, et al：Titration to target dose of bisoprolol vs. carvedilol in elderly patients with heart failure：the CIBIS-ELD trial. Eur J Heart Fail, 13：670-680, 2011（PMID：21429992）

24) Hart RG, et al：Meta-analysis：antithrombotic therapy to prevent stroke in patients who have nonvalvular atrial fibrillation. Ann Intern Med, 146：857-867, 2007（PMID：17577005）

25) Juurlink DN, et al：Rates of hyperkalemia after publication of the Randomized Aldactone Evaluation Study. N Engl J Med, 351：543-551, 2004（PMID：15295047）

26) Vardeny O, et al：Incidence, predictors, and outcomes related to hypo- and hyperkalemia in patients with severe heart failure treated with a mineralocorticoid receptor antagonist. Circ Heart Fail, 7：573-579, 2014（PMID：24812304）

27) Trevisan M, et al：Incidence, predictors and clinical management of hyperkalaemia in new users of mineralocorticoid receptor antagonists. Eur J Heart Fail, 20：1217-1226, 2018（PMID：29667759）

28) Albert NM, et al：Use of aldosterone antagonists in heart failure. JAMA, 302：1658-1665, 2009（PMID：19843900）

29) McMurray JJV & Packer M：How Should We Sequence the Treatments for Heart Failure and a Reduced Ejection Fraction?：A Redefinition of Evidence-Based Medicine. Circulation, 143：875-877, 2021（PMID：33378214）

30) Shen L, et al：Accelerated and personalized therapy for heart failure with reduced ejection fraction. Eur Heart J, 43：2573-2587, 2022（PMID：35467706）

31) Mebazaa A, et al：Safety, tolerability and efficacy of up-titration of guideline-directed medical therapies for acute heart failure（STRONG-HF）：a multinational, open-label, randomised, trial. Lancet, 400：1938-1952, 2022（PMID：36356631）

## プロフィール

**庄司　聡（Satoshi Shoji）**
Duke Clinical Research Institute
心不全の至適薬物療法は大規模臨床試験で明確な効果が示されたものであり，患者さんの予後改善に直結します．ぜひともきめ細かく対応していただけると，この稿の執筆者としてもうれしく思います（庄司）．

**第2章** 循環器の薬の使い分け

# 5. 抗凝固薬の使い分け

遠藤慶太，平岡栄治

### ● Point ●

- 抗凝固薬の適応となるのは，心房細動における血栓塞栓症，肺血栓塞栓症，人工弁置換術後の血栓塞栓症などの予防や治療である
- 特に心房細動に対して，症例に応じた抗凝固薬の使い分けを知ることが重要である
- 中等度以上の僧帽弁狭窄症に合併する心房細動や機械弁置換術後の抗凝固薬は，ワルファリンのみが適応である
- 上記以外では，ワルファリンよりもDOAC投与を優先するが，コストや腎機能など個々の症例に応じて検討する必要がある

## はじめに

抗凝固薬の適応は，大きく分けると心房細動（AF）における血栓塞栓症の一次または二次予防，血栓塞栓症（深部静脈血栓症，肺血栓塞栓症，脳塞栓症など）の一次予防，治療または二次予防，そして人工弁置換術後の血栓塞栓症の一次・二次予防があげられる．本稿ではそのなかでも日常臨床で最も多く出会う心房細動を中心にまとめる．

## 1. 薬の基礎知識

抗凝固薬は，大きく分けてワルファリンと直接経口抗凝固薬（direct oral anticoagulants：DOAC）に分けられる．ワルファリンはビタミンKの競合阻害薬で，生合成にビタミンKが必要な（ビタミンK依存）因子である第Ⅱ，Ⅶ，Ⅸ，Ⅹ凝固因子〔肉納豆（2，9，7，10）の語呂が有名〕を阻害することで，抗凝固作用を発揮する．

DOACで現在認可されているのはダビガトラン（プラザキサ®），リバーロキサバン（イグザレルト®），アピキサバン（エリキュース®），エドキサバン（リクシアナ®）の4種類である．ダビガトランはトロンビン（第Ⅱa因子）阻害薬であり，その他の3つは第Ⅹa因子阻害薬である（図1）．

### 1 抗凝固療法のエビデンス

ワルファリンは脳梗塞を3分の1に減らし，死亡率を4分の1に減らす[1]．DOACは心房細動の

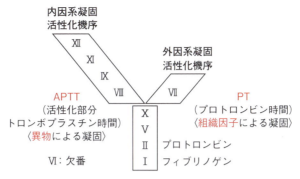

図1 凝固因子カスケード
金沢大学血液内科HP（http://www.3nai.jp/weblog/entry/28648.html）より引用

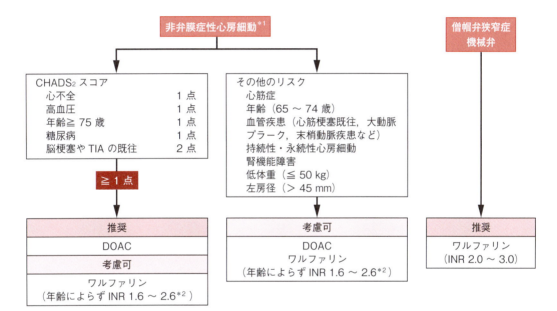

図2 心房細動における抗凝固療法の推奨
＊1：生体弁は非弁膜症性心房細動に含める
＊2：非弁膜症性心房細動に対するワルファリンのINR 1.6〜2.6の管理目標については，なるべく2に近づけるようにする．脳梗塞既往を有する二次予防の患者や高リスク（CHADS2 スコア3点以上）の患者に対するワルファリン療法では，年齢70歳未満ではINR 2.0〜3.0を考慮
日本循環器学会／日本不整脈心電学会．2020年改訂版 不整脈薬物治療ガイドライン．
https://www.j-circ.or.jp/cms/wp-content/uploads/2020/01/JCS2020_Ono.pdf．2025年2月閲覧

血栓塞栓症の予防と治療いずれの場合も，ワルファリンと比較して同等または優位であり，出血の副作用は（各薬剤や用量による違いはあるが）全般的には同等あるいはそれ以下とされている[2]．抗凝固療法の適応は，常に副作用である出血リスクと勘案して評価する．本邦では，抗凝固療法の適応としてはリスク評価ツールとしてCHADS2スコアが（図2），出血リスク評価としてはHAS-BLEDスコア（表1）がよく用いられている[3]．

表1　HAS-BLEDスコア

| 頭文字 | 危険因子 | | 点数 |
|---|---|---|---|
| H | Hypertension | 高血圧（収縮期血圧＞160 mmHg） | 1 |
| A | Abnormal renal and liver function（1 point each） | 腎機能障害・肝機能障害（各1点）[*1] | 1 or 2 |
| S | Stroke | 脳卒中 | 1 |
| B | Bleeding | 出血[*2] | 1 |
| L | Labile INRs | 不安定な国際標準比（INR）[*3] | 1 |
| E | Elderly（＞65 y） | 高齢者（＞65歳） | 1 |
| D | Drugs or alcohol（1 point each） | 薬剤，アルコール（各1点）[*4] | 1 or 2 |

＊1：腎機能障害（慢性透析，腎移植，血清クレアチニン200 μ mol/L ［2.26 mg/dL］），肝機能障害（慢性肝障害［肝硬変など］または検査値異常［ビリルビン値＞正常上限×2倍，AST/ALT/ALP＞正常上限×3倍）
＊2：出血歴，出血傾向（出血素因，貧血など）
＊3：不安定なINR，高値または INR 至適範囲内時間（TTR）＜60％
＊4：抗血小板薬，消炎鎮痛薬の併用，アルコール依存症
最大スコア：9
Pisters R, et al. 2010 より引用

## 2 心房細動に対する抗凝固薬の使い分けに関するガイドライン

　心房細動の脳梗塞の予防においては，上述のDOACの特性を踏まえて，いずれのガイドラインにおいても，「一般的にはDOACが使用可能な場合には，ワルファリンよりもDOACが推奨される」ため，「**DOACが使用できない（ワルファリンのみ適応となる）疾患**」を押さえておき，**それ以外ではまずDOACを優先する**，という考え方が実践的である．ワルファリンのみが適応となるのは各国のガイドラインでも共通であり，**①中等度以上の僧帽弁狭窄症合併，②機械弁置換術後，③生体弁置換術後3カ月以内，④高度腎機能障害（eGFR＜15 mL/分/1.73 m²）**である．以下はそれ以外の場合をまとめた．

### 1）日本のガイドライン

　DOACを使用可能なAF患者の脳梗塞予防を新規に開始する場合には，ワルファリンよりDOACを用いる（Class Ⅰ A），ワルファリンを用いる際にはTime in Therapeutic Range（TTR）※をなるべく高く保つ（Class Ⅰ A），ワルファリン投与中の患者がアドヒアランス良好でもTTRが不良（＜60％）の場合や，TTRが良好でもDOACを希望する場合にDOACへの変更を考慮（Class Ⅱ aA）となっている[3]．DOACへの変更を希望するパターンとして，「納豆を食べたい」（納豆はワルファリンを拮抗するので原則食べることは避ける），「採血の頻度を減らしたい」（ワルファリンはINRモニターが最低月1回程度は必要，DOACは最低数カ月に1回Crのモニターが必要）などの理由が想定される．

### 2）欧州ガイドライン

　脳梗塞予防として経口抗凝固薬の適応がある場合，ワルファリンよりDOACが推奨（Class Ⅰ A），TTR＜70％となる場合，DOACへの変更（Class Ⅰ B）またはTTRを上げる努力（教育，カウンセリング，頻回INRチェック）が推奨（Class Ⅱ a）されている[4]．

### 3）米国のガイドライン

　抗凝固薬の適応がある場合，死亡，脳梗塞，全身塞栓症，頭蓋内出血のリスク減少の点で，ワルファリンよりDOACを推奨（Class Ⅰ A）となっている[5]．

　※TTR：INR至適範囲内時間のことで，予後改善のためにはTTR＞60％，DOACと同等の医療効果を得る観点では≧65～90％が目標となるが[3]，あくまでも100％をめざしたうえでの許容範囲の目安である．

## ●ここがポイント：本邦独自の脳梗塞リスク評価ツール：HELT-E₂S₂ スコア

従来のCHADS₂スコアのリスク評価では，日本人のみのレジストリーで統合解析すると，75歳以上，高血圧，脳卒中既往の3つのみが独立危険因子であったという問題点があった．本邦の5つのレジストリーを統合解析したJ-RISKでは，独立危険因子として，年齢75〜84歳，年齢85歳以上，高血圧，脳卒中既往，$BMI < 18.5 \, kg/m^2$，持続性/永続性心房細動の6因子が同定された（従来の糖尿病，心不全，血管疾患は独立危険因子として同定されなかった）[6]．この6因子をハザード比で重み付けして作成されたのがHELT-E₂S₂スコアである．点数依存性に脳梗塞発症率が上昇し，リスク評価スコアとしての有用性は示されている一方で，「何点以上で抗凝固開始すべきか」がまだ定まっていないため，今後の評価に期待されている．

表2はワルファリンと比較したDOACのデータである．そのほかのメリット・デメリットとしては以下のものがあげられる．**特に服薬アドヒアランスは重要で，これが悪い場合にはDOACは使いづらくなる．**

### DOACのメリット

- 定期的な凝固能検査による用量調節が不要である
- 薬剤や食品との相互作用が少ない（特にワルファリンでは納豆が食べられなくなるのに対し，DOACではその制限がないのは日本人においては重要だろう）

### DOACのデメリット

- 腎機能障害患者には使いづらく，高度腎機能障害がある場合や透析患者には使用できない．具体的にはダビガトランはクレアチニンクリアランス（Ccr）30 mL/分未満，そのほかの3つは15 mL/分未満では禁忌
- 半減期が短い分，1回でも内服を忘れると塞栓リスクとなる
- P糖蛋白阻害・誘導剤/CYP3A4阻害・誘導剤（カルバマゼピン，フェニトイン，リファンピシンなど）と相互作用がある．

※従来は，DOACのデメリットとして，ダビガトランを除いて拮抗薬がないことがあげられたが，2025年1月現在，Xa阻害薬の拮抗薬であるアンデキサネットアルファ（薬価：338,671円/瓶）が使用可能となり，4種類のDOACすべて拮抗薬があるため，デメリットは解決されつつある．

---

## 2. 心房細動の血栓塞栓症の一次予防での考え方

### 症例1

55歳男性．体重70 kg．

高血圧，糖尿病で近医通院中．今回動悸を主訴に受診され，新規に心房細動が見つかった．心雑音は聴取されない．腎機能・肝機能・甲状腺機能は正常であった．

表2 DOACのワルファリンとの比較

| 一般名 | ダビガトラン | リバーロキサバン | アピキサバン | エドキサバン | |
|---|---|---|---|---|---|
| 商品名 | プラザキサ® | イグザレルト® | エリキュース® | リクシアナ® | |
| 半減期（時間） | 12〜17 | 5〜13 | 9〜14 | 10〜14 | |
| 用量 | 1回150 mg 1日2回または<br>1回110 mg 1日2回 | 1回15 mg<br>1日1回[※1] | 1回5 mg<br>1日2回[※2] | 1回60 mg 1日1回または<br>1回30 mg 1日1回[※3] | |
| 主な臨床試験 | RELY | ROCKET-AF | ARISTOTLE | ENGADE AF-TIMI 48 | |
| **臨床試験におけるワルファリンと比較したイベント発症** | | | | | |
| | 1回110 mg<br>1日2回 | 1回150 mg<br>1日2回 | 1回15 mg<br>1日1回 | 1回5 mg<br>1日2回 | 1回30 mg<br>1日1回 | 1回60 mg<br>1日1回 |
| 脳梗塞/<br>全身梗塞 | → | ↓ | → | ↓ | → | → |
| 大出血 | ↓ | = | ↓ | ↓ | ↓ | ↓ |
| 頭蓋内出血 | ↓ | ↓ | ↓ | ↓ | ↓ | ↓ |
| 消化管出血 | = | ↑ | ↑ | = | ↓ | ↓ |
| 死亡 | = | = | = | ↓ | = | = |

ワルファリンと比較して，↑：劣性（イベント増加），→：非劣性，＝：同等，↓：優位（イベント減少）
※1 本邦ではリバーロキサバンは1回15 mg 1日1回で，Ccr 30〜49 mL/分の場合は10 mgに減量
※2 本邦ではアピキサバンは1回5 mg 1日2回で，80歳以上，体重60 kg以下，血清Cr 1.5 mg/dL以上のうち2つ以上該当する場合には2.5 mg 1日2回投与とされている
※3 本邦ではエドキサバンは，予防と治療，体重60 kg以下かどうかで細かく分かれており添付文書を参考にされたい
文献3と5を参考に作成

## ■ 薬の使い方のコツ〜この症例ではこう考える

症例1は「心房細動の血栓塞栓症の一次予防としての抗凝固療法について」の検討となる．前述の通り，本症例はCHADS2スコア（図2）は高血圧，糖尿病で2点となり抗凝固療法の適応となる[3]．

出血のリスクはHAS-BLEDスコア（表1）などを用いて評価する．3点以上の場合，半年間の重大な出血リスクが4〜6％となるが，本症例では高血圧のみで1点であった．なお，本筋から外れるが心房細動を新規に見つけたら甲状腺機能の確認も重要である．本症例は僧帽弁狭窄症を疑う心雑音を認めず，腎機能も正常であり，コストについて患者の理解が得られればDOACの投与がまず検討される．

例えば「夕方の内服が難しい」のように**1日2回内服とした場合のアドヒアランスに懸念があれば，DOACのなかでは，1日2回内服の必要があるダビガトランやアピキサバンは選択しづらい．ダビガトランは消化器症状が出やすいので注意する．腎機能に関しては，ダビガトランはCcr＜30で禁忌，他のDOAC（エドキサバン，アピキサバン，リバーロキサバン）はCcr＜15で禁忌である．**

しかし，それ以外の点において，DOAC同士の有効性と安全性を比較した検討はあるものの，まだ優位性を決定的に示す研究は乏しいため，施設ごとに採用されている薬を処方することとなるだろう．本症例では当院で採用されているリバーロキサバン（イグザレルト®）1回15 mg 1日1回の投与を開始した．

## 3. 出血リスクのある患者での考え方

### 症例2

　75歳男性．体重50 kg.

　管理不良の高血圧，Ccr 40 mL/分の慢性腎臓病があり，ADLは部分介助レベル．定期外来で心房細動がみつかった．頸静脈怒張や浮腫など体液貯留所見はなく，心雑音は聴取されない．肝機能，甲状腺機能は正常であった．

### ■ 薬の使い方のコツ～この症例ではこう考える

　症例2は，「出血リスクのある患者への抗凝固療法」についての検討である．CHADS$_2$スコアは心不全，高血圧，高齢で3点となる．HAS-BLEDスコアは管理不良の高血圧，腎機能障害，65歳以上の3点と出血のリスクも高い．抗凝固療法の適応とはなるが，出血リスクが高い場合については抗凝固薬による出血と血栓リスクを天秤にかけて個別に判断することになる．

　患者と話し合いのうえで抗凝固療法を行う場合，ワルファリンに比べて出血リスクの低いDOACが望ましい．DOACのなかでは，高齢・高出血リスク・腎機能障害のため低用量のDOACが望ましく，出血リスクのプロファイルにやや優れているエドキサバン（リクシアナ®）の低用量（1回30 mg 1日1回）を開始した．

---

**Column**

#### Major bleeding を起こした患者の抗凝固薬再開についての考え方

　心房細動の血栓塞栓症予防として抗凝固療法を行っている患者が大出血 [major bleeding：通常は血行動態不安定となる致死的出血，Hbが2 g/dL以上低下する出血，重要臓器出血（脳・消化管など）と定義] を起こした後に，抗凝固療法を再開すべきかどうかは，常に議論すべき問題である．一般論として，抗凝固薬は再開可能とされるが[7]，一方，抗凝固療法中に大出血合併した場合，2カ月以内に20％死亡するという報告もあり[8]，極力再出血リスクを減らしたい．通常なら抗凝固薬中止を考える出血イベントがあった場合の，その後のほかの選択肢として①エドキサバン15 mg，②左心耳閉鎖デバイス（WATCHMANデバイス）を用いた経カテーテル治療，③外科的左心耳閉鎖術があることは知っておく必要がある．エドキサバン15 mgは日本人を対象にRCTがされ，脳梗塞は減少したが死亡率は減少させなかった[9]．②は，術後3～6カ月，③も可能なら術後3カ月は抗血栓療法が考慮される．血栓リスクと出血リスクを踏まえ患者との共同意思決定（SDM）が重要である．

---

# Advanced Lecture

### ■ 超高齢で出血高リスク患者を対象としたELDERCARE-AF試験

　CHADS$_2$スコア2点以上で80歳以上の超高齢の日本人心房細動患者で，出血リスクが高く抗凝固療法が困難あるいは不適格とされた患者に対して，エドキサバン15 mg/日とプラセボを比較すると，主要有効性エンドポイント（脳卒中または全身塞栓症）を有意に減らし，主要安全性エン

ドポイントに有意差はなく，エドキサバン15 mg/日の有用性が示された研究である[7]．この研究結果をもとに，高齢かつ出血リスクの高い患者に対してエドキサバン15 mg/日が保険適応となっている．高出血リスクとは，以下のいずれかを満たす場合である．

① 15 mL/分≦Ccr＜30 mL/分
② 体重≦45 kg
③ 重要部位での出血既往（脳出血を含む）
④ 抗血小板薬の使用が必須
⑤ NSAIDsを常用

　注意点として，出血リスクを1つも満たさない場合のエビデンスはないことと，もともと抗凝固療法が使用できない患者を対象とした研究であることから，現在他の抗凝固療法内服中の超高齢者に対して，エドキサバン15 mg/日に変更することの妥当性を示しているわけではない．また，従来の抗凝固療法の特徴は，血栓症は減少，出血リスクは増加，死亡リスクは低下であったが，本研究では血栓症は減少し（2.3 % vs 6.7 %/年，$P < 0.001$），大出血はDOAC群で多い傾向（3.3 %/年 vs 1.8 %/年，$P = 0.09$），死亡率は9.9 % vs 10.1 %/年で差がなかった．出血リスクが死亡リスクに関連したかどうかは不明である．身体機能やQOLへの影響は知りたいところである．

### 引用文献

1) Hart RG, et al：Meta-analysis：antithrombotic therapy to prevent stroke in patients who have nonvalvular atrial fibrillation. Ann Intern Med, 146：857-867, 2007（PMID：17577005）

2) Almutairi AR, et al：Effectiveness and Safety of Non-vitamin K Antagonist Oral Anticoagulants for Atrial Fibrillation and Venous Thromboembolism：A Systematic Review and Meta-analyses. Clin Ther, 39：1456-1478.e36, 2017（PMID：28668628）

3) 日本循環器学会/日本不整脈心電学会：2020年改訂版 不整脈薬物治療ガイドライン. 2020
https://www.j-circ.or.jp/cms/wp-content/uploads/2020/01/JCS2020_Ono.pdf. 2025年2月閲覧

4) Hindricks G, et al：2020 ESC Guidelines for the diagnosis and management of atrial fibrillation developed in collaboration with the European Association for Cardio-Thoracic Surgery（EACTS）：The Task Force for the diagnosis and management of atrial fibrillation of the European Society of Cardiology（ESC）Developed with the special contribution of the European Heart Rhythm Association（EHRA）of the ESC. Eur Heart J, 42：373-498, 2021（PMID：32860505）

5) José A. Joglar et al：Correction to：2023 ACC/AHA/ACCP/HRS Guideline for the Diagnosis and Management of Atrial Fibrillation：A Report of the American College of Cardiology/American Heart Association Joint Committee on Clinical Practice Guidelines. Circulation, 149：e167, 2024（PMID：38153996）

6) Okumura K, et al：Risk Factors Associated With Ischemic Stroke in Japanese Patients With Nonvalvular Atrial Fibrillation. JAMA Netw Open, 3：e202881, 2020（PMID：32293685）

7) Witt DM：What to do after the bleed：resuming anticoagulation after major bleeding. Hematology Am Soc Hematol Educ Program, 2016：620-624, 2016（PMID：27913537）

8) Bassand JP, et al：Bleeding and related mortality with NOACs and VKAs in newly diagnosed atrial fibrillation：results from the GARFIELD-AF registry. Blood Adv, 5：1081-1091, 2021（PMID：33606006）

### プロフィール

**遠藤慶太（Keita Endo）**
東京ベイ・浦安市川医療センター 腎臓・内分泌・糖尿病内科
当院は急性期病院で臓器横断的かつ全人的な診療の実践を大切にしていて，忙しいですが非常にやりがいがあります．興味を持たれた方は，ぜひ一度見学にお越しください．

**平岡栄治（Eiji Hiraoka）**
東京ベイ・浦安市川医療センター 総合内科

**第2章** 循環器の薬の使い分け

# 6. 抗血小板薬の使い分け

中妻賢志

## Point

- 冠動脈ステント留置術後はステント血栓症を予防するため2剤の抗血小板薬が必要である．アスピリン＋プラスグレルまたはクロピドグレルの作用機序の違う2剤併用療法を行う

- シロスタゾールは血管拡張作用があり，閉塞性動脈硬化症患者に用いることがある

- 抗血小板薬の2剤併用療法の期間に関しては患者の出血リスク・血栓リスクを考慮して決定する．その際に，日本版HBR評価基準を参考にする

## はじめに

　抗血小板薬は循環器内科領域で非常によく使用する薬剤である．主に血栓症を予防するために使用されるが，合併症としての出血の危険性もあるため，その使用方法には注意が必要である．
　循環器領域で主に使用する疾患としては，狭心症・心筋梗塞などの冠動脈疾患，閉塞性動脈硬化症，経皮的大動脈弁置換術後，冠動脈バイパス術後，一部の弁膜症術後がある．

## *1.* 薬の基礎知識

　表1に循環器領域で使用する主な抗血小板薬をまとめた．

### 1 アセチルサリチル酸（アスピリン）

　アスピリンはシクロオキシゲナーゼ-1（COX-1）の働きを不可逆的に阻害することで血小板凝集を抑え抗血小板作用をもつ[1]．不可逆的な阻害であるため，完全に効果が消失するのに血小板寿命である約8日間かかる．具体的な薬剤としては，バファリン®配合錠A81，バイアスピリン®に加えて，プロトンポンプ阻害薬との合剤のタケルダ®配合錠（アスピリン／ランソプラゾール配合剤），キャブピリン®配合錠（アスピリン／ボノプラザンフマル酸塩配合剤）などがある．
　アスピリンの主な副作用としては，胃潰瘍・十二指腸潰瘍などの胃粘膜障害を起こすことがあるため，$H_2$受容体拮抗薬やプロトンポンプ阻害薬などを併用する．また，**アスピリン喘息患者には使用できない**ことにも注意が必要である．

表1　臨床で主に使用する抗血小板薬のまとめ

| 一般名 | アスピリン | クロピドグレル | プラスグレル | チカグレロル | シロスタゾール |
|---|---|---|---|---|---|
| 商品名 | バイアスピリン® etc. | プラビックス® etc. | エフィエント® | ブリリンタ® | プレタール® etc. |
| 作用機序 | COX-1阻害 | ADP受容体への不可逆的結合 | ADP受容体への不可逆的結合 | ADP受容体への可逆的結合 | PDEⅢの選択的阻害 |
| 適応疾患 | ・狭心症・心筋梗塞<br>・虚血性脳血管障害<br>・川崎病 | ・虚血性心疾患<br>・虚血性脳血管障害<br>・末梢動脈疾患 | ・虚血性心疾患<br>・虚血性脳血管障害 | ・急性冠症候群<br>・陳旧性心筋梗塞 | ・慢性動脈閉塞症<br>・脳梗塞 |
| 注意点 | 胃粘膜障害（胃薬併用する），喘息 | CYP2C19が代謝に関与．日本人の20％がpoor metabolizer | 閉塞性動脈硬化症には適応なし | アスピリンとの併用必須．クロピドグレル，プラスグレルが使用できないときに使用 | 頻脈・ほてり・頭痛 |
| 負荷投与量 | 162～324 mg | 300 mg | 20 mg | 180 mg | なし |
| 維持量（1日分） | 81～100 mg | 75 mg | 3.75 mg | 90 mgを1日2回 | 100 mgを1日2回 |
| 作用発現 | 最短15分（噛み砕けば） | 最短2時間（負荷投与時） | 最短30分（負荷投与時） | 最短30分（負荷投与時） | 最短3時間 |
| 非心臓手術前の休薬 | 7日前 | 5日前 | 7日前 | 3日前 | 3日前 |

文献1～5の添付文書と文献6のガイドラインを参考に作成

## ❷ ADP受容体拮抗薬（P2Y12受容体拮抗薬）

ADP受容体拮抗薬は，活性代謝物が血小板のADP受容体サブタイプP2Y12に作用し，ADPの結合を阻害することにより，血小板の活性化に基づく血小板凝集を抑制する．具体的な薬剤としては，クロピドグレル（プラビックス®），プラスグレル（エフィエント®），チカグレロル（ブリリンタ®）がある．

### 1）クロピドグレル（プラビックス®）

肝臓で代謝を受けて活性型に変わる．その代謝酵素のなかでCYP2C19が大きな役割を果たすが，日本人にはこの部位の遺伝子変異をもつ人が多いことがわかっている（両方のアレルに変異をもつpoor metabolizerは約20％）[2]．抗血小板効果がCYP2C19の遺伝子型に影響されることがクロピドグレルのデメリットである．一方で，比較的エビデンスが蓄積された薬剤であるため，心臓以外にも虚血性脳血管障害，閉塞性動脈硬化症にも適応がある点で幅広く現在でも使用されている薬剤である．

### 2）プラスグレル（エフィエント®）

CYP2C19遺伝子型に影響されない新世代のADP受容体拮抗薬である．クロピドグレルよりも抗血小板効果が強く，日本で採用された用量は欧米で採用されている用量よりも減量されている（日本3.75 mg/日，欧米10 mg/日）．また，**クロピドグレルと比較して効果発現が速い**ことも特徴である．比較的新しい薬剤であり，閉塞性動脈硬化症には適応がない[3]．

### 3）チカグレロル（ブリリンタ®）

プラスグレルと同様に遺伝子多型の影響を受けず，効果もすみやかに発現する[4]．また，可逆的に抗血小板作用を発揮し，半減期が短いため，1日2回投与が必要であるが，**非心臓手術術前の中止が比較的短期間でよい**ことがメリットである．アスピリンとの併用が必要であることや，アスピリンと併用するクロピドグレルやプラスグレルが副作用などで使用できない場合に限られるなどの制限がある．現在のところ本邦において実臨床で使用する場面は限られている．

## 3 シロスタゾール

シロスタゾール（プレタール®など）は，ホスホジエステラーゼⅢ活性を選択的に阻害することで，血小板および血管平滑筋細胞内のcAMPを上昇させ，抗血小板作用や血管拡張を起こす[5]．また心筋細胞内のcAMPも上昇することにより脈拍が速まる．シロスタゾールの抗血小板作用は，アスピリンやADP受容体拮抗薬と比較してあまり強くないため，それらが使用できない患者に主に使用される．適応は慢性動脈閉塞症である．

主な副作用としては，全身の血管拡張により頭痛やほてり，頻脈や動悸が出現することがある．この副作用を逆手にとって，実臨床では抗血小板薬が必要でかつ洞性徐脈の患者にシロスタゾールを投与することもあるが，徐脈性不整脈に対する保険適用はないことには注意する．

## 2. 抗血小板薬2剤併用療法とその期間

経皮的冠動脈形成術（PCI）後はステント血栓症を予防するため，抗血栓薬が必要となる．抗血栓薬としては，主に抗血小板薬2剤併用療法（DAPT）を行う．基本的にはアスピリン＋プラスグレル（またはクロピドグレル）の組み合わせとなる．以前よりもステントの性能が向上したため，DAPTの推奨期間が短縮している．

DAPT期間に関しては患者の高出血リスク（high bleeding risk：HBR）や血栓リスクを考慮して決める．HBRに関しては，日本版HBR評価基準を参考にする（**表2**）[6]．この表で少なくとも主要項目を1つ，副次項目を2つ満たした場合にHBRと定義する．血栓リスクに関しては，DAPTスコアやPARISスコアがあり[7, 8]，日本人データをもとに作成されたCREDO-Kyotoリスクスコアも参考になる[9]．**主なステント血栓症のリスク因子としては，ステント血栓症の既往，第一世代の薬剤溶出性ステント留置，急性心筋梗塞，複雑なPCI治療，糖尿病合併，慢性腎臓病**などがある[10〜12]．特に，欧米人と比較して日本人は血栓リスクよりも出血リスクが高いことが知られており，ガイドラインにおいても，まずHBRのあり・なしで，その期間が決まる[6]．

HBRありの場合は，抗凝固薬内服中であれば，抗血小板薬2剤併用は入院中の2週間以内とし，以後はPCI後1年間は抗凝固薬に加えてクロピドグレルまたはプラスグレル単剤とし，1年以後は抗血小板薬は中止して抗凝固薬のみとする．HBRありかつ抗凝固薬内服がない場合は，1カ月〜3カ月のDAPTを行い以後は抗血小板薬単剤とする．その場合の抗血小板薬としては，以前はアスピリンがメインで使用されていたが，最近は特に血栓リスクが高い症例においてより抗血小板作用が強いとされるプラスグレル単剤が推奨されている．

HBRなしの場合は，血栓リスクを考慮してDAPT期間を決定する．急性冠症候群などの血栓リスクが高い症例はDAPTは3〜12カ月間継続し，その後，単剤に減量する．一方で，血栓リスクの低い患者はDAPT期間は1〜3カ月とし，以後は抗血小板薬単剤とする．

表2 日本版高出血リスク（HBR）評価基準

| 主要項目 | | 副次項目 | |
|---|---|---|---|
| | | 年齢 | 75 歳以上 |
| 低体重・フレイル | 男性＜55 kg，女性＜50 kg | | |
| eGFR 高度低下・透析 | eGFR＜30 mL/分/1.73 m² | eGFR 中等度低下 | eGFR30〜59 mL/分/1.73 m² |
| 貧血 | Hb＜11 g/dL | 軽度貧血 | 男性 11〜12.9 g/dL，女性 11〜11.9 g/dL |
| 心不全 | | | |
| 抗凝固薬の長期服用 | | NSAIDs，ステロイド服用 | |
| PVD | | | |
| 非外傷性出血の既往 | 入院または輸血を要する消化管出血や尿路出血などの既往 | 非外傷性出血の既往 | 入院または輸血が必要な6〜12カ月以内の初回の非外傷性出血 |
| 脳血管障害 | 特発性脳出血の既往，12カ月以内の外傷性脳出血，脳動静脈奇形の合併，6カ月以内の中等度または重度の虚血性脳卒中 | 脳血管障害 | 主要項目に該当しない虚血性脳卒中の既往 |
| 血小板数減少症 | Plt＜10万/μL | | |
| 活動性悪性腫瘍 | 12カ月以内に診断かつ/または現在治療（手術，化学療法，放射線治療）を要するもの | | |
| 門脈圧行進症を伴う肝硬変 | | | |
| 慢性の出血性素因 | | | |
| DAPT 期間中の延期不可能な大手術 | | | |
| PCI施行前30日以内の大手術または大きな外傷 | | | |

主要項目を1つ，副次項目を2つ満たした場合にHBRと定義する.
文献6を参考に作成

# 3. 急性心筋梗塞の場合の考え方

### 症例

高血圧症，糖尿病，脂質異常症のある65歳男性. 6時間前からの前胸部絞扼感を認め，救急搬送. 12誘導心電図でⅡ，Ⅲ，aVFのST上昇を認め，ST上昇型急性心筋梗塞の診断で緊急心臓カテーテル検査の方針となった. 体重70 kg，活動性の悪性腫瘍はなく，消化管出血・脳出血や肝硬変の既往もなし. eGFR 75 mL/分/1.73 m²，Hb 13 g/dL，Plt 16万/μL

## 1 研修医の疑問

ST上昇型急性心筋梗塞（STEMI）の患者には，どのタイミングで，どの抗血小板薬を内服してもらえばよいのだろうか？ また，入院中，退院後に抗血小板薬はどうすればよいだろうか？

## 2 薬の使い方のコツ 〜この症例ではこう考える

STEMIの場合は，血栓が大きく病態にかかわっており，なるべく早期に抗血小板薬内服を開始する. 心臓カテーテル検査を待つ間に，ヘパリン静脈注射に追加して，バイアスピリン® 100 mg

を2錠噛み砕いて内服，さらにエフィエント®20 mgを内服したうえで，心臓カテーテル検査へと向かう（なお，STEMI以外の非ST上昇型急性心筋梗塞や不安定狭心症の場合は，アスピリンのみカテーテル前に内服し，プラスグレルはカテーテル室でPCI決定時に追加内服することがし推奨されている）[6]．無事，PCIが終わった後は，翌日朝からバイアスピリン®100 mgとエフィエント® 3.75 mgのDAPTを開始する．本患者の退院後のDAPT継続の計画としては，比較的若くHBRはなく，一方，急性心筋梗塞のため血栓リスクは高いため，6カ月間のDAPTの方針とした．6カ月以降はエフィエント®単剤を継続する．

### ❸ 研修医の陥りやすいピットフォール

・心臓カテーテル検査前のバイアスピリン®100 mgは噛み砕いて内服しないとすぐに効果がでないので注意．
・バイアスピリン®100 mg等のアスピリンを処方する際には，胃粘膜保護のためプロトンポンプ阻害薬などを合わせて処方することを忘れないようにする．

---

●薬剤の処方（DAPT）

バイアスピリン®　1回100 mg　1日1回

エフィエント®　1回3.75 mg　1日1回

（上記に加えて，胃潰瘍予防にプロトンポンプ阻害薬などの胃薬を併用する）

---

# Advanced Lecture

## ■ 抗血小板薬のデエスカレーション

抗血小板薬のデエスカレーションという考えかたもあり，急性冠症候群の急性期のみアスピリンとプラスグレルを使用し，その後は，プラスグレルをクロピドグレルにスイッチする戦略も検討されている．小規模な研究ではあるが，1年後の虚血イベントは増加せず，出血イベントが減ったという報告がある[13]．

# おわりに

抗血小板薬は循環器疾患治療に非常に大切な薬であり，種類は少ないが，その違いや使い方を理解することが大切である．

### 引用文献

1) バイアスピリン 添付文書（2022年5月 第3版）
2) プラビックス®錠 添付文書（2023年1月 第5版）
3) エフィエント 添付文書（2021年12月 第3版，効能変更，用法変更）
4) ブリリンタ 添付文書（2023年10月 第4版）
5) プレタール®CD錠 添付文書（2023年2月 第3版）
6) 日本循環器学会：2020年JCSガイドラインフォーカスアップデート版冠動脈疾患患者における抗血栓療法．
https://www.j-circ.or.jp/cms/wp-content/uploads/2020/04/JCS2020_Kimura_Nakamura.pdf（2024年10月閲覧）

7）Costa F, et al：Derivation and validation of the predicting bleeding complications in patients undergoing stent implantation and subsequent dual antiplatelet therapy（PRECISE-DAPT）score：a pooled analysis of individual-patient datasets from clinical trials. Lancet, 389：1025-1034, 2017（PMID：28290994）

8）Baber U, et al：Coronary Thrombosis and Major Bleeding After PCI With Drug-Eluting Stents：Risk Scores From PARIS. J Am Coll Cardiol, 67：2224-2234, 2016（PMID：27079334）

9）Natsuaki M, et al：Prediction of Thrombotic and Bleeding Events After Percutaneous Coronary Intervention：CREDO-Kyoto Thrombotic and Bleeding Risk Scores. J Am Heart Assoc, 7：e008708, 2018（PMID：29789335）

10）Valgimigli M, et al：2017 ESC focused update on dual antiplatelet therapy in coronary artery disease developed in collaboration with EACTS：The Task Force for dual antiplatelet therapy in coronary artery disease of the European Society of Cardiology（ESC）and of the European Association for Cardio-Thoracic Surgery（EACTS）. Eur Heart J, 39, 213-260, 2018（PMID：28886622）

11）Roffi M, et al：2015 ESC Guidelines for the management of acute coronary syndromes in patients presenting without persistent ST-segment elevation：Task Force for the Management of Acute Coronary Syndromes in Patients Presenting without Persistent ST-Segment Elevation of the European Society of Cardiology（ESC）. Eur Heart J, 37：267-315, 2016（PMID：26320110）

12）Giustino G, et al：Efficacy and Safety of Dual Antiplatelet Therapy After Complex PCI. J Am Coll Cardiol, 68：1851-1864, 2016（PMID：27595509）

13）Cuisset T, et al：Benefit of switching dual antiplatelet therapy after acute coronary syndrome：the TOPIC（timing of platelet inhibition after acute coronary syndrome）randomized study. Eur Heart J, 38：3070-3078, 2017（PMID：28510646）

## プロフィール

**中妻賢志（Kenji Nakatsuma）**
京都大学医学部附属病院 循環器内科
2008年　高知大学医学部医学科卒業
2008年〜2013年　洛和会音羽病院　初期研修・後期研修（心臓内科）
2014年〜2017年　京都大学医学部医学研究科博士課程（循環器内科学）
2017年〜2024年　三菱京都病院（心臓内科）
2024年4月〜　京都大学医学部附属病院（循環器内科）特定病院助教
虚血やSHDのカテーテル治療を専門にしています．京大循環器内科の医局はとても働きやすく，働き方改革も進んでいます．最近の趣味は家族でプロバスケ観戦（たまに趣味でプレー）です．京大循環器内科に興味があれば，いつでも見学に来てくださいね．お待ちしています．

**第3章** 呼吸器の薬の使い分け

# 1. 総論

金子　猛

●Point●

・鎮咳薬と喀痰調整薬は対症療法であり，咳嗽と喀痰に対する治療の大原則は，症状の背景にある疾患に対する治療を優先することである

・喀痰は気道分泌が亢進している病態の存在を示唆するため，湿性咳嗽の対症療法は喀痰調整薬であり，原則として鎮咳薬を投与しない

・咳嗽や喀痰をきたす疾患で，診断治療が急がれるものとして，肺結核と肺癌が代表的であり，診断には胸部CTと喀痰検査が有用である

・COPDにおいて，頻回の増悪かつ末梢血好酸球増加がある場合には吸入ステロイド薬（ICS）の併用を考慮する．また，喘息合併がある場合には，必ずICSを併用する．これらに該当しない場合は，ICSは肺炎リスクを増加させるため，併用しない

・マクロライド系抗菌薬の少量長期療法として，より効果が優れたクラリスロマイシンが通常使用される．投与に際しては，*Mycobacterium avium* complex（MAC）症を否定する必要がある．否定できない場合はエリスロマイシンを使用する

## はじめに

　呼吸器系に作用する薬剤のなかで使いこなせるようにしたいのが，呼吸器症状の代表ともいえる咳嗽と喀痰に対する鎮咳薬と喀痰調整薬である．ただし，これらはあくまでも対症療法であり，原疾患を悪化させる場合もあるため，**大原則は症状の背景にある疾患に対する治療を優先すること**である．また，慢性の呼吸器疾患として，気管支喘息とCOPDに対して用いられる吸入薬の使い方は押さえておきたい．吸入薬は同効薬が多数あり，選択に迷うことが多い．この総論では，鎮咳薬と喀痰調整薬を使いこなすために理解しておくべき咳嗽・喀痰の病態生理と診療の基本，そして吸入ステロイド薬（inhaled corticosteroid：ICS）のCOPDにおける位置づけについて概説し，さらに各論で取り上げていない薬剤の使い分けについても触れる．

## 1. 咳嗽・喀痰の病態生理と診療の基本

　咳嗽と喀痰は，医療機関を受診する主訴として最も頻度が高い症候である．咳嗽には喀痰を伴う**湿性咳嗽**と伴わない**乾性咳嗽**があり，両者の病態の違いや疾患の種類について理解する必要が

ある．喀痰は気道分泌が亢進している病態の存在を示唆する．本来，気道分泌は，正常な呼吸運動の維持に不可欠であり，気道粘膜を乾燥から守る防御機能，病原微生物や異物などの侵入を阻止するバリア機能と，これらを排出する輸送機能（**粘液線毛クリアランス**）を有している．しかし，粘液線毛クリアランスによる処理能力を上回るような気道過分泌が生じた場合には，咳嗽によって気道内腔に貯留した分泌物を喀痰として気道外に排出すること（**咳クリアランス**）で，気道閉塞が回避される．したがって，**咳嗽は生体防御反応の結果と捉えることができる**ため，**湿性咳嗽に対して鎮咳薬は原則として投与しない**．

咳嗽・喀痰の診療に際しては，症状の背景にある疾患を知ることが重要であり，まず，急を要する病態を病歴聴取や聴診，胸部X線検査，そして喀痰検査などにより除外する．特に，**肺結核**などの呼吸器感染症，**肺癌**などの悪性疾患，気管支喘息，COPD（含慢性気管支炎），気管支拡張症，薬剤性肺障害，心不全，鼻副鼻腔疾患などを鑑別する．喀痰は気道の病態を反映し，非侵襲的に採取できる臨床検体としてきわめて有用であるため積極的に喀痰検査を実施する．

病歴聴取，身体所見，胸部X線写真などでは簡単に診断がつかない慢性咳嗽に遭遇した場合は，①**咳喘息**，②**アトピー咳嗽／喉頭アレルギー**，③**胃食道逆流症**（gastroesophageal reflux disease：GERD），そして④**副鼻腔気管支症候群**を鑑別疾患として覚えておくとよい．特に，喀痰を伴う場合は，副鼻腔気管支症候群の可能性が高い[1]．

近年，咳嗽診療における最大のトピックは**難治性慢性咳嗽に対して選択的P2X3受容体拮抗薬が上市された**ことである（各論参照）．なお，難治性慢性咳嗽は，治療抵抗性慢性咳嗽（refractory chronic cough：RCC）と原因不明慢性咳嗽（unexplained chronic cough：UCC）からなることを理解しておく．

## 2. COPDにおける吸入ステロイド薬（ICS）の位置づけ

COPDの治療において，ICSは増悪抑制効果があると考えられていたため，従来，増悪抑制を目的として気管支拡張薬にICSが併用されてきた．しかしながら，長時間作用性抗コリン薬（long-acting muscarinic antagonist：LAMA）と長時間作用性β2刺激薬（long-acting beta2-agonist：LABA）の配合薬（LAMA/LABA）の方が，ICSとLABAの配合薬（ICS/LABA）より，増悪抑制効果に優れるうえ，呼吸機能改善，呼吸困難症状，QOLの改善においても効果が高く，さらに肺炎のリスクが低いことがシステマティックレビューで明らかにされた[2, 3]．また，LAMA/LABAにICSを加えた，いわゆるトリプルセラピーを行っている症例において，ICSを中止した際に増悪の頻度が増加しないことが報告された．さらに，**ICS追加は肺炎リスクを有意に増加させること**が示されていることからCOPDに対しては通常，ICSの併用は推奨されない．しかし，その後，末梢血好酸球数とICSの治療効果に正の相関があることが示され，さらに増悪リスクが高い患者においてもICSの治療効果が高くなることが示されたことから，**頻回の増悪かつ末梢血好酸球増多がある症例ではICSの併用**を考慮することが最新のCOPDガイドラインで推奨されている[4]．また，喘息合併症例（**喘息COPDオーバーラップ：ACO**）ではICSの併用が必須である．

## 3. 少量長期療法におけるマクロライド系抗菌薬の使い分け

エリスロマイシン（EM）の少量長期療法が，びまん性汎細気管支炎（diffuse panbronchiolitis：DPB）患者の生存率を劇的に延長させたことから，マクロライド系抗菌薬の抗菌活性以外の薬理効果が注目され，その後，抗菌活性を発揮しない用量において，好中球性気道炎症や気道過分泌の抑制効果，緑膿菌のバイオフィルム形成抑制効果などを示すことが明らかにされている．さらに，EM以外の14員環マクロライド系抗菌薬であるクラリスロマイシン（CAM）や15員環マクロライド系抗菌薬であるアジスロマイシン（AZM）でも同様の有効性が確認されている[1]．

国内では，これまでの豊富な使用経験からEMが投与されてきたが，近年ではより効果が優れるCAMが多用されている．海外では，CAMの代わりにAZMが用いられることが多いが，国内ではAZMの長期投与は保険適用となっていない．一方，CAMについては，「好中球炎症性気道疾患」に対する処方が，保険審査上認められており，長期療法として使いやすい．現在では，DPBをはじめとして，気管支拡張症，慢性副鼻腔炎，COPDなどの好中球性気道炎症を有する病態に対して長期管理薬としてCAMが投与されている．COPD患者においては，CAMは増悪や入院回数の抑制効果を有することが知られており，COPDの長期管理において，LAMAやLABAによる治療を行ったうえで，効果が不十分な場合に増悪予防の目的で投与される．

CAMの少量長期療法を実施する際の注意点としては，**CAMがキードラッグである*Mycobacterium avium* complex（MAC）症を否定しておく必要がある**．MAC症であった場合には，CAM単剤投与となってしまうために薬剤耐性が誘導されるためである．もし，MAC症が否定できない場合でマクロライド系抗菌薬による治療を要するときには，EMを選択する．なお，MAC症に対するEM長期療法は，CAMとの交叉耐性を誘導する可能性が低いことが報告されている[5]．

## おわりに

喘息に関する新しい診療ガイドラインとして，日本喘息学会から非専門医を対象とした「喘息診療実践ガイドライン」が2021年7月に発刊され，以降，毎年改訂版が発刊されている．診断においては，まず問診と診察所見によって喘息が疑われる症例を選び出し，次に中用量ICS/LABAによる診断的治療を行い，ICS/LABAが有効で喘鳴があった症例を喘息と診断するというプライマリ・ケアでの診療を想定したアプローチを推奨している．一方で，最新の治療薬である生物学的製剤についても解説されている．これまでのガイドラインと異なりページ数も少なくコンパクトにまとめられており，とても廉価（2024年版は2,200円）なので，ぜひ診療に役立てていただきたい．

また，日常診療で高頻度に遭遇する疾患ではないため本文では触れていないが，呼吸器内科の研修では遭遇する可能性がある特発性肺線維症（idiopathic pulmonary fibrosis：IPF）に対して，抗線維化薬としてピルフェニドン（ピレスパ®）とニンテダニブ（オフェブ®）の2種類の選択肢があることも知っておくとよいだろう．ただし，ニンテダニブは，IPFに加え，全身性強皮症に伴う間質性肺疾患，進行性線維化を伴う間質性肺疾患にも適用が拡大されている．これらの使い分けについては，現時点では両者の効果を比較した試験がないため，対象疾患や副作用の違いを考慮して選択することが推奨されている．

## 引用文献

1) 「咳嗽・喀痰の診療ガイドライン2019」（日本呼吸器学会咳嗽・喀痰の診療ガイドライン2019作成委員会/編），メディカルレビュー社，2019
2) Horita N, et al：Long-Acting β-Agonists（LABA）Combined With Long-Acting Muscarinic Antagonists or LABA Combined With Inhaled Corticosteroids for Patients With Stable COPD. JAMA, 318：1274-1275, 2017（PMID：28973232）
3) Horita N, et al：Long-acting muscarinic antagonist（LAMA）plus long-acting beta-agonist（LABA）versus LABA plus inhaled corticosteroid（ICS）for stable chronic obstructive pulmonary disease（COPD）. Cochrane Database Syst Rev, 2：CD012066, 2017（PMID：28185242）
4) 「COPD（慢性閉塞性肺疾患）診断と治療のためのガイドライン2022（第6版）」（日本呼吸器学会COPDガイドライン第5版作成委員会/編），メディカルレビュー社，2022
5) Komiya K, et al：Long-term, low-dose erythromycin monotherapy for Mycobacterium avium complex lung disease：a propensity score analysis. Int J Antimicrob Agents, 44：131-135, 2014（PMID：24948577）

## おすすめの書籍

1) 「喘息診療実践ガイドライン2024」（一般社団法人日本喘息学会喘息診療実践ガイドライン作成委員会/作成），協和企画，2024

## プロフィール

### 金子　猛（Takeshi Kaneko）

横浜市立大学大学院医学研究科 呼吸器病学主任教授
日本呼吸器学会常務理事，教育委員会委員長

2024年4月に，当教室の原講師と作成した，研修医が知りたい呼吸器疾患や症候への対応をチャートで整理した「呼吸器診療エッセンシャル」（南江堂）が発刊されました．ぜひポケットに入れて研修に活用していただければと思います．

呼吸器学会では，4月の学術講演会（総会）の最終日（日曜日）（2025年は，4月13日）に，医学生と初期研修医を対象とした企画「呼吸器病学ことはじめ」を開催しています．午前は全国から選抜された医学生と初期研修医が全国一を競い合う発表会（ことはじめ甲子園）があり，昼には誰もが楽しく学べるランチョンセミナー，午後には症例検討会（アナライザーセッション）があります．スマホを使って質問に回答し，成績優秀者には賞金が授与されます．また，8月末（2025年は，8月29・30日）には，全国の地方初期研修医対象に呼吸器内科の楽しさを実感してもらうことを目的としたセミナーである，臨床呼吸機能講習会の「初期臨床研修医コース」が開催されます．胸部X線写真の読影のポイントや抗菌薬の使い方といった研修医が興味をもつテーマの座学と人工呼吸器や気管支鏡検査などの実習があります．研修医の皆さん，奮ってご参加ください！

第3章　呼吸器の薬の使い分け

# 2. 気管支拡張薬（吸入，経口）の使い分け

國近尚美

## ● Point ●

- ・気管支拡張薬は，呼吸器疾患のcommon diseaseである気管支喘息と慢性閉塞性肺疾患（COPD）における重要な治療薬である
- ・気管支拡張薬は，$\beta_2$刺激薬，抗コリン薬，キサンチン誘導体の3系統に分類される
- ・効果や副作用の観点から内服よりも吸入投与が推奨されている
- ・適切な吸入器（デバイス）を選択することが重要である
- ・常に患者のアドヒアランスに心がけ，吸入指導・支援は医師だけでなく，薬剤師，看護師など多職種で行われることが重要である

## はじめに

　気管支拡張薬は，$\beta_2$刺激薬，抗コリン薬，キサンチン誘導体の3系統に分類され，気管支喘息や慢性閉塞性肺疾患（COPD）などの疾患に対して，気管支を拡張する目的で使用される．作用機序がそれぞれ異なり，気管支喘息の気道収縮に対しては$\beta_2$刺激薬が最も有効とされ，COPDの気道収縮に対しては単剤投与では抗コリン薬が最も有効とされる．

　薬物の投与経路としては，効果や副作用の観点から内服よりも吸入投与が推奨されている．患者が正しく吸入することができる適切な吸入器（デバイス）を選択することが重要である．

## 1. 薬の基礎知識

　気管支拡張薬のそれぞれの作用点について図1に示す[1]．

### 1 $\beta_2$刺激薬

　$\beta_2$刺激薬は，強力な気管支拡張薬で，気道平滑筋の細胞膜に存在する$\beta_2$受容体に作用することによって気管支拡張効果を発揮する[1]（図1）．$\beta_2$刺激薬の細胞内シグナル伝達においては，アデニル酸シクラーゼ（AC）の活性化によって産生されたcAMPが，その標的分子であるcAMP依存性蛋白キナーゼA（PKA）を活性化する．PKA活性の上昇は細胞内$Ca^{2+}$濃度の低下を引き起こすことによって気道を拡張させる[2]．

　副作用として，動悸，振戦，頻脈などの症状が「経口薬＞貼付薬＞吸入薬」の順で出現する可

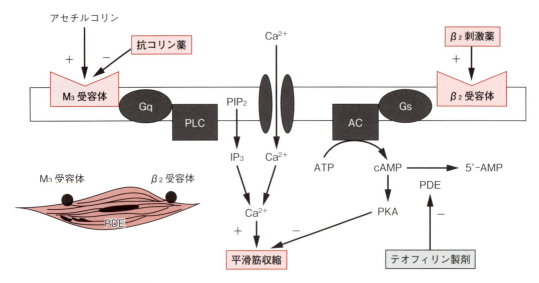

図1　気管支拡張薬の作用点
＋は促進，－は抑制を示す
文献1より引用

能性がある．また，**重大な有害事象として血清カリウム値の低下があるため**，**不整脈**，**虚血性心疾患**，**甲状腺機能亢進症**，**糖尿病などを有する症例では注意が必要**である．

## 2 抗コリン薬

抗コリン薬は，アセチルコリン（Ach）の受容体への結合に拮抗することで，気道平滑筋の収縮を抑制し，気管支拡張作用を発揮する（図1）．

Ach受容体であるムスカリン受容体は$M_1$〜$M_5$の5つのサブタイプが存在し，このうち**気道においては**，**$M_1$，$M_2$，$M_3$の3つのサブタイプが重要**と考えられている．特に$M_3$受容体は，気管支平滑筋の表面に分布し，コリン作動性神経（迷走神経）から放出されるAchによる刺激をうけて，気管支平滑筋を収縮させる[1]．

## 3 メチルキサンチン（キサンチン誘導体）

> テオフィリン徐放製剤（テオドール®，テオロング®，ユニフィル®LA），アミノフィリン（ネオフィリン®）

キサンチン誘導体は，気管支拡張作用，粘液線毛輸送能の促進作用，抗炎症作用などを有している．テオフィリン製剤の**有効安全域は狭く**，**薬物相互作用などで血中濃度が変動しやすい**．血中濃度のモニタリング（5〜15μg/mL）を要するため，喘息治療における本薬剤の使用は減少傾向にある．

# *2.* 各種薬剤について

## ◼ 長時間作用性β₂刺激薬（LABA）

> ホルモテロール（オーキシス®タービュヘイラー®），インダカテロール（オンブレス®），サルメテロール（セレベント®ディスカス®），ツロブテロール貼付剤（ホクナリン®）など

β₂刺激薬のうち，気管支拡張効果の持続が12時間を超えるものを長時間作用性β₂刺激薬（LABA）と総称する．長い疎水性の側鎖がβ₂受容体の非活性部位に強く結合し，親水性部分が受容体の活性部位と長時間にわたり遊離・再結合をくり返すことで，長時間作用が持続する．**気管支喘息に対して使用する際には，吸入ステロイド（ICS）と併用することが必須であるため**，ICS/LABA配合薬を選択する場合が多い（第3章-3も参照）．

経口β₂刺激薬ではプロカテロール（メプチン®錠），クレンブテロール（スピロペント®錠）などが長時間作用性であるが，**薬物の投与経路としては，効果や副作用の観点から内服よりも吸入投与が推奨**されている．

ツロブテロール貼付剤はわが国で開発された長時間作用性β₂刺激薬である．吸入や内服が困難な症例に有用であり，吸入ステロイドとの併用でより優れた効果が認められる．

## ◻ 長時間作用性抗コリン薬（LAMA）

> アクリジニウム（エクリラ®ジェヌエア®），ウメクリジニウム（エンクラッセ®エリプタ®）
> チオトロピウム（スピリーバ®），グリコピロニウム（シーブリ®）

長時間作用性抗コリン薬は，作用時間が12～24時間と長く，中等症以上のCOPD患者の薬物治療において中心となる薬物である．ウメクリジニウム，グリコピロニウム，チオトロピウムは1日1回吸入，アクリジニウムは1日2回吸入である．作用時間が長時間持続することで，症状緩和と吸入アドヒアランスの向上に優れる．また，持続した呼吸機能改善効果により，症状やQOLを改善し，運動耐容能を向上させる[3]．

グリコピロニウムやチオトロピウムはCOPDの増悪回数や増悪による入院頻度を有意に抑制する[3, 4]．チオトロピウムの増悪抑制効果はLABAよりも有意に強いと報告されている[5]．LAMAは体内への吸収率が低く，通常の使用量であれば口渇以外の副作用はほとんど問題にならないが，薬剤によっては苦味を感じることがあるため，予め説明することが必要である．**閉塞隅角緑内障の患者には禁忌であり，前立腺肥大症の患者においては稀に排尿障害症状が増悪することがあるため注意を要する**．

気管支喘息においては，LAMAのなかでチオトロピウムのソフトミスト製剤（スピリーバ®）が承認されている．低～中用量ICSで喘息症状が残る患者への上乗せ効果はLABAと同等の効果と報告されている[6]．また，高用量のICS/LABAの治療で喘息症状が残る患者に対して，呼吸機能を改善し増悪予防効果がある[7]．

## ❸ LAMA/LABA 配合薬

ウメクリジウム/ビランテロール（アノーロエリプタ®），グリコピロニウム/インダカテロール（ウルティブロブリーズヘラー®），チオトロピウム/オロダテロール（スピオルトレスピマット®），グリコピロニウム/ホルモテロール（ビベスピエアロスフィア®）

LAMA/LABA配合薬は，各薬剤の作用機序が異なっているため，単剤の増量に比較して副作用のリスクが低く，より強力な気管支拡張効果が大きい[8]．（エビデンスA）グリコピロニウム/インダカテロール配合薬はグリコピロニウム単剤と比較して有意に増悪を抑制した[9]．

## ❹ ICS/LABA 配合薬

フルチカゾン/サルメテロール（アドエアディスカス®），ブデゾニド/ホルモテロール（シムビコート®タービュヘイラー®），フルチカゾン/ホルモテロール（フルティフォーム®エアゾール），フルチカゾン/ビランテロール（レルベアエリプタ®），モメタゾン/インダカテロール（アテキュラ®）

ICS/LABA配合薬はそれぞれICSとLABA単剤を吸入する場合より吸入操作が減少するためアドヒアランスの向上につながる．また，LABA単独使用を防ぐことができる．

発作が頻回にあるなど不安定な病状の患者には，SMART（Single maintenance and reliever therapy）療法が可能なシムビコート®タービュヘイラー®を選択する．ただし，定期吸入がきちんとできていることを確認し，臨時吸入ばかりにならないよう注意を要する．SMART療法が続く場合は早めに医療機関を受診するよう指導する．

COPDに承認されているICS/LABA配合薬は，アドエアディスカス®，シムビコート®タービュヘイラー®，レルベアエリプタ®の3剤である．ICS＋LABA配合薬を積極的に使用する必要のあるCOPD患者はACO（Asthma and COPD Overlap）患者である．ACOについては後述する．

## ❺ ICS/LABA/LAMA 配合薬

フルチカゾン/ビランテロール/ウメクリジウム（テリルジーエリプタ®），
モメタゾン/インダカテロール/グリコピロニウム（エナジアブリーズヘラー®），
ブデゾニド/ホルモテロール/グリコピロニウム（ビレーズトリエアロスフィア®）

気管支喘息患者でICS/LABA配合薬の吸入を行っても，コントロール不十分/不良の場合には，アドヒアランスと吸入手技の確認を行う必要がある．正しく吸入していてもコントロールが不十分な場合や，咳嗽・喀痰・気流制限が残存している場合にはLAMAを追加し（エビデンスA）[10]，ICS/LABA/LAMA配合薬を選択することもできる．

増悪をくり返すCOPD患者に対しては，LAMA＋LABAにICSの追加を行うことを弱く推奨する（エビデンスA）[11]．

## ❻ 短時間作用性β2刺激薬（SABA）

サルブタモール（サルタノール®インヘラー），プロカテロール（メプチンエアー®）など

気管支喘息に対して，ICSによる定期治療を行ったうえで，喘息発作時に頓用で使用する．COPD患者の運動時の呼吸困難予防に有効と考えられ[12]，重症患者では入浴前など労作前に吸入する．

SABAの**頻回使用によって循環器系副作用（不整脈など）を誘発するため，乱用しないよう注意**を要する．SABA使用が頻回になる場合には，ICSにLABAを追加することを考慮したり，定期吸入薬のアドヒアランスを確認する．

## 7 短時間作用性抗コリン薬（SAMA）

臭化イプラトロピウム（アトロベント®エロゾル）

SABA使用による効果が乏しい場合に併用するが，使用機会は少ない．

# 3. 薬の使い方のコツ～この症例ではこう考える

## 症例

50歳代女性

〈主訴〉労作時呼吸困難，食思不振

〈現病歴〉201X-1年6月に呼吸困難を主訴に当院へ救急搬送され，気管支喘息重積発作と診断し，人工呼吸管理を行い治療した．退院後，外来にてICS/LABAを処方し加療していたが，労作時呼吸困難が進行してきたため，喫煙歴や肺機能検査からCOPDも併存していると考え，ICS/LABAにLAMAを追加し加療継続した．徐々に安静時呼吸困難，食思不振，全身倦怠感が増悪し，体重減少も認めたため，201X年7月入院となった．

〈既往歴〉気管支喘息重積発作，肺炎

〈喫煙歴〉20本/日　20歳～49歳

〈現症〉身長152 cm，体重38.5 kg，体温36.8℃，脈拍100/分，整，血圧106/70 mmHg，呼吸数26/分，胸部聴診所見：強制呼出時にwheezesを聴取．浮腫なし．

〈肺機能検査〉VC：1,990 mL，%VC：69.6%，$FEV_1$：540 mL，$FEV_1$%：27.2%，%$FEV_1$：23.9%

〈入院時血液検査所見〉RBC：$419 \times 10^4/\mu L$，Hb：13.1 g/dL，Ht：39.4%，PLT：$21.7 \times 10^4/\mu L$，WBC：8,700/$\mu$L，Nt：49.4%，Eo：6.6%，Bas：0.5%，Ly：37.7%，Mon：5.8%，TP：5.8 g/dL，Alb：3.7 g/dL，T-bil：0.5 mg/dL，AST：24 IU/L，ALT：26 IU/L，LDH：196 IU/L，$\gamma$-GTP：19 IU/L，BUN：13.9 mg/dL，Cr：0.4 mg/dL，UA：3.1 mg/dL，GLU：67 mg/dL，Na：140 mEq/L，K：4.04 mEq/L，Cl：100 mEq/L，CRP：0.01 mg/dL

〈動脈血液ガス分析〉pH：7.336，$pCO_2$：54.6 mmHg，$pO_2$：51.6 mmHg，$satO_2$ 91.0%（room air）

〈経過〉入院後，酸素吸入，呼吸リハビリテーション，栄養療法を開始した．酸素吸入開始後も呼吸リハビリテーションにより高$CO_2$血症には至らず経過した．また，高タンパク質・高カロリー食を中心に摂取し，筋肉量の増加を図った．在宅酸素療法を導入し経過良好にて退院となった．

表　喘息治療ステップ

| | | 治療ステップ1 | 治療ステップ2 | 治療ステップ3 | 治療ステップ4 |
|---|---|---|---|---|---|
| | | ICS（低用量） | ICS（低〜中用量） | ICS（中〜高用量） | ICS（高用量） |
| | | 上記が使用できない場合，以下のいずれかを用いる | 上記で不十分な場合に以下のいずれか1剤を併用 | 上記に下記のいずれか1剤，あるいは複数を併用 | 上記に下記の複数を併用 |
| 長期管理薬 | 基本治療 | LTRA テオフィリン徐放製剤 ※症状が稀なら必要なし | LABA（配合剤使用可*5） LAMA LTRA テオフィリン徐放製剤 | LABA（配合剤使用可*6） LAMA（配合剤使用可*7） LTRA テオフィリン徐放製剤 抗IL-4R α鎖抗体*8,9 抗TSLP抗体*8,9 | LABA（配合剤使用可） LAMA（配合剤使用可*7） LTRA テオフィリン徐放製剤 抗IgE抗体*3,8 抗IL-5抗体*8 抗IL-5R α鎖抗体*8 抗IL-4R α鎖抗体*8 抗TSLP抗体*8 経口ステロイド薬*4,8 |
| | 追加治療*1 | アレルゲン免疫療法*2 | | | |
| 増悪治療*5 | | SABA | SABA*6 | SABA*6 | SABA |

ICS：吸入ステロイド薬，LABA：長時間作用性β2刺激薬，LAMA：長時間作用性抗コリン薬，LTRA：ロイコトリエン受容体拮抗薬，SABA：短時間作用性吸入β2刺激薬，抗IL-5R α鎖抗体：抗IL-5受容体α鎖抗体，抗IL-4R α鎖抗体：抗IL-4受容体α鎖抗体
*1：喘息に保険適用を有するLTRA以外の抗アレルギー薬を用いることができる
*2：ダニアレルギー，特にアレルギー性鼻炎合併例で安定期%FEV1≧70%の場合はアレルゲン免疫療法を考慮する
*3：通年性吸入アレルゲンに対して陽性かつ血清総IgE値が30〜1,500 IU/mLの場合に適用となる
*4：経口ステロイド薬は短期間の間欠的投与を原則とする．短期間の間欠投与でもコントロールが得られない場合は必要最小量を維持量として生物学的製剤の使用を考慮する
*5：軽度増悪までの対応を示し，それ以上の増悪については「急性増悪（発作）への対応（成人）」の項を参照
*6：ブデソニド/ホルモテロール配合剤で長期管理を行っている場合は同剤を増悪治療にも用いることができる
*7：ICS/LABA/LAMAの配合剤（トリプル製剤）
*8：LABA，LTRAなどをICSに加えてもコントロール不良の場合に用いる
*9：中用量ICSとの併用は医師によりICSの高用量への増量が副作用などにより困難と判断された場合に限る
文献10より転載

気管支喘息，COPDはガイドラインに則り標準的な治療を行う（表，図2）[10, 11]．

本症例は，当院に来院されるまで気管支喘息と診断されておらず，気管支喘息重積発作の状態で救急搬送された．気管支喘息に対してICS/LABAを処方していたが，徐々に労作時呼吸困難が進行してきたため，喫煙歴や肺機能検査で1秒率が70%未満と低下していたためCOPDも併発しているACOと診断し，LAMAを追加した．

ICS/LABAは喘息のコントロールが不安定な症例であったため，SMART療法が可能なシムビコート®タービュヘイラー®を選択し，投与量は朝2回夕2回吸入するよう処方した．LAMAは気管支喘息に承認されているスピリーバ®レスピマット®を選択した．

COPDは薬物療法だけでなく，呼吸リハビリテーションなど非薬物療法も重要であり，進行性の疾患であるため病状に応じて多職種と協働して追加介入していく必要がある．

## ■ 研修医の陥りやすいピットフォール

ICS/LABAにLABA（吸入薬・貼付薬）を誤って追加処方するなど，同効薬を重複して処方することがときにみられる．吸入薬はデバイスの種類も多いので，実際の薬剤を手にとり，薬効や吸入方法も含めて正しく理解しよう．

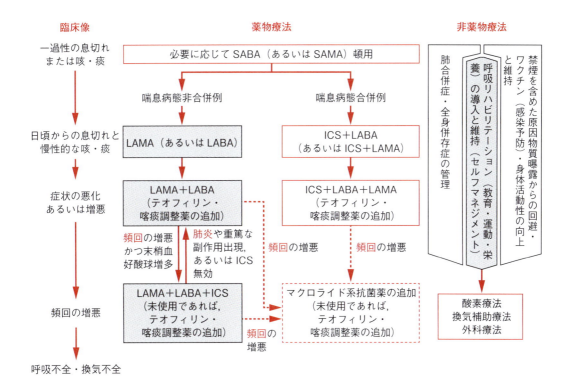

**図2　安定期COPD管理のアルゴリズム**
文献11より転載

# Advanced Lecture

## 1 ACO（Asthma and COPD Overlap）について

　2018年日本呼吸器学会から「喘息とCOPDオーバーラップ　診断と治療の手引き」が発刊され，2023年に改訂された．慢性の気流閉塞を示し，喘息とCOPDのそれぞれの特徴を併せもつ病態と定義された．ACOは喘息あるいはCOPD単独の場合と比べて増悪しやすく，また，呼吸機能低下も著しい[13]．

　安定期の長期管理のためにACOの病態を評価し，危険因子を回避するとともに適切な薬物療法と非薬物療法が必要である．治療は中用量の吸入ステロイド薬（ICS）と長時間作用性$\beta_2$刺激薬（LABA）の配合剤，あるいは中用量のICSと長時間作用性抗コリン薬（LAMA）で開始する[13]．

## 2 吸入指導・支援について

　現在，吸入薬の種類は多くなり，それに伴い多くの種類のデバイスが存在する．**デバイスごとに操作方法が異なり，注意する事項も多く**，吸入指導を行う医療従事者にとっても，すべてのデバイスに精通することは難しい．また，単にデバイスの説明をするだけでなく，気管支喘息やCOPDの病態や，**吸入療法継続の必要性などを患者や家族に理解してもらうことも重要**である．

　患者が正しく吸入できるためには，適切な吸入指導・吸入支援が必要であり，**アドヒアランスの維持は特に重要**である．

# おわりに

・気管支喘息，COPDの薬物治療において，気管支拡張薬の吸入薬はその中心となる重要な治療薬である

・LABA，LAMA，ICSに加え，それらの配合薬など種類も多いため，それぞれの薬剤がどの種類なのか確認する

・正しい手技により確実に吸入できなければ，期待される効果は出ない

・常に患者のアドヒアランスに心がける必要がある

・吸入指導・支援は医師だけでなく，薬剤師，看護師など多職種で行われることが重要である

・高齢患者の吸入療法に対しては，家族も含め支援者にも吸入指導をすることが望ましい

## 引用文献

1) 杉浦久敏，他：抗コリン薬．日本内科学会誌，101：1594-1600, 2012

2) Cazzola M, et al：β2-agonist therapy in lung disease. Am J Respir Crit Care Med, 187：690-696, 2013（PMID：23348973）

3) Tashkin DP, et al：A 4-year trial of tiotropium in chronic obstructive pulmonary disease. N Engl J Med, 359：1543-1554, 2008（PMID：18836213）

4) Kerwin E, et al：Efficacy and safety of NVA237 versus placebo and tiotropium in patients with COPD：the GLOW2 study. Eur Respir J, 40：1106-1114, 2012（PMID：23060624）

5) Vogelmeier C, et al：Tiotropium versus salmeterol for the prevention of exacerbations of COPD. N Engl J Med, 364：1093-1103, 2011（PMID：21428765）

6) Peters SP, et al：Tiotropium bromide step-up therapy for adults with uncontrolled asthma. N Engl J Med, 363：1715-1726, 2010（PMID：20979471）

7) Kerstjens HA, et al：Tiotropium in asthma poorly controlled with standard combination therapy. N Engl J Med, 367：1198-1207, 2012（PMID：22938706）

8) Cazzola M & Molimard M：The scientific rationale for combining long-acting beta2-agonists and muscarinic antagonists in COPD. Pulm Pharmacol Ther, 23：257-267, 2010（PMID：20381630）

9) Wedzicha JA, et al：Indacaterol-Glycopyrronium versus Salmeterol-Fluticasone for COPD. N Engl J Med, 374：2222-2234, 2016（PMID：27181606）

10)「喘息予防・管理ガイドライン2024」（喘息予防・管理ガイドライン2024WG/監），協和企画，2024

11)「COPD（慢性閉塞性肺疾患）診断と治療のためのガイドライン2022〔第6版〕」，（日本呼吸器学会COPDガイドライン第6版作成委員会/編），メディカルレビュー社，2022

12) Ofir D, et al：Mechanisms of dyspnea during cycle exercise in symptomatic patients with GOLD stage I chronic obstructive pulmonary disease. Am J Respir Crit Care Med, 177：622-629, 2008（PMID：18006885）

13)「喘息とCOPDのオーバーラップ（Asthma and COPD Overlap：ACO）診断と治療の手引き第2版」，日本呼吸器学会 喘息とCOPDのオーバーラップ（Asthma and COPD Overlap：ACO）診断と治療の手引き第2版作成委員会，メディカルレビュー社，2024

## プロフィール

**國近尚美（Naomi Kunichika）**
山口赤十字病院 院長補佐・第一内科部長・呼吸器内科 部長
1990年 岡山大学医学部卒業
2001～2004年 米国カリフォルニア大学サンディエゴ校（UCSD）呼吸器内科留学
2004年～山口赤十字病院 内科・呼吸器内科
山口県は呼吸器内科医師の少ない県です．20年間，山口市内で唯一の呼吸器内科常勤医師として頑張っています．呼吸器疾患は高齢者社会のなかでますます需要の高まる領域です．気管支喘息やCOPDなどcommon diseaseの治療については，研修医の先生方やプライマリ・ケアの先生方に積極的に関わっていただきたいと思っています．吸入指導・支援だけでなく非薬物療法も多職種で協力し今後も引き続き活動したいと考えています．

# 第3章　呼吸器の薬の使い分け

# 3. 吸入ステロイド薬（ICS）の使い分け

谷本　安

## ● Point ●

・必要な用量と併用薬の要否を判断する

・ドライパウダー製剤かエアゾール製剤か，いろいろな要素を考慮して選択する

・最適の薬剤を見つけられるように吸入支援をくり返し行う

## はじめに

　吸入ステロイド薬（ICS）は，気管支喘息患者や気管支喘息とCOPD（chronic obstructive pulmonary disease：慢性閉塞性肺疾患）との合併（Asthma and COPD Overlap：ACO）患者では治療の基本となる薬剤である．ICSをどう使い分けるかは，薬剤の特性はもとより，吸入器具の特徴にかかわる部分も大きい．そのため，吸入療法が成功するか否か，治療の導入だけでなく長期にわたって安定した状態を維持できるか否かは，医師や薬剤師などによるくり返しの吸入支援にかかっている．気管支喘息患者には"ICSを処方すれば終わりではない"ことをしっかりと理解していただきたい．

## 1. 薬の基礎知識

### 1 治療の基本

　気管支喘息の治療薬は長期管理のために継続的に使用し良好なコントロール状態をめざす薬剤（長期管理薬）と喘息増悪治療のために短期的に使用する薬剤（増悪治療薬）に大別される．ICSは長期管理薬の中心となる薬剤であり，ICS単剤と長時間作用性$\beta_2$刺激薬（LABA）との配合剤（ICS/LABA），さらに長時間作用性吸入抗コリン薬（LAMA）も含めた3剤の配合剤（ICS/LABA/LAMA）が使われる．配合剤を含むICSの種類を表1に示す．

　気管支喘息の重症度に応じてICSを増量するが，日本アレルギー学会の喘息予防・管理ガイドライン2024（JGL2024）[1] では，原則として保険適用上の最高用量を高用量，その半分を中用量，さらにその半分を低用量と定めている（表2）．ICSを増量してもその量に比例して効果も増すとは限らず，副作用のリスクを考慮する必要がある．そのような場合には，ICSを増量するよりもほかの長期管理薬を追加投与する．

　JGL2024の治療ステップ2（軽症持続型相当）以上ではLABA，LAMA，ロイコトリエン受容

表1 吸入ステロイド薬の種類（含む配合剤）と製品名

| | pMDI（加圧式定量吸入器） | DPI（ドライパウダー定量吸入器） |
|---|---|---|
| BDP（ベクロメタゾンプロピオン酸エステル） | BDP-HFA<br>（キュバール　エアゾール） | なし |
| FP（フルチカゾンプロピオン酸エステル） | FP-HFA<br>（フルタイド　エアゾール） | FP-DPI<br>（フルタイド　ディスカス） |
| FPとSM（サルメテロールキシナホ酸塩）との配合剤 | FP/SM-HFA<br>（アドエア　エアゾール） | FP/SM DPI<br>（アドエア　ディスカス） |
| FPとFM（ホルモテロールフマル酸塩水和物）との配合剤 | FP/FM-HFA<br>（フルティフォーム　エアゾール） | なし |
| BUD（ブデソニド）＊ | なし | BUD-DPI<br>（パルミコート　タービュヘイラー） |
| BUDとFM（ホルモテロールフマル酸塩水和物）との配合剤 | なし | BUD/FM<br>（シムビコート　タービュヘイラー） |
| CIC（シクレソニド） | CIC-HFA<br>（オルベスコ　インヘラー） | なし |
| MF（モメタゾンフランカルボン酸エステル） | なし | MF-DPI<br>（アズマネックス　ツイストヘラー） |
| FF（フルチカゾンフランカルボン酸エステル） | なし | FF-DPI<br>（アニュイティ　エリプタ） |
| FFとVI（ビランテロールトリフェニル酢酸塩）との配合剤 | なし | FF/VI<br>（レルベア　エリプタ） |
| MFとIND（インダカテロール酢酸塩）との配合剤 | なし | MF/IND<br>（アテキュラ　ブリーズヘラー） |
| MFとIND，GLY（グリコピロニウム臭化物）との配合剤 | なし | MF/GLY/IND<br>（エナジア　ブリーズヘラー） |
| FFとVI，UMEC（ウメクリジニウム臭化物）との配合剤 | なし | FF/UMEC/VI<br>（テリルジー　エリプタ） |

＊：BUDには吸入懸濁液（BIS）がある.
文献1より転載


表2 吸入ステロイド薬の投与用量の目安

| 薬剤名 | 低用量 | 中用量 | 高用量 |
|---|---|---|---|
| BDP-HFA | 100〜200 $\mu$g/日 | 400 $\mu$g/日 | 800 $\mu$g/日 |
| FP-HFA | 100〜200 $\mu$g/日 | 400 $\mu$g/日 | 800 $\mu$g/日 |
| CIC-HFA | 100〜200 $\mu$g/日 | 400 $\mu$g/日 | 800 $\mu$g/日 |
| FP-DPI | 100〜200 $\mu$g/日 | 400 $\mu$g/日 | 800 $\mu$g/日 |
| MF-DPI | 100〜200 $\mu$g/日 | 400 $\mu$g/日 | 800 $\mu$g/日 |
| BUD-DPI | 200〜400 $\mu$g/日 | 800 $\mu$g/日 | 1,600 $\mu$g/日 |
| FF-DPI | 100 $\mu$g/日 | 100 $\mu$g/日または200 $\mu$g/日 | 200 $\mu$g/日 |
| BIS | 0.5 mg/日 | 1.0 mg/日 | 2.0 mg/日 |

文献1より転載


体拮抗薬（LTRA），テオフィリン徐放製剤のいずれか，あるいは複数を追加していく．ICSへの上乗せ効果については，LTRAやテオフィリン徐放製剤よりもLABAの方がやや上回るとされている．また，ICS/LABAは，ICSとLABAを個々に吸入するよりも有効性が高く[2]，吸入操作回数が減少してアドヒアランスがよくなる点や，LABAの単独使用を防ぐことができる点が利点である．さらに，ICS単剤よりもICS/LABAの方がウイルス感染症による増悪が減少することも示さ

れている[3]．LAMAであるチオトロピウムの喘息に対する有効性がLABAと同等であることが示され[4]，LAMAは治療ステップ2からICSへ追加する薬剤として記載されている．長期管理薬として使用可能なLAMAには，単剤ではチオトロピウム臭化物水和物のソフトミストインヘラーが，ICS/LABA/LAMA配合剤に含まれているLAMAにはグリコピロニウム臭化物（GLY）とウメクリジニウム臭化物（UMEC）がある．

### ② 吸入ステロイド薬（ICS）

ICSには，ベクロメタゾンプロピオン酸エステル（BDP），フルチカゾンプロピオン酸エステル（FP），ブデソニド（BUD），シクレソニド（CIC），モメタゾンフランカルボン酸エステル（MF），フルチカゾンフランカルボン酸エステル（FF）の6種類がある（**表1**）．また，ICSは薬剤の種類とは別に，吸入機器もネブライザーや定量吸入器があり，後者はドライパウダー製剤（ドライパウダー定量吸入器：DPI）とエアゾール製剤（加圧式定量吸入器：pMDI）に大別される．一般に，**DPIは吸気との同調が不要であるが，ブリーズヘラーを除いて十分な吸気流速（吸入力）が必要であるのに対して，pMDIは逆に吸気流速が少ない人でも吸入できるが，吸気と噴霧の同調が必要である．**MF，FFはDPIであり，BDP，CICはpMDI，FPはDPIとpMDIの両方がある．また，BUDはDPIと吸入懸濁液（ネブライザー用）がある．

### ③ ICS/LABAとICS/LABA/LAMA

ICS/LABAは5種類ある．FPとサルメテロールキシナホ酸塩（SM）との配合剤（FP/SM）がDPIとpMDI，FPとホルモテロールフマル酸塩水和物（FM）との配合剤（FP/FM）がpMDI，BUDとFMとの配合剤（BUD/FM），FFとビランテロールトリフェニル酢酸塩（VI）との配合剤（FF/VI），MFとインダカテロール酢酸塩（IND）との配合剤（MF/IND）がDPIである．ICS/LABA/LAMAはFF/UMEC/VIとMF/GLY/INDの2種類あり，いずれもDPIである（**表1**）．

薬剤，吸入器具の選択にあたってはさまざまな要素，すなわち，DPIかpMDIか，吸入薬の数，吸入回数，粒子径，吸気流速，手指筋力，認知機能，残量カウンターの有無，吸入補助具（スペーサー），価格，局所の副作用（嗄声や口腔・咽頭カンジダ症），患者の好みなどを考慮する．効果が実感でき，副作用が少なく，患者の満足度が高ければ，長く続けられるので，そのような薬剤を患者とともに見つけることが大切である．その際に，**くり返しの吸入支援（吸入手技のチェックや指導）を行うが，その重要な担い手は薬剤師であり，病薬連携がポイントとなる．**

## 2. DPIかpMDIか

### 症例1

76歳の男性．喘息コントロール不良で紹介．ICS（フルタイドディスカス®）は自己判断で中止し，ツロブテロール2 mg貼付と有症時にメプチンエアー®を使用しているが，喘鳴と息切れのためにここ1週間は毎日3回以上吸入している．呼気時に軽度の喘鳴を聴取．喫煙歴は20本/日，20年間で40歳時に禁煙．アレルギー性鼻炎もあり加療中．呼気NO（FeNO）157 ppb，$FEV_1$ 1.24 L，$FEV_1$% 40.8%，%$FEV_1$ 41.5%

## 1 薬の使い方のコツ〜この症例ではこう考える

治療ステップ3（中等症持続型相当）あるいはそれ以上の治療が必要であり，閉塞性換気障害が顕著であることからも高用量 ICS と LABA の配合剤使用を考えた．高齢であること，現在 pMDI であるメプチンエアー®を使用していることから，pMDI の吸入手技を確認したうえで，フルティフォーム®エアゾールを選択した．さらに，楽にボンベが押せるように吸入補助具（フルプッシュ®）も使うようにして，1回4吸入，1日2回の吸入指導を行った．ツロブテロール貼付は中止とした．1週間後には症状はほぼ消失し，FEV$_1$ 2.20 L，FeNO 71 ppb まで改善した．

**一般に高齢者では吸気流速が低値であることが多いほか，吸気流速はFEV$_1$と相関するため特に小柄な女性ではDPIよりもpMDIを選択することが多い．**本症例は男性であったが，FEV$_1$ 低値で吸気流速も低下しているものと判断し，pMDI を選択した．

## 2 研修医の陥りやすいピットフォール

本症例は最終的には ICS/LABA と LAMA による治療が最適かもしれないが，以前に自己判断で ICS を中止したこともあるために，いきなり3剤による治療を開始した場合，いずれかの吸入アドヒアランスや吸入手技が不良となる可能性がある．まずは，**最も必要な吸入薬がきちんと吸入できて継続できることが大切**である．

### ●ここがポイント

高齢者では吸気流速が低値であることが多いため，DPIよりもpMDIが適していることが多い．FEV$_1$値を参考にするほか，DPIであれpMDIであれ，吸入器具のトレーナーを用いるなどして上手に吸入できるかを確認したうえで選択するのが，吸入療法の成功のポイントである．また，吸入の誤操作や吸入アドヒアランスの低下を防ぐため，できる限り吸入器具が多岐にわたらないように留意する．

# 3. 吸入アドヒアランス不良への対応

### 症例2

59歳の女性．これまでさまざまなICSを試したが，仕事に出かける前の朝の吸入はできないことが多く，最終的に1回1吸入，1日1回のレルベア200エリプタ®に落ち着いた．洗面所に置いて夕食後の歯磨き時に吸入するようにしている．

## 1 薬の使い方のコツ〜この症例ではこう考える

この症例では，PEF と FeNO のモニタリングで吸入アドヒアランス不良の状態を把握し，患者にフィードバックすることができた．治療にもかかわらずFeNOが十分に低下しない場合，**吸入手技や吸入アドヒアランスをチェックする**必要がある．用法・用量の複雑さのみならず，コストの高さや生活のスタイルが吸入アドヒアランス低下の要因であったりもするので，吸入指導の際にいろいろなICS，ICS/LABAを患者に見せて説明・提案し，選んでもらうのがよい．

## 2 研修医の陥りやすいピットフォール

吸入アドヒアランス不良例は，忘れずに吸入するように話すだけでは解決に至らない．その**要因を把握し，患者と一緒に解決策を見出す姿勢**が大切である．

# 4. 局所副作用への対応

> **症例3**
>
> 80歳の女性．喘息コントロール不良で紹介．ICSはレルベアエリプタ®，シムビコート®タービュヘイラー®，フルティフォーム®エアゾールを中用量で試したが，いずれも嗄声が出現．LABAで手の震えと動悸も出現するために，最終的にオルベスコ®200インヘラー，1回2吸入，1日1回（夜）とスピリーバ®レスピマット®を併用した．

## 1 薬の使い方のコツ〜この症例ではこう考える

ICSの局所副作用としては口腔・咽頭カンジダ症や嗄声がある．前者については吸入後にうがいをしっかりすることで予防可能であるが，嗄声については用量が増すと起こりやすく，またpMDIよりDPIで，粒子径が大きいもので起こりやすい．本症例は中用量のICSが必要な状態であり，DPI，次にpMDIのフルティフォーム®エアゾールを試したが，いずれも嗄声をきたした．オルベスコ®200インヘラーは粒子径も小さく，シクレソニドは肺で活性型になるため，嗄声が少ないとされている．いずれにしても，嗄声が生じた場合は，吸入手技の確認と用量の減量や吸入器具の変更を試みる．

## 2 研修医の陥りやすいピットフォール

嗄声が生じた場合には，吸入後にうがいをしっかり行うだけでは一般に改善しない．患者にICS・吸入器具の変更や用量の減量などを提案してみるのがよい．

### ●ここがポイント

ICSの全身性副作用が保険適用内の用量で問題となることはほとんどないが，口腔・咽頭カンジダ症や嗄声などの局所副作用が問題となることがある．局所副作用のためにICSを自己判断で中止するケースがあるので，きめ細やかに吸入支援を行うことが重要である．

# Advanced Lecture

## 1 経鼻呼出法について

高用量のキュバール®を中心に微粒子ICSの経鼻呼出法が喘息に合併した好酸球性副鼻腔炎やアレルギー性鼻炎に有効であることが報告されている[5, 6]．鼻から静かに吐くことによって呼気中に残存する吸入ステロイドを鼻腔の奥にある副鼻腔開口部周辺に届かせることができ，アズマネックス®やシムビコート®においても有効性が示唆されている．好酸球性副鼻腔炎（ECRS）の

術後再発の予防にICSの経鼻呼出法が利用されているが，われわれはICSを使用しているすべての喘息患者に経鼻呼出法を勧めている．

### ❷ ホー吸入について

近年，通常の吸入では舌が邪魔をして薬剤の45％しか気道に届かないのに対して，ホー吸入では吸入時に舌が下がることによって75％が気道に届くことが示されている[7]．具体的には，①舌の両端を丸めて「ホー」と言いながら息を吐く，②息を吐き終わったら，舌はそのままの状態で吸入器をくわえ薬剤を吸い込む．

## おわりに

ICSの選択にあたっては，薬剤の種類に大きな優劣はなく，患者にとって満足度が高い吸入薬・吸入器具を見つけるために，試行錯誤と吸入支援をくり返し行うことが最も大切である．

### 引用文献

1) 「喘息予防・管理ガイドライン2024」（喘息予防・管理ガイドライン2024WG/監），協和企画，2024
2) Nelson HS, et al：Enhanced synergy between fluticasone propionate and salmeterol inhaled from a single inhaler versus separate inhalers. J Allergy Clin Immunol, 112：29-36, 2003（PMID：12847476）
3) Reddel HK, et al：Effect of different asthma treatments on risk of cold-related exacerbations. Eur Respir J, 38：584-593, 2011（PMID：21406510）
4) Peters SP, et al：Tiotropium bromide step-up therapy for adults with uncontrolled asthma. N Engl J Med, 363：1715-1726, 2010（PMID：20979471）
5) Kobayashi Y, et al：A novel therapeutic use of HFA-BDP metereddose inhaler for asthmatic patients with rhinosinusitis：Case series. Int J Clin Pharmacol Ther, 52：914-919, 2014（PMID：25074867）
6) Hamada S, et al：Nasal exhalation of inhaled beclomethasone hydrofluoroalkane-134a to treat chronic rhinosinusitis. J Allergy Clin Immunol Pract, 4：751-752, 2016（PMID：26725159）
7) Horiguchi T & Kondo R：Determination of the preferred tongue position for optimal inhaler use. J Allergy Clin Immunol Pract, 6：1039-1041.e3, 2018（PMID：29410307）

### プロフィール

**谷本 安（Yasushi Tanimoto）**
独立行政法人国立病院機構 南岡山医療センター 呼吸器・アレルギー内科
岡山県のアレルギー疾患医療拠点病院に選定され，アレルギー疾患に対する医療の質の均てん化に向けて，重症のアレルギー疾患の診療や県内の医療連携体制の構築，医療従事者や市民を対象とした情報提供，専門的な知識と技術を有する人材の育成などに尽力します．

**第3章** 呼吸器の薬の使い分け

# 4. 鎮咳薬・喀痰調整薬の使い分け

長澤　遼，原　悠，金子　猛

### ● Point ●

- 咳嗽と喀痰に対する治療では，原因疾患に対する特異的治療が基本であり，鎮咳薬と喀痰調整薬は対症療法である

- 乾性咳嗽には鎮咳薬，湿性咳嗽には喀痰調整薬を用いるのが大原則である

- 鎮咳薬には，中枢性と末梢性鎮咳薬があり，前者には麻薬性と非麻薬性がある．麻薬性中枢性鎮咳薬は，非麻薬性に比べて鎮咳効果は強いが，副作用も多い

- 末梢性鎮咳薬に分類されるP2X3受容体拮抗薬が上市され，難治性の慢性咳嗽に対する治療選択肢となった

- 喀痰調整薬は，作用機序によって，粘液溶解薬，粘液修復薬，粘膜潤滑薬，気道分泌細胞正常化薬の4つに分類され，喀痰の性状や量，病態に応じて使い分ける

- 喀痰調整薬は，喀痰症状を改善する作用以外に，慢性閉塞性肺疾患（chronic obstructive pulmonary disease：COPD）の増悪抑制作用が知られている

## はじめに

　咳嗽と喀痰は，医療機関受診時の主訴として最も多い症候であるため，呼吸器専門医ならずとも，すべての臨床医が日常診療で遭遇する可能性がある．したがって，咳嗽と喀痰をきたす病態を理解し，**対症療法でよい場合と原因疾患の診断・治療が急がれる場合を見極める必要がある**．

　また，対症療法として鎮咳薬や喀痰調整薬を投与する際には，薬剤の作用機序や効果，副作用についても熟知しておく必要がある．特に鎮咳薬においては，原因疾患を悪化させる可能性があることを考慮して投与すべきである．

## 1. 鎮咳薬と喀痰調整薬の位置づけ

　咳嗽と喀痰の診療の基本は，症状の背景にある病態や原因疾患を理解し，これらに対する特異的な治療を行うことである[1, 2]．こうした治療を十分行っても，あるいは有効な治療法がなく，咳嗽や喀痰症状がQOLを低下させる場合には，症状緩和の目的で，鎮咳薬や喀痰調整薬の投与を考慮する．

鎮咳薬や喀痰調整薬は，急性上気道炎や急性気管支炎などにおいて頻用されるが，細菌やインフルエンザウイルスが原因の場合には，これらの病原微生物に対する治療が優先される．例えば，膿性痰がある場合ではまず抗菌薬の投与を検討すべきである．一方，気管支喘息やCOPDなどの慢性呼吸器疾患においては，各疾患の病態に対する特異的な治療（吸入ステロイド薬や気管支拡張薬など）を行うことで，咳嗽や喀痰症状の改善が得られることが多い．ただし，気管支拡張症（bronchiectasis：BE）や慢性気管支炎型のCOPDなど，喀痰症状が顕著の場合は，症状緩和の目的で喀痰調整薬が用いられることが多い．

BEに対する喀痰調整薬の使用は，喀痰の喀出困難の改善や喀痰量の減少が期待されるものの，エビデンスは十分でないため，「咳嗽・喀痰の診療ガイドライン2019」では，「BEの慢性の喀痰症状に対して，一部の喀痰調整薬が有効な可能性があり使用することを提案する」としている[1]．COPDにおいて喀痰調整薬は，増悪抑制効果を有しており，喀痰症状に加えて病勢コントロールに対する効果も期待される[1, 2]．また，間質性肺炎の進行期には鎮咳薬を必要とすることが多く，頑固な乾性咳嗽に対して鎮咳薬が投与される．

## 2. 湿性咳嗽と乾性咳嗽の観点から見た鎮咳薬と喀痰調整薬の使い分け

咳嗽は，喀痰を伴う湿性咳嗽と喀痰を伴わない乾性咳嗽に分類される．湿性咳嗽の場合は，気道過分泌の病態が存在し，喀痰を喀出するために咳嗽が生じている．したがって，咳嗽を抑制することは，気道閉塞や換気障害の原因となりうるため，**湿性咳嗽における対症療法の基本は喀痰調整薬**である．ただし，激しい咳嗽による体力の消耗，嘔吐の誘発，尿失禁や不眠などのQOL低下の原因となる場合，気道上皮損傷による血痰・喀血や病態悪化をきたす可能性がある場合では，湿性咳嗽に対しても鎮咳薬を投与することがある．一方，**乾性咳嗽においては，QOLを低下させる咳嗽の場合は積極的に鎮咳薬の投与を考慮する．**

### 1 鎮咳薬

中枢性と末梢性に分類され，さらに中枢性鎮咳薬は麻薬性と非麻薬性に分けられる（後述）．末梢性鎮咳薬とは，気道局所に作用して，その結果として咳嗽の減少を期待するもので，特異的治療薬と非特異的治療薬がある．特異的治療薬は，咳嗽の原因となる疾患，病態に対する治療を目的とし，例として咳喘息に対する吸入ステロイド薬がこれに該当する．一方，非特異的治療薬には，喀痰調整薬，漢方薬，トローチ，局所麻酔薬などがある．これらは，いずれも気道の咳受容体への刺激を軽減することにより咳嗽を抑制するもので，通常末梢性鎮咳薬は咳嗽治療薬として分類されるが通常鎮咳薬には含めず，中枢性鎮咳薬のみが鎮咳薬と呼ばれていた．しかし，末梢性鎮咳薬として，世界初の選択的P2X3受容体拮抗薬が2022年に本邦で上市され，難治性の慢性咳嗽に対して用いられている（後述）．

#### 1）麻薬性中枢性鎮咳薬

麻薬性中枢性鎮咳薬は，オピオイド受容体を活性化し，延髄孤束核にある咳中枢を抑制して鎮咳作用を示す．高い鎮咳効果が期待できる反面，便秘，眠気，嘔気，呼吸抑制作用などの副作用に注意が必要となる．代表的な薬剤として，コデインリン酸塩水和物（リン酸コデイン）とジヒドロコデインリン酸塩がある．コデインリン酸塩の120 mg（成人の通常投与量は60 mg/日）は，モルヒネ10 mgから20 mgに匹敵する量とされるが，コデインリン酸塩1％（100倍数）であれ

ば，投与に際して麻薬施用者免許は必要ない．また，ジヒドロコデインリン酸塩は，コデインリン酸塩より強い（約2倍）鎮咳作用を有する．これらの鎮咳薬は，**重篤な呼吸抑制や肝機能異常を有する患者，気管支喘息発作中の患者，慢性肺疾患に続発する心不全患者には禁忌**である．なお，コデインリン酸塩には散剤と錠剤があるが，ジヒドロコデインリン酸塩は散剤のみであり，服用しにくいのが欠点である．ただし，ジヒドロコデインリン酸塩を用いた配合薬（後述）には，錠剤やシロップ剤の剤形がある．

### 2）非麻薬性中枢性鎮咳薬

鎮咳効果は麻薬性鎮咳薬に及ばないが，副作用が少なく，耐性や依存性がないという利点がある．代表的な薬剤として，デキストロメトルファン臭化水素酸塩水和物（メジコン®），チペピジンヒベンズ酸塩（アスベリン®），ジメモルファンリン酸塩（アストミン®），エプラジノン塩酸塩（レスプレン®），クロペラスチン（フスタゾール®），クロフェダノール（コルドリン®）などがある．

コデインリン酸塩と並び，市販薬として最も頻用されているのが，デキストロメトルファン臭化水素酸塩水和物であるが，重要な基本的注意として「眠気を催すことがあるので，**本剤投与中の患者には自動車の運転等危険を伴う機械の操作に従事させないように注意すること**」があることは意外に知られていない．また，チペピジンヒベンズ酸塩は粘膜下腺分泌亢進作用と線毛運動亢進作用，エプラジノン塩酸塩は喀痰粘稠度低下作用による去痰作用を有している．クロペラスチンは即効性があり，一方で夜間睡眠の質と持続時間の改善効果がある[3]．

### 3）末梢性鎮咳薬：選択的P2X3受容体拮抗薬

また近年，難治性の慢性咳嗽に対して選択的P2X3受容体拮抗薬であるゲーファピキサントクエン酸塩（リフヌア®）が上市された．P2X3受容体は，気道の迷走神経のC線維上に発現しているアデノシン三リン酸（ATP）受容体である．ATPは気道炎症の存在により気道上皮細胞から過剰に放出され，P2X3受容体と結合することで，C線維が活性化されて咳嗽反射が惹起されるため，P2X3受容体拮抗薬はこの反応を抑制することで鎮咳作用を示す．

なお，本剤は原因疾患に対する十分な治療にもかかわらず咳嗽が持続する治療抵抗性の慢性咳嗽（refractory chronic cough：RCC），あるいは集学的な精査によっても原因疾患が特定できない慢性咳嗽（unexplained chronic cough：UCC）を対象とする薬剤であることを認識したうえで使用すべきであり，他の鎮咳薬と同様に対症療法であるため漫然と使用しないように心掛ける必要がある．

また，本剤の有効性・安全性が確認された第Ⅲ相臨床試験において，本薬剤の投与群において味覚関連の有害事象（味覚不全，味覚消失，味覚減退，味覚障害）が約60％に認められている[4]．味覚関連の有害事象に関しては基本的には投与中止により可逆性に改善することが確認されているが，処方の際に患者へ事前の十分な説明が必要である．

## 2 喀痰調整薬

喀痰調整薬はどれも同じではなく，異なる作用機序をもつことを理解して投与する必要がある（図）．大きく以下の4つに分類される[1, 2]．

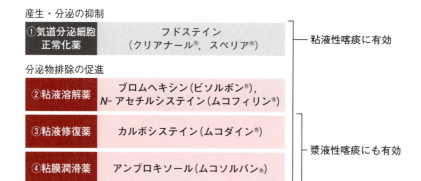

図　喀痰調整薬の分類
文献1を参考に作成

①気道分泌細胞正常化薬：杯細胞の過形成を抑制して，気道粘液産生を制御する薬剤で，フドステイン（クリアナール®，スペリア®）がある．
②粘液溶解薬：ムチンを溶解して，粘稠度を低下させる薬剤で，ブロムヘキシン塩酸塩（ビソルボン®）とN-アセチルシステイン（ムコフィリン®），エチルシステイン塩酸塩（チスタニン®）などがある．
③粘液修復薬：気道分泌状態を修復して，気道粘液構成成分を正常化させる薬剤で，カルボシステイン（ムコダイン®）がある．
④粘膜潤滑薬：肺サーファクタントの分泌増加により，気道粘液と気道上皮の粘着性を低下させ，粘液クリアランスを高める薬剤で，アンブロキソール塩酸塩（ムコソルバン®，ムコソルバン®L）がある．

　分泌物排除の促進には②〜④を，喀痰の産生・分泌の抑制には①を用いる[1, 2]．なお，前述の作用に加えて，ブロムヘキシン塩酸塩には，漿液性分泌増加作用，肺サーファクタントの分泌促進作用と線毛運動亢進作用がある．吸入製剤であるムコフィリン®吸入液は，添加物としてパラベンを含むため，アスピリン喘息患者に対しては，増悪を誘発する可能性がある．カルボシステインは，杯細胞過形成抑制作用，気道炎症抑制作用，粘膜正常化作用（線毛修復作用）を有しており，アンブロキソール塩酸塩には，気道液の分泌促進作用，線毛運動亢進作用などがある．また，カルボシステインとアンブロキソール塩酸塩には，COPDの急性増悪の頻度を減少させたとの報告がある[5, 6]．

　喀痰調整薬の投与に際しては，喀痰の原因となる病態に応じた薬剤選択が重要である．喀痰の量や性状，喀出困難度などをふまえて，まず1剤から投与を開始して，症状の改善があれば継続し，改善が乏しい場合は，ほかの作用機序をもつ薬剤へ変更する．基本は最も効果がある薬剤を選択し継続することであるが，喀痰症状が著明な場合は，作用機序が異なる薬剤を併用することで症状のコントロールが得られることもある．

## 3 鎮咳薬と喀痰調整薬，気管支拡張薬などとの配合剤

　主な配合剤としては表のようなものがある．
　エフェドリンやメチルエフェドリン，ジプロフィリンを配合することで気管支拡張作用が追加されている．これらのなかで，カフコデ®Nは，咳以外に，鼻水，咽頭痛，発熱などに有効な薬剤が配合されているため，かぜ症候群による咳嗽の場合に投与しやすい．

表 主な配合剤

| 薬剤名 | 有効成分 |
| --- | --- |
| フスコデ®<br>クロフェドリン®S | ジヒドロコデインリン酸塩<br>＋ メチルエフェドリン塩酸塩（交感神経 α，β受容体刺激薬）<br>＋ クロルフェニラミンマレイン酸塩（抗ヒスタミン薬） |
| カフコデ®N | ジヒドロコデインリン酸塩<br>＋ ジプロフィリン（キサンチン誘導体）<br>＋ メチルエフェドリン塩酸塩<br>＋ ジフェンヒドラミンサリチル酸塩（抗ヒスタミン薬）<br>＋ アセトアミノフェン（解熱鎮痛薬）<br>＋ ブロモバレリル尿素（催眠鎮静薬） |

## おわりに

　鎮咳薬，喀痰調整薬の効果については，臨床試験データが少ないため添付文書をもとに記載したが，エビデンスレベルが低い．したがって薬剤投与に際しては，患者個々の症状の変化を注意深く観察して効果を確認する必要がある．最後に，**咳嗽と喀痰の診療の基本は，症状の背景にある病態や原因疾患に対する特異的な治療である**ことを念押ししておきたい．

　補足：「咳嗽・喀痰の診療ガイドライン2019」の改訂版である「咳嗽・喀痰の診療ガイドライン第2版2025」（金子が喀痰セクションの委員長）が本書の発行直後の2025年4月に発刊予定であるため，本書には改訂版の内容を反映できていない．「咳嗽・喀痰の診療ガイドライン第2版2025」も参考にしていただければ幸いである．

### 引用文献

1) 「咳嗽・喀痰の診療ガイドライン2019」（日本呼吸器学会咳嗽・喀痰の診療ガイドライン2019作成委員会/編），メディカルレビュー社，2019
2) 金子 猛：I 主な呼吸器用薬剤と作用機序，喀痰調整薬（去痰薬）．「呼吸器疾患最新の治療2025-2026」pp61-63，南江堂，2025
3) Catania MA & Cuzzocrea S：Pharmacological and clinical overview of cloperastine in treatment of cough. Ther Clin Risk Manag, 7：83-92, 2011（PMID：21445282）
4) McGarvey LP, et al：Efficacy and safety of gefapixant, a P2X（3）receptor antagonist, in refractory chronic cough and unexplained chronic cough（COUGH-1 and COUGH-2）：results from two double-blind, randomised, parallel-group, placebo-controlled, phase 3 trials. Lancet, 399：909-923, 2022（PMID：35248186）
5) Waller P & Suissa S：Carbocisteine for acute exacerbations of COPD. Lancet, 372：1630；author reply 1631-1630；author reply 1632, 2008（PMID：18994655）
6) Malerba M, et al：Effect of twelve-months therapy with oral ambroxol in preventing exacerbations in patients with COPD. Double-blind, randomized, multicenter, placebo-controlled study（the AMETHIST Trial）．Pulm Pharmacol Ther, 17：27-34, 2004（PMID：14643168）

### プロフィール

**長澤 遼（Ryo Nagasawa）**
横浜市立大学大学院医学研究科 呼吸器病学 助教
研修医の頃は自分の臨床力や進路先のこと等悩むことも多いかと思います．大変な時期ではあると思いますが，臨床を経験することや自分の勉強に集中できる貴重な時間でもあると思います．叱られて落ち込んだりすることがあったとしても，思いつめる必要はありませんので，楽しむということも忘れずに研修生活頑張ってください．

**原 悠（Yu Hara）**
横浜市立大学大学院医学研究科 呼吸器病学 講師

**金子 猛（Takeshi Kaneko）**
横浜市立大学大学院医学研究科 呼吸器病学 主任教授

第4章　消化器の薬の使い分け

# 1. 総論

岡田裕之

● Point ●

- ・逆流性食道炎の第一選択薬はプロトンポンプ阻害薬（PPI）もしくはボノプラザンである
- ・薬剤性消化管粘膜障害予防にPPIは有効であるが，再発予防のみに適応がある
- ・機能性ディスペプシア（FD）の病名で適応があるのはアコチアミドのみである
- ・刺激性下剤の使用は短期間に止める
- ・新たな作用機序の便秘薬が次々に登場してきている

## はじめに

　本稿では消化管疾患に用いられる主な薬剤の使い方について略記する.

## *1.* 上部消化管疾患

　*Helicobacter pylori* 感染者の減少，除菌治療の普及，食生活の欧米化により本邦における上部消化管疾患の様相は変化してきている．胃・十二指腸潰瘍患者は減少し，胃食道逆流症（gastro esophageal reflux disease：GERD）患者が増加してきている．さらに高齢者の増加により腰痛，膝関節痛患者や脳血管障害患者などの非ステロイド性抗炎症薬（NSAIDs）や低用量アスピリン（LDA）内服患者が増え，それによる薬物性潰瘍が増加している．また，FD（functional dyspepsia：機能性ディスペプシア）という病名も確立し，治療薬を処方する機会も増えてきている.

### 1 胃食道逆流性（GERD）

　逆流性食道炎（GERDのうち粘膜傷害を起こしているもの）の治療薬としてはガイドラインでは軽症例ではPPIとボノプラザン（タケキャブ®）はいずれも第一選択薬として使用することが推奨（強い推奨）されている[1]．重症例ではボノプラザン 20 mg/ 日を4週間投与することが提案（弱い推奨）されている．軽症例の長期維持療法についてはPPIが推奨され，ボノプラザンが提案されている．重症例の長期管理についてはボノプラザン 10 mg/ 日が提案されている.

### 2 薬物性潰瘍

　NSAIDs潰瘍の治療においてはNSAIDsを中止し，抗潰瘍薬の投与を推奨する．NSAIDs が中

止困難な場合は第一選択薬としてPPIを推奨する．NSAIDs投与開始予定例では，潰瘍発生予防目的の*H. pylori*除菌は行うよう推奨する．潰瘍既往歴のある患者のNSAIDs潰瘍の予防にはPPIを推奨し，ボノプラザンを提案する．潰瘍既往歴がない患者においてもPPIによる予防を行うよう提案するが一次予防に保険適用はない．

LDA起因性潰瘍においてLDAは可能な限り休薬せずにPPIあるいはボノプラザンで治療する．LDAによる潰瘍再発抑制にはPPIあるいはボノプラザンが推奨される．LDAによる潰瘍既往のない場合のLDA起因性潰瘍発生の一次予防にPPI投与が推奨されるが保険適用外である[2]．

### 3 機能性ディスペプシア（FD）

器質的所見を認めない胃部痛，胃もたれなどの上腹部を中心とした症状を呈する疾患としてFDが2013年に保険病名として誕生した．胃部痛が主症状の場合はPPI，$H_2$受容体拮抗薬（$H_2$RA）などの酸分泌抑制薬が有効である．一方，胃もたれが主症状の場合は消化管運動機能改善薬が有効である[3]．ただし，FDの病名で保険適用があるのは消化管運動機能改善薬に分類されるアセチルコリンエステラーゼ阻害薬であるアコチアミド（アコファイド®）のみである．

## *2.* 下部消化管疾患

下部消化管の症状としては，下痢，便秘が主体となる．慢性下痢，急速な便秘の進行，あるいは血便の混入が認められる場合には，悪性腫瘍や炎症性腸疾患など器質的疾患の鑑別目的で大腸内視鏡検査が必要である．そのほか，下痢はさまざまな器質的要因によって引き起こされるため，下痢に対する薬物療法は，その原因を十分に把握して病態に即した投薬を行うことが重要である．慢性便秘も古くからの課題であるが，新たな薬剤が登場して治療の選択肢がひろがってきている．

### 1 過敏性腸症候群（IBS）

慢性下痢，便秘の原因で最も多いIBSに対して，消化管運動機能改善薬は有用であり投与することが提案されている．ただしIBSに保険適用をもつ消化管運動機能調整薬はトリメブチンマレイン酸塩（セレキノン®）のみである．

抗コリン薬は腹痛などの腹部症状に有効，「下痢型」には5-HT₃拮抗薬（ラモセトロン）や止痢薬，「便秘型」には粘膜上皮機能変容薬（ルビプロストン，リナクロチド），胆汁酸トランスポーター阻害薬（IBAT）が有用である．乳酸菌製剤も腸内環境を整え，下痢や便秘，および腹部不快感を改善する．「便秘型」に対しては，便の水分を増やして柔らかくしたり，腸を刺激して排便を促す目的で緩下剤を用いる．「下痢型」に対して，止痢薬を頓服で用いることもある．そのほか，漢方薬や抗不安薬が用いられることもある[4]．

### 2 器質的疾患による下痢

冬場のノロウイルス，夏場の腸炎ビブリオなど自然軽快する食中毒の下痢は，原因病原体の排泄に寄与する側面もあるので，十分な水分，電解質補給に努め，むしろ下痢を止める必要はない．若年者で慢性の腹痛，下痢をきたす場合，Crohn病の可能性を念頭におく．**潰瘍性大腸炎の重症例では，安易に鎮痙薬やロペラミド塩酸塩のような止痢薬を用いると，中毒性巨大結腸症の誘因となることがある**ので注意を要する．

### 3 慢性便秘

慢性便秘に対しては酸化マグネシウム（マグミット®）などの浸透圧性下剤が有用であり，基本薬として使用する．センノシド（プルゼニド®），センナ（アローゼン®）などの刺激性下剤も有効であるが，長期連用により耐性が出現する．**浸透圧性下剤で効果が不十分な場合に頓用，あるいは短期間の使用にとどめるべきである．**

一方で既存の薬剤とは異なった作用機序を示す新たな便秘薬があいついで登場した．ルビプロストン（アミティーザ®）やリナクロチド（リンゼス®）はいずれも腸管内への水分分泌を促進し，便を軟化させて排便を促す．また，エロビキシバット（グーフィス®）は胆汁酸再吸収を阻害して大腸に流入する胆汁酸を増加させ，大腸運動も促進させ排便を促す．さらに，ポリエチレングリコールが主成分の浸透圧性下剤であるモビコール®配合内用剤も登場した．それらはいずれも**他の便秘治療薬で効果不十分な場合に使用することとの条件が付されている**[5]．

## おわりに

本稿で述べた代表的な消化器病治療薬について，同効薬の病態に応じた効果的な使い方は各論で概説していただくので参照してほしい．

### 引用文献

1) 「胃食道逆流症（GERD）診療ガイドライン2021 改訂第3版」（日本消化器学会／編），南江堂，2021
2) 「消化性潰瘍診療ガイドライン2020 改訂第3版」（日本消化器学会／編），南江堂，2020
3) 「機能性消化管疾患診療ガイドライン2021−機能性ディスペプシア（FD）改訂第2版」（日本消化器病学会／編），南江堂，2021
4) 「機能性消化管疾患診療ガイドライン2020−過敏性腸症候群（IBS）改訂第2版」（日本消化器病学会／編），南江堂，2020
5) 「便通異常症診療ガイドライン2023 慢性便秘症」（日本消化管学会／編），南江堂，2023

### プロフィール

**岡田裕之（Hiroyuki Okada）**
姫路赤十字病院院長，岡山大学名誉教授
最近の関心事は医療DX，医療現場におけるAIの可能性と限界．
レジデントの先生方は研修制度に振り回されずに志望科を選択し，5年後，10年後こうありたいという自分の医師像を頭に描きながら夢をもって進んでほしい．

第4章　消化器の薬の使い分け

# 2. 酸分泌抑制薬の使い分け

原田　智，樋口和秀

## Point

・酸分泌抑制薬が必要となる疾患は消化性潰瘍だけでなく，GERDや*H.pylori*の除菌にも用いられている

・胃酸関連疾患には，酸分泌抑制薬以外の薬剤の併用が必要となる場合もある

## はじめに

　かつて，酸分泌抑制薬の開発は消化性潰瘍の治療とともに進んできた．消化性潰瘍治療薬開発の歴史のなかで最初の大きなブレイクスルーはH2受容体拮抗薬（histamine H2-receptor antagonist：H2RA）の開発であり[1]，H2RAの登場（日本での上市は1982年）によりそれまで外科手術を余儀なくされていた消化性潰瘍の頻度は大きく減少した．その後もより強力な酸分泌抑制効果を求めてプロトンポンプ阻害薬（proton pump inhibitor：PPI）が開発され（日本での上市は1991年），2015年にはPPIをも上回る酸分泌抑制効果を有するカリウムイオン競合型酸分泌抑制薬（potassium-competitive acid blocker：P-CAB）も上市されている．さらに，これら薬剤の適用疾患も拡大され，今日では消化性潰瘍のみならず胃食道逆流症（gastro esophageal reflux disease：GERD）や*Helicobacter pylori*（*H.pylori*）の除菌療法にも用いられている．本稿では酸分泌抑制薬のうち，特にPPIとP-CABに焦点を当て，その効果および症例に応じた使い分けについて概説する．

## 1. 薬の基礎知識

　胃酸分泌の最終段階では，胃壁細胞に存在する$H^+/K^+$-ATPaseにより細胞外の$K^+$と細胞内の$H^+$を交換することで胃液内に$H^+$を供給する．PPIは，これを直接阻害することで酸分泌抑制効果を発揮する．一方，P-CABは$K^+$の細胞内への取り込みを競合的に阻害することで胃内への$H^+$の供給を阻み酸分泌を抑制している．

　PPIは酸性環境下で不安定であること，酸分泌抑制作用の立ち上がりが遅いこと，代謝酵素に遺伝子多型が存在し効果に個人差が生じることなどの課題があったが，これらを克服しているP-CABは，より強力な酸分泌抑制効果をすべての患者に一律に発揮することができる．2020年に報告された多施設共同研究ではPPIとボノプラザンとの酸分泌抑制効果の比較が行われ，その

表　酸分泌抑制薬の一覧

| 一般名 | 商品名（先発薬） | 分類 | 代謝経路 | 常用量 |
|---|---|---|---|---|
| オメプラゾール | オメプラール® | PPI | CYP2C19 | 20 mg |
| ランソプラゾール | タケプロン® | PPI | CYP2C19 | 30 mg |
| ラベプラゾール | パリエット® | PPI | 非酵素的代謝 | 10 mg |
| エソメプラゾール | ネキシウム® | PPI | CYP2C19，一部CYP3A4 | 20 mg |
| ボノプラザン | タケキャブ® | P-CAB | CYP3A4，一部CYP2C19 | 20 mg |

結果常用量PPI 4倍量≒ボノプラザン20 mg（常用量），常用量PPI 2倍量≒ボノプラザン10 mg（半量）であることが報告されている[2]．本邦で認可されているPPIおよびP-CABは表の通りである．

# 2. GERD治療での考え方

### 症例1
　55歳女性．1カ月前より断続的な胸やけと心窩部痛が出現し，市販の胃薬を内服するも改善しないため受診した．上部消化管内視鏡検査にて逆流性食道炎を指摘された．

## 1 研修医の疑問
　GERD治療では各種ある酸分泌抑制薬のうち，どの薬剤を選択すべきだろうか？

## 2 薬の使い方のコツ～この症例ではこう考える
　外来患者の内視鏡検査におけるGERD有病率は1980年代には1.6％前後であった．しかし1990年代後半より増加し，2000年代には13.1％と高い有病率を示しており，日本のGERD有病率は増加傾向にある[3]．

　酸分泌抑制薬の使用方法として，PPIを第一選択として治癒後にH2RAなどに切り替える治療法がstep down therapyと[4]，またH2RAを最初に投与し，効果がない場合にPPIに切り替える方法がstep up therapyと称されてきた．しかし，PPIがH2RAよりも酸抑制効果に優れている点や，病態に胃酸が関与しているかどうかを鑑別するためのPPIテストを同時に行えるメリット，加えて医療経済的にも有用であるなどの理由から現在ではstep down therapyが推奨されている．さらに近年，PPIよりも強力な酸分泌抑制効果を有するP-CABの登場に伴いP-CABを第一選択とする「Top down therapy」という概念も提唱されている[5]．特にLos Angels分類（LA分類）Grade CおよびGrade Dの重症逆流性食道炎に対しては，ボノプラザン20 mgがランソプラゾール30 mgに対して有意に治癒率が高いことが示されている[6, 7]．この結果をふまえ，2021年に改訂された「GERD診療ガイドライン2021」[8]においても，重症逆流性食道炎に対する初期治療はボノプラザンが推奨されている．一方でLA分類Grade AおよびGrade Bの軽症逆流性食道炎に対してはPPIとボノプラザンの有意差はみられず，前出のガイドラインにおいては両者が第一選択として推奨されている．しかし逆流性食道炎の症状消失速度は酸分泌抑制力に依存することも知られており，GERD治療の第一選択としては，現状使用できる酸分泌抑制薬のうち最も強力な効果

を有するボノプラザンで治療を開始し，4～8週で半量に落としていき，軽症の逆流性食道炎であれば，一度投薬中止を，重症型では，維持療法を続けるといった計画で進めると患者のQOLを加味した費用対効果も良好と考えられる[9]．

●処方例
ボノプラザン（タケキャブ®）20 mg 1回1錠　1日1回　4週間

### 3 研修医の陥りやすいピットフォール

　GERDと同様の症状が出現する疾患の1つに機能性ディスペプシア（functional dyspepsia：FD）があげられる．GERDとFDはおのおのが別の疾患でありながら症状に共通する部分が多いため混同されがちであり，さらにこの2つはときにオーバーラップすることが認識を複雑にしている．こうした症例の鑑別として食道内圧検査や24時間pHモニタリングといった機能検査が存在するが，こうした機能検査は特殊検査であり一般の市中病院では容易に施行できないといった問題もある．酸との関係性を知ることが「GERD」と「FD」を鑑別する一助となるため，前述のとおり**P-CABによる「Top down therapy」**が，その症状が酸に関係している症状かどうかを**見分ける簡単な方法**であるので，この診断的治療をうまく利用することが日常臨床でのコツとなる．

# Advanced Lecture

## ■ 薬物治療抵抗性GERDに対する内視鏡治療

　現在では薬物治療に抵抗性のGERDも多く存在する．こうした治療抵抗性GERDに対して逆流防止を目的とした内視鏡治療も試みられている．2014年には早期癌に対する内視鏡的粘膜下層剥離術（endoscopic submucosal dissection：ESD）の手技を応用したESD for GERD（ESD-G）によるGERD治療が開発され[10]，良好な治療効果が確認できたことから，同じく2014年に開発されたanti-reflux mucosectomy（ARMS）とともに内視鏡的逆流防止粘膜切除術として2022年4月に保険適用となった．

# 3. 薬剤性潰瘍予防での考え方

### 症例2
　75歳男性．1年前に急性心筋梗塞のため冠動脈ステント留置術を施行され，現在は低用量アスピリン（low dose aspirin：LDA）による抗血栓療法を継続され，同時に薬剤性潰瘍予防のため酸分泌抑制薬を併用している．

### 1 研修医の疑問

　薬剤性潰瘍の予防に，酸分泌抑制薬はどの程度必要か？

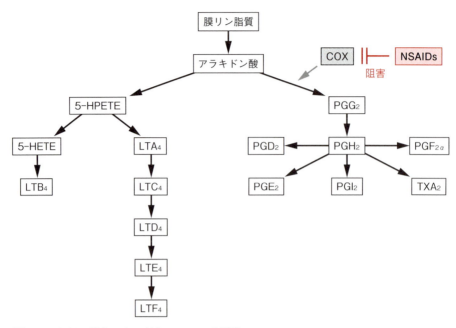

図　アラキドン酸カスケードとNSAIDsの関連
PG：プロスタグランジン，LT：ロイコトリエン，COX：シクロオキシゲナーゼ，HPETE：ヒドロペルオキシエイコサテトラエン酸，HETE：ヒドロキシエイコサテトラエン酸

## 2 薬の使い方のコツ〜この症例ではこう考える

　LDAを含む非ステロイド性抗炎症薬（non-steroidal anti-inflammatory drugs：NSAIDs）はアラキドン酸代謝を司るシクロオキシゲナーゼ（COX）を阻害するため，プロスタグランジン（PG）の産生が抑制され（図），粘膜傷害が惹起される．

　通常，H.pylori陽性の消化性潰瘍の場合，再発予防にはH.pylori除菌が有効であるが，NSAIDs継続投与中の患者ではH.pylori陽性であっても除菌に有意な予防効果はなく[11]，PPI投与の方が有効と報告されており[12]，本邦ではLDA投与時における胃十二指腸潰瘍予防に対してPPIおよびP-CABの半量投与が保険適用となっている．一方で，ボノプラザンの長期投与が高ガストリン血症を惹起するといった報告[13]があることに加え，PPIの長期投与による骨粗鬆症や肺炎リスク増悪の可能性が指摘されるなど，エビデンスは不十分にもかかわらず長期間にわたり酸分泌を強力に抑制することの是非はいまだ議論がわかれている．

　こうした懸念から，**薬剤性潰瘍に対しては適切な量の酸分泌抑制薬に加えてPG製剤を併用するなど，多面的な予防が望ましい**とされる．PG製剤であるミソプロストールは臨床使用量で細胞保護作用に加えて酸分泌抑制作用を発揮し，胃潰瘍に対してH2RAと同等の治癒促進効果があることも報告されている[14]．

---

●処方例

ラベプラゾール（パリエット®）5 mg　1回1錠　1日1回
ミソプロストール（サイトテック®）200μg　1回1錠　1日4回（毎食後と眠前）

### 3 研修医の陥りやすいピットフォール

　潰瘍治療の基本が酸分泌抑制であることに異論の余地はなく，PPIやP-CABのみで治癒する薬剤性潰瘍も存在する．しかし，PPIやP-CABのみで治癒しない潰瘍や治癒後に再発をくり返す症例もあることから，そうした症例に漫然と酸分泌抑制のみで治療を継続することは長期的に患者のQOLを損ねることとなりかねず，防御因子増強薬やPG製剤など**酸分泌抑制以外の対策を理解することは重要**である．

## *4.* *H.pylori* 除菌での考え方

> **症例3**
>
> 　40歳男性．胃癌検診にて *H.pylori* 感染を指摘され，上部消化管内視鏡検査でも *H.pylori* 感染胃炎と診断されたため，*H.pylori* 除菌目的に受診した．

### 1 研修医の疑問

*H.pylori* 除菌療法における酸分泌抑制薬の選択はどうするか？

### 2 薬の使い方のコツ〜この症例ではこう考える

　本邦において保険適用となっている *H.pylori* 除菌療法はPPIまたはP-CAB，クラリスロマイシン（CAM），アモキシシリンの3剤を用いる一次除菌とCAMの代わりにメトロニダゾール（MTZ）を使用する二次除菌がある．しかしPPIを用いたレジメンによる除菌率は，現在，70％を下回るまでに低下している．これにはCAMおよびMTZに対する耐性菌が増加していることが影響しているとされ，除菌率向上の試みが続けられている．

　*H.pylori* 除菌の際には胃内pHを上昇させることが除菌率の向上につながることが知られており，近年登場したP-CABであるボノプラザンを用いた除菌率の検討が行われている．その結果，一次除菌・二次除菌とも90％に近い除菌率を有することが報告されている[15, 16]ことから，現在では *H.pylori* 除菌の際に用いる酸分泌抑制薬はボノプラザンが第一選択として確立されつつある．また，**除菌薬についてはパック製剤の上市もされており，服薬アドヒアランス向上のため積極的に利用すべき**である．

---

●**処方例1**

　ボノプラザン（タケキャブ®）20 mg　1回1錠　1日2回（朝夕食後）7日間

　クラリスロマイシン（クラリス®）200 mg　1回1錠　1日2回（朝夕食後）7日間

　アモキシシリン（サワシリン®）250 mg　1回3錠　1日2回（朝夕食後）7日間

---

●**処方例2**

　上記3剤のパック製剤（ボノサップ®）1回1シート　1日2回　7日間

---

## 3 研修医の陥りやすいピットフォール

*H.pylori* 感染は胃癌との関連が知られており，除菌による胃癌発生の抑制が期待されている．胃癌罹患率が高い本邦においては，非常に重要な治療の1つであるが，除菌後の胃癌が完全に抑制されるわけではない．特に除菌後胃癌は内視鏡的に描出困難である特徴もあり，**除菌に成功したとしても常に胃癌発生を念頭におき，定期的な内視鏡検査を怠ってはならない**．

# おわりに

本稿では酸分泌抑制薬の種類および使い分けについて主な適用疾患ごとに概説した．最近，*H.pylori* 感染もなく，NSAIDs も使用していない特発性胃潰瘍が増加しつつある[17]．PPI や P-CAB で治療するのは当然であるが，ここで忘れてはならないことは，この胃潰瘍がどうしてできたのかを必ず考え，究明することである．

最後にもう1つ注意しなければならないことは，いずれの疾患においても酸分泌抑制は治療の際に重要なウエイトを占めているが，一方で酸分泌抑制以外の作用も必要なことである．長期の酸分泌抑制にリスクがあることも前述の通りであるが，特に日本人では酸分泌能が欧米人ほど高くないことも指摘されており，**酸分泌抑制だけにとらわれず広い視野をもって症例ごとに対処する**ことが大切である．

### 引用文献

1) Sachs G, et al：Gastric acid-dependent diseases：a twentieth-century revolution. Dig Dis Sci, 59：1358-1369, 2014（PMID：24852882）

2) Takeuchi T, et al：Randomised trial of acid inhibition by vonoprazan 10/20 mg once daily vs rabeprazole 10/20 mg twice daily in healthy Japanese volunteers（SAMURAI pH study）. Aliment Pharmacol Ther, 51：534-543, 2020（PMID：31990424）

3) Fujiwara Y & Arakawa T：Epidemiology and clinical characteristics of GERD in the Japanese population. J Gastroenterol, 44：518-534, 2009（PMID：19365600）

4) Reynolds JC：Individualized acute treatment strategies for gastroesophageal reflux disease. Scand J Gastroenterol Suppl, 213：17-24, 1995（PMID：8578239）

5) 樋口和秀, 他：胃食道逆流症（GERD）. 消化器の臨床, 20：322-325, 2017

6) Ashida K, et al：Randomised clinical trial：vonoprazan, a novel potassium-competitive acid blocker, vs. lansoprazole for the healing of erosive oesophagitis. Aliment Pharmacol Ther, 43：240-251, 2016（PMID：26559637）

7) Ashida K, et al：Randomised clinical trial：a dose-ranging study of vonoprazan, a novel potassium-competitive acid blocker, vs. lansoprazole for the treatment of erosive oesophagitis. Aliment Pharmacol Ther, 42：685-695, 2015（PMID：26201312）

8) 「GERD診療ガイドライン2021（改訂第3版）」（日本消化器病学会/編），南江堂，2021

9) Yokoya Y, et al：Cost-utility analysis of a 'vonoprazan-first' strategy versus 'esomeprazole- or rabeprazole-first' strategy in GERD. J Gastroenterol, 54：1083-1095, 2019（PMID：31396703）

10) Ota K, et al：A novel endoscopic submucosal dissection technique for proton pump inhibitor-refractory gastroesophageal reflux disease. Scand J Gastroenterol, 49：1409-1413, 2014（PMID：25384555）

11) de Leest HT, et al：Eradication of Helicobacter pylori does not reduce the incidence of gastroduodenal ulcers in patients on long-term NSAID treatment：double-blind, randomized, placebo-controlled trial. Helicobacter, 12：477-485, 2007（PMID・17760715）

12) Vergara M, et al：Meta-analysis：role of Helicobacter pylori eradication in the prevention of peptic ulcer in NSAID users. Aliment Pharmacol Ther, 21：1411-1418, 2005（PMID：15948807）

13) Kojima Y, et al：Does the Novel Potassium-Competitive Acid Blocker Vonoprazan Cause More Hypergastrinemia than Conventional Proton Pump Inhibitors? A Multicenter Prospective Cross-Sectional Study. Digestion, 97：70-75, 2018（PMID：29393198）

14) 樋口和秀, 他：プロスタグランジン製剤の使い方. 診断と治療, 97：1202-1202-1207, 2009

15) Ozaki H, et al：Vonoprazan, a Novel Potassium-Competitive Acid Blocker, Should Be Used for the Helicobacter pylori Eradication Therapy as First Choice：A Large Sample Study of Vonoprazan in Real World Compared with Our Randomized Control Trial Using Second-Generation Proton Pump Inhibitors for Helicobacter pylori Eradication Therapy. Digestion, 97：212-218, 2018（PMID：29393194）

16) Murakami K, et al：Vonoprazan, a novel potassium-competitive acid blocker, as a component of first-line and second-line triple therapy for Helicobacter pylori eradication：a phase III, randomised, double-blind study. Gut, 65：1439-1446, 2016（PMID：26935876）

17) Nakajima N, et al：Background factors of idiopathic peptic ulcers and optimal treatment methods：a multicenter retrospective Japanese study. J Clin Biochem Nutr, 74：82-89, 2024（PMID：38292123）

## プロフィール

**原田　智（Satoshi Harada）**
大阪医科薬科大学 第2内科 / 葛城病院 内科
専門分野：上部消化管
胃酸関連疾患や上部消化管悪性腫瘍の内視鏡治療を専門に取り組んでいます．本稿が読者の理解の一助となれば幸いです．

**樋口和秀（Kazuhide Higuchi）**
大阪医科薬科大学 名誉教授 / 医療法人ラポール会 理事長

第4章　消化器の薬の使い分け

# 3. 便秘薬・整腸薬・止痢薬の使い分け

中島　淳

● **Point** ●

・便秘薬は刺激性下剤は頓用または短期の使用に限定し，非刺激性下剤は特徴と副作用に留意して選択する

・酸化マグネシウムの使用に際しては腎機能の異常がないことを確認し，使用の際は血清マグネシウム濃度の定期的チェックを行う必要がある．特に高齢者では高マグネシウム血症に注意が必要である．またPPIなどの併用注意薬がある

・整腸薬は生菌製剤と耐性乳酸菌製剤の2種類があり，臨床現場では便形状の正常化などに用いるがエビデンスには乏しい

・止痢薬はあくまで一時的な対処療法であり，原疾患の治療を優先する．ロペラミドは偽膜性腸炎では禁忌である

## はじめに

　下痢・便秘は日常診療できわめて高頻度に遭遇する症状であり，その対応に際してまずどのような薬剤を用いるかは重要である．

## *1.* 便秘薬 (表)

### 1 薬の基礎知識

　便秘薬には**刺激性下剤**としてセンノシドを中心としたアントラキノン系薬剤とビサコジルやピコスルファートなどのジフェノール系の2種類があり，非刺激性下剤には**浸透圧性下剤**（酸化マグネシウム，ラクツロース，ポリエチレングリコール）や**分泌型**（日本では上皮機能変容薬とも呼ばれルビプロストン，リナクロチドなどがある），**胆汁酸トランスポーター阻害薬**（エロビキシバット）などがある．

　各種便秘薬の使い分けの基本は，刺激性下剤はあくまで頓用ないしはごくごく短期間の使用にとどめるということ，非刺激性下剤は毎日内服して投与量の調整をして適切な排便を実現する使い方をすることとなる．刺激性下剤は旅行などの環境の変化による一過性の便秘，何日も排便がない便秘を一時的に解消するために，あくまでon demandで使う．通常の便秘であれば**まずは酸化マグネシウムのような浸透圧性下剤からはじめ，効果がないときに随時切り替えていく**．また

表1　代表的な便秘薬

| | 注意すべき副作用 | 特徴 | 注意 |
|---|---|---|---|
| ①酸化マグネシウム | 高マグネシウム血症，下痢 | わが国で最も使われている | 定期的血清Mg濃度測定が推奨 |
| ②ラクツロース（ラグノス®） | 下痢 | 安全性と用量調節性に優れる | − |
| ③ポリエチレングリコール（モビコール®） | 下痢，腹痛など | 安全性と用量調節性に優れる | − |
| ④ルビプロストン（アミティーザ®） | 下痢，悪心など | 高いエビデンスと用量調整性に優れる | − |
| ⑤リナクロチド（リンゼス®） | 下痢 | 腹部症状のある際には有効 | − |
| ⑥エロビキシバット（グーフィス®） | 腹痛，下痢など | 効果が迅速で，満足度が高い | − |
| ⑦センナ，センノシド（刺激性下剤） | 腹痛，悪心嘔吐など | 頓用，あるいはほかの非刺激性下剤にアドオンで使用 | − |
| ⑧ナルデメジン（スインプロイク®） | 下痢 | オピオイド誘発性の便秘に対して有効 | − |

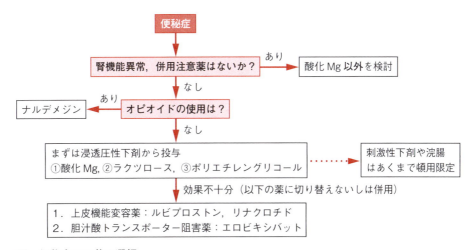

図　便秘症での薬の選択
文献1を参考に作成

酸化マグネシウムは，PPIなどの併用注意薬がある場合や，患者に腎疾患や腎機能異常がある場合などは高マグネシウム血症のリスクがあるので，投与は控えてほかの浸透圧性下剤などからはじめる（図）．

### 1）刺激性下剤

センナ，センノシドなどのアントラキノン系下剤は腸管神経節を直接刺激して強力に大腸運動の促進と分泌を行うために高い効果が期待できるが，薬剤耐性や，依存性という薬理学的問題があり，**毎日内服することは避け，あくまで頓用あるいは短期の使用に限定**する．毎日内服すると徐々に内服量が増え薬剤依存性になってくるため，毎日服用させることは厳に慎む．

### 2）非刺激性下剤

これまでわが国には酸化マグネシウムしかなかったが，近年多くの新薬が登場してきた．これらの新規便秘薬は臨床治験を経ており高いエビデンスが担保されている．

**表2 酸化Mg併用注意薬一覧**

| |
|---|
| テトラサイクリン系抗生物質（テトラサイクリン，ミノサイクリン等），ニューキノロン系抗菌剤（シプロフロキサシン，トスフロキサシン等），ビスホスホン酸塩系骨代謝改善剤（エチドロン酸二ナトリウム，リセドロン酸ナトリウム等），抗ウイルス剤（ラルテグラビル，エルビテグラビル・コビシスタット・エムトリシタビン・テノホビル ジソプロキシルフマル酸塩等） |
| アジスロマイシン，セレコキシブ，ロスバスタチン，ラベプラゾール，ガバペンチン |
| ジギタリス製剤（ジゴキシン，ジギトキシン等），鉄剤，フェキソフェナジン |
| ポリカルボフィルカルシウム，ミソプロストール |
| 高カリウム血症改善イオン交換樹脂製剤（ポリスチレンスルホン酸カルシウム，ポリスチレンスルホン酸ナトリウム） |
| 活性型ビタミン$D_3$製剤（アルファカルシドール，カルシトリオール等） |
| 大量の牛乳，カルシウム製剤 |
| リオシグアト，ロキサデュスタット，バダデュスタット，炭酸リチウム |
| $H_2$受容体拮抗薬（ファモチジン，ラニチジン，ラフチジン等），プロトンポンプインヒビター（オメプラゾール，ランソプラゾール，エソメプラゾール等）など酸分泌抑制薬 |

文献1より引用

### ① 酸化マグネシウム

わが国で最も使われている浸透圧性下剤の1つであるが，稀に高マグネシウム血症による重篤な副作用があるので，高齢者などの腎機能の悪い患者には使用は避け，長期の使用では腎機能正常例でも血液マグネシウム濃度の定期的チェックが推奨される．またPPIなどの併用注意薬があり注意を要する（表2）．

### ②，③ ラクツロース（ラグノス®），ポリエチレングリコール（モビコール®）

浸透圧性下剤で，最近発売された新薬であるが欧米では長期にわたり使用経験があり，腎機能低下患者でも使えるなど高い安全性や電解質異常を起こさないことがわかっているため，「便通異常症診療ガイドライン2023 慢性便秘症」でも酸化マグネシウムとともに第一選択薬となっている[2]．

### ④，⑤ ルビプロストン，リナクロチド

分泌下剤（上皮機能変容薬）と呼称され，作用機序は小腸末端での腸液の分泌を促進して便の軟化，結腸運動の促進を惹起させるものでありガイドラインでは浸透圧性下剤の有効性が不十分の場合使う位置づけになっている．リナクロチドは便秘薬としての作用に加え，内臓知覚過敏の抑制作用によって腹痛の改善効果があり，便秘薬以外に過敏性腸症候群の治療薬としての保険適用がある．

### ⑥ エロビキシバット

胆汁酸トランスポーター阻害薬である．近年の研究で胆汁酸は消化吸収に使われた後ほとんどすべて回腸末端で再吸収され，腸肝循環を形成して再利用されるが，ごく一部，大腸に流入すると結腸運動の促進と大腸での水分泌を刺激することがわかってきた．エロビキシバットは回腸末端での胆汁酸再吸収トランスポーターを一部阻害することで大腸へ流入する胆汁酸量を増加させ，便秘薬としての薬効を発揮する．本剤は作用時間がきわめて速いこと（内服後排便までは平均5～6時間）と，患者満足度が高いことが臨床試験で明らかになっている[3]．また慢性便秘患者では便意の欠如が治療上問題になっているが本薬剤は便秘患者の便意の低下を改善するエビデンスがある点が注目されている[4]．本剤もガイドラインでは浸透圧性下剤の有効性が不十分の場合使う位置づけになっている[2]．

⑧ ナルデメジン

末梢型オピオイド受容体拮抗薬でオピオイドの鎮痛効果への影響なしに便秘症状を改善することが期待できるため，オピオイド使用時の便秘には有効である．オピオイド受容体は中枢（脳）と末梢（大腸）にあり，オピオイドを投与されると中枢の受容体が活性化されて鎮痛効果を発揮するが，同時に腸管の末梢の受容体も活性化され便秘が発症する．ナルデメジンは中枢には作用せず末梢型のオピオイド受容体のみを阻害する，末梢型オピオイド受容体拮抗薬である．疼痛緩和領域で疼痛治療にトラマドールなどのオピオイドを用いる際には非常に有効な便秘対策になる．最新のガイドラインでもオピオイド使用による便秘にはまず使う薬剤として推奨されている[2]．

便秘薬のアドヒアランスを上げるためには用量の調節をして適切な排便を実現することが重要であり，そのためには投与量の調節が肝心である．

## ② 薬の使い方のコツ〜この症例ではこう考える

### 症例

80歳代男性，1週間ほど排便がないということで便秘薬を希望で受診．
特記すべき既往歴なし．
腹部は平坦で軟，腸雑音は正常，血圧：120/86 mmHg，血液検査：WBC：8,800，Hb：7.8，Plt：44，AST：26，ALT：30，BUN：24，Cr：1.6，腹部X線異常なし．逆流性食道炎の治療でプロトンポンプ阻害薬（PPI）を内服中
便秘治療のために酸化マグネシウム1回0.67 g 1日3回を処方した．

酸化マグネシウムはPPIと添付文書上併用注意薬になっている，最も問題なのは腎機能が異常な患者に酸化マグネシウムを出したことである．**腎機能異常のある患者さんでは高マグネシウム血症による重篤な副作用が報告されているのでほかの便秘薬を選択すべきであろう**．また貧血を認めるので悪性疾患を疑って大腸内視鏡などの精査をすべき症例である．

また，本症例では1週間以上も排便がないため，直腸に糞便が貯留して糞便塞栓状態にあることが推測される．このような場合，必ず腹部画像検査（腹部CTなど）を行い，重篤な疾患がないかのチェックを行う．このようなときはまずは外来で直腸指診を行い直腸に硬便の貯留を認める場合は摘便に加えグリセリン浣腸を行う．直腸の糞便塞栓の除去をしてから便秘薬の投与を行わないと糞便塞栓による腸管穿孔などが高齢者では容易に起こることがあるので注意されたい．

### ●処方例

ポリエチレングリコール（モビコール®）1日　1袋　状況に応じて3袋まで増量

### ●ここがポイント

1. 酸化マグネシウムはわが国で最も使われている便秘薬であるが腎機能異常を認める患者さんへの投与は慎重にすべきである．またPPIとは併用注意薬となっている．
2. 長期排便がない患者では画像診断などで消化管閉塞がないかのチェックが必要で，また直腸の糞便塞栓を除去してから薬物治療を開始しないと高齢者では消化管穿孔を起こすことがある．

### ■ 研修医の陥りやすいピットフォール

高齢者や，貧血を認める患者では大腸癌などの悪性疾患を念頭に置いて精査を進めるべきであ

る．また便秘薬といっても電解質異常は重篤な副作用につながるため外来検査の結果を最大限加味した薬剤の選択を行う．高齢者では直腸に硬便による糞便塞栓があることがあり，便秘薬投与の前に画像診断での消化管閉塞の除外，直腸指診，摘便・浣腸による直腸内の糞便塞栓の除去を行ってから便秘薬の投与をすることが重要である．

## 2. 整腸薬

　整腸薬は生菌製剤と耐性乳酸菌製剤の2種類がある．これら製剤の添付文書における効能・効果は，生菌製剤は「腸内菌叢の異常による諸症状の改善」，耐性乳酸菌製剤は「抗生物質，化学療法剤投与時の腸内菌叢の異常による諸症状の改善」とされている．

　生菌製剤にはビオフェルミン®配合散，ビオフェルミン®錠剤，ラックビー®，ミヤBM®，ビオスリー®などがある．耐性乳酸菌製剤にはビオフェルミンR®やラックビー®Rがある．整腸薬に関してはいずれもエビデンスに乏しく経験的に用いている状況である．基本的には臨床現場では下痢便秘などの便形状の異常を正常化する目的で使用し，耐性乳酸菌製剤は抗菌薬治療の際に限定して用いる．

## 3. 止痢薬

　かつてはさまざまな止痢薬が臨床現場で用いられたが，現在は下痢の治療よりも原疾患の治療法が優先されること，またCrohn病など下痢を呈するさまざまな疾患における原疾患の根治療法の進歩により止痢薬はロペラミド（ロペミン®）以外はあまり用いられない．ロペラミドはオピオイド受容体作動薬で腸管の運動・分泌を抑制する．ロペラミドは各種下痢症に用いられるが，偽膜性腸炎に対しては原則禁忌であり，また，一般的には細菌性の下痢には用いるべきではない．止痢薬は一時的使用が原則で原疾患の治療の方が優先される．下痢型過敏性腸症候群では塩酸ラモセトロン（イリボー®）が用いられる．

## おわりに

　下痢・便秘は初療で高頻度に遭遇する症状であり，各種薬剤の使い方のコツはぜひマスターしてほしい．

### 引用文献

1) 酸化マグネシウム錠「TX」添付文書（2023年5月改訂第1版）
2) 「便通異常症診療ガイドライン2023 慢性便秘症」（日本消化管学会/編），南江堂，2023
3) Nakajima A, et al：Safety and efficacy of elobixibat for chronic constipation：results from a randomised, double-blind, placebo-controlled, phase 3 trial and an open-label, single-arm, phase 3 trial. Lancet Gastroenterol Hepatol, 3：537-547, 2018（PMID：29805116）
4) Manabe N, et al：Elobixibat improves rectal sensation in patients with chronic constipation aged ≧60 years：a randomised placebo-controlled study. BMJ Open Gastroenterol, 10, 2023（PMID：37993269）

### プロフィール

**中島　淳（Atsushi Nakajima）**
横浜市立大学 肝胆膵消化器病学教室
医療を変える未来の創造をめざしたいと思っています．

# 第4章 消化器の薬の使い分け

# 4. 消化管運動機能改善薬の使い方 （制吐薬を含む）

眞部紀明

## Point

- ・使用頻度の高い消化管運動機能改善薬には，主に上部消化管領域の運動改善薬として，ドパミンD₂受容体拮抗薬，セロトニン受容体作動薬，モチリン受容体作動薬，オピオイド受容体作動薬，アセチルコリンエステラーゼ（AChE）阻害薬がある
- ・消化管運動機能改善薬の副作用（禁忌事項）に注意する
- ・患者の症状や病態により消化管運動機能改善薬を使い分ける

## はじめに

　近年，わが国では *Helicobacter pylori* 感染率の減少を含むさまざまな環境因子の変化に伴い，消化器疾患の疾患構造に変化が生じてきている[1]．ディスペプシアは，消化不良や胃の不快感を指す一般的な用語である．具体的には，胃もたれ，胃痛，腹部膨満感，嘔気，食欲不振などの症状を包括する．腹部不快感・胃痛の原因疾患を例にとると，これまで多かった消化性潰瘍は減少し，上部消化管内視鏡検査や体外式腹部超音波検査を施行しても，その原因を説明しうる器質的疾患が検出されない脳腸相関障害（disorders of gut-brain interaction：DGBIs）が増加しており，同疾患への対応が注目されている（**図1**）[1]．DGBIsの病態は，神経系を介して腸と脳の双方向（腸から脳へ，脳から腸へ）のコミュニケーション障害であると考えられているため，以前は「機能性ディスペプシア」と言われていたが，近年はこの名称に変更されている．DGBIsの病態は多岐に及ぶが，その重要な病態に伴う表現形の1つに消化管運動異常があり，治療の1つとしてその是正が重要と考えられる．

## 1. 薬の基礎知識

　消化管運動機能改善薬は，主に腸管など消化管神経叢に発現している受容体機能を修飾することで作用を発揮するものが多い．すなわち，同薬剤は直接的あるいは間接的に，消化管の平滑筋に作用して消化管の収縮運動を調整することで，遅延した胃排出時間や消化管通過時間を正常化させることを目的に使用される．現在，わが国で使用頻度の高い消化管運動機能改善薬には，主として上部消化管領域に対して，ドパミンD₂受容体拮抗薬，セロトニン受容体作動薬，モチリン受容体作動薬，オピオイド受容体作動薬，アセチルコリンエステラーゼ（AChE）阻害薬がある（**図2**）[2]．以下に，これらの消化管運動機能改善薬の臨床効果とその使い方について解説する．

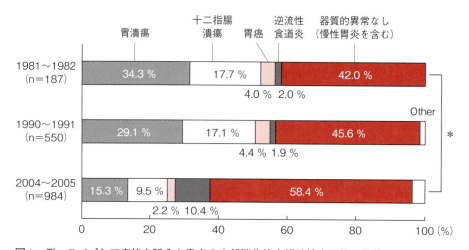

**図1 ディスペプシア症状を訴えた患者の上部消化管内視鏡検査所見の推移**
＊：P＜0.05
文献1より引用

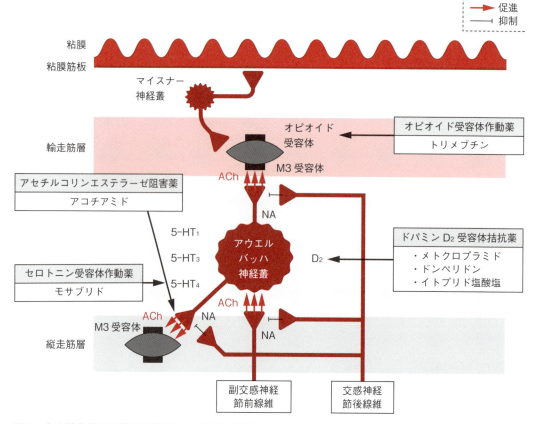

**図2 主な消化管運動機能改善薬における作用機序**
注）モチリン受容体は平滑筋細胞，腸神経のいずれの部位にも存在する．
文献2を参考に作成

## 1 ドパミンD2受容体拮抗薬

### 1) 作用

ドパミンD2受容体が刺激されると，コリン作動性神経終末からのACh分泌が低下し，消化管運動が抑制される．そのほかにも，ドパミンには下部食道括約部圧の低下，胃の筋緊張の低下，胃十二指腸運動の協調障害があることが判明している[3~5]．これらの作用はドパミンD2受容体を介して生じていることから，ドパミンD2受容体を選択的に阻害することで，消化管運動の賦活効果が期待できる．

わが国で使用可能なドパミンD2受容体拮抗薬には，ドンペリドン，メトクロプラミド，イトプリド塩酸塩がある．これらの薬剤は，主に**胃の神経叢に発現しているドパミンD2受容体に働き，胃運動を賦活化するが，同時に腸管神経叢にも働き腸管運動も促進する**．なお，メトクロプラミドには，ドパミンD2受容体拮抗作用だけでなく，中等度の5-HT4受容体作動作用と弱い5-HT3受容体拮抗作用を有している点に特徴があり[5]，イトプリドはD2受容体拮抗作用とAChE阻害作用の2つの作用を有し，消化管運動を賦活する点に特徴がある．これまでの報告から，その効果は上部消化管に限られるうえ，その作用は一過性であり，内服中止後，消化管運動促進効果は前値まで戻ることが多い．しかしながら，消化器症状の改善効果はそのまま持続するといわれている[6]．

### 2) 副作用

これらの薬剤には，**錐体外路症状やプロラクチン分泌促進，乳汁分泌，乳房膨満感，月経異常などの副作用が報告されており，注意が必要**である．なお，ドンペリドンは，血液脳関門を通過しないため，錐体外路症状が生じることは稀である点が長所である[7]．しかしながら，同薬剤には催奇形性があるため，妊婦には**禁忌**であることには注意を要する．また，メトクロプラミドには，長期服薬で遅発性ジスキネジアの副作用が報告されているが，服薬を中止すれば2～3カ月で治るといわれる[8]．なお，遅発性ジスキネジアは，女性，高齢者，小児に発症しやすいといわれており，これらの患者に同薬剤を長期投薬する際には注意が必要である．

## 2 セロトニン受容体作動薬

### 1) 作用

消化管運動機能に関与する主な5-HT受容体は5-HT3，5-HT4である．**5-HT3受容体は腸管壁内コリン作動性神経上に存在し，5-HT3受容体が活性化されると，AChの遊離が促進され，その結果，消化管運動が促進する**．ストレス下においては腸管クロム親和性細胞から5-HTが多量に分泌され，5-HT3受容体が過剰に刺激されることにより下痢型過敏性腸症候群をきたす．したがって，5-HT3受容体拮抗薬の一部（ラモセトロン）は下痢型過敏性腸症候群に用いられている．また，抗癌剤投与時にはクロム親和性細胞より多量に5-HTが分泌していることが知られており，分泌された多量の5-HTは求心性神経に存在する5-HT3受容体を刺激し，その結果，嘔吐中枢が刺激され，嘔吐をきたす．したがって，5-HT3受容体拮抗薬の一部（グラニセトロン，オンダンセトロンなど）は制吐作用を有し，難治性の嘔吐の症状緩和に用いられる．**副交感神経終末に存在する5-HT4受容体は，刺激によりACh遊離を促進することで消化管運動を促進する**．

モサプリドは，5-HT4受容体作動作用と5-HT3受容体拮抗作用の両作用をもち，上部のみならず下部消化管運動促進効果もこれまでに確認されている[9]．

### 2) 副作用

これまで開発されてきたセロトニン受容体作動薬は，しばしばQT延長の副作用に悩まされて

きたが，モサプリドには，QT延長の副作用に関連するhERGカリウムチャネルに関する副作用はなく安全性が確認されている．

### 3 モチリン受容体作動薬

モチリン（Motilin）は，小腸のMo細胞から分泌されるペプチドホルモンであり，消化管運動の生理的周期性運動亢進サイクルを増大させることが判明している[10]．また，モチリン受容体は消化管に均一に存在しておらず，その密度は上部消化管から下部消化管にかけて少しずつ減少していくことも判明している[11]．エリスロマイシンは，マクロライド系抗菌薬であり，消化管平滑筋や腸管神経に存在するモチリン受容体を直接刺激して消化管運動を賦活化する．なお，消化管運動異常に対する**エリスロマイシンの長期使用は，同薬剤がもともと抗菌薬である性質を勘案すると，その適応については慎重な姿勢が重要である**．また，漢方薬の1つである大建中湯における消化管運動賦活化作用の機序の一部にもモチリンを介した作用があることが報告されている[12]．

### 4 オピオイド受容体作動薬

オピオイド受容体には$\mu$，$\delta$，$\kappa$の3種類が存在するが，これらの受容体のうち**腸管神経叢に発現して消化管運動にかかわっているのは主として$\mu$受容体**である[13]．

$\mu$オピオイド受容体に作用する薬剤にはトリメブチンマレイン酸塩がある．この薬物は，血中濃度により作用機序が異なる特徴を有し，消化管運動亢進時には運動を抑制して消化管運動低下時には運動を亢進させるという二面性の効果を示す．

トリメブチンマレイン酸塩が低濃度の状況では交感神経終末にある$\mu$オピオイド受容体を刺激し，交感神経終末よりノルアドレナリンの遊離を抑制することで，交感神経系の消化管に対する抑制をとり消化管運動を亢進させる．一方，トリメブチンマレイン酸塩が高濃度の状況では腸管神経叢の$\mu$オピオイド受容体を活性化し，腸管神経末端からのAChの分泌を抑制することで，消化管運動が低下する．さらに同薬剤には，十二指腸胃逆流抑制効果が確認されており，特徴的作用と考えられる[14]．

### 5 アセチルコリンエステラーゼ（AChE）阻害薬

アコチアミドは，ほかの消化管運動機能改善薬とは作用機序が異なり，AChE阻害作用によって神経終末から遊離されるAChの分解を抑制することで，*in vitro*および*in vivo*において胃前庭部および胃体部のAChによる収縮や運動を増強する．これまでにすでにヒトにおけるアコチアミドの胃排出時間の正常化，近位胃の弛緩能の改善効果が観察されており，同作用機序を介したディスペプシア症状の改善効果が考えられている[15]．

## 2. 薬の使い方のコツ〜この症例ではこう考える

ディスペプシア患者に対して，上記の消化管運動機能改善薬からいずれの薬剤を選択するかは，**患者の症状や各種検査からその病態を把握したうえで決定する**ことが望ましい．例えば，ディスペプシア症状のなかで食後早期の飽満感が主体の場合にはアコチアミドを選択することが多い．また胃もたれが主体の場合にはドンペリドン，メトクロプラミド，イトプリド，モサプリドが候補にあがるが，副作用のことを勘案するとモサプリドが使いやすい．いずれにしても4週程度を

目安として症状に改善なければ中止とし，他剤に変更すべきである．また，胃痛あるいは胸やけ症状が強く酸分泌抑制薬のみで症状が改善しない場合には，十二指腸胃逆流が関与している可能性も考え，トリメブチンマレイン酸塩を投与することを考える．

### 1 十二指腸胃逆流を認める場合

#### 症例1

36歳男性．約半年前から胃もたれ・胃痛を自覚するようになった．症状は食後に強く，約1時間持続する．市販薬で一時改善したが，最近，症状が増悪してきたため受診した．空腹感はあるが，やや食欲は低下傾向にある．体重減少は認めない．採血異常なく，上部消化管内視鏡検査で胃内に胆汁逆流を認める以外には器質的異常は指摘されない．

上部消化管内視鏡検査で胃内に胆汁逆流を認め，十二指腸胃逆流の病態が推測される．各種消化管運動機能改善薬のなかで，十二指腸胃逆流の改善効果を有するマレイン酸トリメブチンを選択し，症状の改善を得た．

### 2 胃排出能の低下が認められる場合

#### 症例2

60歳男性．半年前に感冒にかかり食欲が低下し，しばらく食事がとれない状態が続いていた．その後，食事はとれるようになったものの胸やけ，胃もたれが生じてきた．便通はもともと不規則であり，便秘になることも多かった．体重減少は認めない．採血異常なく，上部消化管内視鏡検査で胃内に残渣を認めるものの，器質的異常は指摘されない．

前日の夜9時以降の絶食にもかかわらず，上部消化管内視鏡検査で胃内に残渣を認め，胃排出能の低下が推測される．また，症状の原因となりうる器質的異常がないことから機能的ディスペプシアと診断する．各種消化管運動機能改善薬のなかで，胃排出能改善効果があり，機能性ディスペプシアの保険病名を有するアコチアミドを選択し，症状の改善を得た．

## 3. 研修医の陥りやすいピットフォール

DGBIsを診療する際にはガイドラインにも記載されているが，安易に抗不安薬や抗うつ薬を処方せず，まずは酸分泌抑制薬や消化管運動機能改善薬から経過を診る必要がある．患者の症状は個々で異なっているため，症状や病態により消化管運動機能改善薬を使い分ける必要がある．

中でも患者の病態を把握することが重要であるが，特殊検査が施行できない施設でも内視鏡検査時の前庭部の胆汁の残存の程度や胃内残渣の多寡から，胃排出や十二指腸胃逆流の状態を推察することはできる．また，体外式腹部超音波検査で前庭部を観察することで胃内容物の貯留の状態も把握することができることから，患者の病態把握のために従来の検査を最大限に活用してほしい．また，消化管運動機能改善薬が3種類あるいはそれ以上併用されて経過観察されている症例をときに見るが，処方においては投与した薬の効果を判定し，**効果の少ない薬剤は中止とし，多くても2剤程度までの必要最小量の薬剤で経過観察することが重要**である．

## おわりに

　近年の消化管疾患の疾患構造の変化を考えると，今後，消化管運動機能改善薬の果たす役割は，ますます大きくなっていくと考えられる．今後，副作用のない新たな作用機序をもつ消化管運動機能改善薬の開発と同時に，いくつかの作用機序が組合わされた薬剤の開発も望まれる．

### 引用文献

1) Manabe N, et al：Changes of upper gastrointestinal symptoms and endoscopic findings in Japan over 25 years. Intern Med, 50：1357-1363, 2011（PMID：21720053）
2) 眞部紀明，他：消化管運動機能改善薬の実力と使い方. レジデント，7（5）：32-39, 2014
3) Orloff LA, et al：Dopamine and norepinephrine in the alimentary tract changes after chemical sympathectomy and surgical vagotomy. Life Sci, 36：1625-1631, 1985（PMID：3921790）
4) Demol P, et al：Rational pharmacotherapy of gastrointestinal motility disorders. Eur J Pediatr, 148：489-495, 1989（PMID：2663504）
5) Tonini M：Recent advances in the pharmacology of gastrointestinal prokinetics. Pharmacol Res, 33：217-226, 1996（PMID：8938012）
6) Davis RH, et al：Effects of domperidone in patients with chronic unexplained upper gastrointestinal symptoms：a double-blind, placebo-controlled study. Dig Dis Sci, 33：1505-1511, 1988（PMID：3058442）
7) Horowitz M, et al：Acute and chronic effects of domperidone on gastric emptying in diabetic autonomic neuropathy. Dig Dis Sci, 30：1-9, 1985（PMID：3965269）
8) Ganzini L, et al：The prevalence of metoclopramide-induced tardive dyskinesia and acute extrapyramidal movement disorders. Arch Intern Med, 153：1469-1475, 1993（PMID：8512437）
9) Kanazawa M, et al：Effect of 5-HT4 receptor agonist mosapride citrate on rectosigmoid sensorimotor function in patients with irritable bowel syndrome. Neurogastroenterol Motil, 23：754-e332, 2011（PMID：21615623）
10) Itoh Z：Motilin and clinical application. Peptides, 18：593-608, 1997（PMID：9210180）
11) Depoortere I, et al：Motilin receptors of the rabbit colon. Peptides, 12：89-94, 1991（PMID：2052502）
12) Nagano T, et al：Effect of Dai-kenchu-to on levels of 3 brain-gut peptides（motilin, gastrin and somatostatin）in human plasma. Biol Pharm Bull, 22：1131-1133, 1999（PMID：10549871）
13) Nakayama S, et al：Regulatory role of enteric mu and kappa opioid receptors in the release of acetylcholine and norepinephrine from guinea pig ileum. J Pharmacol Exp Ther, 254：792-798, 1990（PMID：1975621）
14) Nogi K, et al：Duodenogastric reflux following cholecystectomy in the dog：role of antroduodenal motor function. Aliment Pharmacol Ther, 15：1233-1238, 2001（PMID：11472328）
15) Kusunoki H, et al：Therapeutic efficacy of acotiamide in patients with functional dyspepsia based on enhanced postprandial gastric accommodation and emptying：randomized controlled study evaluation by real-time ultrasonography. Neurogastroenterol Motil, 24：540-5, e250, 2012（PMID：22385472）

### プロフィール

**眞部紀明（Noriaki Manabe）**

川崎医科大学 検査診断学（内視鏡・超音波）教授

1993年 広島大学医学部医学科卒業，2009年 Mayo Clinic, Clinical Enteric Neuroscience Translational and Epidemiological Research（CENTER）留学を経て，現職．DGBIsの病態と治療を専門の1つとする．

| 第5章 | 糖尿病・内分泌代謝の薬の使い分け |

# 1. 総論

片山晶博

### ● Point ●

- 糖尿病薬は患者の病態を見極めながら決定する
- 脂質異常症の治療は動脈硬化性疾患のリスクを考えながら決定する
- 高尿酸血症の原因は尿酸産生過剰型かそれとも尿酸排泄低下型かを考慮する
- 抗甲状腺薬は常に副作用を念頭におきながら使用する

## はじめに

　糖尿病薬および内分泌代謝疾患に対する薬剤は多種多様であり，専門医でもその使い分けに頭を悩ませることがある．特に糖尿病薬に関しては多数の薬剤が使用可能であり，近年発表されたわが国のアルゴリズムや海外のガイドライン等を参考にしながら薬剤を選択していく必要がある．本稿では糖尿病だけでなくそのほかの内分泌代謝疾患の薬の使い分けも含めて概説する．

## 1. 糖尿病薬の使い分け

　2025年1月現在本邦で使用可能な経口糖尿病薬は9種類，注射製剤はインスリン製剤とGLP-1（glucagon like peptide-1）受容体作動薬，GIP（glucose-dependent insulinotropic polypeptide）/GLP-1受容体作動薬の3種類がある．血糖降下薬の選択は，それぞれの薬物作用の特性を考慮に入れながら各患者の病態に応じて行う．また，それぞれの薬剤の「安全性」や「糖尿病の併存症（動脈硬化性心血管疾患，心不全，慢性腎臓病など）に対する有用性」，および「患者背景（服薬遵守率や医療費など）」を総合的に勘案して選択する[1]．この薬剤選択にあたり，2022年9月に日本糖尿病学会はわが国における「2型糖尿病の薬物療法のアルゴリズム」を発表した（2023年10月改訂）[2]．このアルゴリズムでは，インスリン分泌不全とインスリン抵抗性のいずれの病態が主体かによって治療薬を選択することを最重要視しつつ，エビデンスとわが国における処方実態が勘案されている．

　米国では米国糖尿病学会（American Diabetes Association：ADA）が毎年発出している「Standards of Medical Care in Diabetes」[3]で患者の状態に応じた薬剤の選択方法について具体的に示し，それぞれの薬剤の効果と特徴を一覧にしている（表）．薬剤の選択方法として，近年は「①心腎ハイリスク者のリスク低減」と「②血糖・体重管理目標の達成と維持」という2つの目標を掲

表　各糖尿病薬の特徴

| 薬剤 | 血糖改善効果 | 低血糖 | 体重 | 心血管効果 | | 腎効果 | |
| --- | --- | --- | --- | --- | --- | --- | --- |
| | | | | 動脈硬化性 | 心不全 | DKDの進行 | 用量／慎重投与 |
| メトホルミン | 高 | − | →～↘ | 有効な可能性あり | 中立 | 中立 | 各薬剤の慎重投与・禁忌を参照 |
| SGLT2阻害薬 | 中～高 | − | ↓ | 有効※1 | 有効※2 | 有効※2 | |
| GLP-1受容体作動薬 | 高～非常に高 | − | ↓～↓↓ | 有効※3 / 中立※4 | 中立 | 有効※3 | |
| GIP/GLP-1受容体作動薬 | 高～非常に高 | − | ↓↓ | 検討中 | 検討中 | 検討中 | |
| DPP-4阻害薬 | 中 | − | → | 中立 | リスク増加の可能性あり※5 | 中立 | |
| チアゾリジン系薬剤 | 高 | ＋ | ↑ | 有効な可能性あり | リスク増加 | 中立 | |
| SU薬（第二世代） | 高 | ＋ | ↑ | 中立 | 中立 | 中立 | |
| インスリン | 高～非常に高 | ＋ | ↑ | 中立 | 中立 | 中立 | |

※1カナグリフロジン，エンパグリフロジン，※2カナグリフロジン，ダパグリフロジン，エンパグリフロジン，※3デュラグルチド，リラグルチド，セマグルチド，※4リキシセナチド，持続性エキセナチド，※5サキサグリプチン
DKD：diabetic kidney disease（糖尿病性腎臓病）
文献3を参考に作成，本邦で使用可能な薬剤のみ記載

げ，それぞれに対して優先すべき薬剤を示している．①に対してはSGLT2（sodium-glucose cotransporter 2）阻害薬やGLP-1受容体作動薬の使用が推奨され，②に対してはビグアナイド系薬剤やGLP-1受容体作動薬などが推奨されている．このようなわが国のアルゴリズムや米国のガイドラインをもとに薬剤を選択していく必要があると考えられる．

# 2. そのほかの内分泌代謝疾患の薬の使い分け

## 1 脂質異常症

　脂質異常症治療の最大の目的は動脈硬化性疾患の予防であり，「動脈硬化性疾患予防ガイドライン2022年版」[4]で示されている通り，**動脈硬化のリスクを包括的に評価・管理することで動脈硬化性疾患を予防し，健康寿命の延伸を達成することを目標とする**．

　現在，本邦で使用可能な脂質異常症の治療薬は10種類以上に上るが，これまでのエビデンスからは**一次予防，二次予防ともスタチンが第一選択となる**．本邦で2016年より使用可能となったPCSK9（proprotein convertase subtilisin/kexin type 9）阻害薬であるエボロクマブについては，厚生労働省が示している最適使用推進ガイドラインなど[5, 6]に則り，「家族性高コレステロール血症患者または心血管イベントの発症リスクが高く，最大耐用量のスタチン治療下でも効果不十分，またはスタチンによる治療が適さない（スタチン不耐）高LDL-C血症の患者」が投与適応となっており，スタチンとの併用で高度のLDL-C低下効果を示すとともに動脈硬化性疾患の発症抑制効果を示している[7]．さらに，持続型LDLコレステロール低下siRNA製剤であるインクリシランナトリウムも2023年に使用可能となり，治療の選択肢が広がっている．高TG血症に対しては2018年に選択的PPARαモジュレーターであるペマフィブラートが発売されたが，これは肝臓や腎臓に対する影響が少ないため，フィブラート系薬に比べてスタチンとの併用に関しても安全性が高いと考えられる．

## ② 高尿酸血症

高尿酸血症の治療に際しては**尿酸産生過剰型，尿酸排泄低下型，混合型のいずれかに分類する**ことが重要であり，病態に応じて尿酸生成抑制薬か尿酸排泄促進薬のいずれかを選択する[8]．アロプリノール，プロベネシド，ベンズブロマロンなど歴史が長いものが多いが，2010年代にフェブキソスタットとトピロキソスタットが発売された．これらの薬剤は中等度までの腎機能障害では減量が不要であること，アロプリノールで認められるStevens-Johnson症候群や無顆粒球症といった重篤な副作用を認めないことから，これまで薬剤選択の幅が十分でなかった患者にも新たな選択肢が広がった．さらに，2020年には尿酸排泄促進薬のなかでも選択的尿酸再吸収阻害薬であるドチヌラドも登場し，今後，それぞれの尿酸降下薬の使い分けや臨床的なポジショニングが明らかになることが期待される．

## ③ 甲状腺疾患

甲状腺疾患で特に使い分けを考慮すべき薬剤としては，抗甲状腺薬があげられる．抗甲状腺薬にはチアマゾール（methimazole：MMI）とプロピルチオウラシル（propylthiouracil：PTU）があるが，抗甲状腺薬の第一選択はMMIである．ただし**器官形成期である妊娠4週から妊娠15週，特に妊娠5週から妊娠9週はMMIの使用は避ける**[9]．いずれの薬剤も**肝障害や無顆粒球症などの重篤な副作用の多い薬剤**であり，使用にあたっては十分な注意が必要である．また，PTU投与により自己抗体であるMPO-ANCAが出現し，血管炎を誘発する可能性についても常に念頭に置く必要がある．

# おわりに

糖尿病・内分泌代謝疾患に対する薬剤は近年，新規薬剤が数多く上市されている分野である．今後も，その使い分けに関しては，最新の情報を基に随時アップデートしていく必要があると考える．

### 引用文献

1）「糖尿病診療ガイドライン2024」（日本糖尿病学会/編著），南江堂，2024
2）坊内良太郎，他：2型糖尿病の薬物療法のアルゴリズム（第2版）．糖尿病，66：715-733，2023
3）American Diabetes Association：9. Pharmacologic Approaches to Glycemic Treatment：Standards of Care in Diabetes-2024. Diabetes Care, 47：S158-S178, 2024（PMID：38078590）
4）「動脈硬化性疾患予防ガイドライン2022年版」（日本動脈硬化学会/編），日本動脈硬化学会，2022
5）厚生労働省：最適使用推進ガイドライン エボロクマブ（遺伝子組換え）．2023
https://www.pmda.go.jp/files/000265453.pdf
6）PCSK9阻害薬適正使用に関する指針2024改訂版
https://www.j-athero.org/jp/outline/seimei_20240809/
7）Sabatine MS, et al：Evolocumab and Clinical Outcomes in Patients with Cardiovascular Disease. N Engl J Med, 376：1713-1722, 2017（PMID：28304224）
8）「高尿酸血症・痛風の治療ガイドライン 第3版［2022年追補版］」（日本痛風・核酸代謝学会 ガイドライン改訂委員会/編著），診断と治療社，2022
9）「バセドウ病治療ガイドライン2019」（日本甲状腺学会/編），南江堂，2019

### プロフィール

**片山晶博（Akihiro Katayama）**
国立病院機構岡山医療センター 糖尿病・内分泌内科
本稿が読者の先生方にとって少しでもお役に立てば幸いです．日々の研修，大変なことも多いと思いますが頑張ってください．

| 第5章 | 糖尿病・内分泌代謝の薬の使い分け |

# 2. 糖尿病の経口血糖降下薬の使い分け

岩岡秀明

### ● Point ●

- 糖尿病治療では，血糖コントロール（HbA1c）だけでなく，血圧コントロール，脂質コントロール，禁煙の4つがすべて重要であり，「A：A1c，B：Blood pressure，C：Cholesterol，D：Don't smoke」の「ABCD」として患者さんにもよく説明する

- 経口血糖降下薬では，単独では低血糖をきたさない，体重を増やさない，心血管イベントを有意に抑制する薬剤を重視して選択する

- 日本ではメトホルミン，SGLT2阻害薬，DPP-4阻害薬の3剤が中心となる


## はじめに

　2型糖尿病治療の基本はあくまでも生活療法（食事療法，運動療法，禁煙支援）による生活習慣の改善であり，まずこれらをきちんと実施するように支援することが重要である．著明な高血糖でなければ，原則として2～3カ月間の生活療法によっても血糖コントロールが改善しない場合に経口血糖降下薬（以下，内服薬）を開始する．

　糖尿病治療では，血糖コントロール（HbA1c）だけでなく，血圧コントロール，脂質コントロール，禁煙の4つがすべて重要であり，「A：A1c，B：Blood pressure，C：Cholesterol，D：Don't smoke」の「ABCD」として，患者さんにもよく説明して覚えてもらう．

　本稿では内服薬のみについて記載するが，本誌の降圧薬・脂質異常症の稿（**第2章-2，第5章-4**）もぜひ合わせてお読みいただきたい．新たに内服薬を開始する場合は，単独では低血糖や体重増加を生じない薬剤から選び，少量からはじめる必要がある．本稿では，現在使用可能な8種類（GLP-1受容体作動薬の経口製剤も入れれば9種類）の内服薬をどのように選び，どのように使い分けるかを解説する．


## 1. 薬の基礎知識

　日本糖尿病学会による「2型糖尿病の血糖降下薬の特徴」での分類・順番に沿って解説する[1]．

## ⒈ インスリン分泌非促進系

### 1） α-グルコシダーゼ阻害薬
**作用機序**：腸管での炭水化物の吸収分解遅延による食後血糖上昇の抑制
**注意点**：必ず食直前に内服する必要がある，低血糖時はブドウ糖が必要
**副作用**：下痢・便秘，腹満，放屁の増加，肝障害
**禁忌**：腸閉塞の既往，大腸がん術後の患者では使用しない
**利点**：低血糖をきたさない，体重を増やさない，食後高血糖を低下させる
**欠点**：服薬継続率が低い，心血管イベントを有意に抑制するエビデンスがない

### 2） SGLT2阻害薬
**作用機序**：近位尿細管におけるブドウ糖の再吸収阻害による尿中ブドウ糖の排泄促進
**副作用**：脱水，尿路・性器感染症，正常血糖ケトアシドーシス
　　　　　痩せている高齢者では過度の体重減少に注意する
**利点**：心血管イベント・腎複合イベントを有意に抑制し，心不全の予後を改善するエビデンスがある

### 3） チアゾリジン薬
**作用機序**：骨格筋・肝臓でのインスリン抵抗性改善
**副作用**：浮腫，女性での骨折増加，体重増加，膀胱がんのリスク
**禁忌**：心不全
心血管イベントを有意に抑制するエビデンスがなく副作用が多いため，最近はほとんど使われない薬剤である

### 4） ビグアナイド薬
**作用機序**：肝臓での糖新生抑制
**副作用**：胃腸障害，乳酸アシドーシス，ビタミン$B_{12}$低下
**禁忌**：腎不全（eGFR 30 mL/分未満），呼吸不全，肝硬変，脱水，感染症，アルコール依存症
**利点**：心血管イベントを有意に抑制するエビデンスがある，低血糖をきたさない，体重を増やさない

## ⒉ インスリン分泌促進系

### a） 血糖依存性

### 1） イメグリミン
**作用機序**：血糖依存性のインスリン分泌促進とインスリン抵抗性改善作用
**副作用**：胃腸障害
**注意点**：eGFR 45 mL/分未満の患者には推奨されない，メトホルミンとの併用で消化器症状の頻度が増加
**欠点**：心血管イベントを有意に抑制するかは現時点では不明

### 2） DPP-4阻害薬
**作用機序**：GLP-1とGIPの分解抑制による血糖依存性のインスリン分泌促進とグルカゴンの分泌抑制
**副作用**：胃腸障害，水疱性類天疱瘡
**利点**：重篤な副作用が少なく使いやすい，1週間に1回の製剤もある
**欠点**：心血管イベントを有意に抑制するエビデンスがない

第5章　糖尿病・内分泌代謝の薬の使い分け

### 3) GLP-1受容体作動薬（内服薬），セマグルチド（リベルサス®）

**作用機序**：GLP-1作用の増強による血糖依存性のインスリン分泌促進とグルカゴンの分泌抑制

**副作用**：胃腸障害，急性膵炎，胆石症・胆嚢炎

**利点**：GLP-1受容体作動薬では唯一の内服薬である

低血糖をきたさない，体重減少効果がある

**欠点**：内服方法が煩雑，心血管イベントを有意に抑制するかは現時点では不明

## b) 血糖非依存性

### 1) SU（スルホニル尿素）薬

**作用機序**：血糖非依存性にインスリン分泌の促進

**副作用**：低血糖，体重増加，肝障害

**禁忌**：1型糖尿病，腎不全，肝硬変

**欠点**：心血管イベントを有意に抑制するエビデンスがない

### 2) 速効型インスリン分泌促進薬（グリニド薬）

**作用機序**：血糖非依存性にインスリン分泌の促進

**利点**：SU薬よりもより短時間の効果で食後高血糖を改善する

**副作用**：低血糖，肝障害

**欠点**：心血管イベントを有意に抑制するエビデンスがない，服薬継続率が低い

# *2.* 内服薬を選ぶポイント

2型糖尿病の薬物療法アルゴリズムでは，ADA（米国糖尿病協会）[2]，日本糖尿病学会[3] が有名だが，「糖尿病標準診療マニュアル2024」は，日本人の患者背景を考慮しつつ，エビデンスに基づいて作成された診療マニュアルで実用的である[4].

本項では，これら3つの薬物療法のアルゴリズムを総合したうえで，薬物療法の具体的な方法を示す．まずインスリンの絶対的・相対的適応を判断する．（5章-3参照）次に目標HbA1c値を設定する．高齢者以外では原則としてHbA1c 7.0%未満であるが，目標HbA1c値は患者の年齢，罹病期間，併発疾患の有無，ADL，サポート体制などから個別に設定する．高齢者の場合は，図1の「高齢者糖尿病の血糖コントロール目標（HbA1c値）」によって目標値を設定する[5].

日本糖尿病学会による「2型糖尿病の薬物療法アルゴリズム」[3] にある別表（図2，表）が薬剤の選択にとても役立つ．**低血糖，体重への影響，禁忌，特徴的な副作用**だけでなく，**服薬継続率とコストに配慮する**ことも重要である．

インスリンの適応でない場合は，下記の順番で内服薬を使用する．

---

1) 下記のいずれかに当てはまる場合は，メトホルミン使用の有無にかかわらず，最初からSGLT2阻害薬を使用する．
   ①慢性心不全がある
   ②慢性腎臓病（CKD）がある
   ③動脈硬化性心血管（ASCVD）の既往があるかハイリスクである

---

**●処方例**

エンパグリフロジン（ジャディアンス®）1回10 mg 1日1回　朝食前または朝食後

| 患者の特徴・健康状態注1 | | カテゴリーI ①認知機能正常 かつ ②ADL自立 | | カテゴリーII ①軽度認知障害～軽度認知症 または ②手段的ADL低下，基本的ADL自立 | カテゴリーIII ①中等度以上の認知症 または ②基本的ADL低下 または ③多くの併存疾患や 機能障害 |
|---|---|---|---|---|---|
| 重症低血糖が危惧される薬剤（インスリン製剤，SU薬，グリニド薬など）の使用 | なし注2 | 7.0％未満 | | 7.0％未満 | 8.0％未満 |
| | あり注3 | 65歳以上 75歳未満 7.5％未満 （下限6.5％） | 75歳以上 8.0％未満 （下限7.0％） | 8.0％未満（下限7.0％） | 8.5％未満（下限7.5％） |

**図1　高齢者糖尿病の血糖コントロール目標（HbA1c値）**

　治療目標は，年齢，罹病期間，低血糖の危険性，サポート体制などに加え，高齢者では認知機能や基本的ADL，手段的ADL，併存疾患なども考慮して個別に設定する．ただし，加齢に伴って重症低血糖の危険性が高くなることに十分注意する．

注1：認知機能や基本的ADL（着衣，移動，入浴，トイレの使用など），手段的ADL（IADL：買い物，食事の準備，服薬管理，金銭管理など）の評価に関しては，日本老年医学会のホームページ（www.jpn-geriat-soc.or.jp/）を参照する．エンドオブライフの状態では，著しい高血糖を防止し，それに伴う脱水や急性合併症を予防する治療を優先する．

注2：高齢者糖尿病においても，合併症予防のための目標は7.0％未満である．ただし，適切な食事療法や運動療法だけで達成可能な場合，または薬物療法の副作用なく達成可能な場合の目標を6.0％未満，治療の強化が難しい場合の目標を8.0％未満とする．下限を設けない．カテゴリーIIIに該当する状態で，多剤併用による有害作用が懸念される場合や，重篤な併存疾患を有し，社会的サポートが乏しい場合などには，8.5％未満を目標とすることも許容される．

注3：糖尿病罹病期間も考慮し，合併症発症・進展阻止が優先される場合には，重症低血糖を予防する対策を講じつつ，個々の高齢者ごとに個別の目標や下限を設定してもよい．65歳未満からこれらの薬剤を用いて治療中であり，かつ血糖コントロール状態が図の目標や下限を下回る場合には，基本的に現状を維持するが，重症低血糖に十分注意する．グリニド薬は，種類・使用量・血糖値などを勘案し，重症低血糖が危惧されない薬剤に分類される場合もある．

【重要な注意事項】

　糖尿病治療薬の使用にあたっては，日本老年医学会編「高齢者の安全な薬物療法ガイドライン」を参照すること．薬剤使用時には多剤併用を避け，副作用の出現に十分に注意する．

日本老年医学会・日本糖尿病学会/編・著：高齢者糖尿病診療ガイドライン2023，p94，南江堂，2023　より転載

2）1）以外の場合は，禁忌でない限りメトホルミンから開始する．

　メトホルミンが禁忌の場合：

　　腎不全（eGFR 30 mL/分未満），肝硬変，呼吸不全，感染症，アルコール依存症

---

**●処方例**

　メトホルミン（メトグルコ®）1回250 mg 1日2回（朝食後，夕食後）から開始

---

　メトホルミンで問題となる副作用は，主に消化器症状（腹痛，下痢，悪心など）であり，1回250 mg 1日2回（朝，夕）から開始して，漸増していく．消化器症状がない場合は，1日1,500 mgまで増量すると十分な血糖降下作用が発揮される．

3）メトホルミンが禁忌の場合または消化器症状のため使用できない場合は，DPP-4阻害薬から開始する．

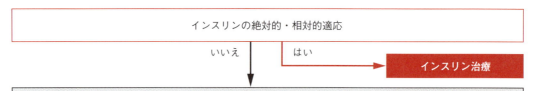

図2 2型糖尿病の薬物療法のアルゴリズム
日本糖尿病学会コンセンサスステートメント策定に関する委員会：2型糖尿病の薬物療法のアルゴリズム（第2版）．糖尿病 66（10）：715-733，2023から転載

表 安全な血糖管理達成のための糖尿病薬の血糖降下作用・低血糖リスク・禁忌・服薬継続率・コストのまとめ—本邦における初回処方の頻度順の並びで比較—

| 考慮する項目 | DPP-4阻害薬 | ビグアナイド薬 | SGLT2阻害薬 | スルホニル尿素薬(SU薬) | α-グルコシダーゼ阻害薬 | チアゾリジン薬 | 速効型インスリン分泌促進薬(グリニド薬) | GLP-1受容体作動薬 | イメグリミン | チルゼパチド |
|---|---|---|---|---|---|---|---|---|---|---|
| 血糖降下作用 | 中 | 高(用量依存性あり) | 中 | 高 | 食後高血糖改善 | 中(肥満者では効果大) | 食後高血糖改善 | 高 | 中 | 高 |
| 低血糖リスク(単剤において) | 低 | 低 | 低 | 高 | 低 | 低 | 中 | 低 | 低 | 低 |
| 体重への影響 | 不変 | 不変～減 | 減 | 増 | 不変 | 増 | 増 | 減 | 不変 | 減 BMI 23 kg/m²未満の患者での有効性及び安全性は検討されていない |
| 腎機能 | 一部の腎排泄型薬剤では減量要 | 腎障害例では減量要 重篤な腎機能障害では禁忌 | 重篤な腎機能障害では効果なし | 要注意(低血糖) 重篤な腎機能障害では禁忌 | | 重篤な腎機能障害では禁忌 | 要注意(低血糖) ナテグリニドは重篤な腎機能障害では禁忌 | エキセナチドは重篤な腎機能障害では禁忌 | eGFR 45 mL/分/1.73 m²未満には非推奨 | |
| 肝機能 | ビルダグリプチンは重篤な肝機能障害では禁忌 | 重篤な肝機能障害では禁忌 | | 重篤な肝機能障害では禁忌 | | 重篤な肝機能障害では禁忌 | 要注意 | | 重度肝機能障害のある患者での臨床試験なし | |
| 心血管障害 | 一部の薬剤では心不全リスクを高める可能性あり | 心筋梗塞など循環動態不安定な症例では禁忌 | | 重症低血糖のリスクに特別な配慮が必要 | | | | | | |
| 心不全 | | 禁忌 | | | | 禁忌 | | | | |
| 特徴的な副作用 | 水疱性類天疱瘡 間質性肺炎 | 消化器症状 乳酸アシドーシス ビタミンB12欠乏(長期服用例) | 尿路・性器感染症 正常血糖ケトアシドーシス | 血球減少 再生不良性貧血 | 肝機能障害 消化器症状(特に腹部膨満) | 浮腫 骨密度低下 膀胱がんのリスク(長期服用例) | 肝機能障害 | 消化器症状 急性膵炎 胆石 胆嚢・胆管炎 | 消化器症状 | 消化器症状 急性膵炎 胆石 胆嚢・胆管炎 |
| 服薬継続率 | 高(特に週1回製剤) | 中(消化器症状など) | 中(頻尿・性器感染症など) | 中(体重増加、低血糖など) | 低(服用法、消化器症状など) | 中(浮腫、体重増加など) | 低(服用法、低血糖など) | 中(注射、服用法、消化器症状など) | 中(消化器症状) | 中(消化器症状) |
| コスト | 中 | 低 | 中～高 | 低 | 低 | 低 | 低 | 高 | 中 | 中 |
| 効果の持続性 | 低～中 | 中 | 高 | 低 | 低 | 高 | 高 | 高 | 中 | 高 |

日本糖尿病学会コンセンサスステートメント策定に関する委員会: 2型糖尿病の薬物療法のアルゴリズム(第2版). 糖尿病66(10): 715-733, 2023 から転載

第5章 糖尿病・内分泌代謝の薬の使い分け

> **●処方例**
>
> シタグリプチン（ジャヌビア®）1回50 mg 1日1回　朝食後

4) 体重増加および遷延性の重症低血糖のリスクがあるSU薬は，第1選択薬としては使用しないようにすることが重要である．SU薬は第3選択薬以降として，グリクラジド（グリミクロン®）20 mgまたはグリメピリド（アマリール®）0.5 mgという最少量を，他の薬剤と併用する．最も血糖降下作用が強力なグリベンクラミド（オイグルコン®）は，もはや使用すべきではない．

> **●処方例**
>
> グリクラジド（グリミクロン®）1回20 mg 1日1回　朝食後

通常は，内服薬の使用開始から2週間後には再度来院してもらい，血糖値やグリコアルブミン（GA）などのデータから薬剤への反応性をみて，投与量・処方薬の調整またはインスリンへの変更を考慮する．

薬剤の追加や変更は，通常は同一薬剤で2～3カ月間経過をみてから行う．高齢者以外では，HbA1c 8.0％以上が続く場合は，薬剤の追加や変更を検討する．また，**内服薬を用いる場合でも，並行して食事・運動療法を確実に行うことが重要なのは言うまでもない**．

# 3. 薬の使い方のコツ～この症例ではこう考える

> ### 症例1　ADLが低下し，腎機能も低下している80歳代男性
>
> 2型糖尿病，高血圧症，脳梗塞後遺症で，他院から紹介され受診した80歳代の男性．ADLは車椅子による移動，認知機能はほぼ正常．身長155 cm，体重48 kg，BMIは20.0.
> 前医ではグリメピリド（アマリール®）1 mgが処方され，HbA1c 6.8％，eGFR 44 mL/分である．

## ■ 症例1の考え方

日本糖尿病学会と日本老年医学会の合同委員会による「高齢者血糖コントロールの目標値（HbA1c）」で，カテゴリーⅢかつ「重症低血糖が危惧される薬剤の使用あり」に当てはまる（図1）．従って，HbA1cのコントロール目標は7.5～8.5％になる．遷延性低血糖のリスクがあるため，グリメピリド（アマリール®）は中止すべきである．この患者さんの腎機能は軽度低下している．そのため，胆汁排泄型のDPP-4阻害薬テネリグリプチン（テネリア®）1日20 mgとαGIのボグリボース（ベイスン®）1日0.6 mgの併用に切り替える．eGFRは44 mL/分と低下しているので，メトホルミンは新規には使用しない方が安全である．

その後の経過では，HbA1c 7.8～8.3％と良好な血糖コントロールとなっている．

> **●ここがポイント！**
>
> 高齢者では，薬剤によってはHbA1cが6.8％では低過ぎる場合もあるので，薬剤の減量や変更が必要！

## 症例2　初診時から糖尿病の3大合併症を認める50歳代男性

53歳，男性，会社員 糖尿病罹病歴：不明

身長170 cm 体重83 kg BMI 28.7

喫煙歴：あり（毎日20本，33年）

飲酒歴：あり（ビール500 mL缶を毎日2～3本）

約7年前から健診にて高血糖を指摘されるも，自覚症状がないため放置．今回，空腹時血糖値254 mg/dL，HbA1c10.3％のため，近医から紹介され当院を受診．

血圧：182/102 mmHg 脈拍：82/分

脂質：LDL-C 169 mg/dL，HDL-C 35 mg/dL，TG 312 mg/dL

神経：両足のしびれあり，アキレス腱反射：低下

眼底：単純網膜症あり

腎症：eGFR 81 mL/分 尿中アルブミン160 mg/gCr

ABI：右1.2 左1.1

安静時心電図：異常なし

### ■　症例2の考え方

　高血圧症，脂質異常症，2型糖尿病，喫煙，肥満という心血管イベントのリスク・ファクターがすべて揃っているため，食事療法・運動療法・禁煙支援と同時に，集約的な薬物療法が必要である．

　糖尿病腎症が第2期であり，降圧薬はARB（アジルサルタン）を選択し，脂質異常症治療薬はストロングスタチン（ロスバスタチン）を開始した．ARBにて降圧が不十分なため，カルシウム拮抗薬（アムロジピン）も併用した．内服薬はメトホルミン1回250 mg 1日2回（朝，夕）から開始して，消化器症状がないことを確かめて1日1,000 mg，1,500 mgと漸増していった．血糖コントロールが非常に不良であり，かつ心血管病変がハイリスクであることから，SGLT2阻害薬のエンパグリフロジンも，メトホルミンと同時に開始した．その後，体重減少が不十分なため，GLP-1受容体作動薬セマグルチドの注射薬（オゼンピック®）の併用も開始した．

　本症例では，メトホルミン，SGLT2阻害薬，GLP-1受容体作動薬という，心血管イベントを有意に減らし，体重も減らし，かつ低血糖リスクがない3剤の併用が重要である．現在は，血圧・脂質・血糖コントロールは順調に改善し，体重も順調に減少した，禁煙はまだできていないが節煙を支援しながら，通院加療中である．

### ●ここがポイント！

血糖値が非常に高値かつ心血管病変がハイリスクな場合は，最初から2剤を併用する場合もある！

## 症例3　腎機能が低下してきた60歳代女性

　2型糖尿病，高血圧症で他院から紹介．病歴が約25年あり，メトホルミン（メトグルコ®）1,000 mg，グリメピリド（アマリール®）1 mg，エンパグリフロジン（ジャディアンス®）10 mg，降圧薬としてテルミサルタン（ミカルディス®）80 mgとアムロジピン5 mgを内服中，血糖コントロールはHbA1c 6.8％，血圧コントロールは120～130/70～80 mmHgと良好だが，尿タンパク2＋で腎機能はeGFR 29 mL/分と低下している．

第5章

糖尿病・内分泌代謝の薬の使い分け

## ■ 症例3の考え方

慢性腎不全となっているので，乳酸アシドーシスのリスクがあるメトホルミンは中止とする．また慢性腎不全ではSU薬の低血糖リスクも増大するため，グリメピリドも中止として，慢性腎不全でも安全な胆汁排泄型のDPP-4阻害薬であるリナグリプチン（トラゼンタ®）またはテネリグリプチン（テネリア®）に変更する．なお慢性腎不全もあるため，腎臓内科専門医にもご紹介して一緒に診療するのが望ましい．

### ●ここがポイント！

特に腎機能低下例では，eGFRは毎回の診療ごとに必ず測定する！

# おわりに

現在は9種類もの内服薬があるので，その取捨選択・組合わせが重要である．本項を基にして，ぜひ患者さんにとって安全かつ有効なよりよい薬物療法を実践していただきたい．

### 引用文献

1) 2型糖尿病の血糖降下薬の特徴．「糖尿病治療ガイド2024」（日本糖尿病学会／編著），p28-29，文光堂，2024
2) ADA：Standards of Care in Diabetes-2024, 2024
   https://diabetesjournals.org/care/issue/47/Supplement_1 （2025年1月閲覧）
3) 2型糖尿病の薬物療法のアルゴリズム．「糖尿病治療ガイド2024」（日本糖尿病学会／編著），p49-52，文光堂，2024
3) 日本糖尿病学会コンセンサスステートメント策定に関する委員会：2型糖尿病の薬物療法のアルゴリズム（第2版）．糖尿病，66：715-733, 2023
4) 一般社団法人日本糖尿病・生活習慣病ヒューマンデータ学会：糖尿病標準診療マニュアル，2024
   https://human-data.or.jp/dm_manual （2025年1月閲覧）
5) 高齢者糖尿病の血糖コントロール目標（HbA1c値）．「糖尿病治療ガイド2024」（日本糖尿病学会／編著），p100，文光堂，2024
5) 高齢者糖尿病の血糖コントロール目標（HbA1c値）．「高齢者糖尿病診療ガイドライン2023」（日本老年医学会・日本糖尿病学会編／著），p94，南江堂，2023

### 参考文献・もっと学びたい人のために

1) 「プライマリ・ケア医のための新・糖尿病診療」（岩岡秀明／著），日経BP, 2024
2) 「糖尿病・内分泌疾患の常識＆非常識」（岩岡秀明，中山久仁子／著），医学書院，2024
3) 「ここが知りたい！糖尿病診療ハンドブックVer.6」（岩岡秀明，栗林伸一編／著），中外医学社，2024

### プロフィール

**岩岡秀明（Hideaki Iwaoka）**
医療法人鎗田病院糖尿病・内分泌内科部長
1981年千葉大学医学部卒，2002年から船橋市立医療センター内科に勤務，2023年から現職．趣味は音楽鑑賞（特にロック，ジャズ），映画鑑賞，自動車，読書（特にミステリー）など．

**第5章** 糖尿病・内分泌代謝の薬の使い分け

# 3. 糖尿病の注射薬の使い分け

齋藤　学，弘世貴久

### ● Point ●

・インスリンとGLP-1受容体作動薬は似て非なる薬剤である

・インスリンの種類と適応について正しく理解することでインスリン導入がスムーズに行える

・GLP-1受容体作動薬には注射薬（週1製剤と連日製剤）と経口薬があり特徴を理解して使い分ける

## はじめに

　糖尿病の注射薬にはインスリンとGLP-1（glucagon like peptide-1）受容体作動薬がある．インスリンは多くの診療科で使用されており知識の習得が求められる．一方でインスリンに対して苦手意識をもっている人も多く，その理由の1つとして複数のインスリン製剤が存在していることがあげられる．インスリンを上手に使い分けて組み合わせることができれば糖尿病治療の幅が大きく広がると考える．また近年GLP-1受容体作動薬の使用頻度が増えており，この2種類の注射薬について論じていく．

## *1.* インスリン

### 1 薬の基礎知識

　インスリンは1921年にBantingとBestによって発見され，その歴史は100年を超えている．インスリンは膵臓のβ細胞から分泌されるホルモンで，肝臓，骨格筋および脂肪組織に作用して糖新生を抑制し，血中のグルコースを細胞内に取り込むことで血糖値を低下させる．健常者のインスリン分泌は，空腹時血糖値を制御する基礎インスリン分泌と食後血糖を制御する追加インスリン分泌からなる．インスリン療法の目的は**インスリン製剤を使用して健常者のインスリン分泌パターンを模倣すること**である．

### 2 インスリン療法の適応について

　インスリン療法の適応について表1に示す．**絶対的適応**と**相対的適応**の2つに分けられ，インスリン依存状態（インスリン分泌が枯渇している）ではインスリン療法の絶対的適応である．例

表1　インスリン療法の適応

| | | |
|---|---|---|
| 絶対的適応 | インスリン依存状態 | 1型糖尿病 |
| | | 膵疾患によるインスリン分泌能の枯渇 |
| | | 高血糖性の昏睡 |
| | 重度の肝障害，腎障害を合併時 | |
| | 重症感染症時 | |
| | 周術期 | |
| | 妊娠時 | |
| | 食事摂取困難時，絶食時 | |
| 相対的適応 | インスリン非依存状態でも，著明な高血糖時 | |
| | 経口血糖降下薬のみでは良好な血糖コントロールが得られない場合 | |
| | やせ型で栄養状態が低下している場合 | |
| | ステロイド治療時に高血糖を認める場合 | |
| | 糖毒性を積極的に解除する場合 | |

文献1を参考に作成

として1型糖尿病，膵性糖尿病（膵臓全摘術後，重症膵炎），高血糖性の昏睡（糖尿病性ケトアシドーシス，高血糖高浸透圧症候群）があげられる．依存状態のほかに重度の肝障害，腎障害を合併時や重症感染症時，周術期（全身麻酔下の手術時は多くの経口血糖降下薬は中止となる），妊娠時（妊娠時は原則インスリンしか使用できない），食事摂取困難時・絶食時（ブドウ糖を有する輸液や特に高カロリー輸液を使用するときは急激な血糖上昇がみられる）も絶対的適応となる．

相対的適応はインスリン非依存状態でも著明な高血糖時，経口血糖降下薬のみでは血糖コントロールに難渋する場合があげられ，糖尿病の大半を占める2型糖尿病が該当する．ほかにやせ型で栄養状態が低下している場合，ステロイド治療時に高血糖を認める場合も経口血糖降下薬では血糖コントロールに難渋することが多いのでインスリンの相対的適応と考える．糖毒性とは高血糖状態によってインスリン分泌不全と作用障害がさらに増悪する悪循環のことである．その際はすみやかにインスリン治療を開始することで高血糖状態が解除され，解除後必要なインスリン量が減少したり経口血糖降下薬が効きやすくなったりする．

研修医の先生は患者さんから「インスリンは経口血糖降下薬を複数使用しても血糖コントロールが不良なときに最後の手段として使用してほしい」，「一度インスリンをはじめると生涯インスリンを使用しなければならないのでは」と質問を受けた経験があると思われる．

2型糖尿病患者はインスリン分泌障害とインスリン抵抗性，さらには糖毒性などが相まって慢性的に高血糖となり膵β細胞機能が低下することが知られている．そのため2型糖尿病と診断された時点で強化インスリン療法（basal bolus therapy：BBT）※を開始し厳格な血糖コントロールを短期間行うと寛解状態が一定期間保たれること[2]が報告されている．そのため**膵β細胞機能が保たれている間で早期に積極的にインスリン導入すること**が重要である．インスリン療法を継続して良好な血糖コントロールが得られたらインスリンを中止することが可能なことを理解しよう．

※強化インスリン療法とは基礎分泌と追加分泌からなる生理的なインスリン分泌パターン（図）を基礎インスリンと追加インスリンを組み合わせて再現する方法である．

## 3 インスリン製剤について

インスリン製剤は作用時間の特徴から①超速効型インスリン②速効型インスリン③中間型イン

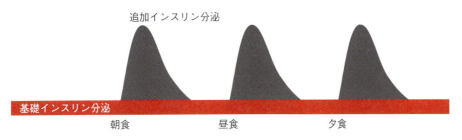

**図　生理的なインスリン分泌動態**
文献1を参考に作成

スリン④持効型溶解インスリンに分けられる．またインスリン製剤の配合剤として⑤配合溶解インスリン（超速効型インスリン＋持効型溶解インスリン），⑥混合型インスリン（超速効型または速効型インスリンとそれぞれの中間型が混合），⑦持効型溶解インスリン＋GLP-1受容体作動薬がある．インスリン製剤一覧表については**文献3**を参照してほしい．

　基礎インスリン分泌の補充には中間型または持効型溶解インスリン製剤，これらを含むインスリン配合剤や混合製剤を用いる．追加インスリン分泌の補充には超速効型または速効型インスリン製剤を用いる．

　もしインスリンを普段使用している糖尿病患者さんが内視鏡検査のために入院となった場合，病棟に常備するインスリンへの切り替えや検査時のインスリンの指示をどうするか困る場面だと思われる．例えば朝食前に超速効型インスリンであるノボラピッド®注 フレックスペンを使用していて，院内に在庫がない場合は超速効型インスリンの他剤に変更する．混合製剤を使用している場合は超速効型と持効型インスリンにばらすと細かな指示が出しやすくなる．

　大切なことは検査で3食中1食ないし2食は中止となっても基礎（持効型）インスリンは原則中止してはいけない．特に**1型糖尿病のようなインスリン依存状態では食事摂取の有無にかかわらず必ず基礎（持効型）インスリンは投与すること**を忘れないでほしい．

## 4 インスリンの導入方法

　インスリン導入については外来と入院の場面が考えられる．

### 1）外来では

　経口血糖降下薬に持効型インスリンを追加する治療法であるbasal supported oral therapy（BOT）が簡便で安全に導入しやすいと考える．実際の導入方法としては，使用中の経口血糖降下薬はそのまま（ただしSU薬は半量に減らす）で，毎日定時で打てる時間帯に持効型インスリンを1日1回4単位程度から上乗せして開始する．早朝空腹時血糖値を110 mg/dLになることを目標に（高齢者は130 mg/dLを目標），外来で2単位ずつ持効型インスリンを増量する．持効型インスリンは1回投与すると24時間（種類のよっては24時間以上）効果が持続するが，食事由来の食後血糖上昇を抑える作用はない．そのためBOTで早朝空腹時血糖値が低下してきたにもかかわらず，HbA1cが目標値に近づかない場合や食後血糖高値が続く場合は超速効型インスリンまたはGLP-1受容体作動薬の追加を行う．

### 2）病棟では

　2型糖尿病患者さんがインスリンスライディングスケールを使用されている場面によく遭遇すると思われる．スライディングスケールはあらかじめ血糖値に応じたインスリン量を決めておき，インスリンを投与する直前の血糖値を元に後追いでインスリンを投与する方法である．しかしあ

くまで一時しのぎの方法であり，数日間スケールを続けて必要なインスリン量がわかってきたらインスリン定時打ちを開始する．その場合の選択肢としてはBOTまたはBBTに切り替える．BBTに使用するインスリン製剤は追加分泌を補充する超速効型インスリンと基礎分泌を補充する持効型インスリンを使用することが一般的である．1日3回食事摂取する場合は，1日3回毎食直前に超速効型インスリンと持効型インスリンを1日1回同じ時間帯に投与する．具体的な初期投与量の決め方については**文献4**を参照してほしい．

## 2. GLP-1 受容体作動薬

### 1 薬の基礎知識

　GLP-1受容体作動薬はインクレチン関連薬であり，インクレチンとは食物摂取により消化管から分泌され膵β細胞に作用しインスリン分泌促進に働くホルモンの総称である．そのなかでGIP（gastric inhibitory polypeptide）とGLP-1が知られている．GLP-1受容体作動薬はインクレチンの一種であるGLP-1の受容体に作用することで，血糖依存性のインスリン分泌促進，グルカゴン分泌抑制，食欲抑制，食物の胃からの排出遅延，膵β細胞保護作用などに働くと考えられている[5]．

　インスリンは注射をすると投与量に応じた血糖降下作用を必ず発現するのでインスリン過量だと低血糖を起こしやすいのに対し，**GLP-1受容体作動薬は血糖依存的に間接的に膵臓からのインスリン分泌を促し血糖降下作用を発現するので低血糖を起こしにくい．またインスリンは注射量が増加すると体重増加しやすいが，GLP-1受容体作動薬は注射量が増加すると体重減少効果がさらに期待できる．**

　2025年1月時点で経口薬と注射製剤があり，注射製剤には週1製剤と連日製剤がある．経口薬はセマグルチド（リベルサス®）のみで注射製剤は5種類発売されている．持効型インスリンとGLP-1受容体作動薬の配合剤が2種類あり，2023年にはGIP/GLP-1受容体作動薬であるチルゼパチド（マンジャロ®）が発売された（**表2**）．現在体重減少効果や血糖改善効果は連日製剤よりも週1製剤の方が高く，週1回という簡便さから週1製剤が連日製剤よりも多く使用されている状況である．そのなかで患者一人ひとりに合わせてどの薬を選択するのかを考えるのが大切である．

### 2 適応について

　前述した薬の作用機序から適している場面として比較的肥満度が高く，食後高血糖が目立つ症例や血糖降下作用に加えて食欲抑制効果や体重減少効果を狙いたい場面がよいと考える．しかしながらインスリン分泌能が中～高度に障害されている患者では十分に効果を発揮できないため，1型糖尿病には無効であり，インスリン分泌能が低下している2型糖尿病には使用しづらい点には注意が必要である．また，注意点として**GLP-1受容体作動薬はインスリンの代わりになる薬ではないので**，研修医の先生はその点をきちんと認識してほしい．

### 3 薬の立ち位置

　近年GLP-1受容体作動薬は心血管イベント・腎血管イベントの抑制効果が報告されており[7]，これまで欧米のガイドラインでは2型糖尿病に対する薬物治療の第一選択はメトホルミンとされてきたが，2021年米国糖尿病学会のガイドライン[8]では上記のエビデンスをふまえて，動脈硬化

表2 GLP-1受容体作動薬の一覧表

| GLP-1受容体作動薬 | | | | |
| --- | --- | --- | --- | --- |
| | 一般名 | 商品名 | 用法<br>（1回用量） | 販売会社名 |
| 注射薬 | リラグルチド | ビクトーザ®皮下注 | 1回0.3〜1.8 mg<br>1日1回 | ノボ ノルディスク ファーマ |
| | デュラグルチド | トルリシティ®皮下注アテオス® | 1回0.75 mg<br>週1回 | 日本イーライリリー<br>/大日本住友 |
| | セマグルチド | オゼンピック®皮下注 | 1回0.25〜1.0 mg<br>週1回 | ノボ ノルディスク ファーマ |
| 経口薬 | セマグルチド | リベルサス®錠 | 1回3〜14 mg<br>1日1回 | ノボ ノルディスク ファーマ |
| GIP/GLP-1受容体作動薬 | | | | |
| | 一般名 | 商品名 | 用法（1回用量） | 販売会社名 |
| 注射薬 | チルゼパチド | マンジャロ®皮下注アテオス® | 1回2.5〜15 mg<br>週1回 | 日本イーライリリー<br>/田辺三菱 |
| 持効型溶解インスリン・GLP-1受容体作動薬配合剤 | | | | |
| | 一般名 | 商品名 | 用法（1回用量） | 販売会社名 |
| 注射薬 | インスリン デグルデク/<br>リラグルチド | ゾルトファイ®配合注フレック<br>スタッチ® | 1回10〜50ドーズ<br>1日1回 | ノボ ノルディスク ファーマ |
| | インスリン グラルギン/<br>リキシセナチド | ソリクア®配合注ソロスター® | 1回5〜20ドーズ<br>1日1回 | サノフィ |

文献6を参考に作成

性疾患，慢性腎臓病，あるいは心不全を合併している症例に対してHbA1c値やメトホルミンの使用とは無関係にSGLT2阻害薬またはGLP-1受容体作動薬を投与することが推奨されている．また欧米では2018年以降2型糖尿病の注射導入のフローチャートのファーストインジェクションが基礎インスリン（持効型インスリン）ではなくGLP-1受容体作動薬になったこと[9]が大きな変化である．もちろん日本の2型糖尿病治療にすべて当てはめるのは難しく，一般的に日本人のほうが欧米人よりもやせ型の人が多く，インスリン分泌能も低下している割合が高いので患者の病態に合わせて糖尿病の注射薬としてインスリンとGLP-1受容体作動薬を使い分けていただきたい．

# 3. 糖尿病の注射薬の使い分けのコツ

## 症例1

60歳男性．

50歳時に糖尿病と診断され，3年前より超速効型インスリン（リスプロ）朝14-昼8-夜10単位と持効型インスリン（グラルギンBS）14単位に加えてシタグリプチン（グラクティブ®）50 mg/日で加療している．仕事が不規則で食事をする時間が日によってバラバラな生活で，食べられないときもたびたびみられる．そのため注射と服薬のアドヒアランスが不良でありHbA1c 9％後半で推移している．

身体所見：身長172 cm，体重86 kg，BMI 29.8 kg/m$^2$，意識清明，体温36.5℃，血圧
　　　　　120/64 mmHg
既往歴：高血圧
生活歴：喫煙 なし，飲酒：機会飲酒
職業：建築関係
家族歴：母　２型糖尿病
空腹時血糖値220 mg/dL，HbA1c 9.5％，空腹時血中Cペプチド2.10 ng/mL

## 1 症例1の解説

### 1）薬の使い方のコツ 〜この症例ではこう考える

　治療アドヒアランス不良な症例では注射回数を減らす治療方法を組み立てることが重要である．治療アドヒアランスは血糖コントロールと密接に関係しており，注射実行度が低いほどより若年でHbA1cが高く，インスリンの指示単位が多いと糖尿病治療に関する負担度が高いことが明らかになっている[10]．よって注射回数の減少によりアドヒアランス向上を図ることが血糖値改善につながると考える．

### 2）研修医の陥りやすいピットフォール

　仕事が忙しくて食事をする時間が十分確保できないと毎食前のインスリンを打ち忘れしやすい．インスリン量が不足しているからインスリン量を増量するのがよいと安易に考えて，インスリンの注射回数や単位数を増やしても注射実行度が低いと血糖値は改善しない．

　またインスリン単位数を増量するとさらに体重増加をきたしやすいので，本症例はBMI 29.8と肥満であり体重増加抑制効果のある薬剤選択が望ましい．

### 3）実際の処方例

　体重増加抑制効果のある薬剤として，経口血糖降下薬ではメトホルミン，SGLT2阻害薬，GLP-1受容体作動薬があげられる．本症例では必要なインスリン量が多く持効型インスリンの離脱は難しいと判断し超速効型インスリンの離脱を目標とした．内因性のインスリン分泌能が保たれており週1回製剤のGLP-1受容体作動薬の適応と判断した．起床時の空腹時服用ができるなら経口GLP-1受容体作動薬のリベルサス®でもよいが服薬状況から適切でないと考える．週1回製剤は毎日の服薬を忘れがちな人にはアドヒアランス向上が期待できる．

---

●処方例

セマグルチド（オゼンピック®）1回0.25 mg　週1回投与
グラクティブ®の内服は中止する

---

　注意点としてはDPP4阻害薬とGLP-1受容体作動薬の併用は保険診療上認められていないのでDPP4阻害薬であるグラクティブ®を中止することを忘れないようにする．オゼンピック®は週1回の注射製剤であり初回投与量0.25 mgから開始する．1カ月後に消化器系の副作用（嘔気，嘔吐，下痢）が出現していないことを確認し効果が認められたらインスリンを減量しオゼンピック®**0.5 mgに増量する．0.25 mgはお試し投与量なので0.5 mgを基本投与量とし，さらに1.0 mgへ増量を検討する．**

### ●ここがピットフォール

インスリンは注射しないと効果はなく，必ずしも患者さんが指示通りに注射できているとは限らない！

### ●ここがポイント

注射実行度を妨げる要因（仕事や食生活など）が何なのかきちんと理解することが治療を進めるうえで大切である！

---

### 症例2

65歳女性．

1年前に関節リウマチと診断されてプレドニゾロン（プレドニン®）15 mg/日が開始となった．加療開始時は空腹時血糖値114 mg/dL，HbA1c 5.5％であった．しかし3カ月後の採血でHbA1c 7.5％，食後2時間血糖値200 mg/dLと血糖高値となったためグラクティブ®50 mg/日が開始となった．しかしその後も血糖高値が続くためグリメピリド（アマリール®）0.5 mg/日が追加となったがHbA1c 9.5％，食後2時間血糖値300 mg/dLと増悪傾向のため糖尿病科にコンサルトとなった．

身体所見：身長150 cm，体重45 kg，BMI 20 kg/m²，意識清明，体温36.3℃，血圧
118/64 mmHg
既往歴：関節リウマチ
生活歴：喫煙なし，飲酒なし
職業：専業主婦
家族歴：母　2型糖尿病
空腹時血糖値104 mg/dL，食後2時間血糖値300 mg/dL，HbA1c 9.5％

---

## 2 症例2の解説

### 1）薬の使い方のコツ ～この症例ではこう考える

糖質コルチコイドの長期投与によって耐糖能異常になったステロイド糖尿病である．ステロイドが中止となれば血糖値が改善することが期待できるが，関節リウマチの治療薬として使用されており中止困難な症例である．**ステロイドによる典型的な血糖上昇は空腹時血糖値が正常値に近く食後高血糖が顕著になるため，食後高血糖を改善する薬剤を選択する．**

### 2）研修医の陥りやすいピットフォール

ステロイド糖尿病では空腹時血糖値は正常値に近いことが多いので，普段外来で空腹時血糖値しか見ていないと発見が遅れてしまう．そのため適時食後血糖値を測定することに注意する．アマリール®は空腹時血糖値を下げる薬剤で，本症例は空腹時血糖値104 mg/dLとさほど高くないのでアマリール®は中止し食後高血糖を改善する薬剤を変更するのが望ましい．**一番よくないのが今回のようにSU薬（アマリール®）や持効型インスリンを追加することである．血糖コントロールはあまりよくならないにもかかわらず夜間から早朝低血糖を起こす可能性がある．**

### 3）実際の処方例

アマリール®を中止し食後高血糖を改善するグリニド薬のレパグリニド（シュアポスト®）に変更する．軽症のステロイド糖尿病の場合DPP4阻害薬とグリニド薬の併用で管理可能だが，そ

---

第5章
糖尿病・内分泌代謝の薬の使い分け

れでも食後血糖高値が続く場合はインスリンの相対的適応であり，毎食前に超速効型あるいは速効型インスリンを開始する．ただし速効型インスリンは投与タイミングが食事の30分前であることに注意が必要である．

---

●処方例

まずアマリール®の内服を中止する

レパグリニド（シュアポスト®）1回0.5 mg　1日3回　毎食直前

効果不十分の場合はインスリン リスプロ（リスプロ注ソロスター®）朝4-昼4-夕4単位 1日3回orインスリン ヒト（ノボリン®R注フレックスペン®）朝4-昼4-夕4単位　1日3回 食事30分前

---

## ●ここがピットフォール
ステロイド糖尿病は食後高血糖が顕著になるので，空腹時血糖値のみを見て安心してはいけない！

## ●ここがポイント
ステロイド使用量が少量だと経口血糖降下薬での治療が可能であるが，高用量になるとインスリン治療が必要になることが少なくない！

# おわりに

　2025年1月30日より週1回持効型インスリンであるインスリンイコデク（アウィクリ®注）が日本で発売となった．週1回の投与による基礎インスリンの補充が可能となれば注射回数が減りインスリン治療の満足度や注射アドヒアランスの向上が期待できるので，インスリン治療に対する患者の抵抗感が軽減し，より早期からインスリン導入を進めやすくなることが期待される．

　糖尿病の注射薬であるインスリンとGLP-1受容体作動薬の2剤を上手に使い分けて，個々の患者さんのQOLに合わせた治療方針を計画しよい医療を提供してほしい．

### 引用文献

1) 「糖尿病治療ガイド 2022-2023」（日本糖尿病学会／編著），文光堂，2022

2) Weng J, et al：Effect of intensive insulin therapy on beta-cell function and glycaemic control in patients with newly diagnosed type 2 diabetes：a multicentre randomised parallel-group trial. Lancet, 371：1753-1760, 2008（PMID：18502299）

3) 注射製剤一覧（インスリン製剤・GLP-1受容体作動薬・GIP/GLP-1受容体作動薬）https://www.nittokyo.or.jp/modules/about/index.php?content_id=10（2025年1月閲覧）

4) 「必ずうまくいく！入院インスリン治療マスターブック」（弘世貴久／編著），南江堂，2016

5) 「糖尿病専門医研修ガイドブック 改訂第9版」（日本糖尿病学会／編著），診断と治療社，2023

6) 「もう迷わない！外来インスリン療法マスターブック 改訂第2版」（弘世貴久／著），南江堂，2024

7) Perkovic V, et al：Effects of Semaglutide on Chronic Kidney Disease in Patients with Type 2 Diabetes. N Engl J Med, 391：109-121, 2024（PMID：38785209）

8) American Diabetes Association：9. Pharmacologic Approaches to Glycemic Treatment：Standards of Medical Care in Diabetes-2021. Diabetes Care, 44：S111-S124, 2021（PMID：33298420）

9) American Diabetes Associationx：Standards of Medical Care in Diabetes-2018 Abridged for Primary Care Providers. Clin Diabetes, 36：14-37, 2018（PMID：29382975）

10) Mashitani T, et al：Patient-reported adherence to insulin regimen is associated with glycemic control among Japanese patients with type 2 diabetes：Diabetes Distress and Care Registry at Tenri（DDCRT 3）．Diabetes Res Clin Pract, 100：189-194, 2013（PMID：23522915）


## 参考文献・もっと学びたい人のために

1）「必ずうまくいく！入院インスリン治療マスターブック」（弘世貴久/編著），南江堂，2016
2）「もう迷わない！外来インスリン療法マスターブック 改訂第2版」（弘世貴久/著），南江堂，2024


## プロフィール

**齋藤　学（Manabu Saito）**
東邦大学医学部内科学講座 糖尿病・代謝・内分泌学分野 助教
糖尿病患者さんは年々増加しており，新しいインスリンや経口血糖降下薬が開発されている分野です．若い先生方に糖尿病に興味をもって勉強してほしいです．

**弘世貴久（Takahisa Hirose）**
東邦大学医学部内科学講座 糖尿病・代謝・内分泌学分野 教授

第5章 糖尿病・内分泌代謝の薬の使い分け

**第5章** 糖尿病・内分泌代謝の薬の使い分け

# 4. 脂質異常症の薬の使い分け

宮林　諒，正司真弓，横手幸太郎

## ● Point ●

・ガイドラインに従い症例ごとの管理目標値を確認する

・高LDL-C血症に対する第一選択はスタチンである

・高TG血症，メタボリックシンドロームにはフィブラートを考慮する

## はじめに

　脂質異常症はレジデントも日常診療でよく遭遇するcommon-diseaseである．動脈硬化性疾患予防ガイドライン[1]を参考に診断し，適切な治療薬を選択することが重要である．

## 1. 薬の基礎知識（表）

### 1 スタチン

　HMG-CoA還元酵素を阻害し肝細胞内のコレステロール濃度を低下させることで肝臓でのLDL受容体の発現を増加させ，その結果，血中LDLの取り込みが亢進し血中LDL-Cの低下をもたらす．数多くエビデンスがあり[4]，高LDL-C血症に対する第一選択薬である．スタンダードスタチン（プラバスタチン，シンバスタチン，フルバスタチン）と，その2倍程度の効果をもつストロングスタチン（アトルバスタチン，ピタバスタチン，ロスバスタチン）があるが，多くの場合ストロングスタチンを使用する．

> 副作用：横紋筋融解症（腎機能障害，高齢などでは特に注意）
> 禁忌：妊婦，授乳婦，重篤な肝機能障害

### 2 小腸コレステロールトランスポーター阻害薬

　小腸からのコレステロールの吸収を阻害することにより肝臓へのコレステロール流入が低下し，反応性に肝臓でのLDL受容体発現が亢進することでLDL-Cの低下が生じる．単剤での心血管リスク低下は証明されておらず，スタチン使用後の第二選択薬として使用することが多い[5]．

表 脂質異常症治療薬の薬効による分類

| 分類 | LDL-C | TG | HDL-C | Non-HDL-C | 主な一般名 |
|---|---|---|---|---|---|
| スタチン（LDL-C低下作用により層別化して標記） | ↓↓ | ↓ | −〜↑ | ↓↓ | プラバスタチン，シンバスタチン，フルバスタチン |
| | ↓↓↓ | | | ↓↓↓ | アトルバスタチン，ピタバスタチン，ロスバスタチン |
| 小腸コレステロールトランスポーター阻害薬 | ↓↓ | ↓ | ↑ | ↓↓ | エゼチミブ |
| 陰イオン交換樹脂 | ↓↓ | ↑ | ↑ | ↓↓ | コレスチミド，コレスチラミン |
| プロブコール | ↓ | − | ↓↓ | ↓ | プロブコール |
| PCSK9阻害薬 | ↓↓↓↓ | ↓〜↓↓ | −〜↑ | ↓↓↓↓ | エボロクマブ |
| 持続型LDLコレステロール低下siRNA製剤 | ↓↓↓↓ | − | − | ↓↓↓↓ | インクリシランナトリウム |
| ヒト化抗ANGPTL3モノクローナル抗体※ | ↓↓↓ | ↓↓↓ | ↓↓ | ↓↓↓ | エビナクマブ |
| MTP阻害薬※ | ↓↓↓ | ↓↓↓ | ↓ | ↓↓↓ | ロミタピド |
| フィブラート系薬 | ↑〜↓ | ↓↓↓ | ↑↑ | ↓ | ベザフィブラート，フェノフィブラート，クロフィブラート |
| 選択的PPARαモジュレーター | ↑〜↓ | ↓↓↓ | ↑↑ | ↓ | ペマフィブラート |
| ニコチン酸誘導体 | ↓ | ↓↓ | ↑ | | ニコモール，ニコチン酸トコフェロール |
| n-3系多価飽和脂肪酸 | − | ↓ | − | − | イコサペント酸エチル，オメガ-3脂肪酸エチル |

※ホモFH（familial hyper cholesterolemia）患者が適応
↓↓↓↓：−50％以上，↓↓↓：−50〜−30％，↓↓：−30〜−20％，↓：−20％〜−10％，−：−10％〜10％，↑：10％〜20％，↑↑：20％〜30％
文献1〜3を参考に作成

> 副作用：消化器症状，肝機能障害，CK上昇
> 禁忌：重篤な肝機能障害

### 3 フィブラート系薬

エネルギー代謝の制御に関与しているPPARαのアゴニストとして働き，肝臓における脂肪酸の取り込みやβ酸化を促進する一方で，リポ蛋白リパーゼ（LPL）の発現と活性を増加させる．その結果，超低比重リポ蛋白（VLDL）の産生が抑制され，VLDLやカイロミクロンの異化が促進され血清TGが低下する．**SU薬，ワルファリンの作用を増強する可能性があるため併用時には注意する．**

> 副作用：横紋筋融解症，腎機能障害，胆嚢炎
> 禁忌：妊婦，授乳婦，肝機能障害，胆嚢疾患，腎機能障害（Cr≧2.0〜2.5 mg/dL）

### 4 選択的PPARαモジュレーター

既存のフィブラート系薬剤と同等以上にTGを低下させる．胆汁排泄であるうえ，フィブラート系薬剤では問題となるスタチンとの併用でも，臨床上問題となるような薬剤血中濃度の変化がなく有効性・安全性が確認されており，既存のフィブラート系薬剤に比べ，副作用発現率が低い．

代謝経路の阻害により血中濃度上昇の可能性があり，シクロスポリンやリファンピシンとの併用は禁忌である．

副作用：横紋筋融解症，腎機能障害，胆嚢炎
禁忌：妊婦，授乳婦，肝機能障害，胆嚢疾患

### 5 多価不飽和脂肪酸[6]

EPA，DHAは，魚油に豊富に含まれるn-3多価不飽和脂肪酸である．肝臓に作用し脂肪酸合成およびVLDL産生を抑制することでTGを低下させる．

副作用：肝機能障害
禁忌：出血

### 6 陰イオン交換樹脂

胆汁酸と結合し糞便中に排泄されることで胆汁酸の腸肝循環を阻害する．その結果，肝コレステロール含量が減少しLDL受容体の発現が亢進して血中LDL-Cが減少する．**妊婦に使用できる**．

副作用：便秘，消化器症状
禁忌：腸閉塞

### 7 PCSK9阻害薬[7]

LDL受容体分解促進タンパクであるPCSK9とLDL受容体の結合を阻害することで，LDL受容体の分解を抑え，血中LDL-Cの肝細胞内への取り込みを促進し，LDL-Cを低下させる．

副作用：注射部位発赤

## 2. メタボリックシンドロームでの考え方

### 症例1

55歳男性．健診で脂質異常症の指摘を受けていたが放置していた．受診催促通知を受け，当院を受診した．

所見　身長166 cm，体重84.8 kg，BMI 30.8 kg/$m^2$，血圧154/72 mmHg，腹囲98 cm
生活歴　飲酒：ビール350 mL×週3回，喫煙：なし
家族歴　父：高血圧症
L/D TC：191 mg/dL，TG：320 mg/dL，LDL-C：100 mg/dL，HDL-C：25 mg/dL，
　　　　eGFR 90 mL/分/1.73 $m^2$

## 1 研修医の疑問

①TGが高いがすぐに内服薬を処方していいのか
②もしLDL-CとTGのどちらも高い場合はどうするのか

## 2 薬の使い方のコツ〜この症例ではこう考える

本症例では腹囲が90 cmを超え，高TG血症に低HDL血症を伴い高血圧も合併しているため，メタボリックシンドロームと診断される．

まず栄養指導を行い，1日30分の有酸素運動を週3回以上行うよう，生活習慣の改善を勧めた．3カ月後，TG 215 mg/dLと低下傾向であったことより，内服薬は使用せず経過観察とした．その後，仕事の都合により，食生活・運動習慣の継続が難しくなり，TG 502 mg/dLまで悪化したため，内服を開始した．

> ●処方例
>
> ペマフィブラート（パルモディア®XR）錠剤　1回0.2 mg　1日1回（朝食後）

明らかな副作用の出現はなく，2カ月後の診察ではTG 264 mg/dLまで低下した．

## 3 TG値が高い場合

まずは食事運動療法を適切に行い，過食や運動不足を是正する．特に，**糖質の過剰摂取やアルコール多飲もTGの上昇に大きく影響するため確認を要する**．また，TGが500 mg/dLを超える際には急性膵炎を発症する可能性があるため注意する．生活習慣の改善によっても効果が乏しい場合，薬物治療を考慮する．このような場合は，TGを低下させる作用の強い選択的PPAR $\alpha$ モジュレーター（ペマフィブラート）やフィブラート系薬が有用である．

## 4 LDL-C，TG値どちらも高い場合

MEGA Studyをはじめ多数の臨床試験でLDL-Cの低下は心血管イベント抑制効果を示しているのに対して，TGの低下については血管イベントの抑制効果について定まった結果が出ていない部分もあり，LDL-CとTGがどちらも高い場合は，食事運動療法の実施後，スタチンでのLDL-Cの管理を優先する．さらにTGを低下させる必要がある場合は，フィブラート，エゼチミブやEPA製剤などの併用を検討する．

選択的PPAR $\alpha$ モジュレーターは腎機能低下患者においても投与禁忌ではなく慎重投与である．一方で，**腎機能低下を有する場合はフィブラート系薬剤とスタチンとの併用は横紋筋融解を引き起こす可能性があり，高度の腎機能低下例では投与禁忌となる**ため注意を要する．

# 3. 家族性高コレステロール血症での考え方

> **症例2**
>
> 　45歳男性．10年前より健診で脂質異常症の指摘を受けていたが放置していた．テレビで脂質異常症の特集を見て不安になり来院した．
>
> 　所見　身長178 cm，体重65 kg，BMI 20.5 kg/m$^2$，アキレス腱肥厚なし
> 　生活歴　飲酒・喫煙なし
> 　家族歴　父は51歳でAMI（PCI施行）
> 　L/D TC：269 mg/dL，TG：75 mg/dL，LDL-C：202 mg/dL，HDL-C：52 mg/dL

## 1 研修医の疑問

①どのスタチンを開始するのがいいのか
②スタチンで低下が不十分な場合の次の手は？

## 2 薬の使い方のコツ〜この症例ではこう考える

　未治療時LDL-C 180 mg/dL以上，2親等以内の早発性冠動脈疾患の家族歴，より家族性高コレステロール血症（FH，ヘテロ接合体）と診断した．FHヘテロ接合体はきわめてアテローム動脈硬化性心血管疾患の発症リスクが高く，特に冠動脈疾患のリスクが高い．食事療法をはじめても低下は軽度であり，LDL-C 100 mg/dLを目標にストロングスタチンを開始した．

> **●初回処方例**
> 　アトルバスタチン（リピトール®）錠剤　1回10 mg　1日1回（夕食後）

　2カ月後の診察では，副作用もなくLDL-C 150 mgに低下した．さらなる低下をめざしアトルバスタチンを20 mgへ増量したところ，2週間後の受診では，筋肉痛，倦怠感を訴えた．CKは正常範囲であり，明らかな横紋筋融解症のエピソードはない．しかしスタチンによる副作用を疑い10 mgへ減量したところ，症状は消失した．アトルバスタチンの増量は困難と考え，ほかのスタチンへの切り替えを試みることとした．

> **●2回目処方例**
> 　ロスバスタチン（クレストール®）錠剤　1回2.5 mg　1日1回（夕食後）

　1カ月後に5 mgに増量したところ，副作用の出現はなく，LDL-C 130 mg/dLとなった．その後も2〜3カ月ずつ増量をくり返し，最終的に20 mgとしたが，副作用の出現なくLDL-C 110 mg/dLとなった．

　しかしその後も管理目標値である100 mg/dL（または未治療時の50％である90 mg/dL）には届かなかったため，さらなるLDL-Cの低下をめざしエゼチミブを追加した．

**●最終処方例**

ロスバスタチン（クレストール®）錠剤　1回20 mg　1日1回（夕食後）

エゼチミブ（ゼチーア®）錠剤　1回10 mg　1日1回（夕食後）

その後，明らかな副作用の出現はなく，2カ月後の診察でLDL-C 92 mg/dLまで低下した．

**Column**

### スタチン開始時の注意点

　高LDL-C血症にはスタチンが第一選択であるが，副作用として筋肉痛を訴える患者さんは意外と多い．CK上昇がない場合は，スタチンの必要性を説明して理解いただくことで経過観察できる場合も多く，また，ほかのスタチンへの変更や減量で症状が改善することもある．臨床試験において盲検期間中は副作用に有意差がみられなかったが，被験者が実薬を内服していることを知ると，副作用報告が増加する報告[8, 9]もあり，副作用を過剰に恐れる必要がないことを伝えることも重要である．また，CYP3A4で代謝される**シンバスタチン，アトルバスタチンはCYP3A4活性に影響する薬剤や食品（Ca拮抗薬，ステロイド，グレープフルーツジュースなど）の摂取により血中濃度が上昇し副作用が出現しやすくなる**ため，注意が必要である．すでに複数の薬剤を内服中の患者さんにスタチンを投与する場合は，CYPにより代謝されないプラバスタチン，ピタバスタチンなどを選択するのが無難である．

### 3 スタチンで低下が不十分な場合

　FHに対する治療は，一次予防ではLDL-C 100 mg/dL未満，二次予防であれば70 mg/dL未満に管理目標値が設定されている．またFH以外の症例においても急性冠症候群，糖尿病，冠動脈疾患とアテローム血栓性脳梗塞を合併する場合は二次予防においてLDL-C 70 mg/dL未満を目標とすることが考慮される．スタチンは効果不十分の際に倍量にしてもLDL-Cの低下が6％程度しか見込まれないという知見もあり，スタチンで低下が不十分な症例ではエゼチミブなどの併用が必要となることが多い．2016年に抗PCSK9抗体薬のエボロクマブが発売され，これまで治療に難渋していた，スタチンでもLDL-Cの低下が不十分な症例に対し有効な選択肢となっている．しかしLDL-Cの治療目標が下がるにつれて目標達成率は25～65％程度まで下がるという報告[10]もあり，治療強化が必要な症例はまだまだ多い．PCSK9についてはsiRNA製剤のインクリシランナトリウムも発売されLDL-C低下効果を示しているが，エボロクマブ，インクリシランともに薬価が高額であることが問題である．また，より重症のホモ接合体家族性高コレステロール血症においては，ロミタピド，エビナクマブなどが発売され，新たな選択肢となっている．

## おわりに

　脂質異常症を治療する目的は，単に検査値を正常範囲内にすることではなく，動脈硬化の進展を抑制し，心血管イベント発症を予防することである．脂質異常症の病態に応じて，適切な薬剤選択をすることが重要である．

## 引用文献

1) 「動脈硬化性疾患予防ガイドライン2022年版」（日本動脈硬化学会/編），日本動脈硬化学会，2022

2) Wright RS, et al：Inclisiran administration potently and durably lowers LDL-C over an extended-term follow-up: the ORION-8 trial. Cardiovasc Res, 120：1400-1410, 2024（PMID：38753448）

3) Raal FJ, et al：Evinacumab for Homozygous Familial Hypercholesterolemia. N Engl J Med, 383：711-720, 2020（PMID：32813947）

4) Nakamura H, et al：Primary prevention of cardiovascular disease with pravastatin in Japan（MEGA Study）：a prospective randomised controlled trial. Lancet, 368：1155-1163, 2006（PMID：17011942）
   ↑スタチンによるLDL-C低下療法の冠動脈疾患に対する意義を示したMEGA Studyの報告.

5) Cannon CP, et al：Ezetimibe Added to Statin Therapy after Acute Coronary Syndromes. N Engl J Med, 372：2387-2397, 2015（PMID：26039521）
   ↑シンバスタチンにエゼチミブを併用したIMPROVE-IT試験の報告.

6) Saito Y, et al：Effects of EPA on coronary artery disease in hypercholesterolemic patients with multiple risk factors：sub-analysis of primary prevention cases from the Japan EPA Lipid Intervention Study（JELIS）. Atherosclerosis, 200：135-140, 2008（PMID：18667204）
   ↑スタチンにEPAを併用したJELIS試験のサブ解析の報告.

7) Sabatine MS, et al：Evolocumab and Clinical Outcomes in Patients with Cardiovascular Disease. N Engl J Med, 376：1713-1722, 2017（PMID：28304224）
   ↑高リスク患者を対象とし，スタチンにPCSK9阻害薬を併用したFOURIER試験の報告.

8) Gupta A, et al：Adverse events associated with unblinded, but not with blinded, statin therapy in the Anglo-Scandinavian Cardiac Outcomes Trial-Lipid-Lowering Arm（ASCOT-LLA）：a randomised double-blind placebo-controlled trial and its non-randomised non-blind extension phase. Lancet, 389：2473-2481, 2017（PMID：28476288）
   ↑ACOT-LLA試験では盲検の間は筋症状に有意差がなかったが，盲検が解除されるとスタチン群で有意な筋症状がみられた．筋症状には主観が入ってしまうことを示唆する報告.

9) Nielsen SF & Nordestgaard BG：Negative statin-related news stories decrease statin persistence and increase myocardial infarction and cardiovascular mortality：a nationwide prospective cohort study. Eur Heart J, 37：908-916, 2016（PMID：26643266）
   ↑スタチンにネガティブな報道は，スタチン内服を中断する人を増やし心筋梗塞と心血管死亡を増加させるという報告.

10) Mitani H, et al：Achievement Rates for Low-Density Lipoprotein Cholesterol Goals in Patients at High Risk of Atherosclerotic Cardiovascular Disease in a Real-World Setting in Japan. J Atheroscler Thromb, 30：1622-1634, 2023（PMID：36928267）
    ↑LDL-Cの治療目標が下がるにつれて目標達成率も25〜65％程度まで下がるという報告.

## プロフィール

**宮林　諒（Makoto Miyabayashi）**
千葉大学大学院医学研究院 内分泌代謝・血液・老年内科学
専門：糖尿病・代謝・内分泌内科
脂質異常症，糖尿病などの生活習慣病は長年付き合っていく病気です．患者さんの考え方，趣味などを尊重しながらも，少しずつ自分の身体に向き合ってもらい生活習慣を変容させていく楽しさがあります．じっくり患者さんとかかわりたい読者諸君，ぜひ進路として考えてみてください！

**正司真弓（Mayumi Shoji）**
千葉大学大学院医学研究院 内分泌代謝・血液・老年内科学

**横手幸太郎（Koutaro Yokote）**
千葉大学 学長

# 第5章 糖尿病・内分泌代謝の薬の使い分け

# 5. 痛風・高尿酸血症の薬の使い分け

熊谷天哲，内田俊也

●**Point**●

・尿酸降下薬は尿酸生成抑制薬，尿酸排泄促進薬，尿酸分解酵素薬の3つに分けられる

・尿酸生成抑制薬は近年新薬が上市され，腎障害を伴う患者でも使用しやすくなった

・近年，尿酸排泄促進薬でも新薬が上市され，肝障害リスクが比較的低く，尿酸降下作用が強いため期待されている

## はじめに

　痛風・高尿酸血症は生活習慣病であり，**食事療法，飲酒制限，運動**などの生活指導が基本となる．適正なエネルギーの摂取，プリン体・果糖の過剰摂取の回避，適切な飲水が勧められる．近年尿酸トランスポーターの遺伝子変異が病態発症に関係している可能性が指摘されているが，いずれにせよ生活指導の順守は重要である．ビールはプリン体含有量が多く，蒸留酒やワインよりも血清尿酸値を上昇させるため，控えるのが望ましい[1]．

　薬物治療の適応に関しては「高尿酸血症・痛風の治療ガイドライン 第3版 ［2022年追補版］」の治療指針（図）が参考になる[2]．痛風をくり返す患者は薬物治療の適応となり，血清尿酸値を6.0 mg/dL以下にコントロールする．また，痛風発作を誘発させないために，尿酸降下薬は最小量から開始し，必要に応じてコルヒチンカバーを併用する[3]．無症候性高尿酸血症への薬物治療開始は血清尿酸値8.0 mg/dL以上を一応の目安にする．

　高尿酸血症の病型分類は，腎における尿酸の排泄効率が低下した「尿酸排泄低下型」，腎に対する尿酸負荷が増大し，血清尿酸値の上昇をきたす「腎負荷型」，その両者を要因とする「混合型」に大別される．さらに腎負荷型は尿酸の産生量が増加する「尿酸産生過剰型」と腸管からの尿酸排泄が低下するために腎からの尿酸排泄が増加する「腎外排泄低下型」に分けられる．病型分類に応じて，尿酸排泄低下型には尿酸排泄促進薬を投与し，尿酸産生過剰型には尿酸生成抑制薬を投与するのが原則であるが，合併症など考慮して臨機応変に投与薬を検討すべきである．

　最近，尿酸排泄促進薬で新しい薬であるドチヌラドが上市され，注目されている．近位尿細管での尿酸の再吸収に重要な役割を果たす尿酸トランスポーターのURAT1を特異的に阻害し，尿細管や腸管で尿酸の吸収に働く尿酸トランスポーターであるABCG2はほとんど阻害しないため，より強力な尿酸降下作用が期待される．

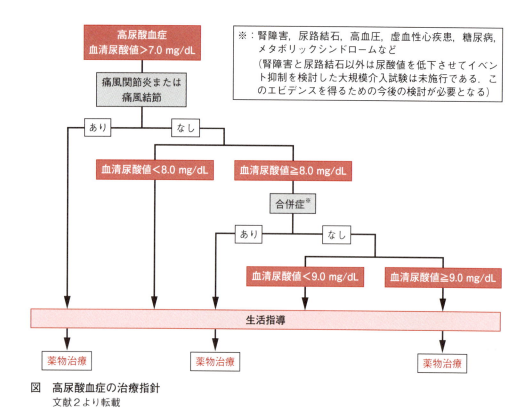

図　高尿酸血症の治療指針
文献2より転載

# 1. 薬の基礎知識

## 1 尿酸生成抑制薬

キサンチン酸化還元酵素（XOR）阻害薬として以下の3つが使用できる．

新規の2薬剤は胆汁からの排泄経路を有するため，中等度までの腎機能低下患者に対して減量の必要がない．さらに**アロプリノールと比較して薬剤相互作用が少なく利用しやすい**．ただし，メルカプトプリン水和物またはアザチオプリンとの相互作用はいずれのXOR阻害薬にも共通しているので注意すべきである．

### 1）アロプリノール

1969年に発売され長く使用されてきた．プリン体骨格を有し，XORの活性中心に結合し，反応を受けオキシプリノールを生成する．オキシプリノールの一部がXORに弱い共有結合で反応中心に結合し，XOR活性を阻害し尿酸生成を阻害する[4]．

頻度は決して多くはないが，副作用として中毒性表皮壊死症，Stevens-Johnson症候群といった重篤な合併症の報告がある．重症薬疹はHLA-B*5801遺伝子保有者に高率に生ずることが明らかとなっているが，日本人の保有率は1.2％と低率である[5]．腎機能低下に伴いオキシプリノールの血中濃度が上昇するため，腎機能に応じて投与量を調節する必要がある（**表**）．また，**シクロスポリン，テオフィリンやワルファリンなどとの相互作用にも注意が必要**である．

### 2）フェブキソスタット

2011年に日本で発売された．XORの活性中心付近に結合し，基質となるキサンチンの結合をブロックし，酵素活性を低下させて尿酸生成を阻害する．

表　腎機能に応じたアロプリノールの推奨使用量

| 腎機能 | アロプリノール投与量 |
|---|---|
| Ccr＞50 mL/分 | 100〜300 mg/日 |
| 30 mL/分＜Ccr≦50 mL/分 | 100 mg/日 |
| Ccr≦30 mL/分 | 50 mg/日 |
| 血液透析施行例 | 透析終了時に100 mg |
| 腹膜透析施行例 | 50 mg/日 |

Ccr：クレアチニンクリアランス
文献2より転載

### 3）トピロキソスタット

2013年に日本で発売された．薬物自身が酵素により水酸化されながら中間体を維持し，さらにXORの酵素活性中心を埋め尽くすような形態で結合し，基質をブロックすることで尿酸生成を阻害する[4]．

## 2 尿酸排泄促進薬

URAT1阻害薬のベンズブロマロンが1978年から使用されている．URAT1は主に腎尿細管に分布し，尿酸再吸収に関与している尿酸トランスポーターである．腎機能低下では尿酸排泄促進薬の効果は減弱することが想定されるが，ベンズブロマロンの作用は強力で，Stage 3のCKD患者には常用量でも十分に血清尿酸値のコントロールは可能で，Stage 4においても投与量を増量することで血清尿酸値の低下が期待できる[6]．

高尿酸血症は尿酸結石のみならず尿路結石全般の危険因子であり，**尿酸排泄促進薬使用時は尿路結石予防のための尿路管理を十分行う必要がある**．水分を十分に摂取して尿量増加を保ち，酸性尿では尿路結石ができやすいため，クエン酸カリウム・クエン酸ナトリウムの投与で尿をアルカリ化させる[7]．ただし**腎機能低下があるときは血清カリウム値を上昇させない**ように注意する．

ベンズブロマロンは肝障害リスクが懸念されており，その点を克服する薬剤としてドチヌラドが日本で開発された．ドチヌラドは近位尿細管での尿酸の再吸収に重要な役割を果たす尿酸トランスポーターのURAT1を特異的に阻害し，尿細管や腸管で尿酸の吸収に働く尿酸トランスポーターであるABCG2はほとんど阻害しない．ドチヌラドは既存の尿酸排泄促進薬に比べ，URAT1阻害が強くかつURAT1選択性が高い「選択的尿酸再吸収阻害薬」であり，腸管においてABCG2を阻害しないため腎臓への尿酸負荷を回避する尿酸排泄促進薬と言える．用量反応検証試験で，投与終了時の血清尿酸値6.0 mg/dL以下の達成率は0.5 mgで23.1％，1 mgで65.9％，2 mgで74.4％，4 mgで100％とこれまでの薬剤に比べて顕著な尿酸降下作用が認められた[8]．肥満を伴う高尿酸血症では尿酸排泄低下型が多く，ドチヌラドは今後積極的に使用してよい薬と考えられる．

## 3 尿酸分解酵素薬（ラスブリカーゼ）

腫瘍崩壊症候群（TLS）にのみ適応がある遺伝子組換え型の尿酸オキシダーゼ（ウリカーゼ，ウリケースともいう）である．TLSとは腫瘍細胞を薬物療法などで急激に破壊する際に，細胞内成分の急速な放出により，高尿酸血症，高カリウム血症，高リン血症が急速に生じる病態である．ラスブリカーゼは尿酸を腎臓から排出されやすいアラントインに分解することで血清尿酸値をすみやかに低下させる．注意点として，**ラスブリカーゼ投与の約1割で抗体産生が認められ，再投与の際にアナフィラキシー**が生じることがある．

第5章
糖尿病・内分泌代謝の薬の使い分け

# 2. 痛風発作時の考え方

> **症例1**
>
> 60歳男性．1カ月前から左肘，右第1足趾の痛みが強くなり，内科外来を受診した．臨床的に痛風発作と診断された．
>
> 身長175 cm，体重78 kg．血圧160/95 mmHg，脈拍80/分，整．
>
> 血液検査：Alb 3.9 g/dL，BUN 15.0 mg/dL，Cr 1.10 mg/dL，UA 8.7 mg/dL，HbA1c 6.1％，CRP 2.5 mg/dL．
>
> 尿検査：Cr 250 mg/dL，尿酸50 mg/dL．

## 1 研修医の疑問

痛風発作および高尿酸血症に対してどのように対応すべきだろうか？

## 2 薬の使い方のコツ～この症例ではこう考える

痛風発作時には，短時間作用型の強力なNSAIDsの十分量の投与によりできるだけすみやかに消褪させることが重要である．**血清尿酸値の急激な変動が痛風発作を誘発する**ため，痛風発作が治まるまで尿酸降下薬の開始を待つべきである．痛風発作が治まったら，尿酸降下薬の開始を検討する．なお，尿酸降下薬を服用中に痛風関節炎を起こした患者では，尿酸降下薬を中止することなく，投与を継続してNSAIDsを追加する．

尿からのgCrあたりの尿酸排泄率を計算すると50/250 = 0.2 g/gCrとなる．簡便には随時尿の0.5 g/gCr以上であれば尿酸産生過剰型，0.5 g/gCr以下であれば尿酸排泄低下型と分類されるため，本例では尿酸排泄低下型となる．尿中尿酸濃度が50 mg/dL以上であれば飲水指導を強化して希釈尿にさせることも推奨される．尿酸排泄低下型では理論的には尿酸排泄促進薬を投与するが，フェブキソスタット，トピロキソスタットを使うことも可能である．尿酸排泄促進薬では近年開発された選択的尿酸再吸収阻害薬であるドチヌラドが肝障害のリスクも高くなく使いやすい．以前の尿酸排泄薬であるベンズブロマロンを投与する場合は，劇症肝炎などの重篤な肝障害が主に開始6カ月以内に報告されているために少なくとも6カ月間は必ず定期的に肝機能検査を行う．急激な血清尿酸値の低下は痛風発作を誘発するため**できるだけ少ない投与量から開始する**ことが望ましい．投与開始2週間以降に投与量の増量を検討する．痛風発作が頻発している場合，コルヒチン0.5～1.0 mg/日を尿酸降下薬開始後3～6カ月間併用することがある（コルヒチンカバー）．

> ●処方例
>
> フェブキソスタット（フェブリク®）1回10 mg 1日1回（朝食後）
>
> トピロキソスタット（ウリアデック®）1回20 mg 1日2回（朝夕食後）
>
> ドチヌラド（ユリス®）1回0.5 mg 1日1回（朝食後）
>
> ベンズブロマロン（ユリノーム®）1回25 mg 1日1回（朝食後）

### 3 研修医の陥りやすいピットフォール

痛風発作の急性期には尿酸降下薬を開始すべきではない．また，尿酸降下薬を服用中に痛風発作を起こした患者では尿酸降下薬を中止する必要はなく，同じ量で継続する．

## 3. CKDに伴う高尿酸血症での考え方

> **症例2**
>
> 65歳女性．糖尿病性腎症にて外来で経過観察されていた．
> 身長160 cm，体重65 kg．血圧150/85 mmHg，脈拍76/分，整．
> 血液検査：Alb 3.9 g/dL，BUN 24.0 mg/dL，Cr 2.50 mg/dL，UA 8.5 mg/dL，HbA1c
> 　　　　　7.1 %．
> 尿検査：蛋白2＋，尿潜血（－）

### 1 研修医の疑問

本例での高尿酸血症に対してどのように対応すべきだろうか？

### 2 薬の使い方のコツ〜この症例ではこう考える

典型的な糖尿病性腎症に伴う高尿酸血症の症例．eGFR 15.9 mL/分/1.73 m$^2$でCKD stage 4になる．図を参照すると，血清尿酸値が8.0 mg/dL以上であり，薬物治療の適応と考えられる．CKDに伴う高尿酸血症に対してXOR阻害薬による治療は腎障害進展抑制に有効である可能性がある[9, 10]．本例では中等度以上の腎機能障害があり，尿酸排泄促進薬の効果が弱まることが想定されるため，原則として尿酸生成抑制薬の使用が勧められる．アロプリノールは腎機能低下時には投与量を減じる必要があり，本例ではCKD stage 4であるため50 mg/日が推奨される．フェブキソスタットとトピロキソスタットは胆汁からの排泄があり，腎機能障害のある症例でも使用しやすい．ただし，本例は中等度以上の腎機能障害を認めており，少量から開始して慎重に漸増することが望ましい．

> **●処方例**
> フェブキソスタット（フェブリク®）1回10 mg 1日1回（朝食後）
> トピロキソスタット（ウリアデック®）1回20 mg 1日2回（朝夕食後）
> アロプリノール（ザイロリック®）1回50 mg 1日1回（朝食後）

**第5章** 糖尿病・内分泌代謝の薬の使い分け

## *4.* 薬物療法後 TLS での考え方

> ### 症例3
>
> 　70歳男性．左上葉肺癌，肝転移に対して薬物療法を施行された．投与後4日目に血清尿酸，カリウム，クレアチニン値が上昇した．
> 　身長160 cm，体重55 kg．血圧105/55 mmHg，脈拍104/分，整．
> 　血液検査：Alb 2.9 g/dL，BUN 35.0 mg/dL，Cr 2.4 mg/dL，UA 13.3 mg/dL，Na 132 mEq/L，K 6.0 mEq/L，Cl 102 mEq/L．

### 1 研修医の疑問

本例での高尿酸血症に対してどのように対応すべきか？

### 2 薬の使い方のコツ～この症例ではこう考える

　本例では肺癌に対する薬物療法後の腫瘍崩壊症候群（TLS）が強く疑われる．肺癌はTLS発症低リスク群と考えられているが，近年，抗腫瘍効果の高い分子標的治療薬などが上市され，発症頻度が増加する可能性が指摘されている．本例では腎機能障害が出現しており，ラスブリカーゼが第1選択と考えられる．アロプリノールは，尿酸の前駆体であるキサンチンやヒポキサンチンの濃度を上昇させ，キサンチン析出により**キサンチン腎症**を発症する可能性があり，腎機能障害がある本例では使用しにくい．フェブキソスタットは，2016年5月に「がん化学療法に伴う高尿酸血症」の効能・効果が追加承認された．本例ではよりすみやかな尿酸低下作用の**ラスブリカーゼが第1選択**であるが，ラスブリカーゼを以前に投与したことがある患者では，フェブキソスタットを使う．

> ●処方例
> ラスブリカーゼ（ラスリテック®）0.2 mg/kg/回　1日1回点滴　最大7日間投与
> フェブキソスタット（フェブリク®）1回60 mg 1日1回内服

### 3 研修医の陥りやすいピットフォール

　アロプリノールはキサンチン腎症を発症する可能性があり，やや使用しにくい．

# Advanced Lecture

### ■ 合併症を伴う無症候性高尿酸血症での考え方

　合併症を有する無症候性高尿酸血症では合併症の治療を優先し，この際に尿酸降下作用を有する薬物を選択することで薬の数を増やすことなく血清尿酸値の低下を図ることができる．高血圧ではロサルタンカリウム，高LDL血症ではアトルバスタチン，高中性脂肪血症ではフェノフィブラート，糖尿病ではSGLT2阻害薬やピオグリタゾンなどを選択するとよい．

## おわりに

　痛風への薬物治療適応に関してのコンセンサスとして，血清尿酸値＞7.0 mg/dLで治療を開始する．無症候性高尿酸血症については血清尿酸値をコントロールすることで臓器障害の発症ないし進展を抑制できるかの介入試験は小規模なものにすぎず，現時点ではエビデンスは十分とはいえないため，第3版のガイドラインでは条件付きで推奨するとされている[2]．無症候性高尿酸血症で合併症がある場合，血清尿酸値8.0 mg/dL以上を介入の開始点として，管理目標値は6.0 mg/dL未満を一応の目安にすることが想定されるが，もちろんポリファーマシー，副作用，医療経済的な観点から，総合的に判断すべきと考えられる．

### 引用文献

1) van der Gaag MS, et al：Moderate consumption of beer, red wine and spirits has counteracting effects on plasma antioxidants in middle-aged men. Eur J Clin Nutr, 54：586-591, 2000（PMID：10918470）
2) 「高尿酸血症・痛風の治療ガイドライン 第3版」（日本痛風・核酸代謝学会ガイドライン改訂委員会／編），診断と治療社，116, 119, 2018
3) Wortmann RL, et al：Effect of prophylaxis on gout flares after the initiation of urate-lowering therapy：analysis of data from three phase III trials. Clin Ther, 32：2386-2397, 2010（PMID：21353107）
4) Hershfield MS, et al：Clinical Pharmacogenetics Implementation Consortium guidelines for human leukocyte antigen-B genotype and allopurinol dosing. Clin Pharmacol Ther, 93：153-158, 2013（PMID：23232549）
5) Kaniwa N, et al：HLA-B locus in Japanese patients with anti-epileptics and allopurinol-related Stevens-Johnson syndrome and toxic epidermal necrolysis. Pharmacogenomics, 9：1617-1622, 2008（PMID：19018717）
6) 大山恵子，他：慢性腎臓病（CKD）の高尿酸血症に対するベンズブロマロンの有用性の検討．腎と透析，71：301-304, 2011
7) 山口 聡：尿路結石のリスクファクターとしての尿酸．高尿酸血症と痛風，18：53-58, 2010
8) Hosoya T, et al：Clinical efficacy and safety of dotinurad, a novel selective urate reabsorption inhibitor, in Japanese hyperuricemic patients with or without gout：randomized, multicenter, double-blind, placebo-controlled, parallel-group, confirmatory phase 2 study. Clin Exp Nephrol, 24：53-61, 2020（PMID：31792640）
9) Uchida S, et al：Targeting Uric Acid and the Inhibition of Progression to End-Stage Renal Disease--A Propensity Score Analysis. PLoS One, 10：e0145506, 2015（PMID：26700005）

### プロフィール

**熊谷天哲（Takanori Kumagai）**
阪急伊丹くまがい内科皮膚科
今興味ある事柄：高尿酸血症，高リン血症と慢性腎臓病の進行，腎臓病と老化など．
読者へのメッセージ：腎臓内科は電解質・輸液から高血圧や心血管合併症までいろいろな疾患にかかわる多様性のある専門分野です．全身を診たい方はぜひ，腎臓内科へ来てください．

**内田俊也（Shunya Uchida）**
神田西口うちだ内科
帝京大学医学部腎臓内科名誉教授

**第5章** 糖尿病・内分泌代謝の薬の使い分け

# 6. 甲状腺の薬の使い分け

岸田雅之

## ● Point ●

・バセドウ病では抗甲状腺薬チアマゾールから開始，2～3カ月間は副作用に注意する

・甲状腺機能低下症ではレボチロキシンを漸増し，数カ月かけて機能を正常化する

## はじめに

甲状腺機能異常症は外来にて最も経験する内分泌疾患で，頻度は女性の30人に1人[1]と稀ではない．使用される薬剤は抗甲状腺薬および甲状腺ホルモン剤で，単純だが副作用や催奇形性・妊娠の面で注意すべきである．

## 1. 薬の基礎知識

バセドウ病に対する抗甲状腺薬はチアマゾール（メチマゾール：MMI）とプロピルチオウラシル（PTU）のみで，作用と特徴を表にまとめた．

甲状腺機能低下症の治療薬には甲状腺ホルモン剤のレボチロキシン（LT4）とトリヨードサイロニンがあり，半減期の長いレボチロキシンの内服が頻用される．

## 2. バセドウ病での考え方

### 症例1

25歳女性．3カ月前から体重減少，動悸，振戦．血圧134/68 mmHg，脈96/分，体温37.0℃．甲状腺腫II度（七條分類）．眼球突出は認めず．甲状腺エコーでびまん性腫大と血流増加，甲状腺中毒症（血清freeT3 9.05 pg/mL，血清freeT4 2.62 ng/dL，TSII＜0.03 μIU/mL）を認めた．

TSH：甲状腺刺激ホルモン

表　MMIとPTU

| | チアマゾール (MMI) | プロピルチオウラシル (PTU) |
|---|---|---|
| ホルモン合成抑制効果（比） | 10 | 1 |
| 末梢でのT4→T3転換抑制作用 | − | ＋（短期間） |
| 血中半減期 | 約6時間 | 約1～2時間 |
| 胎児への移行 | ＋ | ＋ |
| 乳汁／血清濃度比 | 1 | 0.1 |
| 重篤な副作用 | | ≦ |

文献2を参考に作成

## 1 研修医の疑問

### バセドウ病かな？ 確定診断と治療はどうしよう？

甲状腺中毒症の鑑別にはバセドウ病のほかに無痛性甲状腺炎や亜急性甲状腺炎があがる．薬剤歴，症状の期間（バセドウ病はやや長い），家族歴も判断材料となり，血清freeT3/freeT4比≧2.9ではバセドウ病の可能性が高い[3]．

バセドウ病の確定診断にはTSH受容体抗体（TRAb）または甲状腺刺激抗体（TSAb）陽性，甲状腺エコーでの腫大と血流増加，放射性ヨード24時間摂取率増加も有用である．

**重症例ではクリーゼに陥る可能性もあり，迅速に治療を開始する**．一方，軽症例では心機能などの評価を行い，振戦や動悸の治療にβ遮断薬内服を行う．

本症例では病歴，年齢，freeT3/freeT4比≧2.9，エコー像からバセドウ病と考えた．

### ●ここがポイント

バセドウ病なら血清freeT3/freeT4比≧2.9，エコーで血流増加！

## 2 薬の使い方のコツ～この症例ではこう考える

**バセドウ病の治療は，まずホルモン合成阻害薬の抗甲状腺薬が選択される**[4]．

抗甲状腺薬が使用できない場合は，無機ヨード内服とステロイド投与後に甲状腺亜全摘術に移行するか，放射性ヨード内照射（癌や生殖細胞への影響なし[5]）を選択するが，施行後のバセドウ病眼症の悪化もありえる[6]．

### 1）抗甲状腺薬の使い方

抗甲状腺薬の第1選択はMMI（メルカゾール®）で，血清freeT4値で初期内服量が決まり，重症例はMMI増量より無機ヨウ素薬の追加が副作用軽減の面で推奨される[5]．freeT4≦5.0 ng/dLではMMI：1回15 mg 1日1回で開始する[5, 7]．freeT4≫5.0ではMMI：1回15 mg 1日1回に加えて無機ヨウ素薬であるヨウ化カリウム（ヨウ化カリウム丸；無機ヨウ素38 mg）：1回50 mg 1日1回を追加し，さらに機能改善が不十分の場合はMMI：1回10～15 mg 1日2回に増量していく[5, 7]．MMIアレルギーの場合，PTU（チウラジール®，プロパジール®）は一律1回100 mg 1日3回から開始となり，効果不十分であればヨウ化カリウム丸：1回50 mg 1日1回を追加する．甲状腺中毒症状に対して機能正常化までβ遮断薬を併用する[5, 7]．

### 2） 副作用

抗甲状腺薬の副作用は内服開始後2～3カ月に多く，約10％が何らかの副作用を呈する．アレルギー，肝障害，白血球減少が重要なものだが，薬剤熱，筋痛や脱毛，関節痛なども呈する[8]．まずは薬剤内服中止と変更で対処し，重篤な副作用では抗甲状腺薬以外の治療に変更する．無顆粒球症は重篤な細菌感染となりえ，発症予測も困難である[9]．肝障害については軽度（AST/ALT ≦ 100 IU/L）なら様子観察とし，胆汁うっ滞性（γGTP上昇）やPTUによる肝障害（劇症化あり[10]）では薬剤を中止する．また，ANCA関連血管炎の発症時期はさまざまで，薬剤中止のみならずステロイド治療を要する場合がある[11]．患者には発熱，茶色尿，血尿などがあれば救急受診を推奨している．

### 3） 治療開始後のフォロー

治療開始3カ月間は月2回のフォローを行い，一般検査に加え，freeT3のみ，freeT4・TSHを交互に測定する．2カ月程度で機能正常となることが多く，1カ月ごとのフォローとし，freeT4低下やTSH高値となればMMI：5 mg（PTU：50 mg）ずつ漸減する．ヨウ化カリウムの併用時には，まずはこちらから終了する．

### 4） 症例1の経過

本症例の症状は強く，MMI：15 mgとビソプロロール内服を開始し，TRAb・TSAb陽性を確認した．2カ月後には機能は正常化したためMMI：10 mgに減量しビソプロロールを終了した．8カ月後にfreeT4が正常下限となりMMI：5 mg/日に減量，12カ月後にはTSH正常上限となった．

---

**●処方例**

チアマゾール（メルカゾール®）錠　1回15 mg　1日1回　朝食後　14日間

ビソプロロール（メインテート®）錠　1回2.5 mg　1日1回　朝食後　14日間

---

### ●ここがポイント

・まずはチアマゾール内服，freeT4値で投与量が決まり，重症例はヨウ化カリウム併用も！
・抗甲状腺薬の大部分の副作用は3カ月以内！ 患者への説明と厳密なフォローを

## 3 研修医の疑問②

### 抗甲状腺薬はいつ，何を指標に終了するの？

抗甲状腺薬でのバセドウ病寛解率（中止後2年まで）は70％程度と高くはないため[12]，患者には再燃の説明をしておく．

MMI：2.5 mg（PTU：25 mg）/日あるいは5 mg（PTU：50 mg）隔日投与で6カ月間機能正常を維持できれば終了を検討する[5]．ただし，自己抗体高値例は再燃も多く，TRAb＞3.0 IU/Lまたは中止時の1.45倍となれば60％が再燃する[13]．TRAb陰性化例は70％が緩解するので，内服中止前に自己抗体を測定しておく[14]．2年間経過した抗甲状腺薬減量不能例はほかの治療法も検討する[15]．

治療終了後は1カ月後，2カ月後とフォロー期間を延長する．1年以内の再燃が多いため3カ月ごと，その後は6カ月ごととし，終了後2年以降はTRAb低値なら年1回の経過観察でよい[16]．

本症例ではMMI：5 mg隔日に減量，TRAb 0.8と正常化にて6カ月後に内服終了とした．

## ●ここがポイント

TRAb低下が抗甲状腺薬終了の指標！

# Advanced Lecture

① MMIの催奇形性から妊娠希望時と妊娠4〜10週はPTUに変更，妊娠中は機能を正常内の高めで維持する[17]
② 授乳はMMI：10 mgまたはPTU：300 mg/日までは可能[15]

## *3.* 甲状腺機能低下症での考え方

> ### 症例2
>
> 53歳女性．既往歴なく，倦怠感，寒がり，便秘あり．血圧142/88 mmHg，脈56/分，体温35.7℃．硬い甲状腺腫Ⅱ度，眼瞼浮腫，嗄声，皮膚乾燥，圧痕のない浮腫．エコーでびまん性腫大あるも血流増加なし，甲状腺機能低下（血清freeT4 0.40，TSH 128）を認めた．甲状腺ペルオキシダーゼ抗体とサイログロブリン抗体陽性を後日確認した．

### 1 研修医の疑問

#### TSHが高いから治療は急がないと!?

甲状腺機能低下症は圧倒的に橋本病が多い[1]．代謝低下により，生命にかかわる粘液水腫性昏睡となりえるが，バイタルサインなどが安定していれば機能正常化を急ぐ必要はない．高齢者や不整脈・虚血性心疾患などのある患者は急速な正常化は代謝上昇による病状悪化がありえ，アジソン病などの副腎機能低下のある場合は副腎皮質ホルモンからの補充が必須である[18]．

#### ●ここがポイント

急速な甲状腺機能正常化の弊害もあり，心疾患・副腎不全も除外を！

### 2 薬の使い方のコツ〜この症例ではこう考える

甲状腺ホルモン薬にはT4（サイロキシン）であるレボチロキシン（チラーヂン®S）とT3（トリヨードサイロニン）であるリオチロニン（チロナミン®）があり，T3の作用が強い[16]．実際には半減期7日間であるLT4剤内服による補充療法を行う．

LT4剤50 μg/日から内服開始するが，若年者では1.6〜1.8 μg/kgから開始できる[18]．高齢者や不整脈・虚血性心疾患のある患者では少量の12.5〜25 μg/日から開始する．2週間後に25 μgを増量し，75 μg/日でTSH 5〜10 μIU/mLならしばらくその量で維持し，TSH 10以上であれば増量する．その後，TSHが正常範囲に入るよう6週間ごと12.5〜25 μgずつ漸増にて維持量を

決定し，TSH抑制があれば漸減する[18]．維持量決定後は3カ月ごとにフォローする．

症状の少ない軽症例でも，TSH ≧ 10では心不全・心血管死のリスク増加があり治療すべきである[19]．

LT4剤の内服時間は吸収安定化のために空腹時の起床時あるいは眠前がよい[20]．ヨード過剰（昆布や昆布だし）でも機能低下症となりうるため過剰摂取も中止させ，アミオダロンなどの薬剤も甲状腺機能異常を呈する[16]．

本症例では副腎機能低下症を除外し，LT4剤50μgから開始，3カ月かけて25μgずつ漸増，100μg/日でTSH 4.5に改善し維持量とした．徐々に浮腫はとれ活動的になった．

---

**●処方例**

レボチロキシン（チラーヂン®S）錠　1回50μg　1日1回　起床時　14日間

---

### ●ここがポイント

甲状腺機能低下になれた状態では副腎不全を除外し，LT4剤を起床時または眠前内服で数カ月かけて漸増！

# Advanced Lecture

① 年齢が65〜70歳以上の場合，TSH10μIU/mL未満ではレボチロキシンの補充療法を行わないことが推奨[21]
② 妊婦や不妊治療患者の場合，甲状腺機能をTSH2.5 IU/mL以下に維持する必要があり，専門医に相談が必要[22]

## おわりに

内分泌疾患は各ホルモンの作用とフィードバックの破綻を理解できればロジカルに診療できる．

### 引用文献

1) 浜田 昇：一般外来で見逃してはいけない甲状腺疾患の頻度．日本医事新報，3740：22-26，1995
2) 「伊藤病院に学ぶ甲状腺疾患の診かた」（伊藤病院/編著），メディカル・コア，1995
3) 浜田 昇，他：甲状腺中毒症の鑑別診断におけるFT4，FT3測定意義—FT4，FT3測定試薬の測定上限値はどこまで必要か？ホルモンと臨床，52：597-602，2004
4) Burch HB, et al：A 2011 survey of clinical practice patterns in the management of Graves' disease. J Clin Endocrinol Metab, 97：4549-4558, 2012（PMID：23043191）
5) 「バセドウ病治療ガイドライン2019」（日本甲状腺学会/編），南江堂，2019
6) Bartalena L, et al：Consensus statement of the European Group on Graves' orbitopathy（EUGOGO）on management of GO. Eur J Endocrinol, 158：273-285, 2008（PMID：18299459）
7) 「甲状腺専門医ガイドブック 改訂第2版」（日本甲状腺学会/編），診断と治療社，2018
8) 渡邊奈津子：バセドウ病の臨床．医学と薬学，75：295-308，2018
9) Nakamura H, et al：Analysis of 754 cases of antithyroid drug-induced agranulocytosis over 30 years in Japan. J Clin Endocrinol Metab, 98：4776-4783, 2013（PMID：24057289）

10) Cooper DS & Rivkees SA：Putting propylthiouracil in perspective. J Clin Endocrinol Metab, 94：1881-1882, 2009 （PMID：19401361）

11) 西村久美子，他：プロピオチオウラシル投与中に肺胞出血を認めたANCA関連血管炎の一例．日甲状腺会誌，9：79-82, 2018

12) Konishi T, et al：Drug discontinuation after treatment with minimum maintenance dose of an antithyroid drug in Graves' disease：a retrospective study on effects of treatment duration with minimum maintenance dose on lasting remission. Endocr J, 58：95-100, 2011 （PMID：21206137）

13) 小西俊彰，他：抗甲状腺薬中止後バセドウ病患者の経過観察におけるTRAb human測定の有用性．日本内分泌学会雑誌，84：199, 2008

14) Konishi T, et al：Drug discontinuation after treatment with minimum maintenance dose of an antithyroid drug in Graves' disease：a retrospective study on effects of treatment duration with minimum maintenance dose on lasting remission. Endocr J, 58：95-100, 2011 （PMID：21206137）

15) 上田実希，他：バセドウ病薬物治療ガイドラインにおける【中止の目安】の検証．日内分泌会誌，86：261, 2010

16) 「甲状腺疾患診療パーフェクトガイド 改訂第3版」（浜田 昇／編著），診断と治療社，2014

17) 荒田尚子：抗甲状腺薬に関するPOEMスタディの概要．70：1976-1982, 2012

18) Garber JR, et al：Clinical practice guidelines for hypothyroidism in adults：cosponsored by the American Association of Clinical Endocrinologists and the American Thyroid Association. Thyroid, 22：1200-1235, 2012 （PMID：22954017）

19) Hyland KA, et al：Persistent subclinical hypothyroidism and cardiovascular risk in the elderly：the cardiovascular health study. J Clin Endocrinol Metab, 98：533-540, 2013 （PMID：23162099）

20) Bolk N, et al：Effects of evening vs morning levothyroxine intake：a randomized double-blind crossover trial. Arch Intern Med, 170：1996-2003, 2010 （PMID：21149757）

21) Ross DS, et al：Subclinical hypothyroidism in nonpregnant adults. UpToDate, 2024

22) 吉原 愛：妊娠・周産期における甲状腺機能管理．内分泌甲状腺外会誌，35：268-271, 2018

## プロフィール

### 岸田雅之（Masayuki Kishida）

岡山市立市民病院 総合内科・内分泌内科
自動車が好きで，プチ改良（改悪？）しつつ，必ずマニュアルトランスミッションを選んで，マイカーと対話しています．
初稿の執筆では佐々木恵里佳先生（現・香川県立中央病院内分泌内科）にご助力いただき，この場を借りてお礼を述べさせていただきます．

**第6章** 腎・泌尿器の薬の使い分け

# 1. 総論
# 腎機能低下患者に対する薬剤投与

牧野内龍一郎

● Point ●

・腎機能別に投与調節が必要な薬剤を把握し，使用時には腎機能評価のうえ，用量・用法を調節する

・腎機能障害を起こしやすい薬剤を把握し，高齢者やCKD患者などでは，そうした薬剤の使用中には腎機能をモニタリングするか使用を極力避けることを検討する

・CKD患者のシックデイではNSAIDs，ビグアナイド，SGLT2阻害薬，活性型ビタミンDを中止検討し，RA阻害薬や利尿薬などは医療機関で中止を判断する

## はじめに

　薬剤投与において，特に気をつけるべきことは，腎機能によって**減量すべき薬剤や禁忌の薬剤に常に注意を払う**ことである．腎機能低下（GFR ＜ 60 mL/分）もしくは腎障害（表1）を示唆する所見が3カ月以上持続する状態にある慢性腎臓病（CKD）の患者には十分注意する必要がある．また高齢者，糖尿病，高血圧，脂質異常症，喫煙，感染症など**腎障害リスクの高い患者**は，**腎機能評価**が重要である．

表1　慢性腎臓病の基準（以下1, 2のいずれかが3カ月以上存在すること）

| 1. 腎障害の指標（1つ以上） |
| --- |
| ・蛋白尿 0.15 g/gCr または アルブミン尿（30 mg/gCr） |
| ・尿沈渣異常 |
| ・持続性血尿 |
| ・尿細管障害による電解質異常およびその他の異常 |
| ・病理組織検査で検出される異常 |
| ・画像検査で検出される構造異常 |
| ・腎移植歴 |
| **2. GFR低下** |
| ・GFR ＜ 60 mL/分/1.73 m² |

薬剤には薬物動態の点からみて肝臓での代謝により消失する肝代謝性薬物と腎臓から尿中に排泄される腎排泄性薬物がある。腎排泄性薬物であれば主に水溶性の薬剤であり、肝代謝を受けずに活性をもったままの形（未変化体）で大部分が腎臓から排泄される。したがって腎排泄性薬物は腎機能低下とともに薬剤の血中濃度の増大や排泄の遅延が認められ、薬効の増強や副作用発現のリスクが高まるため、**腎機能に応じて減量や投与間隔の延長を行う必要がある**。

しかし、複数の腎機能の指標が混在しており、さらに、わが国の添付文書で腎機能別投与量が記載されている薬剤でどの腎機能の測定法か明確に明記がされていないこともあり、より混乱を招いている。

また腎機能低下に際しては薬剤投与調整だけでなく、腎障害性の薬剤の投与もできる限り避ける必要がある。そして、腎機能の急性増悪を認める際には薬剤投与との関連も考慮する必要がある。

したがって、患者に**シックデイに対して十分注意を促し、その対応のしかたも十分な説明を行う**ことが重要である。

# *1.* 腎機能の評価（eGFR，Ccr）

腎機能別に薬剤投与量を設定するためには、推算糸球体濾過量（eGFR）とクレアチニンクリアランス（Ccr）といった指標を用いる。eGFRには標準化eGFRと個別化eGFR、Ccrには推算Ccrと実測Ccrがある。

## 1 標準化eGFR（mL/分/1.73 m²）

- eGFRのうち標準化eGFR（mL/分/1.73 m²）は簡便なため臨床で最も利用されている。糸球体濾過量を患者の体表面積（1.73 m²）に補正した値であり、体表面積を基準にすることで、異なる体格の人々の腎機能を比較しやすくしている。
- 血清クレアチニン（Cr）値と性別、年齢の3つのパラメーターから求められる（表2）。
- 添付文書で体格別用量（mg/kgやmg/m²）が示されている薬剤には標準化eGFRを用いるが、それ以外の多くの薬剤では標準化eGFRを用いることは少ない。

## 2 個別化eGFR（mL/分）

- 標準化eGFR（mL/分/1.73 m²）から体表面積補正を外したものが、個別化eGFR（mL/分）である。個別化eGFRは、Cr、性別、年齢、に加え、体重と身長から求めた患者の体表面積に基づいて計算される。具体的には**標準化eGFR（mL/分/1.73 m²）×体表面積（BSA）（m²）/1.73から求められる**（表2）。より実際の腎機能に近い値を反映し、これにより、個々の患者の体格に応じた腎機能の評価が可能になる。

## 3 Ccr（mL/分）

- Ccr（mL/分）は、腎臓が血液からクレアチニン（Cr）をどれだけ効率よく除去できるかを示したもので、24時間尿を採取して

Ccr（mL/分）＝ ［尿中Cr（mg/dL）×尿量（mL）］/［血清Cr（mg/dL）×1,440（分）］

の式で計算したものをさす。

表2　腎機能評価

| Ccr推算式（推算Ccr）<br>（Cockcroft-Gault式） | 推算 Ccr（mL/分）<br>＝（140−年齢）×体重/（72×血清Cr）（×0.85：女性の場合） |
|---|---|
| 血清Crによる日本人のGFR推算式<br>（JSN eGFR） | eGFRcr（mL/分/1.73 m²）×194×血清Cr$^{-1.094}$×年齢$^{-0.287}$（×0.739：女性の場合）<br>腎機能別投与量の腎機能評価の個別化（mL/分）の場合：<br>×BSA/1.73 m² |
| シスタチンCによる日本人のGFR推算式<br>（JSN eGFRcys） | eGFRcys（mL/分/1.73 m²）<br>＝104×Cys-C$^{-1.019}$×0.996×年齢（×0.929：女性の場合）−8<br>腎機能別投与量の腎機能評価の個別化（mL/分）の場合：<br>×BSA/1.73 m² |

BSA（body surface area：体表面積）＝体重（kg）$^{0.425}$×身長（cm）$^{0.725}$×0.007184（DuBois式）

こうして求めたCcrは推算Ccr（mL/分）と分けるために実測Ccr（mL/分）とも呼ぶ．これは直接的な腎機能の指標であるが，手間がかかるため，日常診療ではあまり使われなくなっている．

・現在は年齢，体重，血清Cr，性別から**Cockcroft-Gault式を用いて計算した推算Ccr（mL/分）を用いる**ことがほとんどである（表2）．

・推算Ccr（mL/分）は肥満患者，痩せた高齢者で過大評価する可能性がある．

## 4 Cr測定法：jaffe法と酵素法

・jaffe法による血清Cr測定は，クレアチニンがピクリン酸と反応して生じた赤色を比色計で測定する．クレアチニンとの特異性が必ずしも高くなく，血清中に含まれるアスコルビン酸やピクリン酸とも反応するため，**正確に測定されるCr（酵素法）と比べるとCr（jaffe法）が20〜30％高くなると言われている**．

・Cr（jaffe法）≒Cr（酵素法）＋0.2（mg/dL）として対応することがある．

・現在ではCrの測定は酵素法にほぼ統一されている

・個別化eGFR（mL/分）はこの差が相殺されるとしてCcr（jaffe法）（mL/分）と近似する．なお，**推算Ccr（jaffe法）は個別化eGFR（mL/分）に近似するため，個別化eGFR（mL/分）を用いてもよいこと**が2020年9月にFDAより報告されている[2]．

## 5 体格を考慮した腎機能評価

### 1）肥満患者

推算Ccr（mL/分）では体重が考慮されても身長が考慮されていないため，肥満患者では腎機能を過大評価とする危険性がある．そこで，**補正体重を用いて推算Ccrを求めることが精度が高い**とされている．

**補正体重＝理想体重＋［0.4×（実測体重−理想体重）]**

個別化eGFRは身長，体重が考慮されているため，肥満者の投与設計でも使用可能である．

### 2）筋肉量の多い人

筋肉量の多いアスリート，ボディビルダーのCr値の高値は筋肉量が多いことによることがある．肉類の大量摂取，クレアチンサプリメントの接種時に上昇するため確認する．その場合には筋肉量等の影響を受けにくい**シスタチンCでのeGFRcys評価か実測Ccrが精度が高い**とされる（表2）．

### 3）痩せた高齢者

筋肉量の少ない痩せた高齢者は腎機能を過大評価しやすい．蓄尿による**実測Ccr×0.715**によりGFRとして評価するか，シスタチンCによる個別化eGFRを算出して腎機能を評価する方が精度が高いとされる．

---

**メモ：シスタチンCについて**

・シスタチンCは全身の細胞から産生され，血清シスタチンC値は筋肉量の影響は受けない．
・血清シスタチンC値に影響を与える因子は甲状腺機能，喫煙，慢性炎症，脂肪量，妊娠，高用量ステロイドなどがある．
・CKDステージG5では血清Cr値と比べて血清シスタチンC値は高値とならず，5～6 mg/dLで頭打ちとなることが多い．
・シスタチンCは「尿素窒素」または「クレアチニン」により腎機能低下が疑われた場合に，3月に1回に限り保険適応となるため，注意が必要．シスタチンC測定後以降の推移はCr値の経過で推し量る必要がある．

---

## Column

　Ccr，eGFRの計算については，日本腎臓病薬物療法学会（JSNP）のHP（https://jsnp.org/egfr/）に，必要項目を入力するとeGFR，Ccrを自動計算することができる．また"JSNP eGFR－Ccr計算アプリ（JSNP）"（JSNP非会員は機能に制限あり）"Ccr/eGFR計算機（Yoshinori Horata）"（iOS用　日本人計算式に切り替え必要）といったアプリもある．海外のアプリは日本人のeGFRに対応していないものが多いため使用に注意する．

---

## 2. 腎機能別薬剤投与量の調整

　薬剤投与に際しては添付文書などに記載されている腎機能に応じた投与量に従って投与する．添付文書には薬剤ごとで個別化eGFRと標準化eGFR，Ccrのうちどれか1つの指標が用いられている（表3）．

### 1 添付文書の腎機能別薬剤投与量設定がCcr（mL/分）の場合

　前述のとおり，Ccr（jaffe法）＝個別化eGFRとみなすことができ，個別化eGFR（mL/分）と近似するため，個別化eGFR（mL/分）を用いてよい．

・わが国の添付文書で腎機能別投与量が記載されている薬剤において，従来の薬剤ではjaffe法で評価されていた．しかし，正確なデータはないが，日本や海外においても1990年中盤から2010年程度まではjaffe法と酵素法が混在していたり，どの方法で測定されたか不明であったりしている．その後，添付文書における腎機能別投与量はすべて酵素法の評価に基づいて記載されていると考えられる．
・最近の新薬では添付文書の腎機能別薬剤投与量設定は推算Ccr（酵素法）が使用されるため，患者の腎機能評価は推算Ccr（酵素法）（mL/分）をそのまま使用することを原則とする．

表3 添付文書などの腎機能別投与量の血清Crによる患者腎機能推算式の選択

| | | 添付文書の腎機能別投与量の腎機能評価法 | | |
| --- | --- | --- | --- | --- |
| | | GFR | Ccr[*3] | |
| | | eGFR<br>mL/分/1.73 m² | 推算Ccr（jaffe法）<br>mL/分 | 推算Ccr（酵素法）<br>mL/分 |
| 患者腎機能 | eGFR（mL/分/1.73 m²） | そのまま適応[*1] | ×BSA/1.73 | —[*2] |
| | 推算Ccr（酵素法）（mL/分） | —[*2] | —[*2] | そのまま適応 |
| 薬剤例 | | バリシチニブ，オマリグリプチンなど | 酵素法が普及する前の薬：ファモチジン，ガンシクロビル，バルガンシクロビルなど | 酵素法が普及してからの薬：ミロガバリン，ダビガトランなど |

＊1 体格が標準から離れている場合は体格補正を考慮
＊2 補正値や係数を利用することも可能だが，原則，腎機能別薬剤投与量設定をした腎機能評価法を用いる
＊3 推算Ccr（jaffe法）か推算Ccr（酵素法）か不明なものは両方で評価し判定する
文献3より転載

・このように，添付文書側に使用された測定法が不明なことが多いために，推算Ccr（酵素法）と推算Ccr（jaffe法）（≒個別化eGFR）を使い分けることは難しい．

## 2 添付文書の腎機能別薬剤投与量設定が標準化eGFR（mL/分/1.73 m²）の場合

体表面積換算（mg/m²）の抗がん剤や体重換算（mg/kg）の抗菌薬などでは標準化eGFR（mL/分/1.73 m²）を用いる．

## 3 実際の腎機能別薬剤投与量の調整に際して

・腎機能評価はあくまで推定式であり，予測性も必ずしも高くはない．また，腎機能別薬剤投与量設定を行った臨床試験自体も被験者が少なく，必ずしも厳密なものではない．さらに腎機能別投与量は本来連続に減量すべきものを，eGFRやCcrを30や60 mL/分といったカットオフ値で段階的に区切っているに過ぎないなど，ある部分だけを厳密に設定することの意味は大きくはない．したがって，**腎機能に対して薬剤投与量設定がどうしても不確かで曖昧な部分が生じてしまうため，極端に過量投与や過少投与にならないことが重要である．**

・添付文書のCcrが酵素法かjaffe法か不明である場合に，実際の腎機能の値が薬剤投与量の設定が変わる腎機能境界に近い場合には，推算Ccr（酵素法）の値と個別化eGFR［推定Ccr（jaffe法）とみなして］の値を比較して腎機能の差が大きく異ならないことを確認し投与量を決めたり，逆に推算Ccr（酵素法）値と個別化eGFRの差が多い場合には少量の投与量から開始して薬効と副作用の有無を注意し経過観察し投与量調整を行うなどの対応が必要である．

・また**ハイリスク薬や標準体格から極端に外れている患者に対しては，厳密な管理が必要であるが，困る場合には薬剤師や腎臓専門医に相談する．**

### ●ここがポイント

腎機能別薬剤投与量は添付文書や「腎機能別薬剤投与量 POCKET BOOK 第5版」[4]，「腎機能低下時に最も注意が必要な薬剤投与量一覧」[5] を参照する．これらにはCcr（jaffe法）とCcr（酵素法）のどちらの腎機能指標を用いているかを一部薬剤で記載されている．

# 3. 腎機能低下時に用量・用法に注意が必要な代表的薬剤

## 1 鎮痛薬

### 1) NSAIDs

- シクロオキシゲナーゼ（COX）を阻害しプロスタグランジン（PG）合成を抑制することで鎮痛解熱作用があるが，PGの抑制は糸球体の輸入細動脈の収縮を起こし，糸球体血流量の低下へとつながる．それは腎前性急性腎障害，尿細管壊死の原因となるほかアレルギーによって急性間質性腎炎を起こすとされている．
- レニン・アンジオテンシン系阻害薬，利尿薬，リチウム製剤使用中には使用を避ける．
- eGFR＜30 mL/分/1.73 m$^2$では継続使用を避ける　NSAIDsを使用する際は併用薬に注意するとともにできる限り短期間にとどめ常用しないことが望ましい．できる限り腎機能をモニタリングする．
- COX2阻害薬（セレコキシブ：セレコックス®など）は消化器系，腎障害が少なくなることが期待されたが，腎障害の発現頻度は変わらないことが報告され，現在は非選択的NSAIDsに比べても腎障害は変わらない．
- NSAIDsの局所投与は一般的に腎障害のリスクとはならないとされており，腰痛など局所症状では，まず貼付薬などで対応する．
- エスフルルビプロフェン（ロコア®テープ）とジクロフェナク（ジクトル®テープなど）は貼付薬は薬物血中濃度が高くなるため，重篤な腎機能障害のある患者には禁忌とされている．
- 低用量のアスピリンは腎機能への悪影響が少ない．

### 2) アセトアミノフェン

- 中枢神経系でのPG合成を抑制して鎮痛解熱作用をもたらすが，末梢のPG合成にはほとんど作用しない．抗炎症作用は期待できないが糸球体血流量低下などの作用がない点で**腎障害患者に多く使用される**．大量の使用およびアスピリンの併用で腎乳頭壊死を起こす鎮痛薬腎症を稀に発症することがある．

### 3) ワクシニアウイルス接種家兎炎症皮膚抽出液（ノイロトロピン®）

- 持続性電位依存性Kチャネル電流の増強によって疼痛の発生を抑制する．腰痛症，頸肩腕症候群，帯状疱疹後神経痛に対し使用されている．
- 添付文書上，CKD患者では減量する必要はないが，CKD患者への有効性・安全性に関するエビデンスは十分ではない．

### 4) ガバペンチノイド〔ガバペンチン（ガバペン®），プレガバリン（リリカ®），ミロガバリン（タリージェ®）〕

- 脊髄後角の電位依存性Ca$^{2+}$チャネルに結合し，シナプス前終末へのCa$^{2+}$流入を阻害して，興奮性神経伝達物質の放出量を減少させることで鎮痛効果を呈する．
- 腎排泄型薬物であり，**腎機能にあわせて用量調節が必要である**．
- 浮動性めまいや傾眠など中枢神経系の副作用が起こりやすいため，少量から開始し，漸増することで副作用の発現率が低下する．
- 本剤の急激な投与中止により，離脱症状（薬剤によって異なるが，不眠，悪心，頭痛，下痢，不安および多汗症，てんかん等）があらわれることがあるので，投与を中止する場合には，少なくとも1週間以上かけて徐々に減量する．

### 5) オピオイド

- オピオイド製剤のなかで，トラマドール（トラマール®），トラマドール・アセトアミノフェン

配合錠（トラムセット®），ブプレノルフィン貼付剤（ノルスパン®テープ），一部のモルヒネ速放製剤（オプリ®内服液），フェンタニル貼付薬，一部のオキシコドン徐放錠（オキノーム®散，オキシコンチン®TR錠）が，慢性疼痛に対する保険適用がある．

・モルヒネの代謝産物のほとんどが腎排泄であるため，**CKD患者では呼吸抑制を含む有害事象の発生リスクが高い**．
・モルヒネの誘導体であり，**コデイン，ジヒドロコデイン**は慢性疼痛鎮痛薬・鎮咳薬などの市販薬に含まれることがあるため，注意が必要である．
・**腎機能低下例にはオキシコドン，フェンタニルが推奨される**．
・**トラマドール，トラマドール・アセトアミノフェン配合錠**はCKD患者においてトラマドールの血中半減期および薬物血中濃度（時間）曲線下面積（area under the blood concentration time curve：AUC）が健常者と比較して1.5〜2倍になる．少量より開始して，効果と副作用に注意しながら投与量を調整する．
・ブプレノルフィン（ノルスパン®テープ）は主に肝臓でCYP3A4により代謝され，胆汁排泄されるため，**腎機能に応じた用量調整は不要である**．

### 6）抗てんかん薬，抗うつ薬，抗不安薬，中枢性弛緩薬
「神経障害性疼痛薬物療法ガイドライン改訂第2版」[6]および「追補版」ではデュロキセチン（サインバルタ®），アミトリプチリン（トリプタノール®），ノルトリプチリン（ノリトレン®），イミプラミン（イミドール®）は，ガバペンチノイドとともに神経障害性疼痛に対する第一選択薬となっている．しかし，CKD患者での効果や副作用は十分には検討されていない．

・デュロキセチン（サインバルタ®），チザニジン（テルネリン®）はともに肝代謝性薬物であるが，腎機能低下者ではAUCが上昇するため，添付文書上，**高度の腎機能障害のある患者に対してはデュロキセチンは禁忌，チザニジンは減量など注意が必要とされている**．

## 2 抗菌薬
・わずかな例外を除いて大部分の抗菌薬が腎排泄性であるため，**eGFR低下例では大部分の抗菌薬で減量の調整が必要**となる．
・ただし初回投与量は減量をしない．一般的に薬剤を反復投与した場合には半減期の4〜5倍の時間で定常状態となる．1回投与量を減量した場合には定常状態に達するまで時間を要するため，早期に血中濃度を上げるために初回投与量は通常量投与する．
・アミノグリコシド系，バンコマイシン，テイコプラニン，ボリコナゾールなどは治療域が狭く，すぐに副作用を発現しやすいため**薬物血中濃度モニタリング**（therapeutic drug monitoring：TDM）を行い投与計画を立てる必要がある．

## 3 抗ウイルス薬
### 1）単純ヘルペス／帯状疱疹ウイルス感染症に対する治療薬
① アシクロビル（ゾビラックス®），バラシクロビル（バルトレックス®），ファムシクロビル（ファムビル®）
・腎排泄性薬物であり，**腎機能に応じて減量する**．
・CKD患者ではAKIや精神神経症状などの有害事象のリスクが高い．また減量しても有害事象が一定頻度発現するため，**投与開始後は，AKI発症予防を目的とした飲水励行，ハイドレーションも考慮した適切な補液，有害事象のモニタリングを行う**．

② アメナメビル（アメナリーフ®）
・肝代謝型薬物であり，**腎機能に基づく薬物投与設計は必要ない**.
・CYP3Aで代謝され，またCYP3A・2B6を誘導するため，リファンピシンやグレープフルーツジュースなどとの薬物相互作用には注意が必要である.

**2）抗インフルエンザ薬**
① オセルタミビル（タミフル®），ペラミビル（ラピアクタ®）
・腎排泄性薬物であり. **腎機能に応じて減量または投与間隔を延長する**.
② ザナミビル（リレンザ®），ラニナミビル（イナビル®）
・重度の腎障害患者でAUCが数倍になるという報告があるが，腎機能に応じた処方について添付文書に記載されていない.

## 4 H2受容体拮抗薬

**1）H2受容体拮抗薬**
・H2受容体拮抗薬のほとんどは腎排泄型薬物であるため，**CKD患者では血中濃度が上昇して，精神症状，顆粒球減少，汎血球減少症などの副作用を起こす可能性**がある.

**2）ラフチジン（プロテカジン®）**
・主に肝代謝されるため**腎機能低下でも減量する必要はない**.

## 5 プロトンポンプ阻害薬（proton pump inhibitor：PPI)

・腎排泄型薬物ではないため**腎機能に応じて用量調整する必要はない**.
・**長期的なPPI内服はCKD発症・進展のリスクとなるとの多くの報告があるため，漫然と投与しない**.
・**低マグネシウム血症のリスク**があり，CKD発症リスクの一部は低マグネシウム血症により説明可能である. PPI投与後はMgを測定して，低マグネシウム血症を認めれば，治療介入を行う.

## 6 抗凝固薬

**1）ワルファリンカリウム（ワーファリン）**
・重篤な腎機能低下である場合には出血リスクも高く禁忌薬剤であるが，ワルファリンが有益と判断した場合には**PT-INR＜2.0に維持することが推奨**される.
・**腎機能に応じた投与量調整は不要**.
・末期腎不全ではCYP2C9阻害のNSAIDsの併用はワルファリンの血中濃度を上昇させ出血のリスクを高める.

**2）DOAC**
・DOACは推算Ccr（酵素法）で添付文書が記載されており，推算Ccr（mL/分）に基づいて薬物投与量を設定する.
① トロンビン阻害薬〔ダビガトラン（プラザキサ®）〕
・ダビガトランの尿中排泄率は85％と高く，腎機能に応じた調整が必要である.
・**Ccr＜30 mL/分では禁忌**となる.
・Ccr 30〜50 mL/分，特定の併用薬剤（ベラパミル，エリスロマイシン，シクロスポリンなど），70歳以上，消化管出血の既往のいずれかの条件がある場合には1回110 mg　1日2回を考慮する. またこれらの条件が2つ以上あれば禁忌と考えるべきである. また腎機能低下時の至適用

表4　CKDで注意が必要な薬物と病態

| 薬物 | 病態 |
| --- | --- |
| NSAIDs | 腎血流低下，間質性腎炎，急性尿細管壊死，ネフローゼ症候群 |
| アムホテリシンB | 尿細管壊死，腎血流低下，尿細管アシドーシス |
| シスプラチン | 尿細管壊死 |
| シクロスポリン | 腎血流低下，慢性尿細管・間質性腎炎 |
| アミノ配糖体 | 尿細管壊死 |
| イホスファミド | |
| ヨード系造影剤 | 腎血流低下，急性尿細管壊死 |
| メトトレキサート | 閉塞性腎不全，尿細管壊死 |
| マイトマイシンC | 糸球体障害，溶血性尿毒症症候群 |
| リチウム | 腎性尿崩症 |
| D-ペニシラミン | 糸球体障害 |
| フィブラート | 横紋筋融解症 |
| ゾレドロネート | 尿細管壊死 |
| パミドロネート | ネフローゼ症候群 |
| 血管新生阻害薬 | 高度蛋白尿 |
| マルチキナーゼ阻害薬 | |
| 免疫チェックポイント阻害薬 | 急性間質性腎炎 |
| 抗EGFR抗体薬 | 低マグネシウム血症 |
| プロトンポンプ阻害薬 | CKD，低マグネシウム血症 |

＊EGFR：上皮成長因子受容体
文献7より転載

量自体が日本人にとって多いとの指摘もあるため慎重な判断と副作用の慎重な経過観察が必要である．
・肥満，痩せた高齢者など，筋肉量が低下した患者では，推算CcrやeGFRはどちらも腎機能を過大評価する懸念があるため，過量投与とならないように特に注意が必要である．
② Xa阻害薬（エリキュース®，イグザレルト®，リクシアナ®）
・尿中未変化体排泄率が約1/3であるが，腎機能に応じた投与量調整が必要である．
・各薬剤で減量基準が異なるが，eGFR＜15 mL/分ではすべて禁忌となる．
・心房細動と静脈血栓症で投与量が異なるため注意する．

### ●ここがポイント
**薬剤性AKIの予防**
・高齢者やCKD患者では急性腎障害（AKI）のリスクが高く，薬剤性のAKIを合併しやすい．
・NSAIDs，一部の抗菌薬，一部の抗がん薬では腎障害をきたすリスクが大きいため注意する（表4）．高齢者やCKD患者では，そうした薬剤の使用中には腎機能をモニタリングするか使用を極力避けることを検討する．

表5　CKD患者のシックデイ対策

| 1.　シックデイには速やかに医療機関を受診し，治療を受ける |
| --- |
| 2.　シックデイ（＝脱水状態）に休薬する薬 |
| ・NSIADs：アセトアミノフェンなど他の解熱鎮痛薬で代替可能<br>・ビグアナイド薬<br>・SGLT2阻害薬（DM治療を目的とする場合は休薬する．CKD治療を目的とする場合は休薬を検討する）<br>・活性型VitDは一時休薬を考慮してもよい |
| 3.　シックデイであっても医療機関で休薬を判断する薬 |
| ・利尿薬<br>・RA系阻害薬<br>・SGLT2阻害薬（心不全治療を目的とする場合） |

文献7より転載

## 4. シックデイにおける薬物中止 （表5）

- ・前述の通り高齢者やCKD患者はAKIのリスクが高く，体調不良時には薬剤性を含むAKIリスクがさらに高くなる．
- ・**長期間の食思不振などでの脱水状態では，腎障害性のある薬物の一時休薬や減量を検討する．**血圧・腎血漿流量の低下にともない腎機能が低下し，薬剤性腎障害のリスクが高くなるからである．
- ・**CKD患者には，シックデイ時にはすみやかに医療機関を受診し，**薬物の減量や一時休薬を含めた適切な治療を受けるよう指導する．

### 引用文献

1) Kidney Disease：Improving Global Outcomes（KDIGO）CKD Work Group：KDIGO 2024 Clinical Practice Guideline for the Evaluation and Management of Chronic Kidney Disease, 2024
https://www.kidney-international.org/article/S0085-2538%2823%2900766-4/fulltext（2025年1月閲覧）

2) U.S.Department of Health and Human Services Food and Drug Administration Center for Drug Evaluation and Research（CDER）：Pharmacokinetics in Patients with Impaired Renal Function — Study Design, Data Analysis, and Impact on Dosing, 2024
https://www.fda.gov/media/78573/download　（2025年1月閲覧）

3) 「エビデンスに基づくCKD診療ガイドライン2023」（日本腎臓学会/編），東京医学社，2023

4) 「腎機能別薬剤投与量POCKET BOOK　第5版」（日本腎臓病薬物療法学会 腎機能別薬剤投与方法一覧作成委員会/編），じほう，2024

5) 日本腎臓病薬物療法学会：腎機能低下時，最も注意が必要な薬剤投与量一覧
https://www.jsnp.org/ckd/yakuzaitoyoryo.php　（2025年1月閲覧）

6) 「神経障害性疼痛薬物療法ガイドライン 改訂第2版」（一般社団法人日本ペインクリニック学会 神経障害性疼痛薬物療法ガイドライン改訂版作成ワーキンググループ/編），真興交易（株）医書出版部，2016

7) 「CKD診療ガイド2024」（日本腎臓学会/編），東京医学社，2024

**参考文献・もっと学びたい人のために**

1）「腎機能に応じた投与戦略 重篤な副作用の防ぎかた」（向山政志，平田純生/監，中山裕史，他/編），医学書院，2016
2）「慢性腎臓病の評価と管理のためのKDIGO 診療ガイドライン」（日本腎臓学会/KDIGO ガイドライン全訳版作成ワーキングチーム/監訳），東京医学社，2014
3）「Comprehensive Clinical Nephrology, 6th ed」（Johnson RJ, et al），Elsevier, 2018

## プロフィール

**牧野内龍一郎（Ryuichiro Makinouchi）**
聖マリアンナ医科大学病院 / 横浜市西部病院 腎臓・高血圧内科

**第6章** 腎・泌尿器の薬の使い分け

# 2. 慢性腎臓病における薬の使い分け

鶴屋和彦

## ●Point●

・降圧薬の選択は，病態に応じて行うことが重要である

・腎性貧血治療では，鉄不足にならないよう注意する

・病態の重症度を評価し，ポリファーマシーにならないよう注意する

## はじめに

　慢性腎臓病（chronic kidney disease：CKD）の主な原因は糖尿病性腎症，慢性糸球体腎炎，腎硬化症で，そのほか，多発性嚢胞腎，慢性腎盂腎炎，全身性エリテマトーデスなどがある．腎機能障害が進行すると尿毒症毒素の蓄積とともに高血圧，貧血，酸塩基平衡異常，水・電解質異常，骨ミネラル代謝異常など多くの合併症を生じる．本稿ではCKDのさまざまな病態における薬剤選択の基本について概説する．

## 1. 薬の基礎知識

### 1 降圧薬

　高血圧はCKDの発症および進展因子である．一方，CKDは高血圧の原因ともなるため，高血圧とCKDは悪循環の関係にある．ともに心血管疾患（cardiovascular disease：CVD）の発症・進展の危険因子でもあり，**心腎連関の悪循環を断ち切るためにも適切な降圧療法は重要**である．

　CKD診療ガイドライン2023[1]において目標血圧値は，糖尿病非合併例では，尿蛋白が陰性であれば140/90 mmHg未満，尿蛋白陽性例では130/80 mmHg未満，糖尿病合併例では尿蛋白の有無にかかわらず130/80 mmHg未満が推奨されている（**表1**）．

　第1選択薬は原疾患や蛋白尿の有無で異なり，糖尿病例では尿蛋白の有無にかかわらずレニン・アンジオテンシン（renin-angiotensin：RA）系阻害薬が推奨され，糖尿病非合併例では，蛋白尿陽性ならRA系阻害薬，蛋白尿が陰性なら，降圧薬の種類を問わず患者の病態に合わせてRA系阻害薬，長時間作用型カルシウム拮抗薬，利尿薬，β遮断薬，α遮断薬，中枢性交感神経遮断薬などを使用するよう推奨されている[2]．

　近年，慢性心不全治療薬であるアンジオテンシン受容体ネプリライシン阻害薬（ARNI）のサクビトリルバルサルタン（エンレスト®）が高血圧症にも適用化され，アンジオテンシン受容体

表1　CKD患者の降圧目標（診察室血圧）と推奨度

| ステージ | 糖尿病 | 蛋白尿 | 75歳未満 | 75歳以上 |
|---|---|---|---|---|
| G1, G2 | （－） | （－） | 140/90 mmHg未満【1A】 | 150/90 mmHg未満【2C】 |
| | | （＋） | 130/80 mmHg未満【1C】 | |
| | （＋） | | 130/80 mmHg未満【1B】 | |
| G3〜G5 | （－） | （－） | 140/90 mmHg未満【2C】 | 150/90 mmHg未満【2C】 |
| | | （＋） | 130/80 mmHg未満【2C】 | |
| | （＋） | （＋） | 130/80 mmHg未満【2C】 | |

文献2より引用

拮抗薬（ARB）を上回る降圧効果を有する[3]ことから，治療抵抗性の高血圧を有することが多いCKD患者の血圧管理において，有用な治療選択肢となっている．

### ●ここがポイント

**高齢者や高度腎不全例では，RA系阻害薬の副作用に注意！**

高齢者や高度腎機能障害例では，RA系阻害薬による急性腎障害や高カリウム（K）血症などの副作用のリスクが高くなるため，糖尿病例や蛋白尿陽性例においてもRA系阻害薬ではなく，カルシウム拮抗薬を選択するほうが安全である．RA系阻害薬を使用する場合は，少量より開始することが重要である．

---

**●処方例**

①アジルサルタン（アジルバ®錠）1回10〜40 mg　1日1回
②オルメサルタン（オルメテック®錠）1回10〜40 mg　1日1回
③テルミサルタン（ミカルディス®錠）1回20〜80 mg　1日1回
④エナラプリル（レニベース®錠）1回2.5〜10 mg　1日1回
⑤イミダプリル（タナトリル®錠）1回2.5〜10 mg　1日1回
⑥アムロジピン（アムロジン®，ノルバスク®錠）1回2.5〜10 mg　1日1回
⑦ニフェジピン徐放錠（アダラート®CR錠）1回10〜40 mg　1日1回
⑧シルニジピン（アテレック®錠）1回5〜20 mg　1日1回
⑨サクビトリルバルサルタン（エンレスト®錠）1回100〜400 mg　1日1回

---

### ② SGLT2阻害薬

SGLT2（sodium glucose cotransporter 2）阻害薬は糖尿病治療薬として開発され，大規模な無作為化比較対照試験（randomized controlled trial：RCT）において糖尿病関連腎臓病（diabetic kidney disease：DKD）の腎予後や心血管予後を改善することが明らかにされた[4]．さらに，糖尿病の有無にかかわらずCKD患者の腎保護作用を有することが報告され[5, 6]，CKDの治療薬として承認された．腎保護の機序についてはまだ完全には解明されておらず，主に腎糸球体の輸入細動脈の収縮を介する糸球体内圧の低下によると考えられているが，尿細管に対する保護効果も報告されている．

表2　主なループ利尿薬とサイアザイド系利尿薬の実際の使用方法と特徴

| 一般名 | 商品名 | 欧米での推奨用量 (mg) | 日本の添付文書上の用量 (mg) | 適正用量 (mg) | 腎機能障害時の投与量 20 < GFR < 50 (mg) | 腎機能障害時の投与量 GFR < 20 (mg) | 作用持続時間 (時間) | oral bioavail-ability (%) |
|---|---|---|---|---|---|---|---|---|
| ループ利尿薬 | | | | | | | | |
| フロセミド | ラシックス® | 20〜480 | 40〜80 | 腎障害に合わせて増量 | 80 (iv) 160 (po) | 200 (iv) 400 (po) | 4〜6 | 10〜100 |
| トラセミド | ルプラック® | 5〜40 | 4〜8 | 同左 | – | – | 12 | 90 |
| アゾセミド | ダイアート® | 60〜90 | 60 | 同左 | – | – | 8〜12 | |
| サイアザイド系利尿薬 | | | | | | | | |
| ヒドロクロロチアジド | ヒドロクロロチアジド錠 12.5/25 mg「トーワ」 | 12.5〜100 | 25〜100 | 6.25〜25 | 25〜50 | 50〜100 | 12〜18 | 70 |
| トリクロルメチアジド | フルイトラン® | 1〜4 | 2〜8 | 0.5〜2 | 2〜4 | 4〜8 | 24 | 70 |
| インダパミド | ナトリックス® | 1.25〜5 | 2 | 0.5〜2 | – | – | 24〜36 | 90 |

po：経口投与量，iv：静脈投与量
適正用量：実臨床にて実際に使用する投与量
注：フロセミドは oral bioavailability がバラバラであり，平均の oral bioavailability を50％として，経口投与量は静脈投与量の倍として考える
文献7を参考に作成

●処方例
①ダパグリフロジン（フォシーガ®錠）1回10 mg　1日1回
②エンパグリフロジン（ジャディアンス®錠）1回10 mg　1日1回
③カナグリフロジン（カナグル®錠）1回100 mg　1日1回（糖尿病合併例のみ）

### 3 利尿薬

　CKD が進展すると，体液過剰に伴う高血圧と浮腫を高頻度に呈する．その治療には塩分制限が最も重要であるが，それでも改善がなければ，利尿薬の投与を行う．利尿薬にはループ利尿薬，サイアザイド系利尿薬，アルドステロン拮抗薬があるが，ループ利尿薬が最もナトリウム（Na）利尿作用が強く，浮腫，体液過剰には効果的である．ループ利尿薬のなかでもフロセミドは作用時間が短いため，複数回に分割して投与したほうが効果を得やすい．また，アゾセミドは作用時間が長い（表2）[7]．ループ利尿薬の半減期は腎機能低下で延長するため，腎機能に応じて薬剤を増量する．バソプレシンV2受容体拮抗薬のトルバプタン（サムスカ®）は，他の利尿薬で効果が不十分な心不全や肝硬変における体液貯留（浮腫）の改善効果を有し，ループ利尿薬と併用した場合，ループ利尿薬の増量よりも尿量の増加や体重減少の効果が高く，また，腎機能の悪化が抑制されたことが報告されている．ただし，**投与開始時や再開時には必ず入院下で管理を行うことが義務付けられている**．

　サイアザイド系利尿薬は，Na利尿作用はループ利尿薬には劣るが，作用時間が長い．降圧薬として用いられ，ARBとの合剤も数種類が上市されている．ARBと併用することで強力な降圧と，

ARBによるK上昇作用を打ち消す効果が期待できる．また，ループ利尿薬に併用することで利尿効果が増加することが期待できる一方，腎機能障害例では効果が低下するため，投与量の増量が必要となる．

◆研修医の陥りやすいピットフォール

　利尿薬は副作用として**尿酸の上昇と血清Na，K，マグネシウム（Mg）値の低下を生じさせるため，定期的なモニターが必要**である．低マグネシウム血症の存在は低カリウム血症を遷延させるために，低カリウム血症を認めた際には血清Mg濃度の測定をすべきである．

---

●処方例

①フロセミド（ラシックス®錠）1回20〜80 mg　1日1〜2回
②アゾセミド（ダイアート®錠）1回30〜60 mg　1日1〜2回
③トラセミド（ルプラック®錠）1回4〜8 mg　1日1〜2回
④ヒドロクロロチアジド 1回12.5〜100 mg　1日1〜2回
⑤トリクロルメチアジド（フルイトラン®錠）1回1〜8 mg　1日1〜2回
⑤トルバプタン（サムスカ®錠）1回7.5〜15 mg　1日1回

---

## 4 ミネラルコルチコイド受容体拮抗薬

　アルドステロンは，CKDの増悪因子であり，アルドテロンを阻害によるCKDの進行予防が期待されている．最近，ステロイド骨格を有さないミネラルコルチコイド受容体（MR）拮抗薬が開発された．MR選択性の向上により女性化乳房などの副作用が軽減され，さらに高血圧や糖尿病を有するCKD患者において尿蛋白減少効果や腎予後の改善効果が報告されている[8, 9]．

---

●処方例

①エサキセレノン（ミネブロ®錠）1回2.5〜5 mg　1日1回
②フィネレノン（ケレンディア®錠）1回10〜20 mg　1日1回

---

## 5 高カリウム血症治療薬

　CKDでは，排泄障害やアシドーシスによる細胞内から外へのシフト，RA系阻害薬の副作用などにより高カリウム血症をきたす．**高カリウム血症は，程度が重篤であれば不整脈や心停止などの危険な病態を呈し，早急に適切な治療を行わなければ致命的となりうる病態**である．多くの症例は無症状で，実際に血液検査を行うまでわからないことが多く，突然の不整脈や心停止ではじめて気づかれることもある．

　高カリウム血症の治療は，**重症度や病態に応じて適切な治療を選択しなければならず，それぞれの治療法の作用機序，効果の発現時間や持続時間について知っておくことが重要**である．緊急時には，心電図下に8.5％グルコン酸カルシウム（カルチコール®）を緩徐に静注する．高カリウム血症による細胞膜のNaチャネルの不活化による膜の閾値の低下を妨げ，膜の閾値を正常に戻す効果がある．しかし，その効果は投与後数分ではじまるが，持続的な効果はない．次に，グルコースインスリン療法で，Na-K ATPaseを活性化させKの細胞内流入を促進し，血清K濃度を低下させる．炭酸水素ナトリウムは，血液pHを上昇させ，Kを細胞内へ移動させる．効果は5〜10分で現れ，数時間持続する．陽イオン交換樹脂は，腸管粘膜でKとほかの陽イオンを交換する

表3　高K血症の緊急治療の投与方法と効果発現・作用時間

| 治療方法 | 投与方法 | 効果発現時間 | 作用時間 |
|---|---|---|---|
| カルチコール | カルチコール注射液8.5％10 mLを3～6分かけて静脈注射 | 数分 | 最大1時間持続 |
| インスリン | レギュラーインスリン10単位を50％ブドウ糖50 mLに希釈して，静脈注射（血糖値による） | 15～30分 | 4～6時間持続 |
| フロセミド（＋輸液） | ラシックス®20～80 mgを静脈注射 | 1～2時間 | 6時間持続（last six） |
| 血液透析 | ― | 開始後すぐ発現 | 比較的長時間持続 |
| 炭酸水素ナトリウム | メイロン®2アンプルを5分以上かけて静脈注射 | 30～60分 | 数時間持続 |
| β₂受容体刺激薬 | 推奨しない | 15～30分 | 2～4時間持続 |
| 陽イオン交換樹脂 | ケイキサレート®15～30 gを経口，もしくは30～60 gを微温湯200 mLに溶いて注腸 | 1～2時間 | 4～6時間 |

文献10より引用

ことで体内のKを体外に排出させ，血清K濃度を低下させる（表3）[10]．2020年5月に発売された非ポリマー無機陽イオン交換化合物であるジルコニウムシクロケイ酸ナトリウム（ロケルマ®）は，水分に膨潤せず，腸管内でカリウムを選択的に吸着する．速効性（服用1時間で血清カリウム値が低下）でナトリウム負荷がなく，長く消化管内に留まるため1日1回の服用でよい（服用開始後2日間は1日3回投与）．

●処方例
①10％ブドウ糖500 mL＋インスリン（ヒューマリン®）10単位（混注）点滴静注
②炭酸水素ナトリウム（メイロン®注7％または8.4％）20～60 mL　緩徐に静注，または点滴静注
③炭酸水素ナトリウム（重曹）粉末　1回0.5～2 g　1日1～3回
④ジルコニウムシクロケイ酸ナトリウム（ロケルマ®懸濁用散）1回10 g　1日3回（服用開始後2日間）．以後，1回5 g　1日1回
⑤ポリスチレンスルホン酸ナトリウム（ケイキサレート®ドライシロップ76％）1回3.27～9.81 g包　1日2～3回
⑥ポリスチレンスルホン酸カルシウム（カリメート®ドライシロップ92.59％あるいは経口液20％）1回5.4～10.8 g　1日2～3回
⑦ポリスチレンスルホン酸カルシウム20％ゼリー　1回25～50 g　1日2～3回

## 6 脂質降下薬

　脂質異常症はCVD発症の危険因子であり，治療介入が必要と考えられる．多くのRCTやメタ解析で，保存期CKD患者におけるスタチンまたはスタチンとエゼチミブ（ゼチーア®）併用の介入によるCVD抑制効果が明らかにされ，投与が推奨されている．目標値としては，一次予防でLDL-C＜120 mg/dL，Non-HDL-C＜150 mg/dL，冠動脈疾患既往の2次予防ではLDL-C＜100 mg/dL，Non-HDL-C＜130 mg/dLが管理目標値として推奨されている[2]．

　**フィブラートに関してはCKDステージ3以降では使用が難しくなり，スタチンとの併用も原則禁忌**であることから，腎機能低下例ではフィブラートを中止し，スタチンへの切り替えなどを検討していく必要がある．一方，2018年6月に上市されたペマフィブラート（パルモディア®）は，

CKD患者の脂質異常症の特徴とされる高トリグリセリド血症，低HDL-C血症の改善に有用な薬剤であるが，2022年に腎機能障害例での禁忌が削除されて高度腎機能障害例でも使用可能となり，CKD患者の治療薬として有用な薬剤である．2023年6月には徐放錠（パルモディア®XR）が発売され，1日1回内服となった．

### ●ここがポイント

**透析患者ではスタチンのCVD抑制効果は明らかでない**

保存期CKD患者ではスタチンによるCVD抑制効果が報告されているが，透析患者を対象としたRCTでは，そのような効果は明らかではない．

---

●処方例

①アトルバスタチン（リピトール®錠）1回5〜20 mg　1日1回
②ピタバスタチン（リバロ®錠）1回1〜2 mg　1日1回
③ロスバスタチン（クレストール®錠）1回1.25〜5 mg　1日1回
④エゼチミブ（ゼチーア®錠）1回10 mg　1日1回
⑤ペマフィブラート徐放錠（パルモディア®XR）1回0.2〜0.4 mg　1日1回

---

## 7 尿酸低下薬

　CKDは尿酸排泄低下型高尿酸血症を呈するため，原則的には尿酸排泄促進薬であるベンズブロマロン（ユリノーム®）やドチヌラド（ユリス®）を選択するのが基本とされている．**尿路結石の予防のために，飲水による尿量確保に心がけるとともに，尿アルカリ化薬を併用する**．腎機能が低下してくると尿酸排世促進薬の効果は減弱し，十分な血清尿酸値の低下を望めないことが多いため，**高度の腎機能障害例では尿酸生成抑制薬を使用する**．

　多くの観察研究で，CKD患者において高尿酸血症は，CVDや腎機能増悪の危険因子であることが報告されている．総死亡，CVD，腎予後などをアウトカムとして，尿酸低下薬のイベント抑制効果についてRCTが多数行われているが，その結果は一様ではなく，予後改善効果は確立していない．ガイドラインではこれらのエビデンスを総括し，高尿酸血症を呈するCKD患者に対し，尿酸低下療法を行うことを考慮してもよいと提案している[1]．

---

●処方例

①ベンズブロマロン（ユリノーム®錠）1回10〜40 mg　1日1〜2回
　ドチヌラド（ユリス®錠）1回1〜4 mg　1日1回
　尿アルカリ化薬として以下のいずれかを併用
　・クエン酸カリウム・クエン酸ナトリウム（ウラリット®配合錠）1回1.13 g　1日3回
　・炭酸水素ナトリウム（重曹）粉末　1回0.5〜2 g　1日1〜3回
②フェブキソスタット（フェブリク®錠）1回10〜40 mg　1日1回
③トピロキソスタット（トピロリック®錠，ウリアデック®錠）1回20〜80 mg　1日2回

---

## 8 血糖降下薬

　早期腎症ではHbA1c 7.0％未満を目標に血糖管理を行うことが推奨されているが，顕性腎症以

降では，腎症進展に対する厳格な血糖管理の効果についてはエビデンスが不十分である[1]．ビグアナイド系薬のメトホルミン塩酸塩（メトグルコ®）は，糖尿病薬の第1選択薬として推奨され[11]，広く使用されているが，特殊な条件下（乳酸アシドーシスの既往例，腎機能障害例，肝機能障害例，心血管障害例，過度のアルコール摂取例，脱水状態，高齢者）では乳酸アシドーシス発症の危険が高くなる可能性があり禁忌とされている．腎機能障害例に関しては，eGFR＜30 mL/分/1.73 m²では禁忌で，eGFR 30～45 mL/分/1.73 m²の場合にはリスクとベネフィットを勘案して慎重投与とされている[12]．

DPP-4（dipeptidyl peptidase-4）阻害薬は，一部減量が必要であるが腎機能障害例でも使用可能で，単独投与による低血糖リスクも低いことからCKD患者では投与しやすい薬剤である．また，GLP-1（glucagon like peptide-1）受容体作動薬はより強力であるが，多くの薬剤が自己注射（皮下注射）での投与が必要であることや，2021年2月に経口薬のセマグルチド（リベルサス®）が発売されたものの，空腹の状態でコップ約半分の水とともに服用し，服用後少なくとも30分は飲食および他の薬剤の経口摂取を避けることが必要とされており，面倒である．しかし，最近，DKD患者を対象とした大規模RCTでGLP-1受容体作動薬による心・腎保護作用が報告され[13]，積極的に使用するのが望ましいと思われる．また，2023年4月には，小腸上部のK細胞から分泌されるインクレチンのグルコース依存性インスリン分泌刺激ポリペプチド（glucose-dependent insulinotropic polypeptide：GIP）と小腸下部のL細胞から分泌されるGLP-1の両方の受容体を刺激する作動薬であるチルゼパチド（マンジャロ®）が発売された．この薬剤は週1回の皮下注射で，GLP-1受容体作動薬よりも優れた血糖低下作用と体重減少効果を示すことが報告されている[14]．

近年，SGLT2阻害薬が心・腎保護効果を有することが相次いで発表され，腎機能障害例においても同様の効果が認められることも明らかにされている[4~6]．したがって，積極的に使用を考慮することが推奨されているが，推算糸球体濾過量（estimated glomerular filtration rate：eGFR）＜15 mL/分/1.73 m²の症例では新規に開始しないよう注意喚起されている[15]．一方，継続投与して15 mL/分/1.73 m²未満となった場合には，副作用に注意しながら継続してもよいとされている．

---

**●処方例**

①リナグリプチン（トラゼンタ®錠）1回5 mg　1日1回
②テネリグリプチン（テネリア®錠）1回20 mg　1日1回
③リラグルチド（ビクトーザ®注）1回0.3～1.8 mg　1日1回　皮下注
④デュラグルチド（トルリシティ®注）1回0.75 mg　週1回　皮下注
⑤セマグルチド（オゼンピック®注）1回0.25～1.0 mg　週1回　皮下注
⑥チルゼパチド（マンジャロ®注）1回2.5～15 mg　週1回　皮下注
⑦セマグルチド（リベルサス®錠）1回3～14 mg　1日1回
⑧エンパグリフロジン（ジャディアンス®錠）1回10 mg　1日1回
⑨カナグリフロジン（カナグル®錠）1回100 mg　1日1回

---

## ⑨ 貧血治療薬

貧血を呈する保存期CKD患者においては，ほかに腎性貧血以外の原因がないことを確認後，ヘモグロビン（hemoglobin：Hb）値が10 g/dLを下回らず，13 g/dLを超えないように管理するこ

とが提案されている[1]. 一方, 血液透析患者では, 複数回の検査でHb値が10 g/dLを下回った場合に赤血球増血刺激因子製剤（erythropoiesis-stimulating agent：ESA）投与を開始し, 目標Hb値は10〜12 g/dLが推奨されている[16]. 治療薬としてはESA製剤や低酸素誘導因子プロリン水酸化酵素（hypoxia-inducible factor prolyl hydroxylase：HIF-PH）阻害薬がある. ESA低反応例においては, その原因の鑑別が重要である[16]が, HIF-PH阻害薬においては鉄利用能を改善させることが特徴で, 低栄養や炎症により鉄利用能低下によるESA低反応例に対する効果が期待される. 一方で, 血栓症, 悪性腫瘍, 糖尿病性網膜症の発症・進展リスクの増加が懸念されている[17]. また, **多価陽イオン含有製剤と同時に服用するとHIF-PH阻害薬の吸収が低下する**ため, 酸化マグネシウム, 炭酸カルシウム, 経口鉄剤などと服用時間をずらす必要がある. また, ロキサデュスタット（エベレンゾ®）については, 甲状腺ホルモン様の骨格を有し, 甲状腺ホルモン様の作用をもつ可能性が報告されている[18]. その結果, ネガティブフィードバックが働き, **甲状腺ホルモン（T3, T4, Free T4）や甲状腺刺激ホルモン（thyroid stimulating hormone：TSH）の低下が認められる**ことがあり, 注意が必要である.

### ◆研修医の陥りやすいピットフォール

CKD患者で貧血を伴っている場合, 腎性貧血と決めつけて, すぐにESA製剤を投与してはいけない. なぜなら腎性貧血に, そのほかの原因が合併している可能性があるためである.

**ESA製剤やHIF-PH阻害薬を投与する前に, 出血による貧血や鉄欠乏性貧血, 骨髄異形成症候群など, ほかの原因疾患がないかどうかをしっかりとチェックすることが大切である**. ほかの原因疾患の鑑別後に, エリスロポエチン濃度を測定し, 上昇していないことを確認するのが望ましい.

また, ESA製剤, HIF-PH阻害薬の投与後に, 定期的な鉄状態のチェックが行われず, いつの間にか鉄欠乏となってしまう場合が少なくない. ESA製剤, HIF-PH阻害薬投与により血清フェリチン濃度が低下するため, これらの薬剤の投与を開始する際には, **トランスフェリン飽和度（transferrin saturation：TSAT）と血清フェリチン濃度を定期的にチェックし, 鉄欠乏にならないよう気をつけることが大切である**. 特に, HIF-PH阻害薬は鉄利用能が高いために鉄欠乏を起こしやすく, さらに, **HIF-PH阻害薬によるトランスフェリンの増加作用を有するため, 鉄欠乏とこの効果が重なると血栓リスクが増加する可能性があり, 注意が必要である**[17].

---

**●処方例**

①ダルベポエチン（ネスプ®注）1回30〜120 μg 2週に1回もしくは1回60〜180 μg 4週に1回 皮下注（または静注）

②エポエチンベータペゴル（ミルセラ®注）1回25〜250 μg 4週に1回 皮下注（または静注）

※ネスプ®注は1回あたり180 μg, ミルセラ®注は1回あたり250 μgまで増量可能である.

③ロキサデュスタット（エベレンゾ®錠）1回50〜200 mg 1日1回（週3回）

④ダプロデュスタット（ダーブロック®錠）1回2〜24 mg 1日1回

⑤バダデュスタット（バフセオ®錠）1回150〜600 mg 1日1回

⑥クエン酸第一鉄ナトリウム（フェロミア®錠）1回50〜100 mg 1日1〜2回

⑦乾燥硫黄鉄（フェロ・グラデュメット®錠）1回105 mg 1日1〜2回

⑧クエン酸第二鉄水和物（リオナ®錠）1回500 mg 1日1〜2回

## 🔟 骨ミネラル代謝異常（chronic kidney disease-mineral bone disorder：CKD-MBD）治療薬

　CKDが進行すると，低カルシウム（Ca）血症，高リン（P）血症を呈し，副甲状腺ホルモン（parathyroid hormone：PTH）値が上昇する．この病態に対して炭酸カルシウム製剤を処方するが，低カルシウム血症が軽度で高リン血症が認められる場合は，Ca非含有P吸着薬の投与が推奨される．Ca，Pが基準値内でPTHが高値を示す場合，ビタミンD受容体作動薬を投与する．

　透析患者では，Ca受容体作動薬（カルシミメティクス）が使用可能である．カルシミメティクスは，副甲状腺のCa受容体に作用してPTH合成・分泌を抑制し，CaとPの血清濃度を低下させるため，ビタミンD受容体作動薬との併用がきわめて効果的である．

### ◆研修医の陥りやすいピットフォール

　PTH上昇に対し，ビタミンD受容体作動薬を過剰に投与すると，CaだけでなくPも上昇し，血管石灰化を促進させるため，**血清CaおよびP値を定期的にモニターし，高リン血症を予防する**ことが大切である．

---

●処方例

①沈降炭酸カルシウム（カルタン®錠）1回0.5〜1g　1日3回

②セベラマー塩酸塩（フォスブロック®錠，レナジェル®錠）1回1〜2g　1日3回

③炭酸ランタン水和物（ホスレノール®OD錠）1回250〜500mg　1日3回

④クエン酸第二鉄水和物（リオナ®錠）1回250mg〜500mg　1日3回

⑤アルファカルシドール（アルファロール®カプセル）1回0.25〜0.5μg　1日1回

〈以下は透析患者のみ〉

⑤シナカルセト（レグパラ®錠）1回12.5〜100mg　1日1回

⑥エボカルセト（オルケディア®錠）1回1〜12mg　1日1回

⑦エテルカルセチド（パーサビブ®注）1回2.5〜15mg　週3回透析終了時　静注

⑧ウパシカルセトナトリウム（ウパシタ®注）1回25〜300μg　週3回透析終了時　静注

---

## 🔟 尿毒症治療薬

　CKDの進展に伴い，尿毒症毒素の体内への蓄積も進行し，さまざまな症状の悪化に関与する．球形吸着炭（クレメジン®）は消化管内で尿毒症毒素を吸着する作用を有し，CKDの進展を抑制する可能性が示されている．**便秘には注意**が必要である．

---

●処方例

①球形吸着炭（クレメジン®細粒）1回2g　1日3回

②球形吸着炭（クレメジン®速崩錠）1回2g　1日3回

---

第6章　腎・泌尿器の薬の使い分け

# 2. 薬の使い方のコツ～この症例ではこう考える

## 1 糖尿病関連腎臓病による慢性腎臓病

### 症例1

42歳，男性．30歳頃より糖尿病と高血圧を指摘されていたが放置していた．最近，尿が泡立つようになり，近医を受診．尿蛋白3＋を指摘され，当科を紹介され受診した．

身体所見：身長172 cm，体重86 kg，腹囲100 cm，血圧182/96 mmHg，脈拍68/分，整，心音・呼吸音は異常なく，腹部はやや膨満しているが，触診，聴診で異常なし．両下腿に浮腫あり．

検査データ：HbA1c 8.0 %，尿蛋白3＋，尿蛋白/尿クレアチニン比2.3 g/gCr，尿潜血－，Alb 3.6 g/dL，Cr 1.24 mg/dL，eGFR 52.5 mL/分/1.73 m$^2$，UA 8.2 mg/dL，Hb 13.5 g/dL，Na 140 mEq/L，K 4.6 mEq/L，Cl 106 mEq/L，T-Chol 280 mg/dL，TG 250 mg/dL，HDL-C 40 mg/dL，LDL-C 190 mg/dL．

糖尿病関連腎臓病による慢性腎臓病ステージG3a症例で，**糖尿病，高血圧症，脂質異常症，高尿酸血症，メタボリック症候群，体液過剰**を伴っている．

- 糖尿病に対しては，まずDPP-4阻害薬，SGLT2阻害薬を選択する．腎機能的にはメトホルミンも使用可能であるが，今後腎機能障害が進行するリスクが高いため，使用を控える方が無難である．特にSGLT2阻害薬は高血糖以外に肥満，体液過剰，高血圧に対しても有効で，心・腎保護作用も期待できることから積極的に投与するのが望ましい
- 高血圧に対しては，まずRA系阻害薬を投与し，次には，体液過剰があるためループ利尿薬を選択するが，両剤ともに血清Cr値が一時的に上昇するため，いきなり高用量を投与するのは避けるべきである
- 脂質異常症にはストロングスタチンおよびエゼチミブ（ゼチーア®）を投与する．また，高尿酸血症についても，利尿薬投与で尿酸値のさらなる上昇が懸念されるため，フェブキソスタット（フェブリク®）あるいはトピロキソスタット（トピロリック®）の投与を考慮する
- これらの治療で尿蛋白が持続していれば，腎予後の改善効果を期待して，DPP-4阻害薬をGLP-1受容体作動薬に変更し，高カリウム血症がなければ，非ステロイド性MR拮抗薬を追加する
- ただし，ポリファーマシーにならないよう注意が必要である

## 2 高血圧性腎硬化症による慢性腎臓病

### 症例2

70歳，女性．高血圧で近医に通院していた．徐々に腎機能が悪化してきたため当科を紹介され受診した．最近，歩行時に踵の痛みを自覚するようになった．

身体所見：身長158 cm，体重52 kg，血圧162/60 mmHg，脈拍76/分，整，心音・呼吸音は異常なく，腹部も異常なし．両下腿の浮腫はなし．

> 　検査データ：尿蛋白 ＋，尿蛋白／尿クレアチニン比 0.8 g/gCr，尿潜血 －，Alb 4.0 g/dL，BUN 68 mg/dL，Cr 5.52 mg/dL，eGFR 6.5 mL/分/1.73 m², UA 5.6 mg/dL，ALP 1,020 mg/dL，Hb 8.8 g/dL，Na 138 mEq/L，K 5.8 mEq/L，Cl 108 mEq/L，Ca 7.2 mEq/L，P 5.5 mg/dL，Mg 1.4 mg/dL，Fe 54 μg/dL，TIBC 300 μg/dL，フェリチン 30 mg/dL，Intact PTH 780 pg/mL.
> 　心電図：左室肥大あり

慢性腎臓病ステージG5の症例で原疾患は高血圧性腎硬化症と考えられる．**高血圧症**，**貧血**，**代謝性アシドーシス**，**高カリウム血症**，**CKD-MBD**を合併している．

・高血圧に対しては，尿蛋白は陽性だが軽度で，高度腎機能障害や高カリウム血症を伴っているため，RA系阻害薬よりもカルシウム拮抗薬を選択する

・貧血については鉄欠乏性貧血と腎性貧血の合併と考えられるため，ESA製剤投与前に鉄剤を投与する．血清P値も高めのためクエン酸第二鉄水和物（リオナ®）を投与すれば，鉄の補充にもなり一石二鳥である

・高カリウム血症と代謝性アシドーシスに対しては炭酸水素ナトリウム（重曹）を投与するとともに，陽イオン交換樹脂を投与する．陽イオン交換樹脂にはポリスチレンスルホン酸カルシウムとポリスチレンスルホン酸ナトリウム（ケイキサレート®）がある．体液過剰がある場合は前者が望ましいが，後者には代謝性アシドーシスの改善作用があるため血清K値を下げる効果は強力である

・高度の腎機能障害に対しては，球形吸着炭（クレメジン®）速崩錠を投与してもよいが，便秘の副作用に注意が必要である

・CKD-MBDに対しては，低カルシウム，高リン血症，PTH上昇が顕著で，まずは低カルシウム血症に対して沈降炭酸カルシウム（カルタン®）とともにアルファカルシドール（アルファロール®）を処方する．低マグネシウム血症があると低カルシウム血症が改善しないため酸化マグネシウム（マグミット®）を投与するが，下痢に注意する．高リン血症には沈降炭酸カルシウム（カルタン®）に加えて，クエン酸第二鉄水和物（リオナ®）や炭酸ランタン水和物（ホスレノール®）を投与する．ALPが上昇し，歩行時の踵の痛みが出ていることより，骨回転の上昇があるのは間違いなく，副甲状腺に結節性過形成を伴う副甲状腺腫の存在が疑われるため，カルシミメティクスの投与が望ましいが，保存期CKD患者には保険適用化されておらず，低カルシウム血症もあるため投与することができない．したがって，あまり透析導入を先延ばしにせずに，透析導入後にPTHやALPの経過をみてカルシミメティクスを投与するのが望ましいと思われる

・ただし，ポリファーマシーにならないよう注意が必要である

## おわりに

　本稿ではCKDに対する治療薬の使い分けについて概説した．多くの病態が合併するため多くの薬剤の使用が必要となるが，すべての病態に対して薬を使おうとするとポリファーマシーとなることが予想される．病態の重症度を評価し，病態の重症度が低ければ，投薬せずに経過をみることも大切である．

## 引用文献

1) 「エビデンスに基づく CKD 診療ガイドライン 2023」（日本腎臓学会／編），東京医学社，2023

2) 「腎臓内科レジデントマニュアル 改訂第9版」（今井圓裕，他／編著），診断と治療社，2024

3) Rakugi H, et al：Efficacy of sacubitril/valsartan versus olmesartan in Japanese patients with essential hypertension：a randomized, double-blind, multicenter study. Hypertens Res, 45：824-833, 2022（PMID：35058583）

4) Perkovic V, et al：Canagliflozin and Renal Outcomes in Type 2 Diabetes and Nephropathy. N Engl J Med, 380：2295-2306, 2019（PMID：30990260）

5) Heerspink HJL, et al：Dapagliflozin in Patients with Chronic Kidney Disease. N Engl J Med, 383：1436-1446, 2020（PMID：32970396）

6) Herrington WG, et al：Empagliflozin in Patients with Chronic Kidney Disease. N Engl J Med, 388：117-127, 2023（PMID：36331190）

7) Roush GC, et al：Diuretics：a review and update. J Cardiovasc Pharmacol Ther, 19：5-13, 2014（PMID：24243991）

8) Ito S, et al：Esaxerenone（CS-3150）in Patients with Type 2 Diabetes and Microalbuminuria（ESAX-DN）：Phase 3 Randomized Controlled Clinical Trial. Clin J Am Soc Nephrol, 15：1715-1727, 2020（PMID：33239409）

9) Bakris GL, et al：Effect of Finerenone on Chronic Kidney Disease Outcomes in Type 2 Diabetes. N Engl J Med, 383：2219-2229, 2020（PMID：33264825）

10) 「電解質輸液塾（改訂2版）」（門川俊明／著），中外医学社，2020

11) Inzucchi SE, et al：Management of hyperglycemia in type 2 diabetes, 2015：a patient-centered approach：update to a position statement of the American Diabetes Association and the European Association for the Study of Diabetes. Diabetes Care, 38：140-149, 2015（PMID：25538310）

12) 日本糖尿病協会：メトホルミンの適正使用に関する Recommendation 2020年3月18日改訂（ビグアナイド薬の適正使用に関する委員会），2020
https://www.nittokyo.or.jp/modules/information/index.php?content_id=23（2025年1月閲覧）

13) Perkovic V, et al：Effects of Semaglutide on Chronic Kidney Disease in Patients with Type 2 Diabetes. N Engl J Med, 391：109-121, 2024（PMID：38785209）

14) Tsukamoto S, et al：Effect of tirzepatide on glycaemic control and weight loss compared with other glucagon-like peptide-1 receptor agonists in Japanese patients with type 2 diabetes mellitus. Diabetes Obes Metab, 26：262-274, 2024（PMID：37828829）

15) 日本腎臓学会：CKD 治療における SGLT2 阻害薬の適正使用に関する recommendation, 2022
https://jsn.or.jp/medic/data/SGLT2_recommendation20221129.pdf（2025年1月閲覧）

16) 日本透析医学会：2015年度版 日本透析医学会 慢性腎臓病患者における腎性貧血治療のガイドライン. 透析会誌, 49：89-158, 2016

17) 日本腎臓学会：HIF-PH 阻害薬適正使用に関する recommendation. 日腎会誌, 62：711-716, 2020

18) Haraguchi T, et al：Effect of Roxadustat on Thyroid Function in Patients With Renal Anemia. J Clin Endocrinol Metab, 109：e69-e75, 2023（PMID：37597171）

## プロフィール

**鶴屋和彦（Kazuhiko Tsuruya）**
奈良県立医科大学 腎臓内科学 教授
平成2年九州大学卒業．松山赤十字病院腎臓内科，九州大学大学院包括的腎不全治療学・准教授，教授を経て平成30年より現職．座右の銘は「一心精進」．
今，興味ある物（人物）：大谷翔平，松山英樹，ソフトバンクホークス，Girls$^2$

| 第6章 | 腎・泌尿器の薬の使い分け |

# 3. 下部尿路症状治療薬の使い分け

村上　薫

## ● Point ●

- ・下部尿路症状は排尿症状（排尿困難，残尿感など）と蓄尿症状（頻尿，尿意切迫感など）を意識する

- ・男性では前立腺肥大症（benign prostatic hyperplasia：BPH），女性では過活動膀胱（overactive bladder：OAB）が最も頻度の高い疾患である

- ・下部尿路症状診療の基本は，検尿により膿尿の有無を確認し，超音波による残尿の評価を行うことである

## はじめに

　下部尿路症状（lower urinary tract symptoms：LUTS）は蓄尿と排尿に関連する症状を網羅する用語であり，中高年以上の男女のQOL低下と密接に関連する症状である．膀胱炎，前立腺炎，膀胱結石などの器質的疾患でも起こりうるため，検尿による器質的疾患の有無を調べることが重要である．まず病歴聴取を行うが，**国際前立腺症状スコア（IPSS）**（表1）や**過活動膀胱スコア（OABSS）**（表2）を用いて確実な診断と重症度を判定する．前立腺肥大症や過活動膀胱の診療ガイドライン[1~3]において一般医（非泌尿器科専門医）に超音波検査の施行は必要とされてはいないものの，残尿評価は外来で可能な簡便な検査であり研修医の段階に身につけておく価値のある手技である（図）．

## 1. 薬の基礎知識

### 1 α1遮断薬

　α1遮断薬は前立腺の尿道平滑筋や膀胱壁に多く存在するα1受容体を選択的に阻害することで下部尿路症状を改善させる．症状の改善は早くみられることが多く，**前立腺肥大症治療の第一選択薬**として用いられることが多い．主な副作用として起立性低血圧や逆行性射精があり処方前に十分な説明が必要である．

### 2 抗コリン薬

　抗コリン薬は膀胱平滑筋に存在するムスカリン受容体を遮断することで排尿筋の過活動を抑制

レジデントノート　Vol. 27　No. 2（増刊）2025　　191　(347)

表1　国際前立腺症状スコア（IPSS と QOL スコア質問票）

| どれくらいの割合で次のような症状がありましたか | 全くない | 5回に1回の割合より少ない | 2回に1回の割合より少ない | 2回に1回の割合くらい | 2回に1回の割合より多い | ほとんどいつも |
|---|---|---|---|---|---|---|
| この1カ月の間に，尿をしたあとにまだ尿が残っている感じがありましたか | 0 | 1 | 2 | 3 | 4 | 5 |
| この1カ月の間に，尿をしてから2時間以内にもう一度しなくてはならないことがありましたか | 0 | 1 | 2 | 3 | 4 | 5 |
| この1カ月の間に，尿をしている間に尿が何度もとぎれることがありましたか | 0 | 1 | 2 | 3 | 4 | 5 |
| この1カ月の間に，尿を我慢するのが難しいことがありましたか | 0 | 1 | 2 | 3 | 4 | 5 |
| この1カ月の間に，尿の勢いが弱いことがありましたか | 0 | 1 | 2 | 3 | 4 | 5 |
| この1カ月の間に，尿をし始めるためにお腹に力を入れることがありましたか | 0 | 1 | 2 | 3 | 4 | 5 |

| | 0回 | 1回 | 2回 | 3回 | 4回 | 5回以上 |
|---|---|---|---|---|---|---|
| この1カ月の間に，夜寝てから朝起きるまでに，ふつう何回尿をするために起きましたか | 0 | 1 | 2 | 3 | 4 | 5 |

IPSS ＿＿＿＿＿ 点

| | とても満足 | 満足 | ほぼ満足 | なんともいえない | やや不満 | いやだ | とてもいやだ |
|---|---|---|---|---|---|---|---|
| 現在の尿の状態がこのまま変わらずに続くとしたら，どう思いますか | 0 | 1 | 2 | 3 | 4 | 5 | 6 |

QOL スコア ＿＿＿＿＿ 点

IPSS 重症度：軽症（0〜7点），中等症（8〜19点），重症（20〜35点）
QOL 重症度：軽症（0，1点），中等症（2，3，4点），重症（5，6点）

文献1より転載

して膀胱容量を増加させる．**過活動膀胱に対して用いられる機会が多く症状改善はすみやかにみられることが多いが，副作用として排尿困難や尿閉があるため，残尿が多い症例や高度な前立腺肥大症の症例には推奨されていない**．また抗コリン症状として口渇や便秘の頻度が高い．重症筋無力症，閉塞隅角緑内障，腸管閉塞が疑われる場合，重度の心疾患，前立腺肥大症で下部尿路閉塞を伴う場合には投与禁忌である．

### 3 β3作動薬

膀胱平滑筋に存在するβ3アドレナリン受容体に選択的に作用することで**膀胱の蓄尿機能を高めて過活動膀胱の諸症状を改善させる**．抗コリン薬にみられる排尿困難や口渇，便秘などの副作用がほとんどみられないため**高齢者や前立腺肥大症にも比較的使いやすい**．

### 4 PDE5阻害薬

PDE5阻害薬はcGMPの分解を阻害することで一酸化窒素（NO）の作用を増強し，前立腺や尿道平滑筋弛緩を促して下部尿路症状を改善させる．ただし**硝酸薬や一酸化窒素供与薬と併用す**

### 表2　過活動膀胱症状スコア（OABSS）質問票

以下の症状がどれくらいの頻度でありましたか．この1週間のあなたの状態に最も近いものを，ひとつだけ選んで，点数の数字を○で囲んで下さい．

| 質問 | 症状 | 点数 | 頻度 |
|---|---|---|---|
| 1 | 朝起きた時から寝る時までに，何回くらい尿をしましたか | 0 | 7回以下 |
|  |  | 1 | 8～14回 |
|  |  | 2 | 15回以上 |
| 2 | 夜寝てから朝起きるまでに，何回くらい尿をするために起きましたか | 0 | 0回 |
|  |  | 1 | 1回 |
|  |  | 2 | 2回 |
|  |  | 3 | 3回以上 |
| 3 | 急に尿がしたくなり，我慢が難しいことがありましたか | 0 | なし |
|  |  | 1 | 週に1回より少ない |
|  |  | 2 | 週に1回以上 |
|  |  | 3 | 1日1回くらい |
|  |  | 4 | 1日2～4回 |
|  |  | 5 | 1日5回以上 |
| 4 | 急に尿がしたくなり，我慢できずに尿をもらすことがありましたか | 0 | なし |
|  |  | 1 | 週に1回より少ない |
|  |  | 2 | 週に1回以上 |
|  |  | 3 | 1日1回くらい |
|  |  | 4 | 1日2～4回 |
|  |  | 5 | 1日5回以上 |
| 合計点 |  |  | 点 |

過活動膀胱の診断基準　尿意切迫感スコア（質問3）が2点以上かつOABSS合計スコアが3点以上
過活動膀胱の重症度判定　OABSS（合計点）
　　　　　　　　　　　　軽症：5点以下
　　　　　　　　　　　　中等症：6～11点
　　　　　　　　　　　　重症：12点以上

文献1より転載

$$残尿量(mL) = [左右径(cm) \times 上下径(cm) \times 前後径(cm)] / 2$$

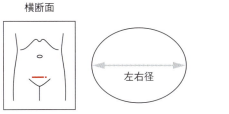
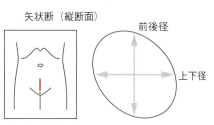

**図　経腹的測定法による超音波残尿量測定**
文献1より転載

ることで降圧作用が増強して過度の血圧低下をきたすことがあるため併用禁忌である．また3カ月以内に不安定狭心症や心筋梗塞の既往がある場合も投与禁忌である．

### 5 5α還元酵素阻害薬

5α還元酵素阻害薬により5αジヒドロテストステロン（DHT）が低下し腫大した前立腺を縮小させる作用をもつ．前立腺体積が**30 mL以上の前立腺腫大**に対しては，5α還元酵素阻害薬の有効性が示されているが，**PSAを約50％低下**させるため，**PSA評価に注意**を要する．

## *2.* 症例の解説1

> **症例**
>
> 70歳代男性．1年前から排尿困難感と夜間頻尿を訴えて受診した．検尿で膿尿は認めず，腹部超音波検査で前立腺体積は38 mL，残尿が120 mLであった．

### 1 薬の使い方のコツ 〜この症例ではこう考える

症状と超音波検査から前立腺肥大症と診断する．排尿症状と蓄尿症状をともに認める症例であるが，残尿が100 mLを超えていることから**まずは排尿症状に対する内服を優先させる**ことが重要である．前立腺肥大症の第一選択薬としては$\alpha_1$遮断薬もしくはPDE5阻害薬を検討する．

### 2 研修医の陥りやすいピットフォール

患者が頻尿や尿意切迫感などの蓄尿症状を強く訴えた場合，残尿評価を行わず抗コリン薬を開始することは尿閉となるリスクを高めるため避けるべきである．**残尿が多い場合**（100 mL以上）**にはまず排尿症状に対する内服を優先**させ，頻尿症状の改善が乏しく残尿が少ない場合には$\beta_3$作動薬や抗コリン薬の追加を検討する．

### 3 手術適応

前立腺肥大症に対して内服開始後も残尿が低下しない症例や尿閉の既往がある症例では前立腺肥大症の手術適応となることがあり，泌尿器科専門医に紹介する．

---

**●処方例：いずれも推奨グレードA**

タムスロシン（ハルナール®）1回0.2 mg　1日1回　14日間
シロドシン（ユリーフ®）1回4 mg　1日2回　14日間
ナフトピジル（フリバス®）1回25 mg　1日1回　14日間（1日75 mgまで増量可）
タダラフィル（ザルティア®）1回5 mg　1日1回　14日間

---

**●ここがピットフォール**
残尿が多い場合抗コリン薬で尿閉となる危険あり！

**●ここがポイント**
抗コリン薬を投与する際は必ず残尿量を評価しておく！
男性で前立腺肥大が著明の場合はまず$\alpha_1$遮断薬から開始するのが安全！

# *3.* 症例の解説2

> **症例**
>
> 50歳代女性．6カ月前から尿意切迫感と夜間3回の頻尿を訴えて受診した．検尿で膿尿は認めず，腹部超音波検査では残尿が10 mLであった．

## 1 薬の使い方のコツ ～この症例ではこう考える

検尿所見からまず膀胱炎を除外し，症状と超音波検査から過活動膀胱と診断する．**蓄尿症状を主訴とする症例ではあるが，残尿の評価は必ず行い排尿障害が隠れていないか確認することが重要である**．残尿が少量であればまずは一次治療として生活指導や膀胱訓練などを行い，効果が乏しい場合に二次療法として内服薬開始を検討する．

## 2 研修医の陥りやすいピットフォール

本症例は症状から過活動膀胱と診断するのは容易ではあるが，**患者は蓄尿症状のみを訴え排尿症状を訴えないことがある**．排尿困難や残尿感など排尿症状の有無を問診するとともに，残尿評価を行って残尿が少量であることを確認することが重要である．また夜間頻尿の原因が夜間多尿である場合があり，病歴聴取で見逃さないようにする．夜間多尿が原因である場合には適切な飲水指導や背景疾患（心疾患，睡眠時無呼吸症候群）の精査が重要である．

> **●処方例：いずれも推奨グレードA**
> ミラベグロン（ベタニス®）1回50 mg　1日1回（食後）14日間
> ビベグロン（ベオーバ®）1回50 mg　1日1回（食後）14日間
> イミダフェナシン（ステーブラ®）1回0.1 mg　1日2回（食後）14日間
> コハク酸ソリフェナシン（ベシケア®）1回5 mg　1日1回　14日間（1日10 mgまで増量可）
> フェソテロジン（トビエース®）1回4 mg　1日1回　14日間（1日8 mgまで増量可）

> **●ここがピットフォール**
>
> 患者が訴えないこともある排尿症状を見逃さない！
> 夜間多尿が夜間頻尿の原因であることがあり注意！

> **●ここがポイント**
>
> 抗コリン薬の副作用に注意が必要！
> 高齢者や心疾患など基礎疾患がある場合には$\beta_3$作動薬から開始するのが安全！
> 確実な病歴聴取で夜間多尿や睡眠障害がないか確認する！

# Advanced Lecture

## ■ 男性下部尿路症状（male lower urinary tract symptom：MLUTS）と手術療法の進歩

下部尿路症状（LUTS）は男性でも女性でもみられる症状であるが，**男性では前立腺による膀胱出口部の閉塞に伴う排尿症状が多くみられるのが特徴**である．内服加療に反応が乏しい場合や尿閉の既往がある場合には前立腺肥大症に対する手術適応となることがある．前立腺肥大症に対する手術には，従来から施行されている**経尿道的前立腺切除術（TURP）**や**ホルミウムレーザー前立腺核出術（HoLEP）**に加えて，より侵襲度の低い**レーザー光選択的前立腺蒸散術（PVP）**や**経尿道的マイクロ波高温度治療術（TUMT）**，**経尿道的前立腺吊り上げ術（PUL）**などが近年開発され手術選択肢は広がっている現状である．これまでは手術リスクが高く導尿や尿道カテーテル留置となっていた症例に対しても有効である可能性があり，手術適応については泌尿器科専門医に紹介することが望ましい．

## おわりに

下部尿路症状を訴える患者は多いが診療ガイドライン[1~3]を参照し，各薬物の特徴を理解すれば一般医でもある程度診療が可能である．ただし，夜間頻尿の原因としては過活動膀胱のほかに，前立腺肥大症や夜間多尿，睡眠障害など多岐にわたるため治療に難渋することがある．また，男性で前立腺肥大が著明な症例や残尿が多い症例では手術適応となることがありその判断は難しい．生活指導や内服で治療効果が乏しい場合には早めに泌尿器科専門医に紹介が望ましい．

### 引用文献

1)「男性下部尿路症状・前立腺肥大症診療ガイドライン」（日本泌尿器科学会／編），リッチヒルメディカル，2017
2)「女性下部尿路症状診療ガイドライン 第2版」（日本排尿機能学会，日本泌尿器科学会／編），リッチヒルメディカル，2019
3)「過活動膀胱診療ガイドライン 第3版」（日本排尿機能学会，日本泌尿器科学会編／編），リッチヒルメディカル，2022

### プロフィール

**村上　薫（Kaoru Murakami）**
京都大学泌尿器科
専門は泌尿器科腫瘍（特に尿路上皮癌）ですが，泌尿器科臨床医として排尿障害の患者さんを診察する機会は多く日々その奥深さを実感しています．薬物治療のみならず適切なタイミングで手術療法を提示できるのが泌尿器科医としてのやりがいと感じています．

| 第7章 | 血液・腫瘍の薬の使い分け |
| --- | --- |

# 1. 総論

山内照夫

## ●Point●

・悪性腫瘍の薬の選択はがん種によって決まる

・同じがん種でも治療目的で薬が異なる

・同じがん種・同じ治療目的でも薬・レジメンの使い分けは患者の状態で決める

・治療介入可能な遺伝子変異をもとに治療薬を決める

## はじめに

　がん薬物療法において抗悪性腫瘍薬は数多くあるが，治療薬や治療レジメンの使い分けはがん種や治療目的によって治療薬の選択がほぼ限定されてくる．がん種や進行度に応じて，それぞれの薬剤の用法や用量，組合わせを臨床試験で検証したうえで推奨ガイドラインに標準治療薬・レジメンがあげられている．

　しかし，それら医学的データ（エビデンス）に基づく治療薬を実際の患者に応用するときには注意すべき点がいくつかあげられる．1. がん薬物療法の目的を明確にすること，2. 効果と副作用の両方のエビデンスを知っておくこと，3. 薬の種類とその機序を知っておくこと，4. がん患者の身体的・精神的・社会的状態を正確に評価することである．推奨される複数の治療薬やレジメンを使い分ける場合，中でも4点目のがん患者の包括的評価がキーポイントとなる．

## 1. がん薬物療法の目的

　まず抗がん作用のある薬をがん治療においてどのような目的で使用しているかを知ることが重要である．固形がん，血液がんのいずれにおいても薬物療法の目的は2つである．根治目的と延命・緩和目的である．

　固形がんの場合，手術や放射線療法などの局所療法に補助的に薬物療法を追加することで根治をめざす場合（術前・術後補助化学療法や化学放射線療法）と，局所進展が著しく切除不能症例や再発転移など根治が困難な症例で腫瘍の増大や増加を抑え，症状緩和および延命をめざす場合（延命・緩和療法）がある．また，血液がんの場合，根治目的，延命・緩和目的いずれも薬物療法が主体となって治療が行われる．診断されてすぐに根治目的に行われる寛解導入療法，寛解維持療法（地固め療法）や残存腫瘍に対するサルベージ療法，また再発してきた場合でも状況によっ

ては寛解再導入療法が行われたり，根治が困難と思われる場合には延命・緩和目的に薬物療法が行われたりする．またがん種によって薬剤感受性が異なり，期待される効果も異なる．急性骨髄性白血病，急性リンパ球性白血病，ホジキンリンパ腫，非ホジキンリンパ腫（中・高悪性度），胚細胞腫瘍，絨毛がんは薬物療法に感受性が高く，治癒がめざせるがん種である．その他のがん種では治癒は困難であり，延命や症状緩和が目的となる．

## 2. がん薬物療法の効果と副作用

　がん薬物療法の効果と副作用は，臨床試験（または治験）で検証され，臨床試験の結果が報告された論文や使用する薬剤の添付文書に記載されている．がん薬物療法の臨床効果の評価には指標がいくつかある．

　手術による完全切除後や血液がんで寛解導入後の再発抑制効果の評価には**全生存期間**（overall survival：OS）や**無病生存期間**（disease free survival：DFS），**寛解率**などが指標として使用される．再発抑制効果を評価するには長い時間を要し，場合によっては年単位の時間が必要となってくる．一方で転移を有するような進行したがんの場合，進行抑制効果を評価する場合は月単位で評価が可能である．臨床指標としては**無増悪生存期間**（progression free survival：PFS），治療終了一定期間後の**生存率**などが使用される．有症状者は投与すぐから症状緩和を得られることもあるし，腫瘍縮小などの治療効果は投与開始から1，2カ月でみられる．

　がん薬物療法を開始後治療効果が得られているか確認することはもちろん重要であるが，副作用に関しては投与後すぐから発現することが多く，適切な副作用管理が行われるかがどれくらいの治療効果を引き出せるかに影響してくる．**薬剤によって特徴的な副作用とその発現のタイミング，また対処法があるのでそれらに精通しておくことが必須である．**副作用の種類と程度を医療者間で共有し，他診療科との連携で管理するのが肝要である．慣用的に臨床試験で用いる有害事象共通用語規準を副作用の共有のために使用する（**表1**）．

## 3. 抗悪性腫瘍薬の種類

### 1 殺細胞薬

　従来のいわゆる抗がん剤と呼ばれる薬剤で50年以上前から使用されている．その作用機序は主にDNA複製阻害と細胞分裂阻害である．細胞増殖にはDNAを複製する段階と細胞が有糸分裂する段階があり，基本的にはこのいずれかの過程を阻害するのが殺細胞薬の作用機序である．がん種にかかわらず一定の効果を示す汎用性の高い薬剤もあれば，同じ薬剤でもがん種によって効果の発現が異なるものもある．

### 2 ホルモン治療薬

　ホルモン治療は主に前立腺癌，乳癌で使用される．ホルモンの産生を抑えたり，ホルモン受容体の働きを阻害したりすることで増殖抑制作用を得る治療である．アンドロゲン阻害薬，エストロゲン阻害薬や性腺刺激（あるいは阻害）ホルモン薬などがある．ホルモン治療単独だけでなく，女性ホルモン受容体陽性HER2陰性タイプ乳がんでは分子標的薬のCDK阻害薬とホルモン治療薬との併用療法も行われる．

表1　有害事象共通用語規準（CTCAE）

| グレード | 有害事象の重症度 |
|---|---|
| 1 | 軽症：症状がない，または軽度の症状がある：臨床所見または検査所見のみ；治療を要さない |
| 2 | 中等症：最小限／局所的／非侵襲的治療を要する：年齢相応の身の回り以外の日常生活動作の制限 |
| 3 | 重症または医学的に重体であるが，直ちに生命を脅かすものではない：入院または入院期間の延長を要する：身の回りの日生活動作の制限 |
| 4 | 生命を脅かす：緊急処置を要する |
| 5 | 有害事象による死亡 |

文献1を参考に作成

### 3 分子標的薬

　分子腫瘍生物学の発展に伴い，がん細胞の分裂増殖，転移や不死化に関連する分子が同定されるようになってきた．これらの分子の働きを抑えることで効果を発揮する薬が分子標的薬である．製剤の種類により**抗体医薬**と**小分子化合物**の2つに分けられる．抗体医薬は細胞表面分子や刺激因子を標的とし，小分子化合物は細胞内分子を標的としている．標的となる分子には細胞増殖因子の受容体や細胞内シグナル伝達因子などがある．治療耐性克服のために同じシグナル経路を標的とするものの薬理学的特性の改善された次世代の分子標的薬開発や複数の経路を標的とする治療が行われる．最近では網羅的に複数の遺伝子を一度に検査するがん遺伝子パネル検査を行い，分子標的薬による治療介入対象となりうる遺伝子変異を見つけて治療する方法も行われている．また，腫瘍抗原に対するモノクローナル抗体に殺細胞薬を結合させ，副作用の軽減と治療効果の向上を狙った抗体薬物複合体（antibody drug conjugate：ADC）が近年使用され，効果をあげている．

### 4 免疫治療薬

　免疫治療は，免疫系を調整し，患者自身の適応免疫や自然免疫の働きを利用して抗体やT細胞を誘導し抗腫瘍効果を得る治療法で，薬剤として免疫賦活薬（インターロイキン，インターフェロン）と**免疫チェックポイント阻害薬**がある．免疫チェックポイント阻害薬は，多くのがん種で腫瘍効果を発揮しており，効果予測判断のマーカーとして，腫瘍におけるPD-L1発現量や腫瘍変異負荷（tumor mutational burden：TMB）などが指標として使われる．これまでのがん治療薬と異なり，免疫の活性化による副作用が生じるため，さまざまな臓器が障害を受け，主に消化器系（大腸炎，肝炎），内分泌系，呼吸器系などに自己免疫疾患に類似した症状がみられる．これを免疫関連有害事象（immune-related adverse events：irAE）と呼ぶ．

## 4. がん患者の状態

　抗悪性腫瘍薬は薬理学的に用量・作用曲線における至適治療域が一般薬剤に比べて狭いために多くの患者が何らかの副作用を経験することになる．これらの副作用を適切に管理し，許容できる状態で治療を進めることになる．そのためにがん薬物療法を受ける患者の全身状態が治療適応および継続を判断するうえで重要な条件となっている．

　身体的な全身状態の評価はがん薬物療法臨床試験の適格条件に使用されるスケールが臨床現場でも使用されている（表2）．表2に示したECOG performance status（PS）スケールで，PS0〜

表2 ECOG Performance Status

| スコア | 患者の状態 |
|---|---|
| 0 | 無症状で社会的活動ができ，制限をうけることなく発病前と同等にふるまえる |
| 1 | 軽度の症状があり，肉体労働は制限をうけるが，歩行，軽労働や座業はできる |
| 2 | 歩行や身の回りのことはできるが，ときに少し介助がいることもある．軽作業はできないが，日中50％以上は起居している |
| 3 | 身の回りのことはある程度できるが，しばしば介助がいり，日中の50％以上は就床している |
| 4 | 身の回りのこともできず，常に介助がいり，終日就床を必要としている |

文献2を参考に作成

1が最もがん薬物療法に適した全身状態であり，日常生活にはほとんど支障のない状態である．

また，がん薬物療法において考慮すべきほかの患者側の状態としては，精神的状態と社会的状態がある．治療するにあたってがん薬物療法の適応や意義，期待される効果，起こりうる副作用など理解すべきことが多く，また複雑である．そのために精神的に安定していないと治療意欲も失い，治療開始や継続が困難になってくる．**精神的サポートや副作用管理のサポートなどにおいて，家族や友人，職場の上司や同僚の理解や協力も重要**である．また最近のがん治療薬は高額で，外来通院による治療が主なので，患者や家族の経済力，**通院に要する時間や交通手段など社会的要因も配慮する**必要がある．治療薬・レジメンを選択する際に，効果はもちろんであるが，副作用による身体的負担と患者の精神的・社会的状況を考慮してどの治療薬が最適かを判断することになる．

# Advanced Lecture

ここ数年の主な新規開発がん治療薬である分子標的薬，抗体薬物複合体，免疫チェックポイント阻害薬は従来の薬剤と作用機序が異なり，がん治療効果改善に著しく貢献しており，今後も開発が進む領域である．

経口の分子標的薬は服薬管理と副作用管理において患者本人によって行われる部分が多く，**服薬コンプライアンスを保つ工夫や副作用の自己管理の指導が必須**である．服薬説明や副作用対策などの説明書（ブックレット）の使用や，海外ではスマートフォンなどの電子ツールの利用による治療効果の改善の発表もある．免疫チェックポイント阻害薬の副作用は多彩で，治療終了後にも起こりうるために注意が必要で多診療科との連携が重要である．

また，ある特定のがん種に対して1つの遺伝子変異を探し，1つの薬剤を適応する方法から複数のがん遺伝子変異を網羅的に一度に検査する方法（がん遺伝子パネル検査）が臨床応用されるようになってきた．今後はがん遺伝子検査だけでなく，腫瘍組織病理も含め，網羅包括的にがんの特性を調べ，治療開始時や病勢進行に応じて適宜治療薬選択が行われるようになる．

## おわりに

今後のがん薬物療法において分子標的薬，抗体薬物複合体，免疫チェックポイント阻害薬の開発・臨床応用がさらに進んでいくと予想される．臨床効果や副作用といったエビデンスのアップ

デートに加え，細かな使い分けはがん患者の身体的・精神的・社会的状態に合わせて総合的判断のもとに行うことが肝要である．

## 引用文献

1) 有害事象共通用語規準　v5.0 日本語訳 JCOG 版（CTCAE v5.0-JCOG）
https://jcog.jp/doctor/tool/ctcaev5/（2025年1月閲覧）
2) Oken MM, et al：Toxicity and response criteria of the Eastern Cooperative Oncology Group. Am J Clin Oncol, 5：649-655, 1982（PMID：7165009）

## 参考文献・もっと学びたい人のために

1) National Comprehensive Cancer Network：NCCN Guidelines®
https://www.nccn.org/（2025年1月閲覧）
2) 日本癌治療学会：がん診療ガイドライン
http://www.jsco-cpg.jp/（2025年1月閲覧）

## プロフィール

### 山内照夫（Teruo Yamauchi）

ハワイ大学がんセンター トランスレーショナル・臨床研究プログラム

クイーンズメディカルセンター 腫瘍内科

「ハワイ・太平洋諸島のがん医療格差を診療・教育・研究のすべてにおいてなくす」を目標にがんばっています．ホノルルだけでなく，月一回はハワイ島の診療にでかけ，また血液・腫瘍内科研修プログラムを立ち上げる準備を進めています．アメリカの臨床研修やがん診療に興味ある研修医の皆さんいつでも見学にいらしてください．
https://uhcancercenter.org/yamauchi-teruo
https://www.queens.org/providers/2903/teruo-yamauchi/

**第7章** 血液・腫瘍の薬の使い分け

# 2. 鎮痛薬，制吐薬の使い分け

片山英樹，久保寿夫

## ● Point ●

・がん患者の痛みや吐き気をコントロールすることががん治療の基本である

・オピオイドをはじめとした鎮痛薬の使い方を身につける

・初回治療で吐かせないことが重要．リスクに応じてしっかり制吐療法を行う

## はじめに

　がん薬物療法においては，近年進歩の著しい分子標的薬や免疫チェックポイント阻害薬の普及のみならず，従来の細胞障害性抗がん薬治療も外来で実施されるようになり，入院主体の治療から外来主体の治療へ変遷してきた．外来主体の治療は，日常の生活を行いながら治療を受けることが可能となり，生活の質（quality of life：QOL）を重視した治療に大きく貢献してきた．しかし，このような**外来でのがん薬物療法を行うためには，患者が治療中でも負担なく日常生活を過ごし，通院できることが必要であり，症状緩和と治療の副作用マネジメントが重要**である．ここでは，通院中のがん患者によくみられるがん疼痛に対する鎮痛薬のポイントと，がん治療に伴う副作用マネジメントで重要な制吐薬のポイントについて解説する．

## 1. 薬の基礎知識

### 1 鎮痛薬

　がん患者にとって痛みはQOLを低下させる最大の要因であり，鎮痛薬を使用しながら痛みをコントロールすることは，がん治療のうえでも日常生活を送るうえでも重要な事項である．2018年にWHOのがん疼痛ガイドライン[1]が出版され，そのなかでがん疼痛管理の目標として，許容できるQOLを維持できるレベルまで痛みを軽減することとされている．そして，がん疼痛治療はがん治療の一部として統合すべきとされている．近年，わが国でも多くの鎮痛薬が使用可能となってきているが，鎮痛薬を適切に使用するためには患者の痛みを多方面から正しく評価する**包括的評価が重要**である．

　がん疼痛の評価の中で，患者の痛みがどのような痛みで，何に起因しているか原因を探る必要がある．がん患者の痛みの原因には，①がんが直接原因の痛み，②治療に伴う痛み，③衰弱などによる痛み，④がんと関連のない痛みがある．またがんに起因する痛みは**表**のように分類され，

レジデントノート　Vol. 27　No. 2（増刊）2025

表　がん疼痛の神経メカニズムによる分類

| 分類 | | 機序 | 痛みの例 |
|---|---|---|---|
| 侵害受容性疼痛 | 体性痛 | 正常な感覚神経終末にある疼痛受容体への刺激 | 肝被膜の伸展 |
| | 内臓痛 | | 骨転移痛 |
| 神経障害性疼痛 | 神経圧迫 | 神経に分枝する神経（nervi nervorum）への刺激 | 下部腰椎以下の骨転移による坐骨神経痛 |
| | 神経障害 末梢性 | 感覚神経の発火閾値の低下 | 腕神経叢への浸潤や神経破壊 |
| | 神経障害 中枢性 | 中枢神経系の障害 | 腫瘍による脊髄圧迫 |
| | 神経障害 混合性 | 末梢および中枢の障害 | 持続する末梢性神経因性疼痛による中枢感作 |
| | 交感神経依存性 | 交感神経系の機能障害 | 骨折・外傷後の慢性局所疼痛症候群 |

文献1より引用

これら痛みの原因や分類に合わせて治療法や薬剤を検討する．しかし，がん患者の痛みはしばしばこれらの要因が混在するため，行った**治療の効果をその都度評価**し，**治療を適宜修正していくことが重要**である．

### 2 制吐薬

がん薬物療法によって発現する悪心・嘔吐（chemotherapy-induced nausea and vomiting：CINV）は，以下のように大別される．

- 24時間以内に発症する急性悪心・嘔吐（acute emesis）
- 24時間から1週間程度持続する遅発性悪心・嘔吐（delayed emesis）
- 制吐薬の予防的投与にもかかわらず発現する突出性悪心・嘔吐（breakthrough nausea and vomiting）
- 精神的要素によって誘発される予期性悪心・嘔吐（anticipatory nausea and vomiting）

悪心・嘔吐は，セロトニン（5-HT）や，サブスタンス P，ドパミンなどの神経伝達物質が，腸管や第4脳室の chemoreceptor trigger zone（CTZ）に存在する受容体を介して，延髄の嘔吐中枢を刺激して起こる．そのため，$5-HT_3$受容体拮抗薬（グラニセトロン，パロノセトロンなど）や，サブスタンス P の受容体であるニューロキニン1（NK1）受容体拮抗薬（アプレピタント，ホスネツピタントなど），ドパミン$D_2$受容体拮抗薬（ドンペリドン，メトクロプラミド）などが用いられる．

## 2. 鎮痛薬の実際の使い分け

### 症例

58歳，男性．3カ月前に右肩痛と腰痛を自覚し，検査の結果肺扁平上皮癌（右肩甲骨，第1腰椎転移）と診断され，治療目的で入院した．安静時に NRS 4/10，体動時に 8/10 の痛みがあり，長時間の仰臥位が保てず，寝返りで痛みが出現するため夜間も寝られない．外来でアセトアミノフェン500 mg を疼痛時頓服で処方されているが，使いすぎてはいけないと1日2回程度の使用で我慢されている．

## 1 研修医の疑問

この痛みに対して，どのように鎮痛目標を立ててどのような治療を行うか？

## 2 薬の使い方のコツ〜この症例ではこう考える

がん患者の疼痛は包括的評価が重要であり，まずはこの症例の評価の部分を自身で聴取できるかということになる．この症例では痛みの部位と性状から骨転移による体性痛と評価され，痛みで夜も寝られないということで，まずは鎮痛薬により夜間睡眠がとれるように調節する必要がある．

鎮痛薬のよくある処方として，「痛みがあるのでまず痛み止めを」と疼痛時の頓服のみで開始されることがあるが，この症例では安静時にNRS 4/10の痛みがあり体動時に増強するため，持続する痛み（持続痛）と急な痛み（突出痛）の両者への対応が必要である．

骨転移部位に放射線治療を検討したが，安静臥床が困難であり放射線治療の妨げになった．このように持続痛が強い場合，アセトアミノフェンなどの第一段階薬の定時投与を考慮すると同時に，低用量のオピオイド併用も検討する．体性痛への治療戦略として，NSAIDsやアセトアミノフェンなど第1段階薬を十分量併用しながら，オピオイドも同時に導入していく．また，放射線治療をスムーズに行うため，放射線治療30分前に頓服薬を使用した．

> ●処方例
> アセトアミノフェン（カロナール®）1回500 mg 1日4回朝昼夕食後就寝前
> ＋オキシコドン徐放錠（オキシコンチン®TR）1回5 mg 1日2回朝夕食後
> ＋オキシコドン速放散（オキノーム®散）疼痛時2.5 mg頓服 1時間あけて1日4回まで服用可

## 3 研修医の陥りやすいピットフォール

オピオイドを使用するとき（特にオピオイドが低用量のとき）は，非オピオイド系鎮痛薬を併用した方が鎮痛効果は高い．

一般の人は，オピオイドに対して「終末期に使用する薬剤である」，「寿命を縮める」という誤解をもっていることが多い．**オピオイドへの気がかりを聴取し，オピオイドの効果となぜ使用するかをよく説明する**．この症例のように疼痛のあるがん患者に，治療の早期からオピオイドを使用することでオピオイドの効果を実感してもらい，さらには副作用へ対応することでオピオイドに対する忌避感を解消できることもある．

> ●オピオイド副作用に対する処方の例
> 酸化マグネシウム（マグミット®）1回330 mg 1日2回 適宜増減
> またはナルデメジン（スインプロイク®）1回2 mg 1日1回
> ＋プロクロルペラジン（ノバミン®）1回5 mg 悪心時頓服

## ●ここがポイント

・オピオイド系鎮痛薬の選択は，臓器機能や副作用の出現状況を予測して，最初は低用量から処方する
・痛みが強いときは，まずは半減期が短い薬剤で痛みをコントロールする
・フェンタニル貼付剤を初回投与する場合は，貼付後すぐに効果が出てこないことや，呼吸抑制の出現に留意する
・中等量以上のオピオイドを使用する場合，使用経験のない鎮痛補助薬を使用する場合は，上級医や専門医へ相談する

# 3. 制吐薬の実際の使い分け

### ■ 症例のその後

放射線治療と鎮痛薬の調整により痛みは改善し，夜間もよく寝られるようになってきたため，全身薬物療法を提案した．薬物療法としてカルボプラチン＋ナブパクリタキセル＋ペムブロリズマブを投与する予定である．

## 1 研修医の疑問

上級医から制吐薬は何を使うか考えておいてと言われたが，どうしようか？

## 2 薬の使い方のコツ〜この症例ではこう考える

**制吐療法においては予防が重要**である．第1世代の5-HT3受容体拮抗薬（グラニセトロンなど）が登場し，デキサメサゾンとの併用で急性悪心・嘔吐の制御率は大きく改善したが，遅発性悪心・嘔吐の制御は不良であった．高い結合親和性，選択性を有し，半減期が長い第2世代の5-HT3受容体拮抗薬（パロノセトロン）が開発され，遅発性悪心・嘔吐での有効性が証明された[2, 3]．その後，NK1受容体阻害薬（アプレピタント）の5-HT3阻害薬＋デキサメサゾン併用療法への上乗せ効果が示され[4]，3剤併用療法が推奨されてきた．さらに，非定型精神病薬であるオランザピンの予防的制吐効果が複数のランダム化第III相比較試験で示され[5]，3剤併用療法にオランザピンを併用する4剤併用療法も用いられるようになった．ただし，すべての抗がん薬治療で4剤併用が必要なわけではなく，リスク分類に基づいた制吐療法が選択される．

### 1）リスクを評価しよう

各抗がん薬は，その悪心・嘔吐の発現頻度によって以下のように分類される[6]．

・高度催吐性リスク（high emetic risk）：90％を超える患者に発現する
・中等度催吐性リスク（moderate emetic risk）：30〜90％の患者に発現する
・軽度催吐性リスク（low emetic risk）：10〜30％の患者に発現する
・最小度催吐性リスク（minimal emetic risk）：発現しても10％未満である

本症例で用いる抗がん薬はリスク分類によると，カルボプラチン（中等度催吐性リスク），ナブパクリタキセル（軽度催吐性リスク），ペムブロリズマブ（最小度催吐性リスク）となる．多剤併用療法の場合には，**催吐性の最も高い抗がん薬のリスクで判断する**ため，本治療レジメン全体の評価としては，中等度催吐性リスクとなる．

### 2）制吐薬を決定しよう

基本的に，高度催吐性リスク抗がん薬に対しては5-HT3受容体拮抗薬＋デキサメサゾン＋NK1受容体阻害薬＋オランザピンの4剤，中等度催吐性リスク抗がん薬に対しては5-HT3受容体拮抗薬＋デキサメサゾンが推奨されている．軽度催吐性リスク抗がん薬に対する予防的制吐療法については，明確な根拠はないものの，実臨床ではデキサメサゾン単剤や5-HT3受容体拮抗薬単剤が広く投与されている．本治療レジメンのリスク評価は中等度催吐性リスクであったが，ここで注意が必要である．**カルボプラチン（AUC ≧ 4）に対しては，5-HT3受容体拮抗薬＋デキサメサゾン＋NK1受容体阻害薬の3剤による治療**が推奨されている．

### ●ここがピットフォール

カルボプラチンは中等度催吐性リスク抗がん薬だが，NK1受容体阻害薬を加えた3剤を併用する．

---

**●カルボプラチンに対する処方例**

アプレピタント（イメンド®）（1日目：125 mg内服，2，3日目：80 mg内服）
＋グラニセトロン（1日目：3 mg点滴）
＋デキサメタゾン（1日目：4.95 mg点滴）

---

### ●ここがピットフォール

アプレピタントを使用した場合，ステロイドの投与量を減量する（アプレピタントがCYP3A4を阻害し，ステロイドの血中濃度が上昇するため）．

### 3）それでも嘔気・嘔吐が起こったら

作用機序の異なるそのほかの制吐薬〔ドパミンD2受容体拮抗薬（メトクロプラミド，ハロペリドール），ベンゾジアゼピン系抗不安薬（ロラゼパム，アルプラゾラム）など〕を追加するが，突出性悪心・嘔吐の治療は困難であることが多く，薬物療法時にしっかり予防を行うことが重要である．また，**がん薬物療法による悪心・嘔吐以外の病態がないか検討する**ことも必要である．

次回のがん薬物療法施行時には，より高い催吐性リスクに準じて予防投与を行う．ただし，がん薬物療法の目的が症状緩和である場合は，抗がん薬の減量や催吐性リスクの低い抗がん薬への変更も検討する．

また，悪心・嘔吐を経験した患者において，次回の薬物療法を受ける前から生じる悪心・嘔吐（予期制悪心・嘔吐）に対しては，ベンゾジアゼピン系抗不安薬が有効である．

### ●ここがポイント

最初の治療で嘔気・嘔吐を起こさないよう，しっかり予防を行うことが重要！

# Advanced Lecture

### ■ オランザピンについて

　カルボプラチンのような特定の中等度催吐性リスク抗がん薬では3剤併用療法（5-HT3受容体拮抗薬＋デキサメサゾン＋NK1受容体阻害薬）が推奨される．3剤併用療法へのオランザピンの追加・併用については，大規模なランダム化比較試験が実施されておらず，制吐薬適正使用ガイドライン（2023年10月改定）では弱い推奨となっている[6]．また，オランザピンは**糖尿病がある患者には禁忌**となっているなど，投与の適否は慎重に検討する必要がある．

# おわりに

　がん患者の代表的な症状について説明をしたが，がんそのものやがん治療に伴う症状はここにあげた以外にもさまざまな症状がある．適切な症状緩和が患者のQOL向上に最も重要であることを念頭におきながら治療を進めていただきたい．

### 引用文献

1) World Health Organization：WHO Guidelines for the Pharmacological and Radiotherapeutic Management of Cancer Pain in Adults and Adolescents. 2018（PMID：30776210）
https://www.who.int/publications/i/item/9789241550390（2025年1月閲覧）

2) Saito M, et al：Palonosetron plus dexamethasone versus granisetron plus dexamethasone for prevention of nausea and vomiting during chemotherapy：a double-blind, double-dummy, randomised, comparative phase III trial. Lancet Oncol, 10：115-124, 2009（PMID：19135415）

3) Aapro MS, et al：A phase III, double-blind, randomized trial of palonosetron compared with ondansetron in preventing chemotherapy-induced nausea and vomiting following highly emetogenic chemotherapy. Ann Oncol, 17：1441-1449, 2006（PMID：16766588）

4) Suzuki K, et al：Randomized, double-blind, phase III trial of palonosetron versus granisetron in the triplet regimen for preventing chemotherapy-induced nausea and vomiting after highly emetogenic chemotherapy：TRIPLE study. Ann Oncol, 27：1601-1606, 2016（PMID：27358385）

5) Hashimoto H, et al：Olanzapine 5 mg plus standard antiemetic therapy for the prevention of chemotherapy-induced nausea and vomiting（J-FORCE）：a multicentre, randomised, double-blind, placebo-controlled, phase 3 trial. Lancet Oncol, 21：242-249, 2020（PMID：31838011）

6) 「制吐薬適正使用ガイドライン2023年10月改訂（第3版）」（日本癌治療学会/編），金原出版，2023

### プロフィール

**片山英樹（Hideki Katayama）**
岡山大学病院 緩和支持医療科 助教
2005年から前任の山口県の緩和ケア病棟に従事し，2016年1月から現職．がん治療中から終末期まで，全人的な対応を心がけています．

**久保寿夫（Toshio Kubo）**
岡山大学病院 呼吸器・アレルギー内科 客員研究員
2002年に岡山大学を卒業後，瀬戸内海沿岸の病院で研修を行い，2013年より2022年まで岡山大学病院の腫瘍センターに勤務しました．いまや2人に1人が「がん」になる時代です．がん性疼痛のマネジメントや化学療法の副作用対策についての知識をしっかり身につけ，多くのがん患者さんを支えてあげられるよう一緒に頑張りましょう．

**第8章** アレルギー・膠原病・骨関節疾患の薬の使い分け

# 1. 総論

山村昌弘

## Point

・NSAIDsの不必要な使用は避け，使用に際しては消化管障害，腎障害，心血管障害に注意する

・グルココルチコイドは疾患の活動性と臓器病変を抑制できる十分量を使用する．感染症，骨粗鬆症，糖尿病，精神症状，消化管障害などの多彩な副作用を理解しておく

・重篤な疾患に対してはグルココルチコイド，免疫抑制薬，分子標的薬（生物学的製剤・JAK阻害薬など）を併用することにより，より強力な臨床効果が得られる

・グルココルチコイド，免疫抑制薬，分子標的薬の使用中は日和見感染に注意する

## はじめに

　アレルギー・膠原病・骨関節疾患の治療に汎用される非ステロイド性抗炎症薬（NSAIDs），グルココルチコイド（GC），免疫抑制薬，分子標的薬に関して，理解しておくべき事項を概略する．

## 1. NSAIDs

　鎮痛薬には，NSAIDs以外に，アセトアミノフェン，オピオイド，神経障害性疼痛緩和薬，鎮痛補助薬などがある．NSAIDsはアラキドン酸カスケードのシクロオキシゲナーゼ（COX）を阻害する薬剤で，プロスタグランジン（PG）合成を抑制することにより，鎮痛作用および抗炎症作用を発揮する．一方，PGは重要な生理機能をもつため，消化管粘膜傷害，腎障害，心血管系障害など多様な副作用に注意を要する．

　**消化管障害は最も多い副作用で，小腸，大腸を含む全消化管で発生しうる**[1]．NSAID潰瘍の予防・治療には，プロトンポンプ阻害薬とPG製剤が有効である．**腎障害も注意を要する副作用で，重篤な腎機能低下があればNSAIDsは使用しない**．NSAIDsに疾患，病態を根本的に改善する効果はなく，不必要な使用は避けることが大切である．

　消化管粘膜防御には構成型COX1の発現が重要で，コキシブ系薬剤のセレコキシブは炎症誘導型COX2を選択阻害することを目的にドラッグデザインされた．胃十二指腸のみならず小腸や大腸の病変も減少させる．その心血管障害リスクはCOX2阻害活性を有するほかのNSAIDsとほぼ同等である[2]．

アセトアミノフェンはNSAIDsの代替薬として頻用される鎮痛・解熱薬である．末梢性COX阻害作用はなく，抗炎症作用は認めない．消化管障害や腎障害は少ないが，肝障害が多い．

## 2. グルココルチコイド

グルココルチコイド（GC）は，糖・タンパク質・脂質代謝，免疫応答，骨代謝，水・電解質調節，中枢神経機能などを調節し，生体の恒常性を維持する重要な副腎皮質ホルモンである．現在，GC合成アナログであるGC製剤が免疫疾患や炎症疾患に使用されている．

**初期治療では臓器病変と疾患活動性を抑制できる十分量のGCを，必要な期間に限定して使用する**．症状改善や効果発現が得られたら，その後は効果維持と副作用をモニタリングしながら可及的すみやかに減量し，可能であれば中止する．免疫抑制薬の併用によりGC節約効果が期待でき，さらにGC単独にまさる臨床効果（寛解導入・維持）が得られる疾患がある（ループス腎炎，ANCA関連血管炎など）．

投与量は低用量〔≦プレドニゾロン（PSL）換算7.5 mg/日〕，中等量（> 7.5 mg/日，≦ 30 mg/日），高用量（> 30 mg/日，≦ 100 mg/日），超高用量（> 100 mg/日），パルス療法（メチルプレドニゾロン500〜1,000 mg/日3日間継続）に分類される[3]．関節リウマチは低用量で，リウマチ性多発筋痛症は中等量で治療されることが多い．一方，全身性エリテマトーデス，多発性筋炎・皮膚筋炎，血管炎症候群，Still病など，活動性の高い重症例では高用量，さらにパルス療法が使用される．

**GCの生理的分泌量はPSL換算2.5〜5 mg/日である．治療としてGC製剤を追加投与する場合には，たとえ少量でも感染症，骨粗鬆症，糖尿病，精神症状，消化管障害などの副作用が問題となり，その予防とモニタリングが重要である**[4]．

## 3. 免疫抑制薬

免疫抑制薬は異常な免疫反応を抑制することにより病態の改善を図る薬剤で，代謝拮抗薬，アルキル化薬，カルシニューリン阻害薬など古典的薬剤に加え，近年，疾患に重要な免疫分子を標的とする生物学的製剤や，その細胞内シグナル伝達を阻害する分子標的薬が臨床導入されている．それに伴い，**GC抵抗性・依存性を含む難治性病態に対する免疫抑制薬の適用が急速に拡大している**（表）．

関節リウマチでは標準治療薬メトトレキサートの普及と強力な疾患修飾効果をもつ生物学的製剤・JAK阻害薬の導入により，寛解が現実的な治療目標となった[5]．また，GC単独治療に比較して，ループス腎炎ではシクロホスファミド静注療法（IVCY）またはミコフェノール酸モフェチルの併用は腎不全進展を抑制し[6]，多発性筋炎・皮膚筋炎の間質性肺炎ではタクロリムスの併用は生命予後を改善し，抗好中球細胞質抗体（ANCA）関連血管炎ではシクロホスファミドやリツキシマブの併用は寛解導入率を向上させる[7]．

すべての免疫抑制薬でモニタリングが必要な副作用が日和見感染であり，**潜在性結核感染症，ニューモシスチス肺炎，B型肝炎ウイルス既感染に対するスクリーニングは必須**である．

表　免疫疾患・炎症疾患に対する免疫抑制薬の使用

| | |
|---|---|
| 関節リウマチ | MTXは標準治療薬で，効果不十分な場合に生物学的製剤（TNFα阻害薬，IL-6阻害薬，CTLA-4製剤）またはJAK阻害薬を追加する．いずれも高い臨床効果と関節破壊防止効果をもつ．MTXが使用できない場合，ほかの抗リウマチ薬あるいは単独使用可能な生物学的製剤とJAK阻害薬が適用となる． |
| 全身性エリテマトーデス | 禁忌でない限りHCQを使用する．ループス腎炎（LN），神経精神ループス，血球減少症など，重篤な病態には大量GCに免疫抑制薬を併用する．重症LNではGCとIVCYまたはMMFの併用療法により寛解導入し，少量GCとMMFまたはAZAで寛解維持する．膜性LNにはCaN阻害薬（CyA，TAC）も有効である．RTX（抗CD20抗体），BLM（抗BLyS抗体），ANI（I型IFN受容体抗体）など生物学的製剤は病態に即した分子標的薬として適用が拡大している．GC中止寛解は理想的な目標となった． |
| 全身性強皮症 | 進行性線維化を伴う間質性肺疾患には経口CYC/IVCY，MMFまたはTCZに，抗線維化薬NTBを併用する．また，皮膚硬化にRTXが有効である． |
| 多発性筋炎・皮膚筋炎 | 自己抗体により病態が異なる．免疫抑制薬の併用によりGC節約と予後改善が期待できる．GC抵抗例や重症例にはMTX，TAC，CsA，AZAまたはIVIGを追加する．間質性肺炎合併にはMMF，TAC，CyA，IVCYを併用する．特に，生命予後不良の抗MDA5抗体陽性無筋症性皮膚筋炎には，大量GC，IVCY，CaN阻害薬の三者併用療法による早期介入が必要である． |
| Behçet病 | 全身療法としてコルヒチンやアプレミラストを投与する．難治性網膜ぶどう膜炎および血管型，腸管型，神経型など特殊型では，GC治療にIFXやADAを追加する．CyA使用は急性の神経病変を誘発する． |
| ANCA関連血管炎 | 重篤な顕微鏡的多発血管炎や多発血管炎性肉芽腫症には，大量GCとIVCY/経口CYCまたはRTXの併用により寛解導入する．軽症型ではMTX，AZA，MMFを併用する．寛解維持にはAZA，MTX，RTXを使用する． |
| 高安動脈炎・巨細胞性動脈炎 | GC抵抗例にはTCZを追加する．軽症例にはMTXまたはAZAを併用する． |
| Still病 | 重症例やGC抵抗例にはCsA，MTX，TCZを併用する． |
| サルコイドーシス | 重要臓器病変（神経，心，肺など），GC抵抗例，再燃例にはMTX，AZA，CyA，MMFまたはCYCを追加する．難治例ではTNFα阻害薬またはRTXを使用する． |
| 潰瘍性大腸炎 | 軽症，中等症では5-ASA製剤とGCを併用する．重症・劇症型，難治例の寛解導入には，大量GC治療にAZA，CaN阻害薬（CsA/TAC），TNFα阻害薬（IFX/ADA/GLM），抗IL-12/23p40抗体（UST），抗α4インテグリン阻害薬抗体（NZB），JAK阻害薬，血球成分除去療法などを追加する． |
| Crohn病 | 中等症・重症にはTNFα阻害薬（IFX/ADA），UST，抗IL-23p19抗体（RZB），JAK阻害薬などが使用できる． |
| 多発性硬化症・視神経脊髄炎スペクトラム障害 | 診断早期に疾患修飾薬を使用する．急性増悪期にはGCパルスと血漿浄化療法（PP）で治療する．進行性の再発寛解型にはIFNβ製剤，グラチラマー，フマル酸ジメチル，フィンゴリモド，ナタリズマブ（抗α4インテグリン抗体），オファツムマブ（抗CD20抗体）など免疫抑制薬を使用する．視神経脊髄炎の急性期にはGCパルスとIVIGを，再発予防にはエクリズマブ（抗補体C5抗体），ラブリズマブ（抗C5抗体），サトラリズマブ（抗IL-6受容体抗体）またはイネビリズマブ（抗CD19抗体）を使用する． |
| 重症筋無力症 | 早期速効性治療戦略（PP＋IVIG＋GCパルス）により早期改善とGC量抑制を図る．全身型には少量GCとCaN阻害薬を併用する．難治例ではエクリズマブ，ラブリズマブ，エフガルチギモドアルファ（胎児性Fc受容体阻害薬）が使用できる． |
| 乾癬・乾癬性関節炎 | 外用療法，光線療法で十分な効果が得られない場合，ビタミンA誘導体，オテズラ（PDE4阻害薬），CyA，MTXを使用する．治療抵抗例や関節炎合併ではTNFα阻害薬，IL-23/IL-17経路阻害薬，JAK阻害薬などが有効である． |

MTX：メトトレキサート，TNF：腫瘍壊死因子，IL：インターロイキン，CTLA-4：細胞障害性Tリンパ球抗原-4，JAK：ヤヌスキナーゼ，HCQ：ヒドロキシクロロキン，GC：グルココルチコイド，IVCY：シクロホスファミド静注療法，MMF：ミコフェノール酸モフェチル，AZA：アザチオプリン，CaN：カルシニューリン，CsA：シクロスポリン，TAC：タクロリムス，BLyS：Bリンパ球刺激因子，RTX：リツキシマブ，BLM：ベリムマブ，ANI：アニフロルマブ，IFN：インターフェロン，CYC：シクロホスファミド，TCZ：トシリズマブ，NTB：ニンテダニブ，IVIG：免疫グロブリン大量静注療法，MDA5：melanoma differentiation-associated gene 5，IFX：インフリキシマブ，ADA：アダリムマブ，RTX：リツキシマブ，TCZ：トシリズマブ，5-ASA：5-アミノサリチル酸製剤，GLM：ゴリムマブ，UST：ウステキヌマブ，NZB：ナタリズマブ，RZB：リサンキズマブ，PDE4：ホスホジエステラーゼ4

# おわりに

現在，疾患の病態理解の進展に従って，免疫抑制薬の適用が拡大しているが，さらに疾患特異的な分子標的薬の臨床開発が急速に進歩している．今後，NSAIDsやGCの炎症疾患や免疫疾患の治療における役割はさらに限定的になることが予測される．

### 引用文献

1）Wolfe MM, et al：Gastrointestinal toxicity of nonsteroidal antiinflammatory drugs. N Engl J Med, 340：1888-1899, 1999（PMID：10369853）

2）Hermann M & Ruschitzka F：Cardiovascular risk of cyclooxygenase-2 inhibitors and traditional non-steroidal anti-inflammatory drugs. Ann Med, 39：18-27, 2007（PMID：17364448）

3）Hoes JN, et al：EULAR evidence-based recommendations on the management of systemic glucocorticoid therapy in rheumatic diseases. Ann Rheum Dis, 66：1560-1567, 2007（PMID：17660219）

4）Duru N, et al：EULAR evidence-based and consensus-based recommendations on the management of medium to high-dose glucocorticoid therapy in rheumatic diseases. Ann Rheum Dis, 72：1905-1913, 2013（PMID：23873876）

5）Smolen JS, et al：EULAR recommendations for the management of rheumatoid arthritis with synthetic and biological disease-modifying antirheumatic drugs：2022 update. Ann Rheum Dis, 82：3-18, 2023（PMID：36357155）

6）Fanouriakis A, et al：EULAR recommendations for the management of systemic lupus erythematosus：2023 update. Ann Rheum Dis, 83：15-29, 2024（PMID：37827694）

7）Hellmich B, et al：EULAR recommendations for the management of ANCA-associated vasculitis：2022 update. Ann Rheum Dis, 83：30-47, 2024（PMID：36927642）

### プロフィール

**山村昌弘（Masahiro Yamamura）**
岡山済生会総合病院 内科 / リウマチ・膠原病センター
リウマチ・膠原病は難治性の全身性疾患で，現在病態に根ざした多くの分子標的薬が開発され，治療は飛躍的に進歩しています．幅広い総合診療能力と治療経験が活かされる魅力的な領域です．若い仲間が増えることを願っています．

## 第8章 アレルギー・膠原病・骨関節疾患の薬の使い分け

# 2. ステロイド（内服・注射）の使い分け

佐田憲映

> ● **Point** ●
>
> ・症状・臓器障害に合わせて投与量を決定する
> ・ステロイドパルス療法は重篤な臓器障害に対して使用する
> ・ステロイドを減量するために疾患に合わせた免疫抑制薬や分子標的薬を併用する
> ・感染症の予防・モニタリングを行う
> ・ステロイド投与による有害事象を予防する

## はじめに

　副腎皮質ステロイド薬（以下ステロイド）は1940年代に登場して以来，80年以上にわたって，現在もなおリウマチ膠原病診療における中心的な役割を担う薬剤である．リウマチ膠原病診療では，ステロイドは，主に抗炎症作用と免疫抑制作用を目的として用いられ，比較的確実に効果が得られる反面，有害事象の頻度も高く多岐にわたる．そのため，原疾患に対する治療効果は維持しつつ，さまざまな副作用を低減するために，併用薬の選択や予防薬の投与，感染症や合併症などのモニタリングをすることが重要な薬剤である．

## 1. 薬の基礎知識

### 1 ステロイドの種類

　ステロイドには，半減期やミネラルコルチコイド作用の違いから**表1**のような薬剤がある．
・ヒドロコルチゾン（コートリル®）は内因性のステロイドであり，副腎不全の際の補充療法に適した薬剤である．
・プレドニゾロン（プレドニン®など）はグルココルチコイド作用がコルチゾールの4倍でミネラルコルチコイド作用が相対的に弱いためリウマチ膠原病診療で最も使用される薬剤である．
・メチルプレドニゾロンはさらにミネラルコルチコイド作用が弱いため，水溶製剤（ソル・メドロール®）はステロイドパルス療法で用いられる．
・ベタメタゾン（リンデロン®）は，ステロイド以外に治療選択肢が少ない時代のリウマチ膠原病診療において，よく使用されていた薬剤である．半減期が長いため，それに応じて効果も有害事象も増加すると考えるのが妥当である．免疫抑制薬や生物学的製剤など併用する治療選択

表1　ステロイドの種類

| 薬剤名 | 半減期 | グルココルチコイド作用 | ミネラルコルチコイド作用 |
|---|---|---|---|
| ヒドロコルチゾン（コートリル®） | 短時間（8〜12時間） | 1 | 1 |
| プレドニゾロン（プレドニン®など） | 中間（12〜36時間） | 4 | 0.8 |
| メチルプレドニゾロン（メドロール®など） | 中間（12〜36時間） | 5 | ほぼなし |
| トリアムシノロン（レダコート®） | 中間（12〜36時間） | 10 | ほぼなし |
| デキサメタゾン（デカドロン®など） | 長時間（36〜72時間） | 25 | ほぼなし |
| ベタメタゾン（リンデロン®） | 長時間（36〜72時間） | 25 | ほぼなし |

肢が増えた現在では使用頻度は低くなっている．

## 2 経口と注射薬

　ステロイドの投与量は，プレドニゾロン換算で1日量7.5 mg未満の低用量，7.5 mg以上30 mg未満の中等量，30 mg以上100 mgまでの高用量に分類される[1]．

　ステロイドは内服可能な場合は内服で投与するが，意識障害などで内服困難な場合や，ネフローゼ症候群を伴うなど低アルブミン血症での消化管浮腫により吸収障害が懸念される場合は経静脈投与を考慮する．

## 3 一般的な投与量の決定方法

　ステロイドの投与量は，障害された臓器や臓器障害の程度に応じて決定する．主要な臓器障害を伴わない関節炎などに使用する場合は低用量を用いる．発熱などの全身症状やリンパ節腫脹，皮膚症状などに対してはプレドニゾロン換算で20 mgまでの中等量を，生命予後に影響を与えない程度の臓器障害を認める場合は30 mgまでの中等量を用いる．生命予後に影響を与えうる臓器障害の場合には1 mg/kgまでの高用量を投与する．

## 4 ステロイドパルス療法

　ステロイドパルス療法の使用法について確立されたものはない．一般的には，中枢神経障害や，急速に進行する間質性肺障害・肺胞出血，消化管出血，急速進行性腎炎など重篤な臓器障害に対して用いる．またループス腎炎においては免疫抑制薬併用下でステロイドパルス療法を併用し，少ないステロイド内服量で治療を開始するプロトコルもある．ただし，**急激な血糖上昇や体液貯留，精神症状，大腿骨頭壊死などの有害事象は内服での高用量療法と比べても高頻度に出現する**ため，適応は慎重に判断する[2]．メチルプレドニゾロン500〜1,000 mgを3日間，経静脈的に投与する．

## 5 ステロイドの減量方法

　以前は臨床指標などを用いて寛解の目標を設定し，寛解が確認されてから減量をはじめるという方法がとられたため，初期投与量が4週以上継続されることが多かった．最近は，一定期間決

レジデントノート　Vol. 27　No. 2（増刊）2025　213　(369)

まったプロトコルでステロイドを減量した後に治療効果の判定を行う．治療開始時から疾患に応じた適切な免疫抑制薬を併用し，臨床徴候や検査の増悪がない限り，設定されたプロトコルに基づいて1〜4週ごとに減量する．このようなプロトコルの減量方法を用いることにより，以前の減量方法と比較して治療早期（3カ月以内）のステロイドによる有害事象が軽減される．

ANCA関連血管炎などでは，1週ごとの減量を行うが，全身性エリテマトーデスでは2〜4週，多発性筋炎や成人Still病などでは最初の4週間は開始量を継続することが多い．

### 6 有害事象の予防

中等量以上のステロイド投与時には，**あらかじめ予測される有害事象に対する予防治療が重要**である．特に治療早期（投与量が多い時期）の消化管潰瘍のリスクは高いことが明らかとなっている[3]．予防効果に関するエビデンスはほとんどないが，プロトンポンプ阻害薬またはH2受容体拮抗薬の併用を行うようになってからは治療を要する消化管出血を経験することは稀である．一方で，最近，プロトンポンプ阻害薬長期使用による骨折リスクの上昇の報告もあり，ステロイド減量後には中止も検討する必要がある[4]．

また，**ニューモシスチス肺炎**（*Pneumocystis jirovecii* pneumonia：PCP）**予防のST合剤の併用も重要**である．ST合剤の併用によるPCPの予防効果は非常に高い[5]が皮疹や発熱などのアレルギー症状や電解質異常，腎機能障害などの有害事象も少なくない．用量依存的な副作用については減量で対応することもあり，ST合剤週3回の内服と連日の内服でも予防効果には差がなく，有害事象は少ないことが報告されている[6]．有害事象でST合剤の継続が困難な場合，月1回，ペンタミジンの吸入や静注を行う．吸入施行時は十分な換気が必要であるなど，場所の制限もあり，最近では経静脈投与での予防効果が特に小児の腫瘍領域から多く報告されている[7]．ペンタミジンでも低血糖や血圧低下などの有害事象のため継続困難となる場合があり，継続が困難な場合は，アトバコンの経口投与で予防を行う．

そのほかの感染症として，**深在性真菌症やサイトメガロウイルス感染症については血液検査によるモニタリングが可能**である．特に高用量ステロイド開始後3カ月以内は，$\beta$-Dグルカンとサイトメガロウイルス抗原検査（アンチゲネミア法）などのモニタリングを行う．

プレドニゾロン換算で7.5 mg/dL以上のステロイドを3カ月以上投与することが想定される場合には骨粗鬆症対策も重要である．ステロイド治療開始2週後を目途にビスホスホネート製剤の投与を検討する[8]．

## *2.* 顕微鏡的多発血管炎での考え方

### 症例1

75歳男性．発熱・倦怠感・咳嗽を主訴に近医受診．胸部X線では両側下肺野に浸潤影を認め，血液検査で腎機能障害，尿検査では血尿・蛋白尿も認めたため当科紹介受診．MPO-ANCA陽性，Cr 3.0 mg/dL，CRP 7.5 mg/dL，CTでは両側に肺胞出血を疑うびまん性浸潤影を認めた．

表2　PEXIVAS研究における早期減量プロトコル

| 週 | 早期減量法（体重当たり） | | |
| --- | --- | --- | --- |
| | < 50 kg | 50～75 kg | > 75 kg |
| 1 | 50 | 60 | 75 |
| 2 | 25 | 30 | 40 |
| 3～4 | 20 | 25 | 30 |
| 5～6 | 15 | 20 | 25 |
| 7～8 | 12.5 | 15 | 20 |
| 9～10 | 10 | 12.5 | 15 |
| 11～12 | 7.5 | 10 | 12.5 |
| 13～14 | 6 | 7.5 | 10 |
| 15～16 | 5 | 5 | 7.5 |
| 17～18 | 5 | 5 | 7.5 |
| 19～20 | 5 | 5 | 5 |
| 21～22 | 5 | 5 | 5 |
| 23～52 | 5 | 5 | 5 |

文献2より引用

## 1 薬の使い方のコツ～この症例ではこう考える

　わが国において特に高齢者で発症が多いMPO-ANCA陽性顕微鏡的多発血管炎の症例で，肺胞出血・腎不全を認め，すみやかに炎症を抑制する必要がある．高齢者・腎障害・肺障害と感染症合併の危険因子を多く持つ症例として本疾患を挙げた．重篤な臓器障害を伴った症例であり，**ステロイドパルス療法を併用**する．**特に症状が重篤な場合は早期から血漿交換療法の併用も検討**が必要である．

　感染のリスクも懸念されるため，リツキシマブまたはシクロホスファミド間歇静注投与を併用して，ステロイドは早期減量に努める．

　ステロイドは基本的にプレドニゾロンを用いる．減量方法がさまざまあるが，最近ではPEXVAS研究で採用されている，以前よりすみやかにステロイドを減量するプロトコルを用いている（**表2**）[9]．また初期ステロイド量が多い患者では感染のリスクが高いことが報告されており，高齢者では初期量を0.8 mg/kg/日に抑えることもある[10]．

## 2 研修医の陥りやすいピットフォール

　ステロイド開始後は，目の前で行っていることや検査異常が，「原疾患によるもの」なのか，「免疫抑制に伴う感染症」なのか，「ステロイドや免疫抑制薬の副作用」なのかを常に鑑別する必要がある．特に**治療開始後2～4週間頃は，免疫抑制薬やST合剤，サイトメガロウイルス感染による血球減少の出現する時期であり慎重に鑑別を行う．**

　また，血管炎などCRPの上昇を伴うような疾患では，特に1カ月以内は免疫抑制薬の効果が出てくる前にステロイドが減量されていくためCRPが完全には陰性化せず，むしろ軽度上昇する場合もある．こういった場合は，免疫抑制薬の追加の要否・感染症合併の鑑別などを進めるが，むやみにステロイドの再増量を行わないように気をつける．

表3 Euro-Lupus レジメンでのステロイド内服量

| | プレドニゾロン量 |
|---|---|
| 導入時（1日〜3日目） | メチルプレドニゾロンパルス　500〜750 mg/日 |
| パルス後 | 25 mg/日（体重50 kg換算） |
| 5週 | 22.5 mg/日 |
| 7週 | 20 mg/日 |
| 9週 | 17.5 mg/日 |
| 11週 | 15 mg/日 |
| 13週 | 12.5 mg/日 |
| 15週 | 10 mg/日 |
| 17週 | 7.5 mg/日 |
| 19週以降 | 経過に応じて5〜7.5 mg/日で維持 |

文献10を参考に作成

# 3. ループス腎炎での考え方

## 症例2

　32歳女性．頬部紅斑，発熱，関節痛を主訴に近医受診．胸部X線では両側下肺野に浸潤影を認め，血液検査で抗核抗体陽性，抗ds-DNA抗体陽性，尿検査では血尿・蛋白尿も認めたため当科紹介受診．腎生検にて活動性のループス腎炎〔ISN/RPS分類IV-G（A）〕を認めた．

### 1 薬の使い方のコツ〜この症例ではこう考える

　活動性の高いループス腎炎症例であり，**免疫抑制薬併用下でのステロイド治療の導入が必要で**ある．若年女性でみられる疾患であり今後のライフプランを考慮した治療計画が必要となるため本疾患を取り上げた．

　活動性腎炎に対してするステロイドの投与方法の1つにEuro-Lupusプロトコルがある（**表3**）[11]．併用する免疫抑制薬としては活動性腎炎ではミコフェノール酸モフェチルとシクロホスファミドの選択肢があるが，本症例は妊娠の可能性のある女性であり，今後の妊孕性を考慮してミコフェノール酸モフェチルを併用した．また眼科での評価の後にヒドロキシクロロキンも併用している．

### 2 研修医の陥りやすいピットフォール

　特に**妊娠を希望する女性での免疫抑制療法をはじめる際には，今後の妊娠計画も念頭において治療計画を患者さんと共有する**必要がある．リウマチ膠原病診療においては「疾患活動性がコントロールされていること」，「ステロイドが安全な量まで減量でいること」，「残存する機能障害が妊娠に差し支えないこと」が重要である．**特に疾患活動性をコントロールすることが最も重要**であり，胎児への薬剤曝露のリスクを過剰にとらえて免疫抑制薬の中止や必要以上のステロイドの減量を行わないようにする．ミコフェノール酸モフェチルは催奇形性の懸念があるため，妊娠を計画する時点で中止または他の免疫抑制剤への変更を検討する．

　ループス腎炎の検尿異常の改善は，尿沈渣・蛋白尿の減少・血尿の消失の順でみられる．慢性

病変や膜性の変化などの影響で，尿蛋白の減少は緩やかであることもしばしばあり，また血尿の消失までは数カ月を要することもある．特に治療1カ月以内はすみやかな改善がみられないこともあるので，尿沈渣に加えて血清学的な指標などを目安にステロイド減量開始の遅れがないように気をつける．

## 引用文献

1) Buttgereit F, et al：Standardised nomenclature for glucocorticoid dosages and glucocorticoid treatment regimens：current questions and tentative answers in rheumatology. Ann Rheum Dis, 61：718-722, 2002（PMID：12117678）

2) Jacobs JW, et al：Short term effects of corticosteroid pulse treatment on disease activity and the wellbeing of patients with active rheumatoid arthritis. Ann Rheum Dis, 60：61-64, 2001（PMID：11114284）

3) Tseng CL, et al：Short-term use of glucocorticoids and risk of peptic ulcer bleeding：a nationwide population-based case-crossover study. Aliment Pharmacol Ther, 42：599-606, 2015（PMID：26096497）

4) Hussain S, et al：Proton pump inhibitors' use and risk of hip fracture：a systematic review and meta-analysis. Rheumatol Int, 38：1999-2014, 2018（PMID：30159775）

5) Kronbichler A, et al：Trimethoprim-sulfamethoxazole prophylaxis prevents severe/life-threatening infections following rituximab in antineutrophil cytoplasm antibody-associated vasculitis. Ann Rheum Dis, 77：1440-1447, 2018（PMID：29950327）

6) Utsunomiya M, et al：Optimal regimens of sulfamethoxazole-trimethoprim for chemoprophylaxis of Pneumocystis pneumonia in patients with systemic rheumatic diseases：results from a non-blinded, randomized controlled trial. Arthritis Res Ther, 19：7, 2017（PMID：28100282）

7) Clark A, et al：Intravenous pentamidine for Pneumocystis carinii/jiroveci pneumonia prophylaxis in pediatric transplant patients. Pediatr Transplant, 19：326-331, 2015（PMID：25712369）

8) Suzuki Y, et al：Guidelines on the management and treatment of glucocorticoid-induced osteoporosis of the Japanese Society for Bone and Mineral Research：2014 update. J Bone Miner Metab, 32：337-350, 2014（PMID：24818875）

9) Walsh M, et al：Plasma Exchange and Glucocorticoids in Severe ANCA-Associated Vasculitis. N Engl J Med, 382：622-631, 2020（PMID：32053298）

10) Watanabe-Imai K, et al：Clinical characteristics of and risk factors for serious infection in Japanese patients within six months of remission induction therapy for antineutrophil cytoplasmic antibody-associated vasculitis registered in a nationwide, prospective, inception cohort study. Mod Rheumatol, 27：646-651, 2017（PMID：27538706）

11) Houssiau FA, et al：Immunosuppressive therapy in lupus nephritis：the Euro-Lupus Nephritis Trial, a randomized trial of low-dose versus high-dose intravenous cyclophosphamide. Arthritis Rheum, 46：2121-2131, 2002（PMID：12209517）

## プロフィール

### 佐田憲映（Ken-ei Sada）

高知大学医学部 臨床疫学講座
近年，ステロイド以外のさまざまな治療選択肢が登場しています．それぞれの患者さんにとっての価値観を共有し，一緒に治療を選択していく共同意思決定がより重要となってきています．寛解や慢性障害などのハードなアウトカムのみならず，患者さんの生活の質の向上や社会生活の維持を達成するためのよりよい診療が提案できるような臨床研究を続けたいと考えています．

第8章 アレルギー・膠原病・骨関節疾患の薬の使い分け

**第8章** アレルギー・膠原病・骨関節疾患の薬の使い分け

# 3. NSAIDsの使い分け

佐田竜一

## ● Point ●

- NSAIDsには多くの副作用があるため，使用可能な患者を選別する

- NSAIDsにはCOX非選択的阻害薬とCOX2選択的阻害薬があり，片方に限定された副作用と，両方に共通した副作用がある

## はじめに

疼痛は「第5のバイタルサイン」とも言われており[1]，患者にとって重要な臨床徴候である．そのため，疼痛症状の度合いの把握とその症状軽減のための治療方略をもっておくことはレジデント必須のスキルと言える．WHOの除痛ラダーで最初にあがるのは非ステロイド性抗炎症薬（non-steroidal anti-inflammatory drugs：NSAIDs）だが，**NSAIDsには特有の副作用があり，使用可能な患者を選別する**必要がある．本稿ではNSAIDsの使い分けに必要な知識である作用機序と効果効能，特定の副作用についてまとめるとともに，使用時の注意点について述べる．

## 1. アラキドン酸カスケードとNSAIDs

炎症や外傷による生体反応は，アラキドン酸カスケードを把握すると理解しやすい（図1）[2]．外的刺激により細胞が障害された際，細胞膜のリン脂質からホスホリパーゼ$A_2$によりアラキドン酸が遊離される．遊離されたアラキドン酸は細胞膜結合酵素であるシクロオキシゲナーゼ（cyclooxygenase：COX）やヒドロペルオキシダーゼを介してプロスタグランジン（prostaglandin：PG）$H_2$へと変換される．さらに，各組織に特異的なPG合成酵素により・トロンボキサン$A_2$・$PG-E_2$・$PG-F_2\alpha$・$PG-D_2$・$PG-I_2$などの化学伝達物質が合成され，損傷組織へ放出される．

それぞれの物質自体には発痛作用はないが，ブラジキニンなどの発痛物質の疼痛閾値を低下させるほか，局所での血流増加作用や血管透過性の亢進，白血球の浸潤増加など，炎症を増強させる作用を有する．また，局所での作用以外にも，胃粘膜・腎臓・子宮・血小板などに作用する．**NSAIDsは，COXの働きを阻害することにより，アラキドン酸から$PG-G_2$への変換を阻害して，結果的に抗炎症作用を有する**こととなる．また，$PG-G_2$の産生抑制により各種の化学伝達物質が産生されなくなることから，胃粘膜・腎臓・子宮・気管支・血管・血小板などの機能に障害をきたすことで，NSAIDsは多くの副作用を生じさせることとなる．

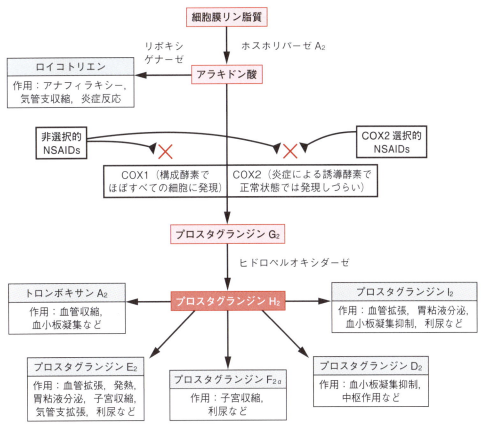

**図1　アラキドン酸カスケードとCOX（シクロオキシゲナーゼ）**
文献2を参考に作成

　一方，COXはCOX1とCOX2に大別される．COX1は構成酵素であり，ほぼすべての臓器細胞に発現しているが，COX2は炎症による誘導酵素であり正常な状態では発現しづらい．NSAIDsにはCOX非選択的阻害薬（ロキソプロフェン，ジクロフェナク，インドメタシン，ナプロキセン，アスピリンなど）とCOX2選択的阻害薬（セレコキシブ，メロキシカム，エトドラクなど）に分かれるが，**COX2選択的阻害薬の方が炎症部位に特異的に反応しやすいことから，COX非選択的阻害薬と比べて胃粘膜**[3]**や血小板機能**[4]**に関連した副作用が少ない**とされている．しかしもちろんCOX2選択的阻害薬にも副作用は存在する．

　ちなみに，中枢神経にCOX3が存在し，アセトアミノフェンがこのCOX3を阻害することで効果を発揮するという報告[5]もあるが，COX3の存在そのものに否定的な報告もあり[6]，いまだ不明確な部分である．

## 2. NSAIDsの主な副作用

　NSAIDsがCOXを抑制することで上記の化学伝達物質の産生抑制が生じ，各種臓器に障害をもたらす．

## 1 胃粘膜障害

COX非選択的阻害薬における最も有名なNSAIDsの副作用であろう．PG-$E_2$や$I_2$の産生低下により胃粘液産生が低下し，防御因子が低下することから胃粘膜障害や潰瘍を起こす．高齢者，ステロイド併用，抗血小板薬や抗凝固薬を併用している患者などは特にリスクが高い[7]．また，選択的セロトニン再取り込み阻害薬（selective serotonin reuptake inhibitors：SSRI）使用中の患者にNSAIDsを併用すると上部消化管出血リスクが高まることに注意が必要である[8]．これらの患者においては，**COX非選択的阻害薬を避けるか，プロトンポンプ阻害薬を併用するか，COX2選択的阻害薬に変更するべき**である．

## 2 腎障害

PGの産生抑制から血管拡張阻害をきたし，糸球体濾過量の低下，虚血に伴う尿細管壊死，アレルギー性の急性尿細管性間質性腎炎など，種々の機序による腎障害をきたす．COX2選択的阻害薬でもCOX非選択的阻害薬と同様に糸球体濾過量低下をきたすことが報告されている[9] ことから，**腎障害患者にNSAIDs全般を使用するのは可能な限り避けるべき**である．

## 3 心血管障害

COX2を阻害すると，血管内皮細胞において血小板凝集抑制効果をもたらすPG-$I_2$の産生が低下するが，血小板凝集機能をもつトロンボキサン$A_2$は全く低下しない[10]．これらの作用により心血管イベントが増加することが知られている．COX非選択的阻害薬・COX2選択的阻害薬ともに心血管イベント発症リスクは高まる[11]．

## 4 浮腫・体液貯留

利尿作用減弱に伴うナトリウム貯留から浮腫をきたし，体重は1〜2 kg程度増加しうる[12]．

## 5 血小板

トロンボキサン$A_2$が血小板凝集に寄与しているため，COX1阻害によりこれが減弱すると血小板機能が低下する．ちなみにCOX2選択的阻害薬では血小板機能低下は生じない[4]．

## 6 気管支攣縮

COX1阻害によりアラキドン酸が代謝されず，リボキシゲーゼを介してロイコトリエンの産生が亢進することで（図2）気管支攣縮が生じる[13]．いわゆる「アスピリン喘息（aspirin-induced asthma：AIA）」と言われる病態であり，NSAIDs内服から30分〜3時間程度の短時間で呼吸苦をきたす[14]．この症状はCOX2選択的阻害薬では生じづらいとされる[13]．

## 7 そのほか

これらのほかにも，アナフィラキシー，重症薬疹（スティーブンスジョンソン症候群／中毒性表皮壊死症），肝障害など，副作用は多岐にわたる．また，無菌性髄膜炎の原因となりうることも重要である[15]．

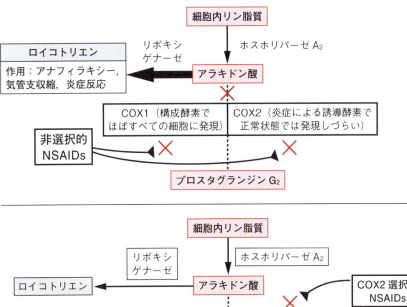

図2　COX阻害とロイコトリエン産生
文献1を参考に作成

### ●NSAIDs内服によって減少しうる疾患：大腸癌

大腸癌は隣接する正常大腸粘膜と比べてCOX2発現が増加することが示されており[16]，COX2を阻害することで大腸癌の発育を阻害するだけでなく転移能力も下げうる[17]．アスピリンはCOX非選択的阻害薬（主にCOX-1を阻害）だが，COX-2の抑制作用もあり，それが大腸癌の細胞増殖・血管新生・免疫回避を抑制しうる．実際，心血管イベントの一次・二次予防として10年以上アスピリンを内服した患者では，大腸がんの発症リスクが低下することが報告されている[18]．

## 3. 各臨床状況における使用注意・禁忌

### 1 高齢者

高齢者は胃粘膜障害を高率に起こす患者群であり，心血管イベントも増加させうることからできる限り使用を避けるべきであり，**NSAIDsは高齢者における不適切な処方可能性のある薬剤の筆頭とされている**[19]．

### 2 妊婦/妊娠可能女性

妊婦については，第2・3トリメスター時の使用で喘息発症や低出生体重のリスクとなりうる[20]．

また第3トリメスター時にNSAIDsを内服することで動脈管の閉鎖が阻害され，動脈管開存症が生じる[21]．**妊婦においてNSAIDsは禁忌である．**

### 3 腎不全患者

前述の通り，腎機能悪化をきたしうる薬剤であることから使用は**禁忌**である．

### 4 心不全患者

前述の通り，利尿作用減弱による水貯留からCOX非選択的阻害薬/COX2選択的阻害薬どちらも心不全を増悪させる[22]．心不全患者にNSAIDsはできる限り使用すべきではない．

### 5 うつ病患者

前述の通り，SSRI使用の際にNSAIDsを併用すると上部消化管出血リスクが高まるため，SSRI使用状況を確認すべきである．

### 6 ステロイド使用者

ステロイド使用者はNSAIDs併用により，NSAIDs単剤使用時の1.8倍程度上部消化管イベントが増えることから[23]，特にNSAIDs/ステロイド併用者においてはプロトンポンプ阻害薬併用が望まれる．

### 7 インフルエンザ患者

18歳未満のインフルエンザ患者では，NSAIDs使用によるReye症候群（急速進行性の肝障害による脳症）を生じさせることから[24]，インフルエンザ流行時期に感冒患者に対しNSAIDsを乱用することは避ける方が安全だろう．

### 8 薬剤相互作用[2]

ワルファリン内服中の患者では効果延長が起こりうる．サイアザイド・ループ利尿薬では逆に効果減弱が生じる．キノロンとの併用は痙攣誘発のリスクがあるとされるが，否定的な報告もある[25]．最も重要なことは，**処方時に薬剤相互作用評価ツール（例：UpToDate®に含まれる"薬物相互作用"）を用いて評価する**ことである．

## おわりに

NSAIDs使用時に最も重要なことは，下記4点である．

①上記のようなセッティングの患者にはできるだけ別の治療手段を講じる
②どうしても使用しなければならない際には，副作用による状態悪化に可能な限り注意する
③併用による相互作用を起こす薬剤は必ず事前にチェックをしておく
④予防できる副作用は胃粘膜障害であり，胃粘膜障害のリスクが高い高齢者やステロイド使用者には特にプロトンポンプ阻害薬などでの胃十二指腸潰瘍予防を行う

NSAIDsについて，主に作用機序と副作用の観点から述べた．痛みのコントロールは重要であ

るが，NSAIDsには重篤な副作用がいくつも存在するため，安全に使用可能な患者群を選別して使用すべきであり，そこから使い分けを考えてほしい.

## 引用文献

1) Campbell JN：APS 1995 Presidential Address. Pain Forum. J Pain Res, 5：85-88, 1996

2) 「がん疼痛の薬物療法に関するガイドライン 2020年版」（日本緩和医療学会ガイドライン統括委員会／編），金原出版，2020

3) Bombardier C, et al：Comparison of upper gastrointestinal toxicity of rofecoxib and naproxen in patients with rheumatoid arthritis. VIGOR Study Group. N Engl J Med, 343：1520-8, 2 p following 1528, 2000（PMID：11087881）

4) Leese PT, et al：Effects of celecoxib, a novel cyclooxygenase-2 inhibitor, on platelet function in healthy adults：a randomized, controlled trial. J Clin Pharmacol, 40：124-132, 2000（PMID：10664917）

5) Chandrasekharan NV, et al：COX-3, a cyclooxygenase-1 variant inhibited by acetaminophen and other analgesic/antipyretic drugs：cloning, structure, and expression. Proc Natl Acad Sci U S A, 99：13926-13931, 2002（PMID：12242329）

6) Kis B, et al：Acetaminophen and the cyclooxygenase-3 puzzle：sorting out facts, fictions, and uncertainties. J Pharmacol Exp Ther, 315：1-7, 2005（PMID：15879007）

7) Laine L：NSAID-associated gastrointestinal bleeding：assessing the role of concomitant medications. Gastroenterology, 147：730-733, 2014（PMID：25167988）

8) Haghbin H, et al：Risk of Gastrointestinal Bleeding with Concurrent Use of NSAID and SSRI：A Systematic Review and Network Meta-Analysis. Dig Dis Sci, 68：1975-1982, 2023（PMID：36526813）

9) Swan SK, et al：Effect of cyclooxygenase-2 inhibition on renal function in elderly persons receiving a low-salt diet. A randomized, controlled trial. Ann Intern Med, 133：1-9, 2000（PMID：10877734）

10) Caughey GE, et al：Roles of cyclooxygenase（COX）-1 and COX-2 in prostanoid production by human endothelial cells：selective up-regulation of prostacyclin synthesis by COX-2. J Immunol, 167：2831-2838, 2001（PMID：11509629）

11) Nissen SE, et al：Cardiovascular Safety of Celecoxib, Naproxen, or Ibuprofen for Arthritis. N Engl J Med, 375：2519-2529, 2016（PMID：27959716）

12) Schlondorff D：Renal complications of nonsteroidal anti-inflammatory drugs. Kidney Int, 44：643-653, 1993（PMID：8231040）

13) Hamad AM, et al：Aspirin-induced asthma：clinical aspects, pathogenesis and management. Drugs, 64：2417-2432, 2004（PMID：15482000）

14) Rodríguez-Jiménez JC, et al：Aspirin exacerbated respiratory disease：Current topics and trends. Respir Med, 135：62-75, 2018（PMID：29414455）

15) Rodríguez SC, et al：Characteristics of meningitis caused by Ibuprofen：report of 2 cases with recurrent episodes and review of the literature. Medicine（Baltimore），85：214-220, 2006（PMID：16862046）

16) Eberhart CE, et al：Up-regulation of cyclooxygenase 2 gene expression in human colorectal adenomas and adenocarcinomas. Gastroenterology, 107：1183-1188, 1994（PMID：7926468）

17) Sheehan KM, et al：The relationship between cyclooxygenase-2 expression and colorectal cancer. JAMA, 282：1254-1257, 1999（PMID：10517428）

18) Chubak J, et al：Aspirin for the Prevention of Cancer Incidence and Mortality：Systematic Evidence Reviews for the U.S. Preventive Services Task Force. Ann Intern Med, 164：814-825, 2016（PMID：27064482）

19) O'Mahony D, et al：STOPP/START criteria for potentially inappropriate prescribing in older people：version 2. Age Ageing, 44：213-218, 2015（PMID：25324330）

20) Nezvalová-Henriksen K, et al：Effects of ibuprofen, diclofenac, naproxen, and piroxicam on the course of pregnancy and pregnancy outcome：a prospective cohort study. BJOG, 120：948-959, 2013（PMID：23489333）

21) Koren G, et al：Nonsteroidal antiinflammatory drugs during third trimester and the risk of premature closure of the ductus arteriosus：a meta-analysis. Ann Pharmacother, 40：824-829, 2006（PMID：16638921）

22) Arfè A, et al：Non-steroidal anti-inflammatory drugs and risk of heart failure in four European countries：nested case-control study. BMJ, 354：i4857, 2016（PMID：27682515）

23) Gabriel SE, et al：Risk for serious gastrointestinal complications related to use of nonsteroidal anti-inflammatory drugs. A meta-analysis. Ann Intern Med, 115：787-796, 1991（PMID：1834002）

24) Belay ED, et al：Reye's syndrome in the United States from 1981 through 1997. N Engl J Med, 340：1377-1382, 1999（PMID：10228187）

25) Chui CS, et al：Association between oral fluoroquinolones and seizures：A self-controlled case series study. Neurology, 86：1708-1715, 2016（PMID：27053716）

## プロフィール

**佐田竜一（Ryuichi Sada）**
大阪大学大学院医学系研究科 変革的感染制御システム開発学（日本財団）寄附講座
患者の痛みを管理することはとても重要で，NSAIDsは有効な薬剤ではありますが，他の薬剤と比べても比較的重篤な副作用が多いです．使用せずに治療することに越したことはありませんが，どうしても使用する際には上記にまとめた注意点を意識しながら「患者に害を与えない治療」を講じたいと，常日頃考えています．

**第8章** アレルギー・膠原病・骨関節疾患の薬の使い分け

# 4. 抗リウマチ薬の使い分け

塩見真由，渡部　龍，橋本　求

## ● Point ●

- 関節リウマチ治療の基本的な流れは，まずメトトレキサートを第一選択としてcsDMARDs を用いることからはじめる
- csDMARDsの選択には，薬剤の副作用や患者の併存症を考慮することが重要である
- csDMARDsで効果が不十分な場合には，b/tsDMARDsの追加併用を検討する

## はじめに

　関節リウマチ（RA）は多発関節炎を主徴とする慢性炎症性疾患である．関節炎が遷延すれば関節破壊が進行しQOLが低下するのみならず，関節外症状の出現や感染症，心血管病変の合併によって生命予後にも影響を及ぼす．日本におけるRAの有病率は約1％とされており[1]，近年の高齢化により診療にあたる機会がさらに増えることが予想される．初期研修医や内科系後期研修医にとってなじみの少ない「抗リウマチ薬」だが，身につけておくと望ましい使い分けの大原則や副作用について概説する．

## *1.* 薬の基礎知識

### ① DMARDs の分類

　読者の先生はDMARDsという言葉を聞いたことがあるだろうか．これはdisease-modifying anti rheumatic drugsの略称で，関節リウマチにおける免疫異常を修飾して活動性をコントロールする抗リウマチ薬のことである．関節リウマチは補助的治療としてNSAIDsや必要に応じた短期間のグルココルチコイドを用いることがある．しかし治療の根幹となるのはDMARDsである．DMARDsには大きく分けて3つの分類があり（表1），この分類を理解することが使い分けを考える際の一助となる．

### 1）csDMARDs

　従来型合成DMARDs（conventional synthetic DMARDs）のことで，長い間，RA治療の中核を担ってきた薬剤群である[2]．メトトレキサート（MTX，リウマトレックス®など）は1951年にRAに対してはじめて使用され，単剤で十分な治療効果を発揮することから，現在もアンカードラッグとして位置づけられている．RAと診断された患者はまずMTXを使用できるかどうかを

表1　抗リウマチ薬の分類と特徴

| | 代表的な薬剤 | 投与経路 | 効果 | 費用 | その他 |
|---|---|---|---|---|---|
| csDMARDs | メトトレキサート<br>サラゾスルファピリジン<br>イグラチモド<br>タクロリムス<br>ブシラミン<br>レフルノミド | 経口 | 小〜大 | 安価 | 歴史が古く長期の使用実績がある．効果や副作用に関するデータが多い． |
| bDMARDs | TNF α 阻害薬（インフリキシマブやエタネルセプトなど）<br>IL-6阻害薬（トシリズマブやサリルマブ）<br>CTLA-4阻害薬（アバタセプト） | 皮下注射<br>or 点滴 | 高 | 高価 | MTXで効果不十分もしくはMTXが使えない症例で主に用いられる． |
| tsDMARDs | JAK阻害薬（トファシチニブやバリシチニブなど） | 経口 | 高 | 高価 | 効果発現が比較的早い．心血管リスク，悪性腫瘍，血栓塞栓症のリスク因子を考慮して処方する． |

文献2，3を参考に作成

検討する[4]．日本においてはMTX以外にもサラゾスルファピリジン（アザルフィジン®），イグラチモド（ケアラム®），タクロリムス（プログラフ®），ブシラミン（リマチル®），レフルノミド（アラバ®）などが使用可能である．

### ●ここがポイント

MTXの副作用として嘔気や口内炎などの消化管障害，肝機能障害や骨髄障害があり，用量依存性に出現しうる．これらの副作用予防の観点から葉酸の併用（MTX最終投与後24〜48時間後）が推奨されている[4]．

### 2）bDMARDs

　生物学的DMARDs（biological DMARDs）のことでバイオとも呼ばれ，特定の分子を標的とした薬剤である．原則的にはMTXなどのcsDMARDsが効果不十分な場合に投与する．日本では腫瘍壊死因子（TNF）α阻害薬，インターロイキン（IL）-6阻害薬，T細胞共刺激分子調節薬（CTLA-4阻害薬）が上市されている．これらの薬剤はRA治療戦略においてパラダイムシフトをもたらした画期的な薬剤である．一方で投与経路は点滴や皮下注射に限られ，薬価が高いことが難点であり，感染症の副作用には注意が必要である[2]．

### 3）tsDMARDs

　分子標的合成DMARDs（targeted synthetic DMARDs）のことで，特定の分子をターゲットにして化学合成を基盤に製造される．現在はサイトカイン伝達にかかわるJanus kinase（JAK）を阻害するJAK阻害薬が臨床で用いられている．bDMARDsとの最大の違いは，JAK阻害薬は低分子構造のため経口投与が可能である点である．bDMARDsと同様，薬価は高く，感染症（特に帯状疱疹）に注意が必要である．

### ●ここがポイント

bDMARDs同士の併用や，bDMARDsとtsDMARDsを併用することは禁忌である．また，活動性結核を含む重篤な感染症を有する患者では，bDMARDs，tsDMARDsともに禁忌である．

表2 関節リウマチにおける薬物治療の流れ

| | |
|---|---|
| ① | RAの診断確定後，csDMARDsで治療を開始する．第一選択薬はMTXであるが，MTXが使用できない場合にはほかのcsDMARDsを使用する．これらの薬剤が効果を発揮するまでには少なくとも数週間を要するため，疼痛緩和のため必要最小限のNSAIDsを併用することや，炎症を抑制するためグルココルチコイドを短期間使用することもある． |
| ② | MTXを中心としたcsDMARDsで効果を認めない場合はb/tsDMARDsを追加併用する．bDMARDsとtsDMARDsの有用性は同等とされているが，長期安全性，医療経済の観点からbDMARDsを優先する．MTXとの併用により有効性と継続率が向上するため，原則としてMTXは継続する． |
| ③ | b/tsDMARDsを開始後，少なくとも3カ月以内に治療効果の判定を行い，治療抵抗性が認められる場合は，ほかのb/tsDMARDsへの変更を検討する． |

文献3，5を参考に作成

## 2 DMARDsの使い分け

### 1）関節リウマチにおける薬物治療の流れ

DMARDsの分類をふまえたうえで「抗リウマチ薬の使い分け」を学んでいこう．現在のRA治療における基本的な考え方は"Treat to Target（T2T）"と称され，すみやかに臨床的寛解または低疾患活動性を達成し，それを維持することをめざす．定期的に疾患活動性を評価し，この治療目標が達成されるまでは少なくとも3カ月ごとに薬物治療を見直して，こまめに調整することが関節リウマチのコントロールに重要である[3, 5]．

表2に関節リウマチにおける薬物治療の流れのポイントを示す．RAと診断された患者は第一にMTXの使用を検討する．MTX 6〜8 mg/週で開始し，治療効果や副作用の有無を評価しながら2〜4週ごとに2〜4 mg/週の増量を行い，忍容性に問題がなければ10〜12 mg/週まで増量する．治療開始後3〜6カ月経過しMTX単剤で効果不十分であった場合は，MTXにb/tsDMARDsを追加併用することが推奨されている[2, 3]．

#### ●ここがポイント

MTXが使用可能かどうかは，高齢者，低体重，腎機能低下，肺病変を有する，アルコール常飲，NSAIDs複数服用といった因子をふまえて判断する．

### 2）csDMARDsの使い分け

b/tsDMARDsは，投与経路，用法，副作用，価格が製剤によって異なるため，個々の患者の併存症や併用薬を考慮して選択する必要がある．これらの使い分けには高い専門性が求められるため，本稿ではcsDMARDsの使い分けに重点を置いて解説する．表3に，csDMARDsの使用方法と特徴を示す．

表3　主な csDMARDs の使い方と特徴

| | 使い方 | 特徴 | 副作用 | その他 |
|---|---|---|---|---|
| メトトレキサート（リウマトレックス®） | 6〜8 mg/週で開始し，効果と副作用を考慮しつつ12週までに8〜12 mg/週まで漸増する | ・関節リウマチにおけるアンカードラッグ<br>・csDMARDsのなかで唯一皮下注射製剤がある | ・口内炎や食思不振などの消化器症状<br>・倦怠感<br>・肝機能異常<br>・骨髄抑制 | ・経口では15 mgを上限に血中濃度が頭打ちになるが，皮下注射ではその上限がみられない<br>・経口製剤と比較して副作用の頻度が低く，忍容性が高い[6] |
| サラゾスルファピリジン（アザルフィジン®） | 1回250 mg 1日2回または1回500 mg 1日1回から開始し，副作用なければ1回500 mg 1日2回まで増量する | ・抗ニューモスチス効果<br>・サルファ剤 | ・アレルギー（発熱，発疹が開始後1〜3週間で起こる）<br>・肝障害<br>・骨髄抑制 | ・妊娠中に使用可能<br>・免疫調整薬であり感染症の心配が少ない |
| イグラチモド（ケアラム®） | 1回25 mg 1日1回で開始し，4週間副作用がなければ1回25 mg 1日2回に増量する | ・COX-2阻害作用があり鎮痛作用を期待できる | ・肝障害<br>・腎障害<br>・消化管潰瘍<br>・血球減少 | ・ワルファリンとの併用禁忌<br>・NSAIDsとの併用で消化管潰瘍のリスクが上がる |
| タクロリムス（プログラフ®） | 1回1 mg 1日1回夕食後で開始し，副作用なければ最大3 mg/日（1日1回もしくは2回）まで増量する | ・免疫抑制薬<br>・MTXと異なる作用機序で上乗せ | ・腎障害/高カリウム血症<br>・高血糖<br>・高血圧<br>・神経障害（振戦） | ・血中濃度測定（10 ng/mL以下を保つ）<br>・生ワクチン禁忌<br>・併用禁忌/注意薬（シクロスポリン，ボセンタン，K保持性利尿薬，ランソプラゾール） |
| ブシラミン（リマチル®） | 1回50〜100 mg 1日1回から開始し1回100 mg 1日2回まで増量 | ・添付文書上は1日300 mgまで可能であるが，副作用の頻度が高い | ・ネフローゼ症候群（膜性腎症）<br>・骨髄抑制<br>・間質性肺炎 | ・尿検査<br>・免疫調整薬であり感染症の心配が少ない |
| レフルノミド（アラバ®） | 1回10 mg 1日1回で開始し2週で肝機能問題なければ1回20 mg 1日1回に増量 | ・間質性肺炎の報告があり比較的限られた使用にとどまる | ・肝障害<br>・間質性肺炎<br>・脱毛 | ・腸肝循環するため半減期が長く副作用発症時はコレスチラミンで排泄を促進する |
| ミゾリビン（ブレディニン®） | 1回50 mg 1日3回 | ・免疫抑制薬<br>・抗サイトメガロウイルス効果 | ・骨髄抑制<br>・脱毛 | ・副作用が少なく高齢者や腎障害でも投与可 |

文献2, 6, 7 を参考に作成

# 2. 抗リウマチ薬の使い分け

### 症例1

　55歳女性．高血圧症の併存症あり．仕事はスーパーの品出しをしている．2週間前から強い多関節痛が出現し日々の業務に支障が出てきたため，膠原病内科外来を受診した．関節エコー検査で両側手・肘・膝関節，複数のMCP，PIP関節に滑膜炎と，一部，骨びらんの所見を認めた．初診時の血液検査で各種自己抗体と血液培養を提出した．疼痛コントロールのためNSAIDsの処方を行った．精査の結果，血液検査でCRP 9.2 mg/dL，RF（リウマトイド因子）陽性，抗CCP（環状シトルリン化ペプチド）抗体が強陽性であった．感染症などのその他の関節炎をきたしうる鑑別疾患は否定的であり関節リウマチの診断となった．

## 1 症例1の解説

### 1）薬の使い方のコツ ～この症例ではこう考える

　本症例は圧痛腫脹関節数が多く，骨びらんがあり，血液検査ではCRP上昇と抗CCP抗体強陽性を認めることから疾患活動性の高い関節リウマチである．併存症は高血圧症があるものの，MTXの投与に関して禁忌や副作用の懸念はなく，使用可能である．標準的な治療として，MTX 8 mg/週から開始し，葉酸製剤を併用した．

> **●薬剤の処方例**
> ・メトトレキサート（リウマトレックス®）
> 　1回2 mg 1日2回　月曜日，1回2 mg 1日2回　火曜日
> ・葉酸（フォリアミン®）
> 　1回5 mg 1日1回　木曜日

　2週間後に再診とし，副作用がないことを確認したうえでMTX 10 mg/週に増量した．さらに2週間後にMTXを12 mg 1週に増量したところで内服後の倦怠感や嘔気が出現した．

### 2）研修医の陥りやすいピットフォール

　MTXは8 mg/週を超える場合は，bioavailabilityや嘔気などの消化器症状の副作用を予防する観点で，分割投与（1週間あたり2～3回，12時間間隔で1～2日間かけて投与）が推奨されている．MTX増量時に副作用がみられた場合はMTXの減量や葉酸の増量で対応する．本症例ではフォリアミン®を5 mg/週から10 mg/週まで増量したところ，嘔気の改善がみられた．これらの対応でも副作用が残る場合は，消化器症状の頻度が経口製剤より少ないとされるMTX皮下注射製剤（メトジェクト®）も検討する．

> **症例2**
>
> 　78歳女性．夫はすでに他界しており現在は娘夫婦と同居している．併存症に糖尿病性腎症による慢性腎不全〔腎糸球体濾過量（GFR）40 mL/分/1.73 m²〕がある．糖尿病に対してインスリンの皮下注射を自ら行っている．高齢ではあるが地域のイベントに参加するなど比較的活動的であった．3週間前から多関節痛が出現し，数週間で急激なADLの低下を認めている．そのため心配した娘夫婦に付き添われ，膠原病内科を受診した．
>
> 　初診時，両肩関節，両手関節，両膝関節の腫脹と圧痛を認め，関節エコーでは同部位の滑膜炎所見を認めた．疼痛緩和のためNSAIDsの処方を行った．血液検査や血液培養を提出した．精査の結果，CRP 8.5 mg/dL，RF陽性，抗CCP抗体陽性であった．感染症などのその他の鑑別疾患は否定的であったため関節リウマチと診断した．

## 2 症例2の解説

### 1）薬の使い方のコツ ～この症例ではこう考える

　定型通りまずはMTXを使用できるかどうかを検討した．本症例は腎機能障害がありMTXの副作用である骨髄抑制や感染症のリスクが高まることを考慮し，MTXは使用しない方針とした．MTX以外のcsDMARDsとしてサラゾスルファピリジンを1回250 mg 1日2回より開始して，2週間後に副作用がないことを確認したうえで，1回500 mg 1日2回に増量した．

> ●薬剤の処方例
> ・サラゾスルファピリジン（アザルフィジン®）1回500 mg 1日2回
> ・セレコキシブ（セレコックス®）1回100 mg 疼痛時頓用

　しかし，サラゾスルファピリジンを1日1,000 mgに増量した後も関節痛は残存しており，関節エコーでは滑膜炎の所見が認められた．csDMARDsのみでは疾患活動性のコントロールが難しい症例であり，b/tsDMARDsの追加併用を検討した．本症例では自らインスリンの皮下注射を行っており，自己注射の手技には比較的慣れていると考えられた．また，経済的な問題もなかったことから，bDMARDsであるIL-6阻害薬を導入したところ，寛解に至った．

### 2）研修医の陥りやすいピットフォール

　本症例では認知機能が保たれており，自己注射の手技に問題がないことから，皮下注射製剤であるIL-6阻害薬の導入を行った．しかし，ここからはやや発展的な内容になるが，同居する娘家族が内服管理をサポートしてくれる場合には，即効性を期待してJAK阻害薬の導入も検討される（ただし，JAK阻害薬のリスクが低いことを確認する必要があり，そのためには帯状疱疹ワクチンを接種していることや，悪性腫瘍の既往がないことを確かめる．また腎機能低下が認められるため肝代謝型のJAK阻害薬が望ましい）．このように，どのb/tsDMARDsを使用すべきか複数の選択肢が考えられる症例であるといえる．患者の家族背景や生活状況を踏まえ，共同意思決定（shared decision making：SDM）を行うことが重要である．

# おわりに

　本稿では，抗リウマチ薬の分類やその具体的な使用方法について解説した．近年の高齢化に伴い，膠原病内科医でなくとも，**症例2**のような高齢の関節リウマチ患者の診療にかかわる機会が増えるだろう．その際，なぜこの抗リウマチ薬が選択されているのかを理解し，基本的な副作用を把握しておくことは，どの診療科に進んでも有意義な知識となるだろう．本稿が少しでも読者の先生方のお役に立てば幸いである．

### 引用文献

1) Kojima M, et al：Epidemiological characteristics of rheumatoid arthritis in Japan：Prevalence estimates using a nationwide population-based questionnaire survey. Mod Rheumatol, 30：941-947, 2020（PMID：31625435）

2) 「ここが知りたい！膠原病診療ハンドブック」（岸本暢將/監，清水英樹/編著），中外医学社，2021

3) Smolen JS, et al：EULAR recommendations for the management of rheumatoid arthritis with synthetic and biological disease-modifying antirheumatic drugs：2022 update. Ann Rheum Dis, 82：3-18, 2023（PMID：36357155）

4) 「関節リウマチにおけるメトトレキサート（MTX）使用と診療の手引2023年版」（日本リウマチ学会MTX診療ガイドライン小委員会/編），羊土社，2023

5) 「関節リウマチ診療ガイドライン2024改訂 ―若年性特発性関節炎 少関節炎型・多関節炎型診療ガイドラインを含む」（日本リウマチ学会/編），診断と治療社，2024

6) Tanaka Y, et al：Efficacy and tolerability of subcutaneously administered methotrexate including dose escalation in long-term treatment of rheumatoid arthritis in a Japanese population. Mod Rheumatol, 33：680-689, 2023（PMID：36053757）

7) 「jmedmook91 あなたも名医！ピンチを乗り切る関節リウマチ診療」（萩野 昇/編），日本医事新報社，2024

## プロフィール

**塩見真由（Mayu Shiomi）**

大阪府済生会中津病院 膠原病内科，大阪公立大学大学院医学研究科 膠原病内科学

膠原病領域では日々新たな論文や知見が報告されており，学びに終わりはありませんが，その分だけ奥深く，興味が尽きない分野だと感じています．

**渡部　龍（Ryu Watanabe）**

大阪公立大学大学院医学研究科 膠原病内科学

関節リウマチや血管炎の研究を行っています．臨床と研究の両立をこれからも続けていきたいと思っています．

**橋本　求（Motomu Hashimoto）**

大阪公立大学大学院医学研究科 膠原病内科学

膠原病学の面白さを伝えていきたいと思います．［著書：「すべての臨床医が知っておきたいリウマチ膠原病の診かた」（羊土社）「遺伝子が語る免疫学夜話」（晶文社）］

第8章 アレルギー・膠原病・骨関節疾患の薬の使い分け

**第8章** アレルギー・膠原病・骨関節疾患の薬の使い分け

# 5. 骨粗鬆症の薬の使い分け

矢野裕之，金城光代

## ●Point●

- 骨粗鬆症による大腿骨頸部骨折は死亡率増加・QOL低下をきたす
- 骨粗鬆症は治療可能であること，そしてその治療対象をしっかり認識する
- ビタミンDとカルシウムを適切に補う
- 基本はビスホスホネートから開始する
- ビスホスホネートが使用できない状況ではテリパラチドやデノスマブを考慮する

## はじめに

骨粗鬆症は，骨が脆弱になり骨折の危険性が増大する疾患で，2022年の論文では日本には1,590万人（男性410万人，女性1180万人）の骨粗鬆症患者がいると推計されており，増加傾向にある[1]．年間15万人近くが，骨粗鬆症の合併症として起こる大腿骨頸部骨折を発症し，そのうちの約10％は1年以内に死亡，約30％は寝たきりになるといわれている[2, 3]．骨粗鬆症は治療可能な疾患であり，治療することで骨折を予防し，ADLあるいはQOLの維持改善を図ることができる．しかし，日本において骨粗鬆症の一次予防における治療の頻度は2/3程度で，二次予防における治療の頻度は17％しかない[4, 5]．

## *1.* 骨粗鬆症の基礎知識

### 1 骨粗鬆症の定義[6]

- 脆弱性骨折（軽微な外力によって発生した非外傷性骨折）の既往がある
- DXAにおける骨密度（BMD）の評価でYAMが70％未満またはTスコアー2.5以下

※1 軽微な外力：立った姿勢からの転倒かそれ以下の外力

※2 DXA：dual-energy x-ray absorptiometry

※3 BMD：bone mineral density

※4 YAM：young adult mean（若年成人20〜40歳代の平均値）

※5 Tスコア：若年成人平均値20歳代との比較

表1　骨密度の評価

| YAM値 | DXA Tスコア | 骨密度 |
|---|---|---|
| 80％以上 | −1.0以上 | 正常 |
| 70～80％ | −1.01～−2.49 | 骨量減少 |
| 70％未満 | −2.5以下 | 骨粗鬆症 |

## 2 骨密度の評価

　骨密度（BMD）の評価はDXAで行う（表1）．できれば腰椎と大腿骨近位部（左右どちらでもよい）の両者を測定し，複数部位で測定した場合はより低い値を結果として用いる．ただし，高齢者では腰椎圧迫骨折などで結果が一見正常にみえてしまうことがある．**大腿骨では大腿骨頸部の骨密度を使用し，ウォード三角部骨密度は診断に使用しないことに注意する．**

　実際の骨の強度は，骨密度，骨微細構造，骨代謝回転，石灰化，微小骨折などさまざまな要因で規定される．脆弱性骨折の60～70％は，骨密度正常あるいは骨塩減少の状態で起こっているため，BMDだけでは骨折のリスクを評価しきれていない．

## 3 原発性骨粗鬆症の薬物治療開始基準

　どのような患者さんを薬で治療すべきなのかは知っておく必要がある．それにはわが国の原発性骨粗鬆症の薬物治療フローチャート（図1）を参考にするとよい[3]．大腿骨近位部骨折および椎体骨折以外とは**肋骨，骨盤（恥骨，坐骨，仙骨を含む），上腕骨近位部，橈骨遠位端，下腿骨**のことである．

　治療対象となるのは以下の患者群である．

①大腿骨近位部または椎体に脆弱性骨折がある
②大腿骨近位部および椎体以外に脆弱性骨折があり，かつBMDがYAM＜80％
③脆弱性骨折はないが，BMDでYAM≦70％
④脆弱性骨折はなく，BMDが70％＜YAM＜80％の場合は，
　a. FRAX®（FRAX®については次項で説明）の10年間の主要骨折15％以上
　b. 大腿骨近位部骨折の家族歴がある

## 4 FRAX® について

　40～90歳の患者で，10年後の大腿骨骨折リスクと主な骨粗鬆症性骨折（脊椎，股関節，上腕，前腕）リスクを予測するツールである（https://www.sheffield.ac.uk/FRAX/）.

　DXAの測定がなくても計算できるが，DXAを測定している方がより正確にリスクを見積もることができ，FRAX®の計算には大腿骨の値を使用する．また，リスク因子であるステロイド内服に関しては2.5～7.5 mg/日を前提としており，7.5 mg/日以上内服している場合，主な骨粗鬆症性骨折では15％，大腿骨骨折では20％のリスクを測定結果に上乗せする必要がある[7]．

　FRAX®の拡張版であるFRAXplus®は，最近の骨粗鬆症骨折の有無，高用量の経口グルココルチコイドの使用，2型糖尿病の有無などの情報を合わせて骨折のリスクを計算してくれるが，2025年1月現在，有料のサービスとなっている．

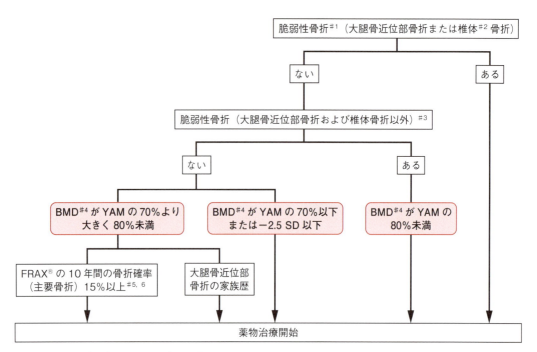

**図1 原発性骨粗鬆症の薬物治療開始基準**
＃1：軽微な外力によって発生した非外傷性骨折．軽微な外力とは，立った姿勢からの転倒か，それ以下の外力をさす
＃2：形態椎体骨折のうち，3分の2は無症候性であることに留意するとともに，鑑別診断の観点からも脊椎X線像を確認することが望ましい
＃3：そのほかの脆弱性骨折：軽微な外力によって発生した非外傷性骨折で，骨折部位は肋骨，骨盤（恥骨，坐骨，仙骨を含む），上腕骨近位部，橈骨遠位端，下腿骨
＃4：骨密度は原則として腰椎または大腿骨近位部骨密度とする．また，複数部位で測定した場合にはより低い％値またはSD値を採用することとする．腰椎においてはL1〜L4またはL2〜L4を基準値とする．ただし，高齢者において，脊椎骨変形などのために腰椎骨密度の測定が困難な場合には大腿骨近位部密度とする．大腿骨近位部骨密度には頸部またはtotal hip（total proximal femur）を用いる．これらの測定が困難な場合は橈骨，第二中手骨の骨密度とするが，この場合は％のみ使用する
＃5：75歳未満で適用する．また，50歳代を中心とする世代においては，より低いカットオフ値を用いた場合でも，現行の診断基準に基づいて薬物治療が推奨される集団を部分的にしかカバーしないなどの限界も明らかになっている
＃6：この薬物治療開始基準は原発性骨粗鬆症に関するものであるため，FRAX®の項目のうち糖質コルチコイド，関節リウマチ，続発性骨粗鬆症にあてはまる者には適用されない．すなわち，これらの項目がすべて「なし」である症例に限って適用される
文献3より転載

## 2. 薬の基礎知識

### 1 薬の選択について

　治療目標は骨折のリスクを下げることであり，治療薬は効果，安全性，費用，内服のしやすさや骨折のリスク・基礎疾患などを総合的に考慮して選択されることが多い．骨吸収抑制薬と骨形成促進薬があり，前者にはビスホスホネート，ラロキシフェン，デノスマブがあり，後者にはテリパラチドなどが含まれる．ロモソズマブには骨吸収抑制と骨形成促進の両方の作用があり，強力な骨粗鬆症治療薬である．骨吸収抑制薬は治療効果が出るまで3年ほど必要であり，骨形成促進薬はより治療効果の発現が早いと考えられる．

表2 骨粗鬆症治療の骨折に対する効果，副作用

| 一般名<br>（商品名） | 用量 | 骨粗鬆症の女性患者の骨折リスクへの影響 | | | 副作用 |
| --- | --- | --- | --- | --- | --- |
| | | 椎体 | 非椎体 | 大腿骨 | |
| ビスホスホネート（アレンドロン酸，リセドロン酸，イバンドロン酸，ゾレドロン酸） | | | | | 非定型大腿骨骨折，顎骨壊死 |
| アレンドロン酸（フォサマック®，ボナロン®，ボナロン®経口ゼリー，ボナロン®点滴静注バック） | ・1回5 mg 1日1回内服<br>・1回35 mg 週1回内服<br>・点滴静注では900 µg を4週に1回投与 | ＋ | ＋ | ＋ | 消化器症状 |
| リセドロン酸（ベネット®，アクトネル®） | ・1回2.5 mg 1日1回内服<br>・1回17.5 mg 週1回内服<br>・1回75 mg 月1回内服 | ＋ | ＋ | ＋ | 消化器症状 |
| イバンドロン酸（ボンビバ®） | ・1回100 mg 月1回内服<br>・1回1 mg 月1回静注 | ＋ | ＋ | － | 消化器症状，筋肉痛，筋痙攣，四肢の痛み |
| ゾレドロン酸（リクラスト®） | ・1回5 mg 年1回静注 | ＋ | ＋ | ＋ | 消化器症状，低カルシウム血症，インフルエンザ様症状，関節痛，ブドウ膜炎 |
| デノスマブ（プラリア®） | ・60 mg を6カ月に1回皮下注射 | ＋ | ＋ | ＋ | 消化器症状，感染，皮疹 |
| テリパラチド（フォルテオ®，テリボン®） | ・フォルテオ®は1日1回20 µg を皮下注射（24カ月まで）<br>・テリボン®は56.5 µg を医療機関で週1回皮下注射（24カ月まで） | ＋ | ＋ | － | 消化器症状，頭痛，高カルシウム血症，高カルシウム尿症 |
| ラロキシフェン（エビスタ®） | ・1回60 mg 1日1回内服 | ＋ | （重度の椎体骨骨折の既往があれば）＋ | － | ホットフラッシュ，血栓症，肺塞栓症 |
| ロモソズマブ（イベニティ®） | ・1回210 mg 月1回皮下注（1年間） | ＋ | ＋ | ＋ | 心血管系事象（アレンドロン酸と比して） |

文献8を参考に作成

## 2 薬の種類と解説（表2）

　ここでは骨粗鬆症の薬物療法について説明するが，非薬物療法も重要である．骨粗鬆症のリスク（表3）に対して介入することが望ましく，禁煙，お酒を控える，運動，転倒の予防など生活習慣に対する介入も行う[3]．

### 1）ビタミンDとカルシウム製剤

　ほとんどの骨粗鬆症治療薬の効果を判定する治験においてビタミンDとカルシウム製剤が併用されており，骨粗鬆症の治療を開始する際には，十分量のビタミンDとカルシウムが補充されていることが前提となる．多くのガイドラインはカルシウムを1日1,000〜1,200 mg，ビタミンDを1日400〜1,000 IU（1 IU = 0.025 µg）摂取することを推奨している[9, 10]．食事で摂取することが望ましいが，不足分は製剤で補うようにし，高カルシウム血症をきたさないように血清カルシウム値を定期的にチェックする．なお，ビタミンDとカルシウム製剤のみで骨折のリスクが下がるというデータは限られている．

表3　骨粗鬆症性骨折の臨床的危険因子

| 年齢<br>BMIの低値<br>脆弱性骨折の既往<br>両親の大腿骨近位部骨折歴<br>現在の喫煙<br>ステロイド投与<br>関節リウマチ<br>アルコールの過剰摂取 | 続発性骨粗鬆症<br>・糖尿病<br>・成人での骨形成不全症<br>・長期にわたり未治療の甲状腺機能亢進症<br>・性腺機能低下症<br>・早期閉経（45歳未満）<br>・慢性的な栄養失調あるいは吸収不良<br>・慢性肝疾患 |
| --- | --- |

文献3より転載

## 2）ビスホスホネート

効果，費用，安全性の観点から現在の骨粗鬆症の治療の主流となっており，ビスホスホネートで治療が開始されることが多い．ビスホスホネートはピロリン酸と似た分子構造をもち，骨表面に取り込まれ，破骨細胞の骨表面への接着を邪魔し，機能を阻害して骨吸収を抑制する[11]．

皮質骨（大腿骨）よりも海綿骨（椎体骨）に対する効果が強い．アレンドロン酸，リセドロン酸，イバンドロン酸，ゾレドロン酸はすべて，BMDを改善し椎体骨折のリスクを減少することが示されている．加えて，アレンドロン酸，リセドロン酸，ゾレドロン酸は非椎体骨，大腿骨骨折のリスクも減少させる．BMDを上昇させる効果は3〜5年で頭打ちになると考えられている（図2）[12]．

ビスホスホネートは，**慢性腎臓病（CKD：eGFR＜30〜35 mL/分）や食道疾患（アカラシア，食道狭窄，食道静脈瘤，Barrett食道など），内服後30〜60分間はまっすぐ座っておくという指示を守れない患者には禁忌**となる．食道疾患や座位がとれない患者では点滴製剤のゾレドロン酸を考慮する．

副作用としては胃腸障害，稀なものとして顎骨壊死と非定型大腿骨骨折がある．非定型大腿骨骨折は5年以上の長期内服患者でリスクが高くなり，特にアジア人に多いと報告されている[13]．しかし骨粗鬆症による骨折リスクが圧倒的に上回ることを考えると，長期でも内服継続を必要とするケースは多い[14]．

## 3）デノスマブ

デノスマブは，破骨細胞の分化や活性化に必要なサイトカインであるRANKL（receptor activator of nuclear factor-κB ligand）に対するヒト型モノクローナル抗体である．RANKLとその受容体であるRANKとの相互作用に競合することで骨吸収を抑制する．

ビスホスホネートと違い，10年にわたりBMDを増加させる効果があり（図2），骨折のリスクも減少させる[15]．デノスマブの投与をやめると破骨細胞が再活性化し，骨密度が急激に低下して椎体骨折のリスクが上昇する[16]．**6カ月ごとの投与であるため医療者側が投与時期を絶対に忘れないようにする．また，患者のアドヒアランスを高めるためにもデノスマブを中断した際の骨折のリスクを十分説明する必要がある**．デノスマブを何らかの理由で止める場合は，ビスホスホネートなどで治療を継続する．

副作用として，**ビタミンD欠乏や腎不全（eGFR＜30 mL/分）があると低カルシウム血症になりやすく**注意が必要であり，投与前に腎機能と血清カルシウム値を測定する．また，ビスホスホネートと同様に顎骨壊死や非定型大腿骨骨折の報告がある[17]．

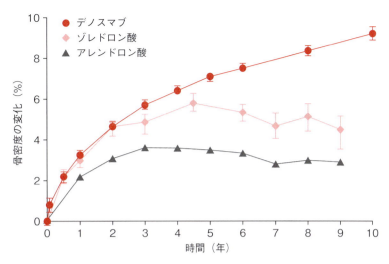

図2 デノスマブ，ゾレドロン酸，アレンドロン酸のBMDに対する効果
文献12より引用

### 4）副甲状腺ホルモン薬（テリパラチド）

テリパラチドは副甲状腺ホルモン（parathyroid hormone：PTH）分子の活性部分であるN末端から34番目までのアミノ酸鎖に相当するポリペプチドである．副甲状腺亢進症などで血液中のPTHが持続的に上昇すると，骨のリモデリングが亢進され骨量は減少するが，間欠的にPTHを上昇させる（連日皮下投与あるいは週1回投与）と，リモデリングの促進とともに骨量が上昇する．

テリパラチドは椎体骨や非椎体骨の骨折のリスクを減少させる効果が示されている．高額であり自己注射製剤でもあるため，テリパラチドから治療を開始することは少なく，重症の骨粗鬆症（Tスコア≦−3.5），Tスコア≦−2.5で脆弱性骨折の既往がある，あるいはほかの骨粗鬆症薬が使用できない・治療中にも骨折をきたす，という場合に使用を考慮する[6]．

臨床試験で示されているのは18〜24カ月間のテリパラチドによる治療の有効性であり，また，マウスのデータで骨肉腫のリスクが上昇するということもあって，**治療期間は2年以内**に制限されている．しかし，2021年に発表されたアメリカのテリパラチド市販後調査のデータでは，骨肉腫の頻度が増えていないということが報告されており[18]，FDAは2年の使用期限を解除している．テリパラチド終了後は，骨吸収抑制剤を開始する．骨吸収抑制薬（デノスマブ）はテリパラチド使用後に用いる．デノスマブを先行した場合，骨代謝回転が抑えられテリパラチドの効果が十分発揮されない．

副作用では高カルシウム血症や高カルシウム尿症についてモニターする．

### 5）抗スクロスチン抗体

スクロスチンとは生理的に骨細胞が分泌している骨形成抑制因子であり，ロモソズマブはスクロスチンに対するモノクローナル抗体である．スクロスチンに結合して働きを抑制することでWNTシグナルが増強される．その結果，骨芽細胞の数が増えることで骨形成が促進され，RANKLの発現を抑制することでは破骨細胞の分化が阻害され骨吸収も抑制する[19]．

**骨形成促進作用が一過性（3カ月程度）であるため，使用は12カ月に限定されている**．BMDに対する効果はアレンドロン酸/テリパラチドより強く，椎体骨/股関節/非椎体骨で骨折抑制効果がある[6]．

海外でのアレンドロン酸との比較試験において，心血管系事象の発現割合がアレンドロン酸よりも高い傾向があり，**心血管系事象のリスクが高い患者への使用に関しては慎重に判断する必要がある**[20]．

### 6）SERM：選択的エストロゲン受容体モジュレーター

ラロキシフェンはSERM（selective estrogen receptor modulator）の1つであり，骨吸収を抑制し，椎体骨折のリスクを減少させる．しかし非椎体骨や大腿骨骨折のリスクを減少させる効果はなく，血栓症の副作用もあることから第一選択薬とはなりえない[6]．

## 3. 薬の使い方のコツ〜この症例ではこう考える

### 症例1

72歳女性，高血圧で近医通院中．自宅で足を滑らせて転倒し，腰痛で動けなくなり救急を受診した．バイタルは異常なく，下部腰椎に圧痛あり．X線でL1に新規の椎体骨骨折が明らかとなり，疼痛管理目的に入院となった．入院後に測定した骨密度ではYAM 81％であった．

### 1 研修医の疑問

入院したら疼痛管理は必要そうだ．YAMは81％で骨密度は正常だけど，骨粗鬆症の治療ははじめた方がいいのだろうか？

本症例は転倒して腰椎圧迫骨折を発症している．立った状態からの転倒で発症した椎体骨折は脆弱性骨折の定義を満たしており，大腿骨近位部や椎体に脆弱性骨折があると骨密度の結果にかかわらず骨粗鬆症薬の適応となる．腎機能が正常であればビスホスホネートを開始する．eGFR＜30 mL/分であればデノスマブ，あるいはテリパラチドを選択する．CKDによる二次性副甲状腺機能亢進症合併がないことを確認してから，テリパラチドを開始する．

### 2 研修医の陥りやすいピットフォール

骨粗鬆症治療薬を使用するときは必ず，十分量のビタミンDとカルシウムを補充する．

### 症例2

72歳女性，骨粗鬆症で近医通院中．3年前から，常用薬としてビタミンDとカルシウム製剤に加えてアレンドロン酸35 mgを週1回内服している．自宅で足を滑らせて転倒し，腰痛で動けなくなり救急を受診した．バイタルは異常なく，下部腰椎に圧痛あり．X線でL1に新規の椎体骨骨折が明らかとなり，疼痛管理目的に入院となった．3年前の骨密度の測定ではYAM 70％で，今回の入院後に測定するとYAM 68％に低下していた．

## 3 研修医の疑問

> YAM 68％なので骨粗鬆症の診断になるが，すでにアレンドロン酸を内服している．内服は変更した方がいいのか，あるいはそのままでいいのだろうか？

　アレンドロン酸で3年間治療しているにもかかわらず，新規に椎体骨折を発症したうえYAM値まで低下している．ビスホスホネートなどの骨吸収抑制薬が効果を発現するのには数年かかるが，結果をみると治療効果が乏しいと考えられ，治療を変更する必要がある．重症の骨粗鬆症であり，これ以上骨折を起こさないよう，効果発現の早い骨形成促進薬のテリパラチド，骨形成促進作用と骨吸収抑制作用のあるロモソズマブが選択肢となる．

## 4 研修医の陥りやすいピットフォール

　現段階では併用療法の効果は不明なため，テリパラチドとビスホスホネートは基本的には併用しない．

# Advanced Lecture

## 1 骨吸収抑制剤と骨形成促進薬の使い分け

　骨粗鬆症の治療を開始する際は，骨折のリスクを考慮して薬剤を選択する．骨粗鬆症の治療が必要な患者は骨折のhigh riskとなるが，そのなかでも以下の項目に当てはまる場合はvery high riskとなる [6, 8]．

> ・過去12カ月以内の骨折
> ・これまでに複数の脆弱性骨折を起こしている
> ・骨粗鬆症治療中の骨折
> ・Tスコアが－2.5以下で脆弱性骨折の既往あり
> ・Tスコアが－3.0以下

　High risk患者は骨吸収抑制剤（ビスホスホネート，デノスマブ）を開始する．脆弱性骨折の既往がなければビスホスホネートで，脆弱性骨折の既往があればビスホスホネートかデノスマブを使用する [21]．very high risk患者は骨形成促進薬（テリパラチド，ロモソズマブ）で治療を開始する．

## 2 Sequential therapy

　骨吸収抑制剤で1年以上しっかり治療しているにもかかわらず脆弱性骨折を起こしたり，BMDが低下したりする場合には，薬剤の変更を考慮する．同じクラスの薬物に変更するよりは（例えばアレンドロン酸→ゾレドロン酸），違う作用機序の薬剤に変更する．ビスホスホネートからの変更であれば，デノスマブ，テリパラチド，ロモソズマブが候補となる．デノスマブから変更する際には，後療法としてテリパラチドを選択すると一過性にBMDが低下するため注意が必要である [22]．

　very high risk患者に対して骨形成促進薬を一定期間使用し終了すると，効果は急速に失われてしまう．獲得した効果を維持するためには，骨形成促進薬終了後に骨吸収抑制剤を開始する必要がある．

## おわりに

　現在，内科に入院する患者の大半は高齢者であり，骨粗鬆症を合併している患者は多い．入院時に骨粗鬆症の治療についても考え，骨折によるADL低下をきたさないよう，骨粗鬆症は治療可能であると普段から心がけて適切に治療を行うことが重要である．


### 引用文献

1) Yoshimura N, et al：Trends in osteoporosis prevalence over a 10-year period in Japan：the ROAD study 2005-2015. J Bone Miner Metab, 40：829-838, 2022（PMID：36038673）

2) 浦野友彦：骨粗鬆症と骨折（ロコモティブシンドロームを含む）．日内会誌, 107：2451-2460, 2018

3) 「骨粗鬆症の予防と治療ガイドライン2015年版」（骨粗鬆症の予防と治療ガイドライン作成委員会/編），ライフサイエンス出版, 2015

4) Sato M, et al：Treatment for Osteoporosis among Women in Japan：Associations with Patient Characteristics and Patient-Reported Outcomes in the 2008-2011 Japan National Health and Wellness Surveys. J Osteoporos, 2014：909153, 2014（PMID：25587485）

5) Yamamoto Y, et al：Osteoporosis medication after fracture in older adults：an administrative data analysis. Osteoporos Int, 32：1245-1246, 2021（PMID：33914105）

6) Walker MD & Shane E：Postmenopausal Osteoporosis. N Engl J Med, 389：1979-1991, 2023（PMID：37991856）

7) Buckley L & Humphrey MB：Glucocorticoid-Induced Osteoporosis. N Engl J Med, 379：2547-2556, 2018（PMID：30586507）

8) Foessl I, et al：Long-term and sequential treatment for osteoporosis. Nat Rev Endocrinol, 19：520-533, 2023（PMID：37464088）

9) LeBoff MS, et al：Correction to：The clinician's guide to prevention and treatment of osteoporosis. Osteoporos Int, 33：2243, 2022（PMID：35900384）

10) Camacho PM, et al：American Association of Clinical Endocrinologists/American College of Endocrinology Clinical Practice Guidelines for the diagnosis and treatment of postmenopausal osteoporosis- 2020 update executive summary. Endocr Pract, 26：564-570, 2020（PMID：32427525）

11) Favus MJ：Bisphosphonates for osteoporosis. N Engl J Med, 363：2027-2035, 2010（PMID：21083387）

12) Reid IR & Billington EO：Drug therapy for osteoporosis in older adults. Lancet, 399：1080-1092, 2022（PMID：35279261）

13) Black DM, et al：Atypical Femur Fracture Risk versus Fragility Fracture Prevention with Bisphosphonates. N Engl J Med, 383：743-753, 2020（PMID：32813950）

14) Dell RM, et al：Incidence of atypical nontraumatic diaphyseal fractures of the femur. J Bone Miner Res, 27：2544-2550, 2012（PMID：22836783）

15) Bone HG, et al：10 years of denosumab treatment in postmenopausal women with osteoporosis：results from the phase 3 randomised FREEDOM trial and open-label extension. Lancet Diabetes Endocrinol, 5：513-523, 2017（PMID：28546097）

16) Bone HG, et al：Effects of denosumab treatment and discontinuation on bone mineral density and bone turnover markers in postmenopausal women with low bone mass. J Clin Endocrinol Metab, 96：972-980, 2011（PMID：21289258）

17) Chotiyarnwong P & McCloskey EV：Pathogenesis of glucocorticoid-induced osteoporosis and options for treatment. Nat Rev Endocrinol, 16：437-447, 2020（PMID：32286516）

18) Gilsenan A, et al：Teriparatide Did Not Increase Adult Osteosarcoma Incidence in a 15-Year US Postmarketing Surveillance Study. J Bone Miner Res, 36：244-251, 2021（PMID：32990990）

19) Estell EG & Rosen CJ：Emerging insights into the comparative effectiveness of anabolic therapies for osteoporosis. Nat Rev Endocrinol, 17：31-46, 2021（PMID：33149262）

20) Saag KG, et al：Romosozumab or Alendronate for Fracture Prevention in Women with Osteoporosis. N Engl J Med, 377：1417-1427, 2017（PMID：28892457）

21) 岡田洋右，他：骨粗鬆症の薬物療法．日内会誌, 111：758-764, 2022

22) Leder BZ, et al：Denosumab and teriparatide transitions in postmenopausal osteoporosis（the DATA-Switch study）：extension of a randomised controlled trial. Lancet, 386：1147-1155, 2015（PMID：26144908）

### 参考文献・もっと学びたい人のために

余裕がある人はステロイド性骨粗鬆症（GIOP）の文献も勉強してみてください.

1) 「ステロイド性骨粗鬆症の管理と治療ガイドライン2014年改訂版」（日本骨代謝学会 ステロイド性骨粗鬆症の管理と治療ガイドライン改訂委員会/編），大阪大学出版会，2014
2) Humphrey MB, et al：2022 American College of Rheumatology Guideline for the Prevention and Treatment of Glucocorticoid-Induced Osteoporosis. Arthritis Rheumatol, 75：2088-2102, 2023（PMID：37845798）
　↑米国リウマチ学会によるGIOPのガイドライン.

### プロフィール

**矢野裕之（Hiroyuki Yano）**
沖縄県立中部病院 リウマチ膠原病内科
骨粗鬆症は，高齢化社会において重要な健康課題です．ここではあまり触れていませんが，背景にある免疫細胞の動きは非常にダイナミックであり，興味深いものです．勉強してみると，その深い世界に引き込まれること間違いなしです.

**金城光代（Mitsuyo Kinjo）**
沖縄県立中部病院 リウマチ膠原病内科

第8章 アレルギー・膠原病・骨関節疾患の薬の使い分け

第9章　精神・神経系の薬の使い分け

# 1. 総論

仙波純一

## ●Point●

- ・薬の使い分けの前に，薬物療法でどれくらいの効果が期待されるかをよく考える．精神科の治療は薬物療法だけではない
- ・さまざまな同効薬が発売されているが，治療効果では大きな違いはない
- ・副作用においても，どちらが少ないかや軽いかというよりも，薬物ごとに副作用のプロフィールが異なると捉えるべき
- ・第一選択としては，抗精神病薬では第2世代抗精神病薬，抗うつ薬ではSSRIやSNRIなどとよばれる新規の抗うつ薬とする．抗不安薬や睡眠薬ではベンゾジアゼピン系薬は避けられる傾向にある

## はじめに

　精神疾患に対して使用する薬は大きく分けると表1のようになる．

　抗精神病薬は統合失調症だけでなく身体疾患や薬物などによる精神病症状に対しても使用される．抗うつ薬は当初はうつ病の治療に開発されたが，現在では一部の不安症（パニック症，社交不安症）および心的外傷後ストレス障害（PTSD）や強迫症などに対しても適応が広がっている．抗不安・睡眠薬は鎮静睡眠薬ともよばれ，抗不安薬と睡眠薬の総称である．従来の抗不安・睡眠薬はベンゾジアゼピン系薬物（注：薬理学的に正確にいうとベンゾジアゼピン受容体作動薬）とよばれ，薬理作用はほぼ共通である．気分安定薬は双極症に対して使用される薬物をいう．抗てんかん薬は抗けいれん薬ともよばれ，その一部は気分安定薬としても使用される．

## 1. 精神科での「従来の薬」と「新規の薬」

　わが国における精神科薬物療法では，約30年前から，以前から使用されていた「従来の薬物」に対して，「新規の薬物」が開発され臨床で広く使われるようになってきている（表2）．しかし，効果（有効性）は必ずしも向上していないのが現実である．治療からの脱落率で見ると，新規の薬の方が副作用による脱落はやや少ない．しかし，副作用の特性は新旧で異なり，また同じグループ内でも異なることがあるので，むしろこれに注意する．詳しくは各論を参照されたい．しばしば，製薬企業は自社の薬物の薬理学的な特徴を強調するが，治療効果の予測には役立たないことが多いので，宣伝文句に踊らされないよう考えて使用することが大切である．

表1　精神科で使用されている薬物

| 薬物 | 対象となる疾患 |
|---|---|
| 抗精神病薬 | 統合失調症，さまざまな疾患による精神病症状，せん妄，双極症，うつ病の増強療法 |
| 抗うつ薬 | うつ病，一部の不安症（パニック症，社交不安症），心的外傷後ストレス症（PTSD），強迫症 |
| 抗不安薬 | 不安症（従来でいう神経症や心身症），さまざまな疾患に伴う不安・焦燥 |
| 睡眠薬 | さまざまな疾患や状態に伴う不眠 |
| 気分安定薬 | 双極症（躁病やうつ病エピソード，維持療法） |
| 抗てんかん薬 | てんかん，一部は双極症 |

表2　「従来の薬」と「新規の薬」

| 薬物 | 従来の薬 | 新規の薬 | |
|---|---|---|---|
| 抗精神病薬 | 定型，第1世代<br>（クロルプロマジン，ハロペリドールなど） | 非定型，第2世代<br>（リスペリドン，オランザピン，クエチアピン，アリピプラゾール，ルラシドンなど） | |
| 抗うつ薬 | 三環系（TCA※）<br>（イミプラミン，アミトリプチリン，ノルトリプチリン，クロミプラミンなど） | SSRI/SNRI※<br>（パロキセチン，セルトラリン，エスシタロプラム，デュロキセチン，ベンラファキシンなど）<br>ミルタザピン<br>ボルチオキセチン | |
| 抗不安薬 | ベンゾジアゼピン系<br>（アルプラゾラム，エチゾラムなど多数） | （一部の不安症に対してSSRI/SNRI※） | |
| 睡眠薬 | ベンゾジアゼピン系<br>（ニトラゼパム，トリアゾラムなど多数） | 非ベンゾジアゼピン系<br>（ゾルピデム，ゾピクロン，エスゾピクロンなど） | メラトニン系（メラトニン，ラメルテオン）<br>オレキシン受容体拮抗薬（スボレキサント，レンボレキサントなど） |

※TCA：tricyclic antidepressants，SSRI：selective serotonin reuptake inhibitors，SNRI：serotonin and norepinephrine reuptake inhibitor

## 1 抗精神病薬

　従来の薬物（定型あるいは第1世代抗精神病薬とよばれる）に次いで，約30年前から新規の抗精神病薬（非定型あるいは第2世代抗精神病薬とよばれる）が発売されるようになった．錐体外路症状や高プロラクチン血症などの副作用の少ないことから，現在は主としてこれらの新規の抗精神病薬が使われている．

## 2 抗うつ薬

　従来の三環系とよばれる抗うつ薬から，SSRIやSNRIとよばれる薬物，ミルタザピン，ボルチオキセチンなどの新規の抗うつ薬が開発されている．便秘，口渇，鎮静などの副作用の少ないことから，現在は主としてこれらの新規の抗うつ薬が使われている．

## 3 抗不安薬

　従来広く使われていた抗不安薬であるベンゾジアゼピン系薬物はその依存性や長期使用が問題視されるようになり，厚生労働省でも長期使用や高齢者への使用への警告がなされている．不安症の一部に対してはSSRIなどの抗うつ薬の有用性が示されるようになるとともに，ベンゾジアゼピン系薬物は第二選択となりつつある．しかしなおベンゾジアゼピン系薬物の使用頻度は高いのが現状である．

第9章　精神・神経系の薬の使い分け

表3　新規の薬物のなかの選択基準

| ・合併する身体疾患への影響が少ないものを選ぶ：副作用や薬物相互作用に注意 |
| --- |
| ・併存する精神障害を考慮：例えば，うつ病ではパニック症などを合併することがある |
| ・患者の年齢，身体合併症，妊娠中の母体や胎児への影響を考慮 |
| ・患者の好み：患者のアドヒアランスがよくなければそもそも薬物療法が成り立たない |
| ・服薬の容易さ：剤形や服薬回数（新規の抗精神病薬には剤形が豊富なものが多い） |
| ・以前のエピソードにおける反応性 |
| ・薬物の値段：新規の薬物でジェネリックでないものは高価 |
| ・臨床家の経験：いくつかの使い慣れた薬を決めておくのが賢明 |

### 4 睡眠薬

　従来のベンゾジアセピン系睡眠薬は，転倒などの副作用の少ない非ベンゾジアゼピン系睡眠薬（注：ベンゾジアゼピンの分子骨格をもたないのでこうよばれるが，薬理作用としてはベンゾジアゼピン受容体作動薬）とよばれる改良型に切り替わった．さらに最近ではベンゾジアゼピン系と全く異なった作用機序をもつメラトニン系薬物（メラトニンおよびその受容体作動薬であるラメルテオン）やオレキシン受容体拮抗薬であるスボレキサントやレンボレキサントなどの睡眠薬が導入された．国内外の診療ガイドラインでは不眠症に対して第一選択としてのベンゾジアゼピン系睡眠薬は避けられる傾向にある．

## 2. 「従来の薬」と「新規の薬」の使い分けの原則

① 患者にとって不快な副作用は新規の薬物の方が少なく，脱落率がやや低いので，第一選択としてはこちらを使用するのが適切である
② 第一選択で無効な場合は他の新規の薬物を試みる．それでも効果が期待できない場合は，従来の薬物を副作用に注意しながら慎重に使用することもある
③ 特異な症状や非定型な症状のある場合，特定の薬物が有利なことがある

## 3. 「新規の薬」のなかの選択基準

　新規の薬物を使うときには，そのなかの複数から薬を選択しなければならないが，そのときの原則は表3を参考にしてもらいたい．

## おわりに

　精神科の治療は薬だけではない．薬物の選択に躍起になるくらいならば，自家薬籠中の薬を疾患ごとに2，3種類に決めておき，愚直に使い慣れていく方がよい．いずれにせよ，製薬企業が主張するほど薬ごとの効果の違いは大きくない．

**参考文献**

1) 「精神科治療薬の考え方と使い方 第4版」（Stahl SM/著，仙波純一/訳），メディカル・サイエンス・インターナショナル，2023
2) 「そこが知りたかった！ 精神科薬物療法のエキスパートコンセンサス」（日本精神神経薬理学会医学教育委員会編），新興医学出版社，2022
3) 「睡眠薬・抗不安薬のエキスパートコンセンサス」（高江洲義和，稲田 健/編著），新興医学出版社，2023

## プロフィール

**仙波純一（Jun'ichi Semba）**
東京愛成会たかつきクリニック
都市近郊の精神科クリニックでごく普通の外来診療をしています．短時間で薬物療法に頼りすぎない診療ができるかが問題です．

**第9章** 精神・神経系の薬の使い分け

# 2. 抗不安薬と睡眠薬を取り巻く状況と その使い分け

又吉宏紀，普天間国博，高江洲義和

## Point

- BZD系薬剤の長期・高用量使用が問題視されている
- BZD系薬剤が効果についてのエビデンスは短期の投与のみである
- 不安薬を処方する前に，不安障害の鑑別が必要である
- 睡眠薬を投与する前に，睡眠衛生指導を行う
- 抗不安薬，睡眠薬の処方は単剤で短期の使用を心がける

## はじめに

　抗不安薬や睡眠薬は，精神科に限らず内科やそのほかの科でも処方される頻度の高い薬剤である．一般に，抗不安薬とは，不安に対して使用される薬物であり，主なものはベンゾジアゼピン（benzodiazepines：BZD）受容体作動薬である．また，BZD系睡眠薬は不眠症に対しても汎用されている．しかし，BZD系薬剤は長期・高用量使用に伴う依存形成や安全性についてさまざまな問題を指摘されるようになり，その漫然とした長期・高用量使用に対しての懸念が高まっている．そのような背景からわが国では，抗不安薬と睡眠薬の長期・高用量使用に対する診療報酬の減算が策定された．しかしながら，現状はBZD系薬剤に対する適正な使用方法や長期・高用量使用を避けるための方策が明確になっていない．そこで本稿では抗不安薬，睡眠薬の適切な使用方法について概説し，BZD系薬剤の長期的に安全な治療戦略についても検討したい．

## 1. BZDと診療報酬

　わが国ではBZDの長期・高用量処方の対策として，抗不安薬や睡眠薬の処方に関して制限が設けられるようになった．平成24年の診療報酬改定から向精神薬の多剤処方を行った場合には処方箋料・薬剤料が減算されるようになった．また，平成30年の診療報酬改定で4種類以上の抗不安薬および睡眠薬の投与を行った場合やBZD系抗不安薬，睡眠薬が12カ月以上連続で同一用法・用量で処方された場合も減算の対象になるなど，BZDの処方が一層厳しく制限されるようになっている．

　減算だけでなく，BZDを減薬して薬剤師に症状の変化などの確認を指示した場合，医療機関は「向精神薬調整連携加算」を算定できるようになり，調剤薬局は「服用薬剤調整支援料」が算定で

きるようになったことも向精神薬の減量に向けた改定である．処方制限が段々と厳しくなっているが，諸外国の規制の水準には達していないため，**今後もBZDの使用はより短期間の処方のみに限られるようになると考えられる**．

## *2.* 抗不安薬

### 1 抗不安薬使用における問題点

　多くの診療ガイドラインでは，BZD系抗不安薬は，短期に限っての使用を推奨している．また，精神科疾患において，不安障害（パニック症，社交不安症，全般性不安症，そのほか特定の恐怖症，PTSD）に対する治療の第1選択は，選択的セロトニン再取り込み阻害薬（SSRI）やセロトニン・ノルアドレナリン再取り込み阻害薬（SNRI）が推奨されており，BZD系抗不安薬の使用は第2選択以下，もしくは推奨しないとされている[1]．しかし，実際の臨床場面ではBZD系抗不安薬は頻回に処方され，特にわが国では他国と比べても処方量が多い[2]．高齢者においてBZD系薬剤は，転倒・骨折のリスクを上昇させ[3]，現在のところ最終的な結論は出ていないが，認知症のリスクになるとの報告も散見されている[4]．それにもかかわらず，BZD系抗不安薬が漫然と長期に処方されていることも稀ではない．

### 2 抗不安薬の適正使用と使い分け

　BZD系抗不安薬は，主として服用から吸収されるまでの時間や半減期などを考慮して使い分けることがある（**表1**）[5]．一般には急性の不安の高まりに対して吸収が早く作用の持続が短いものを頓用で使用し，慢性の持続する不安に対しては半減期が長いものを使用することが多い．しかし，頓用での使用には注意が必要であり，不安に対する耐性が低い患者では，単純に頓用の指示をすると乱用につながる恐れがある．

　BZD系抗不安薬は不安に対し，即効性があり，特にパニック発作のような急性の不安に対して効果を得やすい薬剤である．一方で，不安障害をもつ患者は，精神障害がない患者に比べ長期使用となることが知られており[6]，効果の実感が得にくく，効果が得られた薬剤に関しては継続を希望することが多いため，結果として長期化することが少なくない．また，医師側の問題としても，患者がくり返し訴えるため，やむをえず処方してしまい，結果として長期の処方となってしまう場合も多くみられる．**不安に対するコーピング（対処方法）を事前に話し合い，どういった場面や症状になったら頓用するなどの設定も重要**である．

　BZD系抗不安薬は2〜4週間の短期の使用に留めるべきであり，それを超えての使用の安全性は確認されていない[7]．さらに，BZD系抗不安薬を6カ月以上投与された患者の約半数に依存がみられたとの報告がある[8]．あらかじめBZD系抗不安薬は根本治療でなく，あくまで対症療法であり，**短期の使用に限ることを患者に伝えることが重要**である．

### 3 抗不安薬の減量

　**治療が4〜6週間以上長期となるもしくはジアゼパム換算で30 mg/日以上になる場合は，痙攣などの離脱兆候に注意しながら減量する**．方法としては，内服量の50％程度ずつ毎週減らしていく，もしくは2週間ごとに1日量を10〜25％ずつ減らしていく方法が推奨されている[9]．また，複数の種類が使われている場合には，ジアゼパムなどの半減期の長いBZDの単剤に置換すること

表1　BZD系抗不安薬薬物動態

| 分類 | 一般名 | 服用量（mg/日） | Tmax（時間） | T1/2（時間） |
|---|---|---|---|---|
| 短時間型 | エチゾラム | 1～3 | 3 | 6 |
| | クロチアゼパム | 15～30 | 1 | 6.3 |
| 中間作用型 | ロラゼパム | 1～3 | 2 | 12 |
| | アルプラゾラム | 0.4～2.4 | 2 | 14 |
| | ブロマゼパム | 3～15 | 1 | 8～9 |
| 長時間作用型 | ジアゼパム | 1～20 | 1 | 27～28 |
| | クロナゼパム | 0.5～6 | 2 | 27 |
| | クロルジアゼポキシド | 10～60 | 1 | 6.6～28 |
| 超長時間作用型 | ロフラゼプ酸エチル | 1～2 | 0.8 | 122 |

Tmax：最高血中濃度到達時間，T1/2：消失半減期
文献5を参考に作成

も減量のためによい方法である[9]．

# 3. 睡眠薬

## 1 睡眠薬使用における問題点

　不眠症状には，寝つきが悪い入眠障害，何度も目を覚ます中途覚醒，早朝に覚醒し再入眠できない早朝覚醒などがある．これら不眠症状に対して，これまでわが国では主にBZD系睡眠薬で治療されてきた経緯がある．従来のBZD系睡眠薬の使い分けは，作用時間に基づく分類が主体であった．だが，多くの睡眠薬は最高血中濃度到達時間（Tmax）が1時間程度であるため，どの睡眠薬も睡眠の導入効果が一番強いと考えられ，**単純な作用時間による使い分けには疑問も残る**．さらに，BZD系睡眠薬は臨床上，筋弛緩作用による高齢者における転倒・骨折[10]，認知機能へ対する影響[11]，長期服用に伴う身体依存の形成[12]など種々の安全性についての問題が多く指摘されており，慢性期の不眠症に関して十分な効果があると確認できず，BZD系睡眠薬の投与は勧められていない[13]．

　睡眠薬において増量は簡単であるが，減薬には技術や知識が必要とされる．治療効果が高いからといって最初から依存性の強い従来のBZD系睡眠薬を使うと，不眠症が改善しても睡眠薬の減量・休薬といった出口戦略が困難になりやすい．一方でBZD系睡眠薬の不適切な断薬や急激な減薬は不眠症状の悪化や離脱症状により患者の恐怖感を高めて，かえって睡眠薬の心理依存を助長することにもなりかねないため注意が必要である．

## 2 睡眠薬の適正使用

　睡眠薬の使用は単剤常用量を基本とし，漫然とした長期処方は避け，不眠症状の改善に伴い治療ゴール（減薬・休薬）を見据えて使用する．近年，オレキシン受容体拮抗薬やメラトニン受容体作動薬といった従来のBZD系睡眠薬とは異なる新しい作用機序をもつ薬剤が登場した．特に，オレキシン受容体拮抗薬は身体依存や筋弛緩作用などの副作用がなく，治療効果もそれなりに期待できる．メラトニンやメラトニン受容体作動薬は身体依存や筋弛緩作用などの副作用がないため安全性が高く，睡眠・概日リズム位相の調整作用や，せん妄の予防・改善作用がある．

表2　安全性を考慮した睡眠薬の使い分け

| 薬剤タイプ | 薬剤名（一般名） | 患者タイプによる使い分けと注意点 |
| --- | --- | --- |
| オレキシン受容体拮抗薬 | スボレキサント レンボレキサント | 高齢者特有の睡眠維持障害で有効<br>・筋弛緩や身体依存がなく安全性が高い<br>・催眠効果もそれなりに期待できる<br>・半減期が長く，もち越しに注意が必要 |
| メラトニンおよびメラトニン受容体作動薬 | メラトニン ラメルテオン | せん妄のリスクのあるケースで有効<br>・催眠作用は弱いが，せん妄予防作用がある<br>・睡眠相後退型では，自然入眠時刻の6～8時間前に少量内服で睡眠相前進作用 |
| GABAA受容体作動薬 | エスゾピクロン ゾルピデム | 神経質で不安が強いケースで有効<br>・抗不安作用を有し，従来のBZD系睡眠薬と同様の副作用に注意<br>・エスゾピクロンは独特の苦みがある．また高齢者の転倒リスクに注意が必要<br>・ゾルピデムは依存・せん妄リスクに注意 |

　アメリカ睡眠医学会（American Academy of Sleep Medicine：AASM）によるガイドラインでは中間作用型や長時間作用型のBZD系薬の使用は推奨されておらず[14]，入眠障害には，エスゾピクロン（ルネスタ®），ゾルピデム（マイスリー®），メラトニン受容体作動薬のラメルテオン（ロゼレム®）が推奨されている．睡眠維持障害には，エスゾピクロン，ゾルピデム，オレキシン受容体拮抗薬のスボレキサント（ベルソムラ®）が推奨されている．レンボレキサント（デエビゴ®）は同ガイドラインが公表された後に発売されたが，効果と忍容性のバランスが評価され，わが国の専門家の間では入眠障害と睡眠維持障害の両方で第一選択薬となっている．GABAA受容体作動薬のエスゾピクロンは抗不安作用を有し，依存性も軽減されているため不安の強い神経症圏の患者では有効な症例もあるが，高齢者では筋弛緩作用に注意を要する．患者タイプに応じた睡眠薬の使い分けを表2にまとめた．

## 3 睡眠薬の減量

　安全性の観点から睡眠薬の漫然とした使用は避けるべきであり，不眠症状が改善してきたら睡眠薬の減薬や休薬を試みる．「漸減法」や「隔日法」を用いて時間をかけて徐々に減薬する．「漸減法」は，徐々に用量を減らす方法で，数週ごとに25％ずつ減量し，症状が再燃した場合は1段落前の用量に戻す．ある程度の量まで漸減した後は，「隔日法」で徐々に服用しない日を増やしていくことで最終的に薬剤を中止する．

## 4 睡眠衛生指導

　薬物療法の開始前に全例に行うべきものとして睡眠衛生指導がある．睡眠のメカニズムや体内時計機構に関する正しい知識を伝え，睡眠問題を解消して睡眠の質や量を向上させるための入眠手法や睡眠環境の整え方を指導する（表3）[15]．また，診療の中で指導を行うときに使えるツールとして睡眠日誌がある．睡眠日誌をつけることで患者自身が睡眠時間や問題のある生活習慣な

表3　睡眠衛生指導

| 概日リズムの維持・強化 | ・毎日同じ時間に起床し，太陽の光を取り入れる<br>・就寝2〜3時間前にぬるめの温度で入浴する<br>・昼寝をするなら，午後3時までに20〜30分程度 |
| --- | --- |
| 生活習慣を見直す | ・1週間単位で生活リズムを見直し，睡眠不足に注意する<br>・夕方以降の激しい運動や，興奮する行動を避ける<br>・就寝前1〜2時間はテレビ，パソコンなどは避ける |
| 嗜好品に注意する | ・就寝前4時間のカフェインの摂取，就寝前1時間の喫煙は避ける<br>・夜中に目が覚めたときに喫煙をしない．寝酒はしない<br>・就寝前に温かい飲み物を飲んでみる |
| 就寝環境を快適にする | ・明るさ，音，温度，湿度，換気を調節したりする<br>・寝具にも気を配る<br>・寝室を眠ること以外の目的に使用しない |
| 睡眠にこだわりすぎない | ・睡眠時間，不眠になる原因について考えすぎない<br>・就床時間を生理的な睡眠可能時間にあわせる<br>・夜中に目が覚めても，時刻を確認しない |

文献15より引用

どを客観的に見つめなおすことにつながる．これは自身の睡眠衛生の改善や睡眠に対する認知の歪みを修正するのに有効と考えられ，睡眠薬の減量につながると考えられる．

# 4. 症例1

### 症例1

34歳女性

主訴：不安感，動機

現病歴：仕事に向かう途中の電車で，動機，窒息感，めまいを自覚するようになった．疲れのためと考えていたが，その後も，通勤中に同様の症状が続き，胸痛もみられるようになり，死んでしまうのではないかと怖くなり当院を受診した．

所見：身長158 cm，体重52.1 kg，血圧102/65 mmHg，脈拍数64回/分，そのほか特記すべきことなし

生活歴：飲酒なし，喫煙なし

家族歴：特記事項なし

検査所見：L/Dに異常みられない．心電図も正常範囲内で胸部X線も異常はみられない．

## 1 研修医の疑問

①身体的に問題ない患者にも，内服薬は処方していいか

②処方するとしたらどんな薬がいいか

## 2 薬の使い方のコツ～この症例ではこう考える

本症例では1カ月前から続く，突然の動機，窒息感，めまい，胸部不快感を認め，パニック症の診断基準を満たしている．パニック障害に対する治療として，SSRIの投与を開始する．SSRIは効果がでるまでに時間がかかり，徐々に増量する必要がある．効果が出現するまでの間，BZD系抗不安薬の頓用使用を検討する．BZD系抗不安薬を投与する場合には，短期間の使用であることを伝える．

> ●処方例
>
> セルトラリン（ジェイゾロフト®）錠剤　1回25 mg　1日1回朝
> ロラゼパム（ワイパックス®）錠剤　1回0.5 mg　頓用使用　1日1～3回

# 5. 症例2

> **症例2**
>
> 63歳女性
>
> 主訴：夜眠れない．途中で起きる
>
> 現病歴：最近，寝つきの悪さを自覚するようになった．また，寝付いても，途中で起きてしまうことが増え，寝ても疲れがとれず，日中の倦怠感も認めるようになったため，心配となり当院を受診した．
>
> 既往歴；特記事項なし
>
> 家族歴：特記事項なし
>
> 所見：身長156 cm，体重57 kg．血圧112/68 mmHg，脈拍数64/分
>
> 検査所見：L/D，心電図に異常はみられない．

## 1 研修医の疑問

①鑑別すべき疾患は？
②内服薬はどうする？

## 2 薬の使い方のコツ～この症例ではこう考える

不眠を主訴に来院した患者のうち，不眠症以外の睡眠障害の鑑別が必要であり，代表的なものに睡眠呼吸障害，睡眠時運動障害がある．夜間のイビキや無呼吸，起床時に頭痛や口渇を伴う場合は睡眠時無呼吸症が疑われる．夜間に下肢のむずむず感を認める場合は，レストレスレッグス症候群を疑う必要がある．また，睡眠中に，寝言があったり夢内容に一致した行動がみられたりする場合には，レム睡眠行動障害も鑑別にあがる．また，具体的な睡眠のスケジュールを確認し，睡眠時間が後退あるいは前進，または不規則になっているようであれば，概日リズム障害の可能性を考える必要がある．

本症例では，足のむずむず感などもなく，夜間のイビキや無呼吸，異常行動の指摘もみられず，

---

第9章　精神・神経系の薬の使い分け

不眠症と診断された.

薬剤を投与する前に, 睡眠衛生指導を十分に行ったうえで, 睡眠薬の投与をする方針とし, 中途覚醒が一番困っていることをふまえ, レンボレキサントを開始した.

> ●処方例
> レンボレキサント(デエビゴ®)錠剤 1回5mg 1日1回寝前

## おわりに

BZDは幅広く用いられるうえ効果の発現も早く, 比較的安全な薬剤といわれてきた. その結果, 安易な投与や長期間の投与をされることが多くなった経緯がある. 現在ではBZDの依存性や長期間の使用など問題点が指摘されるようになり, BZDが複数になった場合には保険上減算されるなど, その対策もなされるようになっている.

不安を訴える患者に抗不安薬を処方する前に, 十分に不安の内容を傾聴し, 不安障害やうつ病などの精神疾患が背景にないか吟味することも忘れてはならない. また, 不眠を訴える患者でも, 不眠症以外の睡眠障害である場合も少なくない. 治療を行う前に, 就寝時間や起床時間の確認, 日中の活動性などを確認し, 患者の生活を把握することも睡眠障害の診療において重要である. 臨床において, 丁寧に医療面接を行うことが安易な投薬を防ぎ, 結果として抗不安薬や睡眠薬の長期・高用量処方を減少させると考えられる.

### 引用文献

1) Bandelow B, et al：Treatment of anxiety disorders. Dialogues Clin Neurosci, 19：93-107, 2017（PMID：28867934）
2) INCB：Availability of Internationally Controlled Drugs：Ensuring Adequate Access for Medical and Scientific Purposes. Indispensable, adequately available and not unduly restricted
https://www.incb.org/documents/Publications/AnnualReports/AR2015/English/Supplement-AR15_availability_English.pdf
3) Donnelly K, et al：Benzodiazepines, Z-drugs and the risk of hip fracture：A systematic review and meta-analysis. PLoS One, 12：e0174730, 2017（PMID：28448593）
4) Pariente A, et al：The Benzodiazepine-Dementia Disorders Link：Current State of Knowledge. CNS Drugs, 30：1-7, 2016（PMID：26715389）
5) 仙波純一：抗不安薬. Medicina, 55（4）：30-32, 2018
6) Takeshima N, et al：Continuation and discontinuation of benzodiazepine prescriptions：A cohort study based on a large claims database in Japan. Psychiatry Res, 237：201-207, 2016（PMID：26805564）
7) Lader M：Benzodiazepines revisited--will we ever learn? Addiction, 106：2086-2109, 2011（PMID：21714826）
8) de las Cuevas C, et al：Benzodiazepines：more "behavioural" addiction than dependence. Psychopharmacology（Berl）, 167：297-303, 2003（PMID：12669174）
9) Soyka M：Treatment of Benzodiazepine Dependence. N Engl J Med, 376：1147-1157, 2017（PMID：28328330）
10) Khong TP, et al：Potential impact of benzodiazepine use on the rate of hip fractures in five large European countries and the United States. Calcif Tissue Int, 91：24-31, 2012（PMID：22566242）
11) Billioti de Gage S, et al：Benzodiazepine use and risk of Alzheimer's disease：case-control study. BMJ, 349：g5205, 2014（PMID：25208536）
12) Murakoshi A, et al：Prevalence and associated factors of hypnotics dependence among Japanese outpatients with psychiatric disorders. Psychiatry Res, 230：958-963, 2015（PMID：26614012）
13) Qaseem A, et al：Management of Chronic Insomnia Disorder in Adults：A Clinical Practice Guideline From the American College of Physicians. Ann Intern Med, 165：125-133, 2016（PMID：27136449）

14) Sateia MJ, et al：Clinical Practice Guideline for the Pharmacologic Treatment of Chronic Insomnia in Adults：An American Academy of Sleep Medicine Clinical Practice Guideline. J Clin Sleep Med, 13：307-349, 2017（PMID：27998379）

15) 内山 真，他：一般診療における不眠マネジメントに関するコンセンサス・レポート．ねむりと医療，3：109-131, 2010

## プロフィール

### 又吉宏紀 （Hiroki Matayoshi）

琉球大学医学部 精神病態医学講座

睡眠障害と種々の精神疾患との関連に関心を持っています．特に，不眠症や昼夜逆転などが気分障害や統合失調症，神経発達症などに与える影響を理解し，患者さんの睡眠の質を改善する方法を模索しています．薬物療法と心理社会的支援の統合的アプローチを深め，患者さんにより効果的な支援を提供したいと考えています．

### 普天間国博 （Kunihiro Futenma）

琉球大学医学部 精神病態医学講座

### 高江洲義和 （Yoshikazu Takaesu）

琉球大学医学部 精神病態医学講座

第9章 精神・神経系の薬の使い分け

**第9章** 精神・神経系の薬の使い分け

# 3. 抗うつ薬の使い分け

多田光宏, 仁王進太郎

## Point

- 新規抗うつ薬間で有効用量を十分期間使用した際の有効性に関して臨床的に明確な優劣の差はない
- 抗うつ薬処方の前に患者背景, 病態の理解に努めるのが肝要
- 新規抗うつ薬間で作用機序, 副作用プロファイルや薬物相互作用に差はある
- 双極性うつ病の可能性が否定できないときは抗うつ薬を処方しない

## はじめに

本稿ではSRI（serotonin reuptake inhibitor：セロトニン再取り込み阻害薬）, SNRI（serotonin and norepinephrine reuptake inhibitor：セロトニン・ノルアドレナリン再取り込み阻害薬）およびミルタザピン, ボルチオキセチンを総称して新規抗うつ薬とし, 三環系抗うつ薬, 四環系抗うつ薬, トラゾドンなどとは区別する.

三環系抗うつ薬では抗コリン作用による有害作用（口渇, 便秘など）や不整脈誘発が臨床上問題になり, 過量服薬時の致死性不整脈のリスクも高い[1]. 一方で新規抗うつ薬は, 従来の三環系抗うつ薬と比べて有効性に差はないが, 忍容性（治療継続率）に優れるという報告がある[2]. そのため各種ガイドラインや治療アルゴリズムにおいて, 抗うつ薬開始時には, 新規抗うつ薬が推奨もしくは一般的であると記載されることが多く[3, 4], 本稿でも新規抗うつ薬を中心に記載する.

うつ病, 不安症の治療計画策定に際しての留意点などは各種ガイドラインや成書などですでに述べられており, 本稿では述べない.

## 1. 抗うつ薬の基礎知識

抗うつ薬は効果の発現まで少なくとも2〜4週間を要し, 十分量まで漸増し4〜8週間経過を見た後に効果の判定を行うのが望ましい. 一方で有害事象（特に消化器症状）に関しては服薬初期から出現するものがある. 治療開始時にあらかじめ, 抗うつ薬の導入目的, 効果判定のタイミングや有害事象の出現について説明することで, その後の服薬継続率を高めることが期待できる.

**基本は単剤療法**で, 一般に内服回数が少ない薬剤の方が服薬アドヒアランスを得られやすい. また**有効用量を十分期間使用した際の有効性に関して臨床的に明確な優劣の差はない**. そのため

表1　抗うつ薬の作用機序

| | トランスポーター (再取り込み阻害) | | | NA受容体 | セロトニン受容体 | | | | |
| --- | --- | --- | --- | --- | --- | --- | --- | --- | --- |
| | SERT | NERT | DAT | α2 | 5-HT1A | 5-HT2A | 5-HT2c | 5-HT3 | 5-HT7 |
| TCAs | | | | | | | | | |
| アミトリプチリン | ✓ | ✓ | | ✓ | | ✓ | | | |
| アモキサピン | ✓ | ✓ | | | | ✓ | ✓ | | |
| クロミプラミン | ✓ | ✓ | | | | ✓ | ✓ | | |
| SRI | | | | | | | | | |
| エスシタロプラム | ✓ | | | | | | | | |
| セルトラリン | ✓ | | ✓ | | | | | | |
| パロキセチン | ✓ | ✓ | | | | | | | |
| フルボキサミン | ✓ | | | | | | | | |
| SNRI | | | | | | | | | |
| デュロキセチン | ✓ | ✓ | | | | | | | |
| ベンラファキシン | ✓ | ✓ | | | | | | | |
| Multimodal | | | | | | | | | |
| トラゾドン | ✓ | | | ✓ | | ✓ | ✓ | | |
| ボルチオキセチン | ✓ | | | | ✓ | | | ✓ | ✓ |
| ミアンセリン | | ✓ | | ✓ | | ✓ | | | |
| ミルタザピン | | | | ✓ | | ✓ | ✓ | ✓ | |

NA＝ノルアドレナリン　TCAs＝三環系抗うつ薬
SERT＝セロトニントランスポーター　NERT＝ノルエピネフリントランスポーター　DAT＝ドパミントランスポーター
SRI＝セロトニン再取り込み阻害薬　SNRI＝セロトニン・ノルアドレナリン再取り込み阻害薬
文献5を参考に作成

薬剤選択の鍵となるのは，患者個々の要素（併存身体疾患，併用薬）とアドヒアランス，そして前景となる症状ということになる．

　新規抗うつ薬を作用機序により3つに大別した．SRI，SNRIそしてMultimodalである．三環系抗うつ薬の作用機序も含めて表1に示す．Multimodalとは，再取り込み阻害作用以外の受容体活性（主にノルアドレナリンやセロトニン受容体）をもつ薬の総称で，新規抗うつ薬のなかでは，ミルタザピンとボルチオキセチンが該当する．新規抗うつ薬間，同じカテゴリーに所属する薬剤間でも，副作用や薬物相互作用に差はある．新規抗うつ薬の薬物相互作用について表2に示す．フルボキサミンは複数回投与，ほかの薬剤は基本1日1回投与である．また特徴的な有害作用や避けた方がよいと思われる患者像を表3に示すので参考にしてほしい．

# 2. 薬の使い方のコツ〜この症例ではこう考える

## 1 併存身体疾患から考える

### 症例1

　38歳男性，172 cm，84 kg．健康診断では数年来，脂質異常症と高血圧症を指摘されていた．精神科既往歴および受診歴なし．2カ月前より職場を中心に断続的な動悸，発汗を認

表2 CYP酵素の阻害作用

| | 1A2 | 2C9 | 2C19 | 2D6 | 3A4 |
|---|---|---|---|---|---|
| **SSRI** | | | | | |
| エスシタロプラム | − | − | − | + | − |
| セルトラリン | − | + | + | ++ | + |
| パロキセチン | + | + | + | +++ | + |
| フルボキサミン | +++ | ++ | +++ | + | + |
| **SNRI** | | | | | |
| デュロキセチン | − | − | − | ++ | − |
| ベンラファキシン | − | − | − | + | + |
| **Multimodal** | | | | | |
| ミルタザピン | − | − | − | + | − |
| ボルチオキセチン | − | − | − | − | − |

文献6, 7を参考に作成

表3 薬剤選択にかかわる主な因子

| 薬剤 | 優先順位が上がる因子 | 優先順位が下がる因子 |
|---|---|---|
| SRI | 不安症状が強い，不安症の併存 | 焦燥感が強い（activation syndromeによる悪化リスクあり） |
| エスシタロプラム | | 徐脈，不整脈（QT延長をきたし不整脈悪化リスクあり） |
| セルトラリン | | 併用薬が多い |
| パロキセチン | | 併用薬が多い |
| フルボキサミン | | 併用薬が多い |
| SNRI | | 焦燥感が強い（activation syndromeによる悪化リスクあり）<br>前立腺肥大　高血圧症 |
| デュロキセチン | 疼痛症状を伴う | 併用薬が多い |
| ベンラファキシン | | |
| Multimodal | | |
| ボルチオキセチン | 認知機能障害を伴う | |
| ミルタザピン | 消化器症状，食欲低下，不眠を伴う | 肥満，脂質異常症，糖代謝異常 |

めるようになる．1カ月前より易疲労性，嘔気も認め，当院受診．心電図，上部消化管内視鏡検査で異常所見なく，血液検査では脂質異常症の増悪を認めた．より詳しく話を聞いてみると，異動後より仕事の重圧が増す，慣れるのに苦労しているなどの状況も聴取された．勤務状況は保たれているが，休みの日は寝ており，仕事へのモチベーションも低下．休日に友人に食事に誘われても断わっているという状況．β遮断薬，H2受容体拮抗薬の処方で症状はわずかに楽になったという程度であった．

- 器質疾患の存在を指摘されない身体症状
- 診断基準閾値下ではあるが，ストレス反応としての自律神経症状やうつ症状を認める
- 対症療法で処方した薬剤の反応性は限定的

この段階では「患者背景，病態の理解に努める」[4] こと，すなわち本人の話をよく聞く，職場での担務調整についての相談を促す，休日の気分転換や有休取得による休養を薦めるなどの助言が治療アプローチとしての前提となる．これらの**非薬物療法でも改善が得られない場合に，抗うつ薬の処方を検討する**．

　薬物療法が開始となった場合，新規抗うつ薬のなかであれば基本的にどれを選んでも大きな違いはないといえるが，それでも本症例では基礎疾患に脂質異常症があり，食欲増進効果ならびに体重増加リスクの高いミルタザピン[6] は避けるのがベターという考え方がある（相対的にミルタザピンがハイリスクというだけでSRI/SNRIに関しても一定の体重増加リスクはある）．その一方，嘔気が主訴に含まれていることから，投与初期に消化器症状が出やすいSRI/SNRIやボルチオキセチンを避けてミルタザピンを選ぶという思考も成立する．また動悸が主訴で，高血圧もあることから血圧上昇や心拍数増加の有害作用をかんがみてSNRIよりはSRIやボルチオキセチンの方が選択としてはよいとも考えられる．すなわち，このような思考をもとに，**患者さんのニーズや治療上優先すべき要因について話し合い，薬剤選択を進めていくのが望ましい**．このプロセスをSDM（shared decision making）といい，精神疾患の治療や長期管理を必要とする高血圧症，糖尿病，喘息などの治療で重要とされる概念である[8]．

　本症例の場合は体重増加や脂質異常症のリスクを重要視し，エスシタロプラム（レクサプロ®）1回10 mg 1日1回夕食後を開始した．有害作用である嘔気については事前の説明を行うことで服薬継続，2週後より1回20 mgに増量し，4週後には症状の改善に至るとともに血圧の安定化も認めた．

## 2 研修医が陥りやすいピットフォール

・血圧や血液検査の結果など「数値」のみを相手にして患者さん本人の病態把握を怠る
・ストレスが原因となんとなく判断してベンゾジアゼピン受容体作動薬を安易に処方する

## 3 処方歴から考える

### 症例2

　64歳女性．基礎疾患は糖尿病，変形性膝関節症で近医受診，内服加療中．半年前より痛みがひどい，眠れない，やる気がしない，落ち着かないなどを主訴に当院受診．初診時，血液検査で甲状腺ホルモンに異常所見なし．頭部CTでも明らかな異常所見なし．スボレキサント処方で経過を見たが，睡眠はある程度改善したものの，やる気がしない，体の病気が不安，痛みなどの症状は不変であった．

・従来であればベンゾジアゼピン系抗不安薬や睡眠薬の処方を検討されていただろう症例
・疼痛が主訴であり，自律神経症状や睡眠障害が症状に含まれる

　最近ではスボレキサント，レンボレキサント，ラメルテオンが処方可能となり，プライマリ・ケアや非精神科医にとっても，不眠への治療アプローチがとりやすくなった．加えて，近年の注意点としては**糖尿病内科や整形外科を受診している場合，疼痛対策としてデュロキセチンが処方される場合がある点であろう**（適応：糖尿病性神経障害の疼痛，変形性関節症の疼痛など）．

　本症例の場合，詳しく話を聞いてみると，1年前〜半年前まで整形外科でデュロキセチン60 mgの処方をされており，ほかの鎮痛薬に変更になったとのことであった．そのため主訴出現時には

デュロキセチンの離脱症状があり，また持続する症状のなかにはデュロキセチンの効果が減衰・消失したことによるものも含まれることが推定される．忍容性には問題がなかったとのことで，この見立てを患者さんに説明のうえ，スボレキサント（ベルソムラ®）1回15 mg 1日1回就寝前の継続に加え，デュロキセチン（サインバルタ®）1回20 mg 1日1回朝食後より再開，4週間かけて1回40 mgまで漸増したところ，時折膝の痛みは残るものの精神症状の改善が得られた．

### ■4 研修医が陥りやすいピットフォール

・科をまたいで適応症を有する薬や，中枢神経作用があるにもかかわらず，向精神薬と分類されていない薬（降圧薬，制吐剤，ステロイド，抗コリン薬など）についての知識・関心が不足している

# Advanced Lecture

### ■ 双極性うつ病

うつ病との鑑別が必要な疾患に双極性障害のうつ病相（双極性うつ病）がある．双極性うつ病の治療の主役は気分安定薬であり，抗うつ薬の単独投与は無効であるばかりか病状の増悪，不安定化を招くリスクが高い[9]．若年発症や家族歴，くり返しのうつ状態などを呈している場合，抗うつ薬の単独投与は避けるべきである[10]．

# おわりに

本書の対象が研修医や非専門医であることを考慮すると，すべての新規抗うつ薬に精通するというのは非現実的であろう．ただし，自らが処方しないにしても，患者さんの常用薬に抗うつ薬が含まれることは決して珍しくない．各薬剤の作用機序や特徴，注意点をおおまかにでも知っておくことは重要だろう．抗うつ薬の基礎知識を踏まえたうえで，各カテゴリーで各1つの薬につき使用経験を重ねていくことが臨床力向上の鍵といえるかもしれない．

### 引用文献

1) Hawton K, et al：Toxicity of antidepressants：rates of suicide relative to prescribing and non-fatal overdose. Br J Psychiatry, 196：354-358, 2010（PMID：20435959）

2) MacGillivray S, et al：Efficacy and tolerability of selective serotonin reuptake inhibitors compared with tricyclic antidepressants in depression treated in primary care：systematic review and meta-analysis. BMJ, 326：1014, 2003（PMID：12742924）

3) Lam RW, et al：Canadian Network for Mood and Anxiety Treatments（CANMAT）2023 Update on Clinical Guidelines for Management of Major Depressive Disorder in Adults：Réseau canadien pour les traitements de l'humeur et de l'anxiété（CANMAT）2023：Mise à jour des lignes directrices cliniques pour la prise en charge du trouble dépressif majeur chez les adultes. Can J Psychiatry, 69：641-687, 2024（PMID：38711351）

4) 「日本うつ病学会治療ガイドラインⅡ. うつ病（DSM-5）/大うつ病性障害 2016」（日本うつ病学会気分障害の治療ガイドライン作成委員会/編），2016

5) NbN
https://nbn2r.com/（2025年1月閲覧）

6) 「モーズレイ処方ガイドライン 第14版 日本語版」（Taylor DM, 他/著，三村 將, 他/訳）WILEY Blackwell, 2022

7) Gartlehner G, et al：Drug Class Review on Second Generation Antidepressants：Final Report. Oregon Health & Science University, 2011（PMID：21595099）
https://www.ohsu.edu/sites/default/files/2019-01/Antidepressants_final_report_update-5_MAR_11.pdf（2025年1月閲覧）

8) 渡邊衡一郎：共同意思決定（SDM）の概念と現状. 精神医学, 62：1301-1309, 2020

9) 「日本うつ病学会診療ガイドライン 双極症 2023」（日本うつ病学会／監, 気分障害の治療ガイドライン検討委員会双極性障害委員会／編）, 医学書院, 2023

10) 多田光宏, 他：双極性を有するうつ病の予後と長期薬物療法の問題. 臨床精神薬理, 19：1607-1614, 2016

## プロフィール

### 多田光宏（Mitsuhiro Tada）

東京都済生会中央病院 精神科（心療科）

博士（医学）, 精神保健指定医, 日本精神神経学会専門医・指導医, 日本臨床精神神経薬理学会専門医

精神科がある病院のレジデントが抗うつ薬を選択する機会は少ないでしょう. 一方, 今後精神科がない病院に勤務する際は, うつ病や不安症の治療開始を担う機会は多いでしょう. 欧米でも精神疾患のファーストエイドはプライマリ・ケアや家庭医の役割です. 本稿が皆様の学習の一助となることを期待します.

### 仁王進太郎（Shintaro Nio）

東京都済生会中央病院 精神科（心療科）

博士（医学）, 精神保健指定医, 日本精神神経学会専門医・指導医, 日本臨床精神神経薬理学会専門医, 日本老年精神医学会専門医

第9章　精神・神経系の薬の使い分け

# 4. 抗精神病薬の使い分け

髙木　学

## ●Point●

- ・抗精神病薬の効果はどれもほぼ同じ
- ・副作用リスクで使い分け，アドヒアランスUP
- ・抗精神病薬の受容体プロファイルを理解する

## はじめに

すべての抗精神病薬はドパミン$D_2$受容体を完全または部分遮断し，統合失調症の幻覚や妄想に効果を発揮する．**有効性は難治性統合失調症に適応があるクロザピン（クロザリル®）を除きほぼ同じ**[1]で，**副作用リスクが低い薬を選択する**．大部分の副作用の発症リスクは用量依存性だが，起きやすい副作用はそれぞれの抗精神病薬で異なるため，抗精神病薬の受容体プロファイルを理解し，患者さんの精神，身体状態を考慮し選択する．

## 1. 主な注意すべき副作用（表1，2）

### 1 錐体外路症状（薬剤性パーキンソニズム）

黒質線条体のドパミン機能低下で生じる．M1受容体，5-HT$_{2A}$受容体遮断はドパミン遊離を促進しリスクを下げる[4]．錐体外路症状に，38℃以上の高熱，自律神経症状（頻脈，発汗，呼吸促拍など），意識障害を伴う悪性症候群は，頻度は低い（1％程度）が死亡リスクは高く，血清クレアチンキナーゼ（CK）高値や白血球増多などに注意が必要である[4]．

（症状：少）クロザリル®＞セロクエル®＞エビリファイ®＝レキサルティ®
（症状：多）セレネース®＞＞リスパダール®＝ロナセン®

### 2 アカシジア（静座不能症）

下肢（が多い）のむずむず感，そわそわ感が症状としてあり，運動で改善する．抗精神病薬服用中の20～45％にみられ中高年女性に多い[4]．ベンゾジアゼピン系薬剤，抗アセチルコリン薬が有効である[4]．レキサルティ®はエビリファイ®より$D_2$受容体部分遮断率が高く，アカシジアの発生頻度が低い[5]．

表1 抗精神病薬の薬理作用と推定される治療効果と副作用

| 受容体遮断 | 治療効果 | 副作用 |
|---|---|---|
| ドパミンD2 | 陽性症状の改善，鎮静効果 | 錐体外路症状，高プロラクチン血症<br>過鎮静，眠気 |
| セロトニン5-HT2A | 陰性症状，睡眠の改善<br>錐体外路症状，高プロラクチン血症の軽減 | － |
| セロトニン5-HT2C | 抑うつ，不安症状の改善 | 体重増加 |
| アセチルコリンM1 | 錐体外路症状軽減，鎮静効果 | 体重増加，頻脈，便秘，口渇，過鎮静，眠気 |
| アドレナリンα1 | 鎮静効果 | 起立性低血圧，過鎮静，眠気 |
| ヒスタミンH1 | 鎮静効果 | 体重増加，過鎮静，眠気 |

文献2を参考に作成

表2 臨床用量を加味した抗精神病薬プロファイル

| 一般名 | 商品名 | ドパミン | セロトニン | | アセチルコリン | アドレナリン | ヒスタミン |
|---|---|---|---|---|---|---|---|
| | | D2 | 5-HT2A | 5-HT2C | M1 | α1 | H1 |
| アリピプラゾール | エビリファイ® | 3+ | 2+ | + | ± | ± | ± |
| ブレクスピプラゾール | レキサルティ® | 3+ | 3+ | + | ± | 2+ | + |
| ブロナンセリン | ロナセン® | 3+ | 2+ | + | ± | ± | ± |
| ルラシドン | ラツーダ® | 3+ | 3+ | + | ± | + | ± |
| リスペリドン | リスパダール® | 2+ | 3+ | + | ± | 2+ | + |
| クエチアピン | セロクエル® | 2+ | 2+ | + | ± | 3+ | 3+ |
| オランザピン | ジプレキサ® | 2+ | 3+ | 2+ | 2+ | + | 3+ |
| アセナピン | シクレスト® | 3+ | 3+ | 3+ | ± | 3+ | 3+ |
| クロザピン | クロザリル® | 2+ | 3+ | 3+ | 3+ | 3+ | 3+ |
| ハロペリドール | セレネース® | 3+ | ± | ± | ± | 2+ | ± |

用量換算Ki値．HPD5 mg等価用量をmol換算し，Ki値を除して10万倍したもの
3＋：1.5以下，2＋：15以下，＋：100以下，±：100以上（値が小さい方が結合力が強い）
文献3を参考に作成

（症状：少）セロクエル®＞レキサルティ®＞シクレスト®＞ジプレキサ®

（症状：多）セレネース®＞ロナセン®≧リスパダール®≧エビリファイ®

## 3 高プロラクチン血症

D2受容体遮断による高プロラクチン血症は，性機能障害，不妊，無月経，女性化乳房，乳汁漏出を引き起こす．下垂体は血液脳関門の外側にあり，脳内移行性の低い抗精神病薬は高リスクとなる[6]．

（症状：少）エビリファイ®＝レキサルティ®≧セロクエル®

（症状：多）リスパダール®＞＞セレネース®＞ロナセン®

## 4 体重増加，代謝異常

抗精神病薬による体重増加，肥満組織の増大（食事量が変わらないのに太る），食欲増進効果に

関係するグレリンの分泌増加[7]，膵臓の$\beta$細胞機能への影響が推測される[4]．血糖上昇は用量依存性でなく，服薬中止により改善して再投与で再現される[4]．

（症状：少）セレネース®＝エビリファイ®＝レキサルティ®＝ラツーダ®
（症状：多）クロザリル®＞ジプレキサ®＞セロクエル®＞＞リスパダール®
（ジプレキサ®，セロクエル®は糖尿病に禁忌）

### 5 心循環器系

代謝異常による血管障害，薬剤性心筋炎，$\alpha_1$受容体阻害による血圧低下，M1受容体阻害による頻脈，フェノチアジン系薬剤のキニジン様作用によるQTc延長（Torsade de pointes）が関係する．

（症状：少）エビリファイ®＝ロナセン®＝レキサルティ®
（症状：多）クロザリル®≧セロクエル®＝ジプレキサ®＞リスパダール®

### 6 口渇，便秘

M1受容体阻害により，唾液の分泌が抑制されて口渇が，消化管の蠕動が抑制されて便秘が生じる．イレウスはときに致死的となる．

（症状：少）エビリファイ®＝レキサルティ®＝ロナセン®＝シクレスト®＝ラツーダ®
（症状：多）クロザリル®＞ジプレキサ®＞セロクエル®

### 7 鎮静，眠気

興奮，不眠がある場合は，鎮静や眠気は有用となるが，一方で，集中力や作業能力などの認知機能を低下させる点で副作用となる[8]．

（症状：少）エビリファイ®＝ロナセン®＞ラツーダ®
（症状：多）クロザリル®＞ジプレキサ®＞セロクエル®＞シクレスト®≧リスパダール®＝セレネース®

# 2. 統合失調症

## 症例

20歳女性．
大学進学をきっかけに対人関係に悩みふさぎ込むことが増えた．食べものに毒が入っていると言い食事をとらず，家に閉じこもりおびえている．両親，親族に連れられ来院したが，病気ではないと言い入院に激しく抵抗し興奮している．

## 1 初発統合失調症

入院が必要な重症症例である．初発統合失調症は，慢性期と比べ，抗精神病薬の有効率は高いが[9]，錐体外路系の副作用が起きやすい傾向がある[10]．臨床試験に含まれない（同意の問題）レベルの最重症の統合失調症の患者さんには，副作用リスクはあるが，鎮静系抗精神病薬（リスパダール®，ジプレキサ®など）で開始を考慮し，維持期になってから，副作用の少ないエビリファイ®，ロナセン®，レキサルティ®，ラツーダ®などの非鎮静系抗精神病薬へのスイッチも考慮する．

抗精神病薬は**原則単剤使用する**，**服薬回数を減らす**，**液剤，口腔内崩壊錠，注射剤，貼付剤，持効性注射剤を使用するなど，アドヒアランスを上げるのが重要**である．初発で完全寛解した場合は，数年の維持療法の後に投与終了を考慮する[11]．

---

**●処方例（内服可能）**
①リスペリドン（リスパダール®）液　1回3mL　1日1〜2回
②オランザピン（ジプレキサ®，ザイディス®）1回10mg〜20mg（糖尿病に禁忌）1日1回（夕方か眠前）
（①，②のいずれかと併用）ロラゼパム（ワイパックス®）1〜3mg

---

**●処方例（内服不可能）**
①オランザピン（ジプレキサ®）1回1A　1日1回筋注
②ハロペリドール（セレネース®）1回1〜2A　1日1〜2回静注または筋注
（①，②のいずれかと併用）生食100mL＋フルニトラゼパム（サイレース®）1A（呼吸抑制に注意）

---

重症の場合以外は，可能な限り次の①〜③の非鎮静系抗精神病薬で開始する[12]．鎮静にバルプロ酸（デパケン®）を併用する．

---

**●処方例（①〜③のいずれか1つ選択）**
①ブレクスピプラゾール（レキサルティ®）1回1〜2mg　1日1回（寝る前）
②ルラシドン（ラツーダ®）1回20〜80mg　1日1回（寝る前）
③ブロナンセリン（ロナセン®）1回4〜12mg　1日1〜2回

---

## 2 慢性期統合失調症

維持療法は必要最低限の用量に設定する．抗精神病薬は統合失調症の再発予防効果があり，急な中止，変更はリスクとなる．慢性期統合失調症では，**体重増加，代謝異常，性機能障害，眠気，鎮静などの副作用が，患者さんのADLを低下させるため問題となることが多い**．身体疾患や副作用のため，抗精神病薬を変更する場合は，上乗せ，漸減漸増など少しずつ置き換える．

## 3. 気分障害

### 1 難治性や妄想を伴う重度うつ病

抗精神病薬は，抗うつ薬の増強効果があり併用療法で，一般に少量で使用する[13]．不眠や食欲不振に対する効果も期待する．気分障害では，統合失調症より，**低用量でも錐体外路症状を生じやすいため注意が必要**である．

> ●**処方例（①～③のいずれか1つ選択）**
> ①アリピプラゾール（エビリファイ®）1回3～15 mg　1日1回（朝食後または寝る前）
> ②ブレクスピプラゾール（レキサルティ®）1回1～2 mg　1日1回（寝る前）
> ③オランザピン（ジプレキサ®）1回2.5～10 mg　1日1回（寝る前）
> （①②増強療法，③適応外使用）

### 2 双極性障害：躁うつ病

躁状態では，鎮静効果が要求されるため，保険適用のあるエビリファイ®，ジプレキサ®を高用量まで早期に漸増する．うつ状態では，保険適用のあるビプレッソ®，ジプレキサ®，ラツーダ®を低用量から使用する．単剤使用または気分安定薬との併用も考慮する．

> ●**処方例（躁状態：①，②のいずれか選択）**
> ①アリピプラゾール（エビリファイ®）1回12～30 mg　1日1回（朝食後または寝る前）
> ②オランザピン（ジプレキサ®）1回10～20 mg　1日1回（寝る前）
> ＊ゾテピン（ロドピン®）は（適応外使用），強い抗躁効果を認める

> ●**処方例（うつ状態：①，②のいずれか選択）**
> ①オランザピン（ジプレキサ®）1回2.5～10 mg　1日1回（寝る前）
> ②クエチアピン徐放剤（ビプレッソ®）1回50～300 mg　1日1回（寝る前）
> ③ルラシドン（ラツーダ®）1回20～60 mg　1日1回（寝る前）

## 4. せん妄[14]

セロクエル®，リスパダール®，セレネース®，ルーラン®（ペロスピロン）は，「器質性疾患に伴うせん妄・精神運動興奮状態・易怒性」に適応外使用が認められた（2011年9月）．睡眠リズムを整えるなど環境調整が優先で，睡眠薬，抗不安薬などのマイナートランキライザーや抗アセチルコリン作用の強い薬剤はせん妄リスクとなるので避ける．せん妄の発症時刻より前に予防投与し，予測指示を複数回出し，投与は最低量，最低期間にする．

●処方例（糖尿病なし）

クエチアピン（セロクエル®）1回12.5〜50 mg（17時頃）

→寝る前から1時間おきに数回25 mgずつ追加．計300 mgまで

＊セロクエル®はパーキンソニズムのリスクが低く，鎮静，睡眠効果が高い

---

●処方例（糖尿病あり）

リスペリドン（リスパダール®）液1回0.5 mL〜2 mL（17時頃）→0.5〜1 mLずつ追加．計3 mLまで．

＊リスパダール®内用液は，錠剤より血中濃度上昇が若干早い．

---

●処方例（内服不可能）

生食50 mL＋ハロペリドール（セレネース®）点滴1回0.5〜1 A（17時頃）→0.5〜1 Aずつ追加．計3 Aまで

＊セレネース®点滴は内服より錐体外路系の副作用が起きにくい[15]

第9章　精神・神経系の薬の使い分け

## おわりに

　抗精神病薬は，統合失調症や気分障害といった精神疾患だけでなく，せん妄に対してレジデントが使用する場面はとても多い．効果と副作用の特性を理解して上手に使い分け，適切に投与する能力が必要である．

### 引用文献

1) Leucht S, et al：Comparative efficacy and tolerability of 15 antipsychotic drugs in schizophrenia：a multiple-treatments meta-analysis. Lancet, 382：951-962, 2013（PMID：23810019）

2) 今西泰一郎，他：Asenapineの基礎薬理学的特徴．臨床精神薬理，19：713-721, 2016

3) 「第2世代抗精神病薬の臨床」（武田俊彦/編），新興医学出版社，2007

4) 「専門医のための臨床精神神経薬理学テキスト」（日本臨床精神神経薬理学会専門医制度委員会/編），星和書店，2021

5) Parikh NB, et al：Clinical role of brexpiprazole in depression and schizophrenia. Ther Clin Risk Manag, 13：299-306, 2017（PMID：28331332）

6) Arakawa R, et al：Positron emission tomography measurement of dopamine $D_2$ receptor occupancy in the pituitary and cerebral cortex：relation to antipsychotic-induced hyperprolactinemia. J Clin Psychiatry, 71：1131-1137, 2010（PMID：20361897）

7) Huang XF, et al：Decreased 5-HT2cR and GHSR1a interaction in antipsychotic drug-induced obesity. Obes Rev, 19：396-405, 2018（PMID：29119689）

8) 「ストール 精神薬理学エセンシャルズ 第5版 神経科学的基礎と応用」（Stahl SM/著，仙波純一，他/監訳），メディカル・サイエンス・インターナショナル，2023

9) Zhu Y, et al：How well do patients with a first episode of schizophrenia respond to antipsychotics：A systematic review and meta-analysis. Eur Neuropsychopharmacol, 27：835-844, 2017（PMID：28669774）

10) Robinson DG, et al：Pharmacological treatments for first-episode schizophrenia. Schizophr Bull, 31：705-722, 2005（PMID：16006592）

11) Takeuchi H, et al：Antipsychotic treatment for schizophrenia in the maintenance phase：a systematic review of the guidelines and algorithms. Schizophr Res, 134：219-225, 2012（PMID：22154594）

12) 髙木 学，他：岡山県精神科医療センタースーパー救急病棟における統合失調症治療―急性期，維持期の処方，予後調査から見えてきたもの．臨床精神薬理，13：943-955, 2010

13) 「日本うつ病学会治療ガイドラインⅡ．うつ病（DSM-5）/大うつ病性障害 2016」（日本うつ病学会気分障害の治療ガイドライン作成委員会/編），2016

14）「せん妄の臨床指針〔せん妄の治療指針 第2版〕日本総合病院精神医学会治療指針1」（日本総合病院精神医学会せん妄指針改訂班/編），星和書店，2015

15）Menza MA, et al：Decreased extrapyramidal symptoms with intravenous haloperidol. J Clin Psychiatry, 48：278-280, 1987（PMID：3597329）

## プロフィール

**髙木　学（Manabu Takaki）**
岡山大学病院 精神科神経科
医師23年になりますが，精神医学，そして患者さんは多様で，日々驚きの連続で飽きることはありません．そして，精神疾患をもった患者さんの身体疾患もしっかり診療してくださる先生が年々増えていくのを嬉しく感じています．われわれ精神科医も，恩返しの気持ちで，身体疾患の患者さんの役にたてるようにと願っています．

**第9章　精神・神経系の薬の使い分け**

# 5. 成人てんかんにおける抗てんかん発作薬の使い分け

大島智弘

---

### ●Point●

・処方の前に焦点てんかん，全般てんかんどちらであるかを判断する

・処方に際しては，各薬剤の副作用プロフィールに注意する

---

## はじめに

　本稿では，成人てんかんにおける抗てんかん発作薬の使い分けについて概説する．

　てんかんは有病率が非常に高い疾患の1つであり，診療には多くの医師が携わっている．治療の基本は抗てんかん発作薬による薬物療法になるが，初回の非誘発性発作が認められた場合は，原則として治療は開始しないことが多い．ただし，中枢神経疾患の既往歴，脳画像病変，脳波異常がある場合と高齢者の場合は再発率が高いため初回発作後でも治療開始を考慮する．

## 1. 薬の基礎知識

　初回の診察でてんかん病型の診断がつかない場合はありうるが，処方を行う場合は焦点てんかんか全般てんかんかをまず判断したい．これまでは焦点てんかんにはカルバマゼピンが，全般てんかんにはバルプロ酸の処方が不動の位置を占めていたが，新規抗てんかん発作薬が次々と上市されたことによりその選択肢は広がっている（表1）[1]．しかし，治療の初期段階で使用される薬剤はさほど多いわけではない．「てんかん治療ガイドライン2018」[2~4] によれば，新規発症の焦点てんかんでの第一選択薬として**カルバマゼピン，ラモトリギン，レベチラセタム**，次いでゾニサミド，トピラマートが，第二選択薬としてはラコサミドやペランパネルなどが推奨されている．また新規発症の全般てんかんの場合，強直間代発作に対しては**バルプロ酸**が，ミオクロニー発作では**バルプロ酸，クロナゼパム，レベチラセタム，トピラマート**が推奨されている．

　こうした情報をもとに，**実臨床においては患者の状況や価値観も考慮して処方することとなるがその際，起こりうる副作用について患者に情報提供しておく必要がある**．表2に主な抗てんかん発作薬の副作用について記載するので参考にしてほしい．ゾニサミド，トピラマート，高用量のフェニトインなど一部の抗てんかん発作薬は，精神面に対しネガティブな影響が大きいこともよく知られた事実[5] であり，処方の際には考慮すべき場合がある．発作抑制を求めるあまり副作用を軽視することのないよう注意したい．

表1 抗てんかん発作薬一覧

| Naチャネル遮断薬 | カルバマゼピン，フェニトイン，ラコサミド |
| AMPA受容体拮抗薬 | ペランパネル |
| シナプス小胞蛋白作用薬 | レベチラセタム，ブリーバラセタム |
| GABA受容体活性化薬 | フェノバルビタール，ベンゾジアゼピン系 |
| 複数の作用点をもつ薬剤 | トピラマート，ラモトリギン，ゾニサミド，バルプロ酸 |

文献1を参考に作成

表2 抗てんかん薬の主な副作用

| カルバマゼピン | 発疹，血球減少，肝機能障害，低ナトリウム血症，複視，めまい |
| ラモトリギン | 発疹，めまい，複視 |
| レベチラセタム | 傾眠，抑うつ，イライラ感 |
| ゾニサミド | 食欲低下，発汗減少，腎・尿路結石，抑うつ，精神病症状 |
| トピラマート | 食欲低下，発汗減少，腎・尿路結石，抑うつ，精神病症状 |
| フェニトイン | 小脳失調，歯肉増殖，多毛，末梢神経障害，発疹，高血中濃度で精神病症状 |
| ラコサミド | ふらつき，複視 |
| ペランパネル | ふらつき，倦怠感，イライラ感，攻撃性 |
| バルプロ酸 | 振戦，吐き気，体重増加，脱毛，膵炎 |

## *2.* 若年ミオクロニーてんかんでの考え方

### 症例1

初診時17歳の男性．既往歴に特記事項はない．16歳のとき，朝食をとっている最中に両上肢がぴくつき箸が飛んでしまうエピソードをはじめて認めた．ある朝も朝食中に数回両上肢がぴくついたが，前日は寝不足であり疲れが残っているのだろうとさほど気にはしていなかった．しかし，通学中のバスのなかで強直間代発作を認め救急搬送された．採血・頭部MRIは異常ないものの，脳波上3.5 c/秒の両側性多棘徐波を認めた．

### ■ 薬の使い方のコツ～この症例ではこう考える

#### 1）焦点てんかんか，全般てんかんか？

好発年齢（7～8割が12～18歳），覚醒数時間以内に起こる両側上肢のミオクロニー発作，脳波上3c/秒よりも速い両側性多棘徐波が確認されていることより，若年ミオクロニーてんかんが考えられる．したがって，全般てんかん（ミオクロニー発作）の推奨薬の1つであるバルプロ酸を選択した．

#### ●処方例

バルプロ酸（セレニカ®R）初回投与量1回200 mg　1日2回

血中濃度を測定し，最低50 µg/mLは超えるように徐々に調節する．発作が抑制されない場合は80から100 µg/mL程度まで増量する．最終的には1日量で600 mgから1,200 mg程度必要な場合が多い．

### 2）患者が妊娠可能な女性の場合はどうする？

　バルプロ酸は他剤より奇形発現率が高いこと，バルプロ酸を妊娠中に服用した母親から生まれた小児のIQの低下が用量依存性にみられることが知られている[6]．そのため妊娠可能な女性の場合，バルプロ酸の投与に際しては慎重な判断を要することが提言されており，以下の処方を行うことも少なくない．

> ●処方例
> 　レベチラセタム（イーケプラ®）初回投与量1回250〜500 mg　1日2回
> 　副作用として眠気やいらいら感が強く出る場合があるため，余裕があれば1回250 mgで開始し，1〜2週で増量するのが望ましい．

## 3. 側頭葉てんかんでの考え方

> **症例2**
> 　21歳男性．夜間睡眠中に発声にてかけつけた家人により強直間代発作が確認されたため救急外来を受診した．採血・頭部MRIは異常ないものの，脳波上右前側頭部に棘波が出現していた．詳細に病歴を聴取すると，「今見ているはじめてであるはずの景色は昔見たような気がする」という前兆に続き意識が消失するエピソードもあるようである．

### ■ 薬の使い方のコツ〜この症例ではこう考える

#### 1）焦点てんかんか，全般てんかんか？

　既知感の前兆に続く焦点意識減損発作が聴取されており，脳波所見と併せ側頭葉てんかんと考えられる．そのほかの側頭葉てんかんの前兆としては，上腹部不快感，未知感，実体的意識性（誰もいないのに誰かが近くにいるのをありありと感じる恐怖）を典型とする不安発作があげられる．焦点意識減損発作時には，1点を凝視したまま動作が停止し，口部自動症（口をくちゃくちゃさせる）を伴うことが多い．焦点てんかんの第1選択薬の1つであるカルバマゼピンを選択した．

> ●処方例
> 　カルバマゼピン（テグレトール®）初回投与量1回100 mg　1日1回
> 　→1〜2週後1回100 mg 1日2回
> 　投与開始時は，血中濃度が一過性に上昇し副作用が出やすいので1日1回100 mgから開始し，1〜2週ごとに増量する．1日量で400 mgは必要な場合が多い．血中濃度を測定し，最低5 μg/mLは超えるように調節する．発作が抑制されない場合は12 μg/mL程度まで増量する．

#### 2）カルバマゼピンに対する特異体質がある場合は？

　なお，カルバマゼピンに対する特異体質による反応として薬疹が比較的高頻度でみられる[7]．疑わしい症状がみられたときには，すみやかに服用を中止するよう指導する．重篤な場合Stevens-Johnson症候群（SJS），薬剤性過敏症症候群（DIHS），中毒性表皮壊死症（TEN）にまで至る場合があるため，投与開始から3カ月程度までは十分な注意が必要である．

　そのほかの特異体質による反応として血球減少や肝機能障害，また高齢者を中心に低ナトリウム血症を認めることもあるため適宜採血を行う必要がある．これらの副作用については処方前に十分に説明すべきであるが，その結果他剤を希望される場合には以下が候補となりうる．

●処方例

・レベチラセタム（イーケプラ®）初回投与量1回250〜500 mg　1日2回

・ラコサミド（ビムパット®）初回投与量1回50 mg　1日2回

ビムパット®は，1〜2週で1回100 mg，1日2回に増量する．奏効しない場合，1日量として100 mg追加する．1日量400 mgまで使用可能．

・ペランパネル（フィコンパ®）初回投与量1回2 mg　1日1回

　焦点性てんかんにおいてはNaチャネル遮断薬が発作抑制の要となる場合は少なくなく，薬疹の可能性が低いこともあり，ラコサミドをカルバマゼピンより先に処方するという方法もある．ラコサミドをカルバマゼピンなど他のNaチャネル遮断薬と併用する場合，めまいやふらつきといった副作用が出現しやすくなるため注意する必要がある．

　ペランパネルは特に強直間代発作にて抑制効果が高い薬剤であるが，副作用としていらいら感や眠気を認める場合がある．増量速度を1週間で2 mg，2週間で2 mg，3〜4週間で2 mgの3群で比較した報告[8]があり，3〜4週間をかけた群で，副作用全体も精神症状の副作用も最も少ない結果が示されているため，ゆっくり増量することが推奨される．本剤の代謝を促進するカルバマゼピンやフェニトインとの併用時は，ペランパネルの血中濃度が低下することがあり考慮する必要がある．

# おわりに

　これまでに焦点てんかんと全般てんかんにおける処方例を記載した．実際には現在販売されている抗てんかん発作薬の数は多く，そのなかで何を選択するかは医師の裁量に任されるところであるが，本稿が皆様の今後の診療の一助となれば幸いである．

### 引用文献

1) 「〈エビデンスと実践を重視した〉シーン別 内科病棟頻用薬の使い方」（大塚勇輝，片岡仁美/編），日本医事新報社，2023

2) 「てんかん診療ガイドライン2018」（「てんかん診療ガイドライン」作成委員会/編，日本神経学会/監），医学書院，2018

3) 「てんかん診療ガイドライン2018追補版」（「てんかん診療ガイドライン」作成委員会/編，日本神経学会/監），2022 https://www.neurology-jp.org/guidelinem/tenkan_tuiho_2018.html（2025年1月閲覧）

4) 「てんかん診療ガイドライン2018追補版2022」（「てんかん診療ガイドライン」作成委員会/編，日本神経学会/監），2024 https://www.neurology-jp.org/guidelinem/tenkan_tuiho_2018_ver2022.html（2025年1月閲覧）

5) 田了士：てんかんと精神障害—気分障害と精神病性障害を中心に—．Jpn J Gen Hosp Psychiatry, 26：37-47, 2014

6) Meador KJ, et al：Fetal antiepileptic drug exposure and cognitive outcomes at age 6 years（NEAD study）：a prospective observational study. Lancet Neurol, 12：244-252, 2013（PMID：23352199）

7) Alvestad S, et al：Rash from antiepileptic drugs：influence by gender, age, and learning disability. Epilepsia, 48：1360-1365, 2007（PMID：17484761）

8) Villanueva V, et al：Safety, efficacy and outcome-related factors of perampanel over 12 months in a real-world setting：The FYDATA study. Epilepsy Res, 126：201-210, 2016（PMID：27521586）

### プロフィール

**大島智弘（Tomohiro Oshima）**
衣ヶ原病院
専門：精神科一般，てんかん

| 第9章 | 精神・神経系の薬の使い分け |

# 6. 認知症に対する薬の使い分け

植野仙経, 植野　司

●Point●

・薬を追加する前に, 精神症状を悪化させる可能性のある薬の中止を検討する

・不穏には抑肝散または少量の非定型抗精神病薬, 不眠にはメラトニン受容体作動薬やオレキシン受容体拮抗薬を使う

・いずれの薬も少量から開始して漸増する. 症状がおさまれば漸減中止する

## はじめに：認知症の薬物療法の基本原則

　認知症は中枢神経系の疾患であり, 患者には高齢者が多く, 併存症やポリファーマシーの問題もある. 認知症の症状は認知機能の障害と認知症の行動・心理症状（behavioral and psychological symptoms of dementia：BPSD）に大きく分けられる. 認知機能障害には記憶障害や視空間認知の障害などがあり, 脳の病変部位を反映する. BPSDは興奮や脱抑制といった行動障害または妄想や抑うつなどの精神症状で, 認知機能障害に身体的要因, 環境的要因, 心理的要因などが影響を及ぼすことで発現する[1]. BPSDやせん妄には非薬物的介入を優先する. 薬物療法を行うときは少量から開始し漸増漸減する, 患者の身体状態を考慮する, ポリファーマシーを避ける, ベンゾジアゼピン受容体作動薬などせん妄を誘発するリスクのある薬剤は避ける等の基本原則を守る[2]（表1, 2）.

## 1. 認知症に対する薬の基礎知識

　認知症の薬物療法の目的は, 認知機能障害の進行抑制とBPSDのコントロールに大別される. そのほか, アルツハイマー病には疾患の原因物質とされるアミロイド$\beta$を脳から除去することを目的とした抗アミロイド$\beta$抗体薬があり, 近年レカネマブが実用化された.

### 1 認知機能障害の進行抑制

　認知機能障害の進行を抑制する薬剤には, アセチルコリンエステラーゼ阻害薬とNMDA型グルタミン酸受容体拮抗薬がある. 主にアルツハイマー型認知症に用いられる. アセチルコリンエステラーゼ阻害薬はレビー小体型認知症にも有効とされ, ドネペジルが保険適応となっている.

　アセチルコリンエステラーゼ阻害薬やメマンチンやNMDA型グルタミン酸受容体拮抗薬はBPSD

表1 認知症をもつ高齢者に薬を使うときの基本原則

| |
|---|
| ・少量から開始し，徐々に増量または減量する．症状が改善すれば漸減中止する． |
| ・用量の設定では患者の身体状態（年齢，体重，肝機能，腎機能）を考慮する． |
| ・薬物の相互作用に留意し，ポリファーマシーを避ける．同系統の薬剤はできるだけ1剤にまとめる． |
| ・副作用に注意する． |
| ・ベンゾジアゼピン受容体作動薬，抗コリン薬，抗ヒスタミン薬はせん妄を誘発するリスクがあるため避ける． |

表2 せん妄を誘発するリスクのある主な薬剤

| ベンゾジアゼピン受容体作動薬 | |
|---|---|
| 睡眠薬 | ブロチゾラム，ゾルピデムなど |
| 抗不安薬 | エチゾラム，アルプラゾラムなど |
| **抗コリン作用のある薬** | |
| 過活動膀胱治療薬 | ソリフェナシン |
| 抗パーキンソン病薬 | トリヘキシフェニジルなど |
| **抗ヒスタミン作用をもつ薬** | |
| 抗アレルギー薬 | ジフェンヒドラミンなど |
| $H_2$受容体拮抗薬 | ファモチジンなど |

（抑うつ，アパシー，幻覚，妄想，焦燥，攻撃性）にも有効な場合がある[3]．しかし症状を悪化させる可能性もあるため注意が必要である．

### 1）アセチルコリンエステラーゼ阻害薬

アセチルコリンエステラーゼ阻害薬は，脳内アセチルコリン濃度を高めることで認知機能障害の改善をはかる．またレビー小体型認知症の幻視にも有効である[1]．副作用として嘔気や徐脈がある．使用にあたってはいずれか1剤のみを使用する．詳細な用法は添付文書を参考のこと．

> **ドネペジル（アリセプト®）**
>
> 1日3mg（1回3mg 1日1回）から開始し，1日5mg（1回5mg 1日1回），重度なら1日10mg（1回10mg 1日1回）まで増量する．
>
> **ガランタミン（レミニール®）**
>
> 1日8mg（1回4mg 1日2回）から開始し，1日16mg（1回8mg 1日2回），状態に応じ1日24mg（1回12mg 1日2回）まで増量する．
>
> **リバスチグミン（イクセロン®，リバスタッチ®）**
>
> 1日4.5mg（1回4.5mg 1日1回）から開始し，1日18mg（1回18mg 1日1回）で維持する．貼付剤であり内服困難な患者にも使いやすい．

### 2）NMDA型グルタミン酸受容体拮抗薬

NMDA型グルタミン酸受容体拮抗薬は，グルタミン酸の過剰な流入を抑え，神経細胞の保護と記憶障害の進行抑制を目的とする．鎮静効果もあり不眠や焦燥に対する効果も期待できる．副作用は眠気やめまいなどがある．単独あるいはアセチルコリンエステラーゼ阻害薬とともに使用される．

表3　主な非定型抗精神病薬

| SDA（セロトニン・ドパミン拮抗薬） | |
| --- | --- |
| リスペリドン<br>（リスパダール®） | 推奨用量1回0.5〜1 mg 1日1回、あるいは1回0.25〜1 mg 1日2回．錐体外路症状が出やすい．腎排泄型のため腎機能低下例ではより少量を用いる．半減期20〜24時間． |
| ペロスピロン<br>（ルーラン®） | 推奨用量1回4 mg 1日1回から、1回4 mg　1日3回．鎮静作用が弱い．錐体外路症状を起こしにくい．半減期2〜3時間． |
| ブロナンセリン<br>（ロナセン®） | 推奨用量1回2 mg 1日1回から、1回2〜4 mg　1日2回．鎮静効果が弱い．錐体外路症状は出やすい．半減期10〜17時間．貼付剤もあり． |
| **MARTA（多次元受容体作用抗精神病薬）** | |
| クエチアピン<br>（セロクエル®） | 推奨用量1回12.5〜50 mg　1日2回 夕食後および眠前．糖尿病患者には禁忌．錐体外路症状を起こしにくい．半減期6〜7時間． |
| オランザピン<br>（ジプレキサ®） | 推奨用量1回2.5〜10 mg　1日1回夕食後または眠前．糖尿病患者には禁忌．便秘や口渇を引き起こす可能性がある．半減期22〜35時間．過鎮静に注意が必要． |
| **DSS（ドパミン受容体部分刺激薬）** | |
| アリピプラゾール<br>（エビリファイ®） | 推奨用量1回3〜9 mg　1日1回、または1回1.5〜4.5 mg　1日2回．鎮静作用は弱い．副作用が少ない．半減期47〜68時間． |

> **メマンチン**
>
> 中等度〜重度のアルツハイマー型認知症に適応がある．1日5 mg（1回5 mg 1日1回）から開始し、1日20 mg（1回20 mg 1日1回）で維持する．クレアチニンクリアランス30 mg/分未満では1日10 mg（1回10 mg 1日1回）に減量する．

## 2 BPSDのコントロール

BPSDの治療には症状に応じた薬剤を用いる．主な薬剤は以下のものである．

### 1）抗精神病薬

認知症患者の不穏，興奮，幻覚，せん妄の治療には抗精神病薬がしばしば使われる．適応外使用であり，錐体外路症状などの副作用が問題となりうる．また生命予後を悪化させる．したがって必要最小限の用量で短期間の使用とする．増量しても必ずしも鎮静効果が向上するわけではなく，一定量を超えると効果が頭打ちになり，副作用が問題となる点に注意する．

錐体外路症状の発現をできるかぎり防ぐため，ドパミン受容体だけでなくセロトニン受容体などにも作用する非定型抗精神病薬を使う（薬剤の種類および推奨用量は表3参照）．糖尿病がない場合はクエチアピン（1日25〜100 mg．レビー小体型認知症ないしパーキンソン病をもつ患者ではその半量）を使用する．投与方法は，夜間の興奮が目立つ場合は1回12.5〜50 mg 1日2回夕食後および眠前，日中にも興奮がみられる場合は一部を日中にも投与し，例えば1回12.5 mg 1日2回朝・昼食後および1回25 mg 1日2回夕・眠前などとする．糖尿病や強い興奮がある場合はリスペリドンを少量（1日0.5〜2.0 m g．1回0.5〜1 mg 1日1回，あるいは1回0.25〜1 mg 1日2回）用いることが多い．

### 2）漢方薬

認知症患者の不穏，興奮，焦燥，不安には抑肝散（よくかんさん）がしばしば用いられ，効果がある場合も多い．ただし抑肝散に含まれる甘草は低カリウム血症を引き起こすリスクがある．甘草を含む他の漢方薬との重複使用に注意する．

### 3) 睡眠薬

　睡眠薬にはベンゾジアゼピン受容体作動薬，メラトニン受容体作動薬，オレキシン受容体拮抗薬がある．ベンゾジアゼピン受容体作動薬はせん妄や転倒リスクが高いため高齢者には使用を避けるべきである．メラトニン受容体作動薬とオレキシン受容体拮抗薬は，せん妄誘発のリスクがほぼなく[5]，依存のリスクも少ない．

---

**メラトニン受容体作動薬**

　自然な睡眠を促す．催眠作用は弱いが安全性が高い．市販薬にラメルテオン（ロゼレム®）がある．ラメルテオンはフルボキサミン（デプロメール®，ルボックス®）との併用が禁忌である．

**オレキシン受容体拮抗薬**

　覚醒作用のあるオレキシンの受容体結合を阻害して睡眠を促進する．スボレキサント（ベルソムラ®）およびレンボレキサント（デエビゴ®）がある．副作用に悪夢がある．

---

　これらの薬が効かない場合には，トラゾドン（デジレル®，レスリン®）が使用されることがある．トラゾドンは抗うつ薬であるが強い鎮静催眠作用がある[6]．推奨用量は25〜100 mgである．

### 4) 抗うつ薬

　認知症患者にはしばしば抑うつ症状がみられるが，低活動性せん妄やアパシーが「うつ」に見えることがあるため，症状評価をしっかりと行う．抗うつ薬の安易な使用は避け，非薬物的介入を優先する．

　抗うつ薬を使用する場合，選択的セロトニン再取り込み阻害薬（SSRI）が第一選択である．例えばエスシタロプラム（レクサプロ®）（推奨用量1回5 mgまたは10 mg 1日1回，QT延長症候群には禁忌）やセルトラリン（ジェイゾロフト®）（推奨用量1回25〜30 mg 1日1回）を用いる．食欲低下や不眠がめだつ場合には，鎮静作用のあるノルアドレナリン作動性・特異的セロトニン作動性抗うつ薬（NaSSA）が有用であり，ミルタザピン（リフレックス®，レメロン®）（推奨用量1回7.5〜15 mg 1日1回眠前）の使用を検討する．

## 2. 薬の使い方のコツ〜この症例ではこう考える

### 症例1

　80歳代男性．認知症，高血圧，脳梗塞の既往がある．脳血管障害で入院中．入院後，夜間の不眠や易怒性がめだつようになった．

　高齢者で認知症をもち脳血管障害の亜急性期にある場合，せん妄が生じやすい．不眠や易怒性がせん妄によるものか否かを評価することが重要である．睡眠覚醒リズムの乱れ，全般性注意の障害，入院前に比較したときの状態変化が手掛かりとなる．

　不眠が主な症状である場合，ラメルテオンやレンボレキサント，スボレキサントの使用を検討する．

　易怒性に対しては抑肝散を最初に検討する．せん妄が疑われる場合や易刺激性，興奮が強い場合には抗精神病薬の使用を検討する．糖尿病がない場合はクエチアピンを，糖尿病がある場合はリスペリドンを少量で使用することを検討する．

> ●**処方例1（せん妄ではない場合）**
>
> レンボレキサント　1回5 mg　1日1回　就寝前
>
> 抑肝散　1回1包　1日2回　夕食前・就寝前

> ●**処方例2（せん妄の場合）**
>
> 抑肝散　1回1包　1日2回　朝食前・夕食前
>
> クエチアピン　1回12.5 mg　1日2回　夕食後・就寝前（糖尿病がない場合）
>
> リスペリドン　1回0.5 mg　1日1回　夕食後（糖尿病がある場合）

### 症例2

　70歳代女性．レビー小体型認知症で，糖尿病と腎機能障害がある．不安や焦燥が強く，抑肝散を内服していた．大腿骨頸部骨折のため入院．入院時に低カリウム血症が判明し，抑肝散を中止した．その後，低カリウム血症は改善したが，不安と焦燥が高まり，大声で泣き叫ぶ行動が目立つようになった．

　レビー小体型認知症の患者は抗精神病薬による副作用が出やすいため，薬剤選択には注意が必要である．クエチアピンは錐体外路症状を起こしにくいが，このケースでは糖尿病があり禁忌となる．リスペリドンを少量用いるという選択肢があるが，腎機能障害がある患者では使用に注意が必要である．また不安が強いからといって抗不安薬を使用することは推奨しない．このような状況では，無理せず精神科にコンサルトすることをお勧めする．

> ●**処方例**
>
> リスペリドン　1回0.25～0.5 mg　1日1回　夕食後
>
> アリピプラゾール　1回3～6 mg　1日1回　夕食後

# 3. 研修医の陥りやすいピットフォール

## 1 薬の増量しすぎ

　薬の効果には限界がある．問題を解消しようとして過度に増量すると，副作用により状況が悪化することもある．例えば日中の過鎮静によって昼夜逆転やせん妄が起こることがある．問題がある程度緩和されればよしとし，薬の増量を控えることが大切である．

## 2 薬の併用しすぎ

　問題に対応するうちに多剤併用となることも少なくない．例えば，クエチアピンとリスペリドン，さらに後述するロナセン®テープを併用するようなケースである．処方中の薬は常に整理し，不要な薬や効果のない薬は中止を検討する．中止する際は，急激な中断による離脱症状を避けるため漸減する．

第9章　精神・神経系の薬の使い分け

# Advanced Lecture

## ■ ロナセン®テープ

経口摂取が困難な場合や内服を拒否する場合はブロナンセリンの貼付剤（ロナセン®テープ）が選択肢となる．ロナセン®テープ40 mgは抗精神病薬の投与量としてリスペリドン2 mgに相当する．ブロナンセリンはリスペリドンと同様に錐体外路症状が生じやすいため，ロナセン®テープ20 mgの半面だけを貼付するなど少量の投与とし，短期間の使用に留める．

## おわりに

日本における認知症患者数は2022年時点で約443万人，有病率は12.3％であり，高齢者の8人に1人が認知症であると推計される[7]．認知症はもはやcommon diseaseであり，それだけに認知症に関する薬の使い分けは重要である．

### 引用文献

1) 「認知症疾患診療ガイドライン2017」（「認知症疾患診療ガイドライン」作成委員会/編），医学書院，2017
2) 「日本精神神経学会認知症診療医テキスト」（日本精神神経学会認知症委員会/編），新興医学出版社，2019
3) 「認知症ハンドブック 第2版」（中島健二，他/編），医学書院，2020
4) 厚生労働省：「かかりつけ医のためのBPSDに対応する向精神薬使用ガイドライン（第2版）」について，2015
   https://www.mhlw.go.jp/stf/seisakunitsuite/bunya/0000135953.html（2025年1月閲覧）
5) Henmi R, et al：Preventive Effects of Ramelteon, Suvorexant, and Lemborexant on Delirium in Hospitalized Patients With Physical Disease：A Retrospective Cohort Study. J Clin Psychopharmacol, 44：369-377, 2024（PMID：38820374）
6) Scharf MB & Sachais BA：Sleep laboratory evaluation of the effects and efficacy of trazodone in depressed insomniac patients. J Clin Psychiatry, 51 Suppl：13-17, 1990（PMID：2211559）
7) 内閣府：認知症及び軽度認知障害の有病率調査並びに将来推計に関する研究（二宮利治）．令和5年度老人保健事業推進費等補助金（老人保健健康増進等事業分）
   https://www.cas.go.jp/jp/seisaku/ninchisho_kankeisha/dai2/siryou9.pdf（2025年1月閲覧）

### プロフィール

**植野仙経（Senkei Ueno）**
京都大学医学部附属病院 精神科神経科

**植野　司（Tsukasa Ueno）**
京都大学医学部附属病院 総合臨床教育・研修センター/精神科神経科
認知症のみならず，外傷性脳損傷や脳腫瘍，てんかん等，神経疾患にみられる神経心理学的・精神医学的問題を専門の一つとしています．こうした神経学と精神医学との境界領域は，判断に悩むことも多いですが，とても興味深いものです．

## 第10章 感染症の薬の使い分け

# 1. 総論
## 臨床推論を基本とする感染症へのアプローチ

矢野（五味）晴美

### ● Point ●

・医療面接，身体診療により感染症を推定する

・抗菌薬を投与するときには，臓器と微生物を想定することが必要である

・抗菌薬の投与前に，培養などの微生物学的な診断をつける検査を提出する

・抗菌薬の投与は初期治療（経験的治療）と最適治療（標的治療）に分けられる

・臓器と微生物が同定された後は，最適治療（標的治療）に変更し治療期間を確定する

・肺炎球菌ワクチンなど，予防のためのワクチン接種を行う

## はじめに

　すべての臨床医学は，医療面接からはじまる．表1に基本的な考え方のプロセスを提示する．

　特に重要な点は，医療面接のみで80％近くの疾患の診断がつく点である．医療面接により，症状の全体像，症状の時間経過を明らかにし，病態生理を推理する．そのプロセスが臨床推論である．病態生理が感染症によるものと推定された場合には，臓器と微生物を想定することが重要である．図1には感染症を学修する場合の3つの方向，図2には患者，感染部位（臓器），微生物，抗菌薬の関係性を表すトライアングルを示す．また感染症は予防可能な疾患も多いためワクチンでしっかりと予防する．

### 表1　実際の現場での一般的な診療プロセス

| | |
|---|---|
| 1 | 年齢，人種，性別，主訴から鑑別診断を考える |
| 2 | 医療面接と身体所見からの情報で鑑別診断が変化する |
| 3 | 臨床推論（clinical reasoning）の基本的な思考フレームを利用する |
| 4 | 診断の可能性（likelihood）の評価をする |

| | | | 診療しながら考えること |
|---|---|---|---|
| Step 1 | 年齢，人種，性別，主訴 | → | 鑑別診断 |
| Step 2 | 年齢，人種，性別，主訴 ＋ History | → | 鑑別診断，優先順位 |
| Step 3 | History and Physical examinations | → | 鑑別診断，優先順位の変化 |
| Step 4 | オーダーすべき検査 | | 検査の優先順位 |
| Step 5 | 確定診断と経過 | | フォローのしかた |

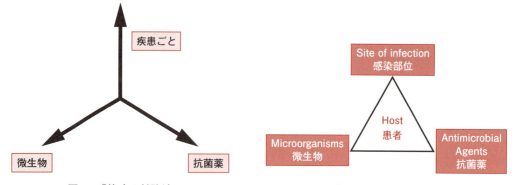

図1　感染症の勉強法

図2　感染症診療のトライアングル

表2　診断の可能性（likelihood）の表現（鑑別診断の優先順位の評価に使用する表現）

| 診断の<br>おおよその可能性 | 英語表現 | 日本語表現 |
|---|---|---|
| 100 % | ・Definitive diagnosis<br>・Ruled in | 確定診断 |
| 80 〜 90 % | Probable<br>Most likely<br>推定診断<br>可能性が高い | "疑い" |
| 50 % | Possible<br>診断の可能性あり | |
| 20 % | Less likely<br>可能性は低い | |
| 10 % | Unlikely<br>可能性は極めて低い | |
| 0 % | Ruled out | 除外 |

注："否定的"という表現はあいまいなため，"除外" ruled out を使用する方がよい

　臨床推論をしながら医療面接が行えるように，臨床学年からトレーニングを積む．初期研修医の2年間に，多様な患者の医療面接を経験し，臨床推論力をさらに伸ばしていくことが重要である．

# 1. 感染症が鑑別にあがった場合（表2）

　感染症が鑑別にあがった場合には，図3のように市中感染なのか，医療関連感染（入院後48時間以降に起こった感染症の総称）なのかを区別する．そして臓器と微生物を想定する．同時に表2の**診断の可能性（likelihood）**も同時に評価しておくことが抗菌薬投与の決め手となる．
　また，免疫不全患者やショックの患者では，感染症の可能性が50％かそれ以下の場合でも，図4〜7に示すように，想定する微生物の大半を**初期治療（経験的治療）**でカバーすることが多い．そのような患者では治療の遅れが患者のアウトカムに大きく影響するからである．一方，安定した患者で，感染症の可能性が20〜30％程度なら「抗菌薬を投与しないで経過観察して待つ」という選択も可能である．このように患者の既往歴や病態から重症度を判断し，広域抗菌薬が必要かどうかの判断のトレーニングが重要である．患者のバイタルサインや診察，検査結果を含め，

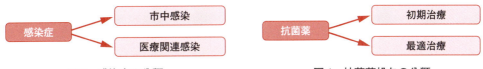

図3 感染症の分類　　　　　図4 抗菌薬投与の分類

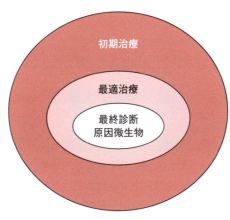

図5 抗菌薬のスペクトラム

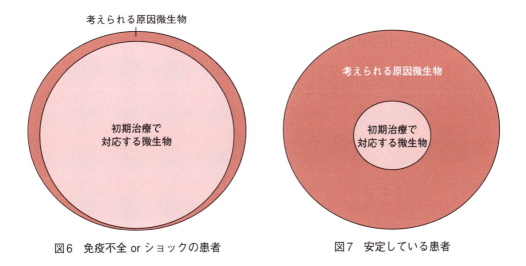

図6 免疫不全 or ショックの患者　　　　　図7 安定している患者

総合的に判断する力が抗菌薬の選択には不可欠である．安易にC-reactive protein（CRP）などのバイオマーカーのみで判断することはリスクがあることに留意する．

## 2. 感染症を鑑別するための検査

　感染症を鑑別するためには，「**微生物学的な検査**」が必須である．具体的にはグラム染色，培養検査，抗原検査，抗体検査，遺伝子検査，病理などが感染症の診断方法としてあげられる．近年遺伝子学的な検査（リアルタイムPCRなど）の進化が目覚ましく，**検査診断の適正使用**（diagnostic stewardship) も叫ばれるようになった．一方で，CRP，プロカルシトニンなどは「生体反応検査」（surrogate marker）であり，微生物を同定することはできない検査である．CRPなどのバイオマーカーは目安ではあっても，感染症の有無を判断することには使用できない．特に高齢者や免疫抑制薬を使用している患者はこうしたバイオマーカーの上昇がないことが多く，診断エラーのリスクがあることに留意する．

### ●ここがポイント
臨床現場で，グラム染色は非常に有用である．ただし，その手技や解釈には熟練を要するため，研修医の間は経験の豊富な指導医や検査技師と一緒に行うことが望ましい．

### ●ここがピットフォール
培養検査の結果解釈は3通りである．1つ目は，検体の採取部位の感染症，2つ目は，保菌状態（ふだんはいない場所に微生物がいる），3つ目は，コンタミネーション（汚染，テクニカルエラー）である．医療面接，身体所見から微生物を想定し，培養結果が判明したら，上記の3つのどれであるかを解釈する必要がある．特に臨床推論していた微生物が検出されている場合には確定診断となるが，想定していない微生物が検出されている場合には，病態を再評価し，培養結果を解釈しなおすことが必要である．

## 3. 抗菌薬の処方時の留意点

各抗菌薬の留意点や使い分けは，各論の項を参照いただきたい．

ただし，総論として，**抗菌薬は大きく時間依存性の抗菌薬と濃度依存性の抗菌薬に分類されるため，薬物動態（PK-PD）に即した方法により投与する．**

抗菌薬を投与開始するときは，投与期間のプランが必要である．

# Advanced Lecture

検体には，無菌検体と非無菌検体がある．喀痰，皮膚，便は非無菌検体のため，常在菌を理解しておくことが必須である．無菌検体から微生物が検出された場合，例えば血液，髄液，胸水，腹水，関節液などの培養が陽性になった場合には，緊急事態として対応が必要である．

## おわりに

感染症科の専門医がいない病院でも，多職種連携により抗菌薬の適正使用は実施可能である．本稿で紹介したのは，すべて臨床現場で抗菌薬を賢く処方するヒントである．"No stain, No life."といわれるように，**感染症診断の基本はグラム染色である．** グラム染色を有効活用し，適切な抗菌薬を早期に選択できるように研修していただければと感じている．処方の習慣がつきはじめる初期研修の間に，基本的な考え方を学び，実践を通して考え方や処方方法を確実なスキルとしていくことを推奨する．

**参考文献・もっと学びたい人のために**

1) 「絶対わかる 抗菌薬はじめの一歩」（矢野晴美／著），羊土社，2010
2) 「感染症まるごと この一冊」（矢野晴美／著），南山堂，2011

## プロフィール

**矢野（五味）晴美（Harumi Gomi Yano）**

国際医療福祉大学 国際医療者教育学・感染症学

Department of International Health Professions Education, Center for Infectious Diseases, International University of Health and Welfare

専門は臨床感染症学，医療者教育学

抱負：感染症診療の質の向上，抗菌薬適正使用の推進などを含め，世界最高レベルの医療者教育環境を実現し，提供することを願い活動しております．特に若手の方のキャリアを最大限にサポートすることをミッションとしております．

第10章　感染症の薬の使い分け

# 2. 抗菌薬（内服）の使い分け

山本　慧, 岡　秀昭

## ●Point●

・発熱，CRP上昇だけで抗菌薬を出さない

・詳細な病歴と身体所見をしっかりとってfocusを探す．発熱に悪寒戦慄を伴う場合には強く菌血症が疑われるため，血液培養採取が必須である

・経口抗菌薬で最もよく処方される抗菌薬は，アモキシシリンのはず

・経口抗菌薬では，第3世代セフェムは原則使用しない．マクロライド系やキノロン系も，第一選択で処方することはほとんどない

## はじめに

　臨床の現場に出てから学生時代までの座学とのギャップを感じる項目の1つが抗菌薬であろう．というのも，いずれの診療科においてもかかわるのに，学生時代までの座学では，おそらく大半の人が抗菌薬について勉強する機会がほとんどないからだ．実際に筆者もそうであった．実際勉強をはじめると，膨大な種類と量に面喰らい，どこから手をつけていいのかわからない人もいるだろう．

　この稿ではそのなかでも，診療科にかかわらず一般的に知っておくべき内服抗菌薬について提示していく．本稿の改訂は6年ぶりとなるが，内服の抗菌薬の使い分けに関しての根本的な考え方は，大きな変更点はないといってよいだろう．ちなみにこの6年間でもフィダキソマイシン（マクロライド系）やテジゾリド（抗MRSA薬）などの新たな内服抗菌薬が販売されてはいるが，**実際に筆者たちはこれから以下に述べていく抗菌薬のみでほとんどの外来感染症に対処している**．参考までに述べておくと，フィダキソマイシンは再発難治性例の*Clostridioides difficile*感染症でのみの第一選択薬で，テジゾリドはまだ長期投与での安全性が不透明であり，いずれの薬剤も2025年1月の現時点では使用に際しては感染症専門医へのコンサルテーションが望ましいとされている．

　他にはこの6年間のアップデートとして，WHOから抗菌薬適正使用を評価するAWaRe分類が提唱された[1]．この分類では抗菌薬をAccess，Watch，Reserveの3つのグループに分類する．Accessでは一般的な感染症で優先的に推奨され，他のグループより耐性化する可能性の低い，アモキシシリン，セファレキシン，ドキシサイクリンなどが含まれる．Watchでは限られた状況で推奨され，耐性化する可能性の高い，ミノサイクリン，レボフロキサシン，アジスロマイシンなどが含まれる．Reserveでは多剤耐性菌などに対して最後の手段として温存しておくべき，テジ

ゾリドなどが含まれる.

# 1. 薬の基礎知識

## 1 ペニシリン系

①アミノペニシリン：アモキシシリン（サワシリン®）
②βラクタマーゼ阻害薬配合剤：アモキシシリン/クラブラン酸（オーグメンチン®）

ペニシリンは最も歴史が古い抗菌薬だが，臨床現場ではまだまだ使用できる機会も多く，副作用情報も十分に理解されているうえに，値段も安く，患者さんにとっても優しい抗菌薬である．主なスペクトラムは連鎖球菌，肺炎球菌，スピロヘータであり，細菌性急性咽頭炎，軽症の定型肺炎，重症難治例の急性中耳炎，細菌性副鼻腔炎，梅毒で第1選択薬として使用できる．簡潔ではあるが，それぞれの診断のポイントを以下に述べる.

- 年齢，高熱，白苔，咳がない，前頸部リンパ節腫大で判定する Centor criteria はそこまで陽性的中率が高くないので，細菌性急性咽頭炎では**迅速キットで溶連菌感染を拾い上げることが大事である**
- 咳を主とする**肺炎と気管支炎の区別にはバイタル所見と聴診所見を合わせて判断する．異常があれば肺炎を強く疑う．**定型肺炎の軽症であればペニシリン系内服の処方が第一選択となる
- 急性中耳炎は自然治癒傾向があるが，発赤，疼痛，腫脹，発熱などの所見が強いときには抗菌薬投与を考慮し，アモキシシリンが第一選択となる
- 鼻汁鼻閉を呈する急性副鼻腔炎では，高熱や顔面痛など症状が強い場合と10日以上の症状の遷延や二峰性経過の際に，細菌性副鼻腔炎と臨床的に判断し，やはりアモキシシリンを処方する

## 2 セフェム系

①第1世代：セファレキシン（ケフレックス®）

主なスペクトラムは，メチシリン感受性黄色ブドウ球菌（MSSA），レンサ球菌，大腸菌であり，バイオアベイラビリティも90％と良好である．上記起因菌が想定される，蜂窩織炎などの軽症の皮膚・軟部組織感染症，咽頭炎，膀胱炎に対して，使用可能である．特に蜂窩織炎や膀胱炎に対して優先的に第1選択薬として使用されるべき薬剤である．ちなみに，厚生労働省の提示している「薬剤耐性（AMR）対策アクションプラン（2023-2027）」[2] では，本邦の外来においては**経口の第3世代セフェム系，キノロン系およびマクロライド系の広域抗菌薬が使用される頻度が高い**とされている．経口の第3世代セフェムは**バイオアベイラビリティが低く，**蜂窩織炎の起因菌となりにくいグラム陰性菌にスペクトラムがある割に，重要な微生物である**黄色ブドウ球菌への活性が低い．**また有用である点滴の第3世代セフェムに対しての耐性菌の蔓延にもつながるため，**原則使用しない．**キノロン系およびマクロライド系については後述する.

## 3 テトラサイクリン系

①ドキシサイクリン（ビブラマイシン®）
②ミノサイクリン（ミノマイシン®）

　主なスペクトラムとしてはグラム陽性菌，陰性菌，嫌気性菌と実はスペクトラムが広いものの，耐性菌も多いため，**実際の主な使いどころはβラクタム系の無効な，マイコプラズマ，リケッチア，クラミジアなど．外来では百日咳や梅毒の第2選択薬にも使用できる**．非定型肺炎で想定される起因菌をカバーできる一方，**ペニシリン系とは併用すると拮抗してしまう可能性も指摘されている**．ドキシサイクリンは肺炎球菌に抗菌活性があり，梅毒やマラリアに対しても使用される．一方，ミノサイクリンはメチシリン耐性ブドウ球菌（MRSA）に抗菌活性があるが，梅毒やマラリアに対して用いるエビデンスはない．

## 4 スルホンアミド系

①スルファメトキサゾール・トリメトプリム：ST合剤（バクタ®）

　主なスペクトラムは感受性のあるグラム陽性球菌，グラム陰性桿菌と広い．ちなみに，嫌気性菌，緑膿菌には抗菌活性はない．**膀胱炎やメトロニダゾールと併用して憩室炎など腹腔内感染にも使用できる．大腸菌の感受性がキノロン系より優れていれば，ST合剤を優先して使用するべき**である．発疹，骨髄抑制，高K血症，Cr上昇など独特な副作用があるが，リスクとベネフィットを考慮して使いこなせると便利な薬剤である．また，MRSAによる軽症の皮膚軟部組織感染症，ニューモシスチス肺炎の治療や予防に使えることも知っておこう．

## 5 キノロン系

①レボフロキサシン（クラビット®）

　キノロン系も前述の第3世代セフェムとともに薬剤耐性（AMR）対策アクションプランにて使用量の減量が求められている抗菌薬の1つである．スペクトラムの広さから，肺炎に，尿路感染症にとこれまで安易に処方されてきた歴史があり，キノロン耐性の肺炎球菌，大腸菌の増加が問題となっている．これまでに述べた通り，外来で治療できる肺炎では，定型肺炎ならペニシリン系，非定型肺炎ならドキシサイクリンもしくは後述のアジスロマイシン，尿路感染症ならセファレキシンかST合剤と，今日時点で上記疾患に対して，代替薬が存在しており，レジオネラ肺炎や緑膿菌を外来で治療する以外で，第一選択として処方する必要性は本来ない．**大事なこととしては，現在緑膿菌をカバーできる唯一の内服抗菌薬であることから極力温存する姿勢をもつこと，弱い抗結核作用もあるため，処方の際には結核の可能性が低いかよく考慮して慎重に処方することが望ましい薬剤である**．

## 6 マクロライド系

①アジスロマイシン（ジスロマック®）

こちらも薬剤耐性（AMR）対策アクションプランにて，使用量の減量が求められている抗菌薬の1つである．やはり，スペクトラムの広さゆえの安易な処方により耐性菌が問題になっている．マイコプラズマ，クラミジア，レジオネラなどの非定型肺炎には，ドキシサイクリンかアジスロマイシンが推奨されているものの，本邦では肺炎球菌のマクロライド耐性菌が増加しているため，市中肺炎への経験的治療や定型肺炎を強く疑う場合での処方は避ける方がよい．マイコプラズマの耐性も話題となっているが，こちらは自然治癒傾向があるため，無用な心配をしてキノロン系を処方する必要はない．

そもそもマクロライド耐性菌が諸外国よりも多い理由として，**咳嗽への安易なマクロライド系抗菌薬の処方**があげられる．マクロライド系抗菌薬は決して咳止めではないため，**根拠なく咳に対して処方することは厳に慎むべきである**．他方で，百日咳に有効であり，病歴から百日咳が疑われる場合には経験的に処方する．また非結核性抗酸菌症にも有効なのであるが，こちらは**必要があれば多剤併用で治療する．単剤投与は耐性化につながるため，禁忌である**．ほかには，クラミドフィリアや性器マイコプラズマの関与する性感染症や骨盤内炎症性疾患，カンピロバクター腸炎の治療にも外来で使える．

## 2. 市中肺炎の外来抗菌薬処方

### 症例1

60歳代後半男性．

昨夜からの発熱，咳嗽，胸痛を主訴に受診．意識清明，体温39.0℃，血圧106/60 mmHg，脈拍95/分・整，呼吸数24/分，身体所見では胸部聴診で右下肺野にヤギ音を聴取．

### 1 研修医の陥りやすいピットフォール

高熱と呼吸数増加，咽頭痛と鼻汁の欠如から安易に感冒や気管支炎としてはいけない．今回は肺炎球菌もしくはインフルエンザ桿菌による細菌性肺炎を疑い，胸部X線検査を実施し，右下肺野に浸潤影を認めた．

### 2 重症度はどう評価するか

簡易的なものではCURB-65やA-DROPによるスコアリングが有用である．1点以下ならば軽症で，外来治療可能である．**CRPの値と重症度とは関係しないことに注意する**．

### 3 薬の使い方のコツ～この症例ではこう考える

可能であるならば喀痰グラム染色で起因菌推定に努める．喀痰培養も可能な限り提出する．外来治療なので軽症肺炎では血液培養は必須ではない．**尿中肺炎球菌抗原検査は感度が高くないため，陰性でも肺炎球菌性肺炎を除外してはいけない**．肺炎菌は充分量のペニシリンで治療可能であり，今なお第1選択である．

> ●処方例：肺炎球菌肺炎や市中肺炎のエンピリック治療
> アモキシシリン（サワシリン®）1回500 mg　1日4回（毎食後＋就寝前）を7～10日間あるいは解熱後3日間.

# 3. 感染性腸炎の外来抗菌薬処方

### 症例2

20歳代後半男性.

昨晩からの発熱と本日明け方からの腹痛，下痢を主訴に受診．3日前に友人と焼肉を食べに行っており，一緒に食べた友人も同様の症状を呈している．体温38.5℃，血圧105/55 mmHg，脈拍85/分・整，呼吸数16/分．便のグラム染色ではgull wingを認める.

## 1 研修医の陥りやすいピットフォール

下痢の患者さんでは**渡航歴の聴取を忘れないこと**が大事である．旅行者下痢症では，単なる感染性腸炎と異なり，原因微生物も多彩であり，抗菌薬投与の適応となることが多いからである．**渡航歴がある場合は感染症医に相談する.**

## 2 薬の使い方のコツ～この症例ではこう考える

**渡航歴がなければ，外来での感染性腸炎の多くのケースで抗菌薬は不要である.** 一方，細菌性腸炎の国内発症ではカンピロバクターが多く，キノロン系の耐性が進んでいるが，カンピロバクター腸炎はそもそも自然軽快するため，この場合もルーチンな抗菌薬処方は必要ない．この症例では食事歴とgull wingよりカンピロバクターが疑われた.

ただし，高度脱水を伴うなどの重篤なケースや高齢者，免疫不全者ではマクロライド系を処方することで，症状が1～2日短縮するといわれている.

> ●処方例（重症例の場合）
> アジスロマイシン（ジスロマック®）1回500 mg　1日1回（食後）を3～5日間.

# 4. 単純性膀胱炎への外来抗菌薬処方

### 症例3

20歳代後半女性.

昨日からの頻尿，排尿時痛，残尿感を主訴に受診．3年前に発症した膀胱炎のときと症状が類似している．帯下の増加はない．体温36.5℃，血圧110/60 mmHg，脈拍60/分・整，呼吸数12/分．CVA叩打痛なし.

## 1 研修医の陥りやすいピットフォール

　妊娠していない閉経前の成人女性の尿路感染症は単純性尿路感染症に分類され，**無症候性細菌尿は，妊婦と泌尿器処置前と好中球減少時を除き治療しない**．また，膀胱炎以外の鑑別には尿道炎，腟炎を考え，帯下増加や陰部瘙痒感，性交渉歴などを病歴聴取で確認する．

　一方，発熱や悪寒戦慄を伴う場合は，腎盂腎炎も鑑別にあがり，全身診察での除外診断や尿検査，尿グラム染色所見を参考に急性腎盂腎炎かどうかを診断する．この場合，**CVA叩打痛などの身体所見がないことや，造影CT画像所見が正常であることで腎盂腎炎を除外しない**（特に高齢者）．急性腎盂腎炎は菌血症を伴いやすいため，極力初期は入院のうえで点滴抗菌薬治療を行う方がよい．ゆえに疑われる場合は上級医に相談する．

　男性，および妊娠後ないし閉経後成人女性の尿路感染症は複雑性尿路感染症に分類され，**特に男性で悪寒戦慄を伴う場合は，急性前立腺炎も鑑別にあがり，直腸診を行う**．

## 2 薬の使い方のコツ〜この症例ではこう考える

　外来受診での膀胱炎は大腸菌が起因菌となる．大腸菌のキノロン系の耐性は深刻であり，キノロン系は処方しない．第1世代セフェム系や妊娠や，薬剤相互作用に注意してST合剤を選択するべきである．

---

●処方例

セファレキシン（ケフレックス®）1回500 mg　1日3回（毎食後）を7日間，
またはST合剤（バクタ®）1回2錠　1日2回（朝夕食後）を3日間

---

# 5. 丹毒・蜂窩織炎の外来抗菌薬処方

---

**症例4**

　糖尿病のある70歳代前半男性

　足白癬で皮膚科に治療通院中．3日前からの発熱と倦怠感を主訴に受診．意識清明，体温38.2℃，血圧125/85 mmHg，脈拍70/分・整，呼吸数14/分．血液検査で，WBC 19,000/μL，CRP 12.0 mg/dLと炎症反応上昇を認める以外特記すべき検査所見なし．全身をくまなく診察すると，左下腿に境界不明瞭な広域な紅斑と疼痛を認めた．

---

## 1 研修医の陥りやすいピットフォール

　皮膚の発疹と発熱をもって蜂窩織炎と即断しない．特に，**皮疹の見た目に比してバイタルが不安定である場合や激痛を伴う場合，握雪感を伴う場合は，壊死性筋膜炎が疑われ，早急な試験切開のうえでデブリードマンが必要となる**．今回はバイタル良好かつ病変の進展も緩徐であり，紅斑の境界線が不明瞭なことから蜂窩織炎と診断した．蜂窩織炎は皮下組織に達する感染症であり，丹毒はそれより浅い真皮での感染症である．それゆえ，丹毒の紅斑の境界が蜂窩織炎と比べて明瞭であるという特徴に表れ，鑑別点ともなる．高齢者や糖尿病があると痛みを訴えにくいので，発熱原因が不明なら着衣を脱がせて下肢や，外陰部，肛門周囲も確認する．

表　抗菌薬処方のまとめ

| 診断 | 処方する抗菌薬 |
|---|---|
| 風邪 | 抗菌薬なし |
| 気管支炎 | 抗菌薬なし〔百日咳を疑えばアジスロマイシン（ジスロマック®）1回500 mg　1日1回（食後）を3日間〕 |
| 細菌性市中肺炎 | アモキシシリン（サワシリン®）1回500 mg　1日4回（毎食後＋就寝前）を7〜10日間あるいは解熱後3日間．非定型肺炎の場合ドキシサイクリン（ビブラマイシン®）1回100 mg　1日2回，またはアジスロマイシン（ジスロマック®）初回500 mg，以降1回250 mg　1日1回（食後）を4日間 |
| 細菌性副鼻腔炎 | 重症・遷延する症例のみ，インフルエンザ桿菌や肺炎球菌を想定してアモキシシリン（サワシリン®）1回750 mg　1日3回（毎食後）を5〜7日間 |
| 咽頭炎 | 溶連菌の場合アモキシシリン（サワシリン®）1回1,000 mg　1日1回（毎食後）または1回500 mg　1日2回（朝夕食後）を10日間，またはセファレキシン（ケフレックス®）1回500 mg　1日2回（朝夕食後）を10日間<br>レジオネラ肺炎の場合レボフロキサシン（クラビット®）1回500 mg　1日1回（食後）を14〜21日間 |
| 膀胱炎 | セファレキシン（ケフレックス®）1回500 mg　1日3回（毎食後）を7日間，またはST合剤（バクタ®）1回2錠　1日2回（朝夕食後）を3日間 |
| 蜂窩織炎 | セファレキシン（ケフレックス®）1回500 mg　1日3回（毎食後）を7〜10日間 |
| 感染性腸炎 | 原則として抗菌薬なし．重症例でアジスロマイシン（ジスロマック®）1回500 mg　1日1回（食後）を3〜5日間 |

## 2 薬の使い方のコツ〜この症例ではこう考える

　起因菌としては，ブドウ球菌，レンサ球菌が想定されるので，セファレキシンでカバーできる．また抗菌薬加療に並行して，RICE〔安静（rest），冷却（ice），圧迫（compression），挙上（elevation）〕も実施すること．白癬の治療や浮腫の治療も再発予防に大切である．

---

**●処方例**

　セファレキシン（ケフレックス®）1回500 mg　1日3回（毎食後）を7〜10日間

---

# おわりに

　本稿で記載した抗菌薬処方のポイントをまとめると表のようになる．

### 引用文献

1) WHO：AWaRe classification of antibiotics for evaluation and monitoring of use, 2023
https://www.who.int/publications/i/item/WHO-MHP-HPS-EML-2023.04（2024年10月閲覧）
2) 厚生労働省：薬剤耐性（AMR）対策アクションプラン（2023-2027）概要
https://www.mhlw.go.jp/content/10900000/ap_gaiyou.pdf（2024年10月閲覧）

### 参考文献・もっと学びたい人のために

1)「感染症プラチナマニュアル Ver.8 2023-2024」（岡 秀昭／著），メディカル・サイエンス・インターナショナル，2023
2)「プライマリケア医のための抗菌薬マスター講座 Ver.2」（岩田健太郎／著），南江堂，2022

3）「かぜ診療マニュアル 第3版」（山本舜悟／編著），日本医事新報社，2019
4）「誰も教えてくれなかった『風邪』の診かた 第2版」（岸田直樹／著），医学書院，2019
5）UpToDate®：https://www.uptodate.com
6）日本感染症学会，日本化学療法学会 JAID/JSC 感染症治療ガイド・ガイドライン作成委員会 尿路感染症・男性性器感染症ワーキンググループ：JAID/JSC 感染症治療ガイドライン2015―尿路感染症・男性性器感染症―．日本化学療法学会雑誌，64：1-30, 2016
7）日本化学療法学会，一般社団法人日本感染症学会 CDI 診療ガイドライン作成委員会／編：Clostridioides difficile 感染症診療ガイドライン2022．感染症学雑誌，97：Supplement 01, 2023

## プロフィール

### 山本　慧（Kei Yamamoto）

埼玉医科大学総合医療センター 総合診療内科・感染症科
只今，大学院に通いながら，感染症学の臨床研究に携わっています．
にぎやかながらもアットホームな環境下で日々豊富な症例とじっくり向き合いながら勉強中です．医局員の数も，改訂前の本稿執筆時は片手で数え切れるほどであったのが，現在は両手でも数え切れないくらいにまで増えました．感染症診療や古典的不明熱など，興味ある方はぜひ，見学に．そして一緒に働きましょう．

### 岡　秀昭（Hideaki Oka）

埼玉医科大学総合医療センター 総合診療内科・感染症科科長 教授
人気の研修科となっています．とりあえずの見学も歓迎します．

第10章　感染症の薬の使い分け

# 3. 抗菌薬（注射）の使い分け

米本仁史，岩田健太郎

## ● Point ●

・経験的治療では起因菌のカバーを外さないことを重視する

・将来的な経口抗菌薬への変更についてもあらかじめ計画しておく

## はじめに

　抗菌薬を選ぶ際は，想定した起因菌に対して感受性があり，かつ想定した感染臓器において十分な組織中濃度を達成可能なものを選ばねばならない．静注抗菌薬は経口抗菌薬と比べて高く安定した血中濃度，組織中濃度を達成可能な反面，投与に静注ルートが必要で，しばしばそれを理由に入院が必要となる．したがって，静注抗菌薬には**入院が必要となるような非軽症患者に対する経験的治療薬としての役割が求められ，起因菌のカバーを外さないことが重要**である．

　また，表1に示すような一部の例外的状況を除き，消化管からの吸収に問題がない患者においては，急性期を乗り越え状態が安定した段階で静注抗菌薬から経口抗菌薬に変更すべきであり，このいわゆる「経口スイッチ」も**静注抗菌薬の使い分けにおける重要なポイント**となる．

## 1. 薬の基礎知識

　静注抗菌薬はその構造や薬理学的特徴からペニシリン系，セフェム系などいくつかのグループに分類されるが，そういった教科書的な分類に加えて，**同一スペクトラムのバイオアベイラビリティーに優れた経口抗菌薬の有無による分類**が，臨床場面では非常に重要となる（表2）．本稿では対応する経口抗菌薬が存在する静注抗菌薬を「経口スイッチ可能な薬剤」，存在しない薬剤を「経口スイッチ不可能な薬剤」と便宜的に呼び分ける．

　経口スイッチの際，起因菌とその薬剤感受性が得られている場合は，感受性のある経口抗菌薬のなかから適切な薬剤を選べばよい．その一方で，**起因菌を特定できないまま治療せざるをえない状況で経口スイッチ後の良好な臨床経過を担保するには，経口スイッチの際に抗菌薬のスペクトラムを変えないことが重要となる．**したがって，起因菌が特定できない可能性が高い状況で経験的治療の静注抗菌薬を選ぶ際は，想定した起因菌のカバーを外さない程度に広いスペクトラムをもち，なおかつ経口スイッチ可能な薬剤を選ぶ必要がある．表2に示すように経験的治療において使用頻度の高いβラクタム系抗菌薬では，スペクトラムの広い薬剤（セフェピム，ピペラシリン・タゾバクタム，メロペネムなど）ほど経口スイッチが難しい点に注意してほしい．

表1　静注抗菌薬で治療すべき重症感染症

| 最初の2週間は静注で治療すべき感染症 | より長期に静注で治療すべき感染症 |
|---|---|
| ・肝膿瘍<br>・骨髄炎，化膿性関節炎（患者の状態が安定すれば高用量クリンダマイシン内服での治療は可能）<br>・膿胸<br>・空洞を伴う肺炎 | ・黄色ブドウ球菌菌血症<br>・重症の壊死性軟部組織感染症<br>・化学療法に伴う好中球減少時の重症感染症<br>・人工物感染症<br>・髄膜炎，脳炎，頭蓋内膿瘍<br>・縦隔炎<br>・感染性心内膜炎<br>・嚢胞性線維症・気管支拡張症の増悪<br>・ドレナージ不良の膿瘍または膿胸 |

文献1より引用

表2　臨床場面で使用頻度の高い代表的な静注抗菌薬とその分類

| 構造・薬理学的特徴による分類 | | 同一スペクトラムのバイオアベイラビリティーに優れた経口抗菌薬の有無 | |
|---|---|---|---|
| | | なし | あり※ |
| βラクタム系 | ペニシリン系 | ・ペニシリンG<br>・ピペラシリン<br>・ピペラシリン・タゾバクタム | ・アンピシリン（アモキシシリン）<br>・アンピシリン・スルバクタム（アモキシシリン・クラブラン酸） |
| | セフェム系 | ・セフメタゾール<br>・セフトリアキソン<br>・セフタジジム<br>・セフェピム | ・セファゾリン（セファレキシン） |
| | カルバペネム系 | ・メロペネム | |
| 非βラクタム系 | アミノグリコシド系 | ・ゲンタマイシン | |
| | キノロン系 | | ・シプロフロキサシン（シプロフロキサシン）<br>・レボフロキサシン（レボフロキサシン） |
| | マクロライド系 | | ・アジスロマイシン（アジスロマイシン） |
| | テトラサイクリン系 | | ・ミノサイクリン（ミノサイクリン） |
| | そのほか | ・バンコマイシン<br>・ダプトマイシン | ・クリンダマイシン（クリンダマイシン）<br>・スルファメトキサゾール・トリメトプリム（スルファメトキサゾール・トリメトプリム）<br>・メトロニダゾール（メトロニダゾール）<br>・リネゾリド（リネゾリド） |

※括弧内は対応する経口抗菌薬

## 2. 起因菌が特定できない可能性が高いとき

以下の場合，静注抗菌薬は何を使えばよいのだろうか？

### 症例1

子宮体癌術後で下腿リンパ浮腫のある70歳代女性が，下腿蜂窩織炎の加療目的に入院した．バイタルサインは安定している．

## ◻1 薬の使い方のコツ～この症例ではこう考える

蜂窩織炎は感染臓器からの検体採取が難しく血液培養の陽性率も低いことから，起因菌が特定できることは稀で，経験的な抗菌薬治療となることが多い．起因菌の大半は *Streptococcus pyogenes* などのレンサ球菌であり，メチシリン感受性黄色ブドウ球菌（methicillin-susceptible *Staphylococcus aureus*：MSSA）がそれに次ぎ，グラム陰性桿菌の頻度は低い[2]．ときにメチシリン耐性黄色ブドウ球菌（methicillin-resistant *Staphylococcus aureus*：MRSA）が原因となることも多いが，市中感染では頻度は高くない．患者の状態が比較的安定していれば，まずはレンサ球菌とメチシリン感受性黄色ブドウ球菌をカバーし，かつ経口スイッチ可能なセファゾリンで治療開始し，反応を見たい．

> ●処方例
> セファゾリン（セファメジン® α）1回2g　1日3回
> ※通常体格・正常腎機能の場合

## ◻2 研修医の陥りやすいピットフォール

患者が重症な場合は，MRSAやグラム陰性桿菌のカバーも考慮すべきであるが，その前に壊死性軟部組織感染症や毒素性ショック症候群など，ほかの病態の可能性も検討しておきたい．

### ●ここがポイント
起因菌が特定できない可能性が高い状況では，なるべく経口スイッチ可能な静注抗菌薬を選ぶ！

## *3.* 長期の抗菌薬投与を必要とするとき

以下の場合，静注抗菌薬は何を使えばよいのだろうか？

### 症例2
70歳代男性が数日前からの発熱と腰痛を主訴に来院し，MRIで椎体炎が判明した．腰部の皮膚表面や椎体周囲には異常を認めない．神経学的異常はなくバイタルサインは安定している．

## ◻1 薬の使い方のコツ～この症例ではこう考える

椎体炎のように長期治療を要する感染症では起因菌の特定が特に重要である．椎体に細菌が到達する経路は隣接する解剖，尿路，血行からの進展の3つであるため，皮膚軟部組織感染の有無を評価し，尿培養と血液培養を提出する．椎体炎では血液培養の陽性率は58％（30～78％）と比較的高い[3]．

米国感染症学会のガイドラインは状態が安定した椎体炎患者において，起因菌の特定まで抗菌薬開始を遅らせることを推奨している[4]が，椎体生検の侵襲も考慮し，筆者らはこの時点で経験的治療を開始することが多い．血行性の進展を疑う状況では，頻度の高いブドウ球菌やレンサ球菌をまずはカバーの対象とするが，長期治療となるため，あえてMRSAのカバーはせずに，**症例**

1と同様経口スイッチ可能なセファゾリンで開始する．仮に血液培養が陰性でも，患者の状態が改善すれば，「セファゾリンが有効な何らかの菌種」を起因菌とみなして，そのままセファゾリンで治療継続すればよい．状態の改善が乏しい場合は，血液培養の再提出や椎体生検を考慮する．

尿路感染合併例など尿路からの進展が明らかな例での薬剤選択は**症例3**を参照してほしい．

## 2 研修医の陥りやすいピットフォール

椎体炎というだけで重症と判断（広域抗菌薬を選択）してしまいがちであるが，**神経学的異常の有無やバイタルサインを冷静に評価して重症度を判断**したい．

> ### ●ここがポイント
> 長期間の抗菌薬治療が必要な状況では，経口スイッチ可能な静注抗菌薬を選ぶ！

## *4.* 起因菌の特定が確実なとき

以下の場合，静注抗菌薬は何を使えばよいのだろうか？

> **症例3**
> 入院中の80歳代女性が発熱し，精査の結果，腎盂腎炎と診断した．尿グラム染色ではグラム陰性桿菌を認めている．バイタルサインは安定している．

## 1 薬の使い方のコツ〜この症例ではこう考える

**尿路感染症のように数日後に培養検査で起因菌が特定できることが確実な感染症においては，経験的治療の薬剤選択で無理に狭域スペクトラムや経口スイッチの可否にこだわる必要はない．**

入院中の高齢者に尿路感染症を起こすグラム陰性桿菌としては大腸菌やクレブシエラなどの腸内細菌科細菌，緑膿菌の頻度が高いが，近年はAmpC型βラクタマーゼ（以下AmpC）産生菌や基質特異性拡張型βラクタマーゼ（extended-spectrum β-lactamase：ESBL）産生菌など腸内細菌科細菌の耐性菌増加が深刻であり，経験的治療の薬剤選択を難しくしている．**グラム染色所見で腸内細菌科細菌と緑膿菌はある程度区別可能だが，技量による差が大きく過度の推定は危険**である．筆者らは院内のアンチバイオグラム，現時点で得られている各薬剤の臨床データ，患者の過去の尿培養結果，重症度をふまえたうえで選ぶことが多いが，カルバペネム以外ではピペラシリン・タゾバクタムが最も無難と考えている．重症例では迷わずメロペネムを使用すればよいだろう．入院患者の重症感染症の場合，経口スイッチの可能性を過度に考慮する必要はない．

地域や医療機関の種類にもよるが，日本でもカルバペネム耐性グラム陰性菌が検出されるようになっている．このような高度耐性菌による感染については専門家に相談するのがよい．

> **●処方例**
> ピペラシリン・タゾバクタム（ゾシン®）1回4.5g　1日4回
> ※通常体格・正常腎機能の場合

## 2 研修医の陥りやすいピットフォール

**大腸菌はレボフロキサシン耐性化が顕著**である．厚生労働省院内感染対策サーベイランス事業（Japan Nosocomial Infections Surveillance：JANIS）の報告によると2022年に国内の入院患者から分離された大腸菌のレボフロキサシン耐性率は39.6％，外来患者では29.9％であり，尿路感染症の経験的治療にレボフロキサシンは選びにくい[5]．そもそも，キノロン系抗菌薬は肝障害や中枢神経障害，不整脈や動脈瘤など案外副作用が多いことが知られており，北米や欧州では尿路感染症にキノロンを第一選択に使わないよう推奨している[6]．

### ●ここがポイント
起因菌が特定できることが確実な状況では，経口スイッチの可否にこだわる必要はない！

# 5. 重症化の可能性が高いとき

以下の場合，静注抗菌薬は何を使えばよいのだろう？

> **症例4**
>
> 胆管癌があり逆行性胆管炎をくり返している70歳代男性が発熱を主訴に夜間に救急外来を受診し，CTで多発する肝膿瘍を認めた．血圧は普段と比べてやや低めである．過去に血液培養からESBL産生大腸菌の検出歴があり，セフメタゾール，ピペラシリン・タゾバクタム，メロペネム，ミノサイクリンに感受性がある．

## 1 薬の使い方のコツ～この症例ではこう考える

くり返す逆行性胆管炎から多発肝膿瘍を合併した患者であり，十分なドレナージが難しいこと，長期の治療を要することが予想される．抗菌薬開始前に膿瘍や胆汁の培養検体を採取できない場合，血液培養が陰性であれば起因菌を特定できない．**なるべく経口スイッチ可能な薬剤を選びたいが，本症例は重症化する可能性が高く経験的治療で起因菌のカバーを外すわけにはいかない．**

この状況ではESBL産生大腸菌を含む腸内細菌科細菌と嫌気性菌を確実にカバーできるメロペネムを選ばざるをえない．その後もし血液培養が陰性かつ患者の状態が改善した場合は，そのままメロペネムで長期間治療することもやむをえないが，カルバペネムを温存する目的で経験的にピペラシリン・タゾバクタムやセフメタゾールに変更したり，先々の経口スイッチを視野にミノサイクリンとアンピシリン・スルバクタムの2剤に変更したりする選択肢もある．*Enterococcus faecium*などもカバーするために，バンコマイシンなど抗MRSA薬を併用するかどうかも検討する．患者の容態が意思決定における最大の要素だ．

> **●処方例**
> メロペネム（メロペン®）　1回1g　1日3回
> ※通常体格・正常腎機能の場合

## ❷ 研修医の陥りやすいピットフォール

上記のように起因菌が特定できていない状況でスペクトラムの変更を伴う経験的な抗菌薬変更を行う場合は，**変更後に状態が悪化する可能性があるため特に慎重に経過観察**する必要がある．

### ●ここがポイント

重症例では経口スイッチの可否よりも，起因菌のカバーを外さないことを優先する！


# Advanced Lecture

## ■ 第3世代，第4世代セフェムの使い分け

Amp-C産生腸内細菌目（Enterobacterales）の多くは，いわゆる第3世代セフェムに感受性を有している．が，こういうセフェムを単剤で使用していると，AmpCの脱抑制（derepression）が起きて，大量のβ-ラクタマーゼができることがある．これが治療失敗の原因となるのだ．だから，Amp-Cに加水分解されない，安定な第4世代セフェム，セフェピムが「堅牢」な選択肢となる．

とはいえ，腸内細菌目といっしょくたにまとめてはだめで，各菌ごとに，脱抑制の起きやすさは異なる．特に起こしやすいのが*Enterobacter cloacae*，*Klebsiella*（*Enterobacter*）*aerogenes*，*Citrobacter freundii*などだ．他方，*Serratia marcescens*，*Morganella morganii*などは脱抑制が起きにくい．例えば，セフトリアキソンのような第3世代セフェムを使うと，前者では2割程度の，後者でも15％程度の治療失敗が起きる．逆に言えば8割程度は治療成功に導くことが可能なのだ．

また，堅牢なセフェピムやカルバペネムと比較して死亡率に差は生じていない[7]．

逆に言えば8割程度は治療成功に導くことが可能なのだ．

このようなデータを受けて，筆者（岩田）は，AmpC産生菌による菌血症や肺炎の場合，まず，多臓器不全やショックなどで生命の危機下にある患者であれば，セフェピムを優先的に用いる．膿瘍形成などで長期的治療が必要な患者でも，突然変異のリスクが高いのでやはりセフェピムやカルバペネムなどを使う．

しかし，シンプルなカテーテル関連血液感染などで，患者が臨床的に安定しており，かつ病院で丁寧にモニターできるといった諸条件が担保されている場合，しばしば第3世代セフェムで治療することで大抵の患者は治癒する．そして，検査値であれ，バイタルサインであれ，何らかの治療失敗の兆候が認められれば，即座に抗菌薬を広域に変ずる．もしアルバイト先などで毎日の患者のモニタリングが難しいときは，無理にリスクをとらずにセフェピムを用いることもある．患者を丁寧にモニターできるかが大切な点だ．このへんはAdvancedな話なので，読者は感染症に強い指導医のもとで研修している場合のみ，上記のプラクティスを検討してほしい．

ESBL産生菌の治療は原則としてセフメタゾールを用いている．実はESBLにも何百種類もあるのだが，日本でよく見つかるCTX型などのESBL産生菌の場合，セフメタゾールの効果はカルバペネムと比較しても遜色ない[8]．患者が致死的な敗血症性ショックの場合などに，選択的にカルバペネムを使うこともあるが，容態が安定した後はセフメタゾールにDe-escalationしている．

## おわりに

本稿では誌面の都合もあり，まだ起因菌が判明していない段階での経験的治療における静注抗菌薬の使い分け，特に経口抗菌薬への変更を視野に入れた薬剤選択に重点をおいた.

### 引用文献

1) Nottingham University Hospitals：Guideline for the intravenous to oral switch of antibiotic therapy, 2010
http://mikrobiologie.lf3.cuni.cz/nottces/Full % 20Guidelines/iv % 20switch % 20policyupdate % 20dec08_final.pdf

2) Brown BD：Cellulitis（Hood Watson KL, ed）. In：StatPearls（Updated 2023年7月8日）
https://www.ncbi.nlm.nih.gov/books/NBK549770/（2025年1月閲覧）

3) Mylona E, et al：Pyogenic vertebral osteomyelitis：a systematic review of clinical characteristics. Semin Arthritis Rheum, 39：10-17, 2009（PMID：18550153）

4) Berbari EF, et al：2015 Infectious Diseases Society of America（IDSA）Clinical Practice Guidelines for the Diagnosis and Treatment of Native Vertebral Osteomyelitis in Adults. Clin Infect Dis, 61：e26-e46, 2015（PMID：26229122）

5) 厚生労働省：院内感染対策サーベイランス事業
https://janis.mhlw.go.jp（2025年1月閲覧）

6) Daneman N, et al：Fluoroquinolone use for uncomplicated urinary tract infections in women：a retrospective cohort study. Clin Microbiol Infect, 26：613-618, 2020（PMID：31655215）

7) Maillard A, et al：Mutation Rate of AmpC $\beta$-Lactamase-Producing Enterobacterales and Treatment in Clinical Practice：A Word of Caution. Clin Infect Dis, 79：52-55, 2024（PMID：38527853）

8) Kashihara E, et al：Efficacy and Safety of Cefmetazole for Bacteremia Caused by Extended-Spectrum $\beta$-Lactamase-Producing Enterobacterales vs Carbapenems：A Retrospective Study. Open Forum Infect Dis, 10：ofad502, 2023（PMID：37901123）

### プロフィール

**米本仁史（Hitoshi Yonemoto）**
神戸大学医学部附属病院 感染症内科
専門：感染症，総合診療
現在興味があること：抗菌薬曝露後の細菌の形態変化に関心がある. フォローアップのグラム染色でのフィラメント化は本当に「使用中の抗菌薬に感受性があること」の傍証になるのかどうか.

**岩田健太郎（Kentaro Iwata）**
神戸大学医学部附属病院 感染症内科 教授
専門：いろいろ
エビデンスはないけど「こうなってます」な「常識」をひっくり返すエビ固め.

第10章　感染症の薬の使い分け

# 4. 抗MRSA薬の使い分け

萩谷英大

## ● Point ●

・MRSAは血行性に二次感染巣を形成する傾向が強く，まるで遠隔転移（メタ）する癌に似た経過を呈することがある

・MRSA感染症の治療では，充分な抗菌薬治療（Dose and Duration）に加えて，適切な感染巣の除去（Drainage & Debridement）が重要である（3D's strategy）

・抗MRSA薬のなかでは，バンコマイシン・ダプトマイシン・リネゾリドの臨床的な違いをしっかり区別して使い分けることが重要である

## はじめに

メチシリン耐性黄色ブドウ球菌（Methicillin-resistant *Staphylococcus aureus*：MRSA）は1961年にはじめて報告されてから，薬剤耐性菌の代表格として臨床現場を脅かし続けている．中心静脈カテーテル関連血流感染症・人工呼吸器関連肺炎・手術部位感染症などの院内感染症のみならず，病原性の高い市中感染型MRSAが皮膚軟部組織感染症・肺炎・感染性心内膜炎などを起こすケースもあり[1]，院内外を問わずさまざまな場面でMRSA感染症に遭遇するケースが増えている．本稿ではMRSA感染症の治療の際に臨床現場で必要な知識が身につくことを念頭に，抗MRSA薬を大胆に取捨選択してまとめる．

## 1. 薬の基礎知識

抗MRSA薬とは，その名の通り，MRSA感染症の治療薬として推奨される抗菌薬である．ファーストライン（第一選択）にあげられる抗菌薬として，2025年1月現在で，バンコマイシン（Vancomycin：VCM），テイコプラニン（Teicoplanin：TEIC），ダプトマイシン（Daptomycin：DAP），リネゾリド（Linezolid：LZD），テジゾリド（Tedizolid：TZD），アルベカシン（Arbekacin：ABK）の4系統6薬剤が上市されている（表1）．

VCMおよびTEICはグリコペプチド系抗菌薬に分類されるが，使用実績・臨床研究データの豊富さからVCMが推奨されるケースが多い．TEICはローディングが難しい一方で，腎機能障害をきたしにくいという点が，VCMとの主な相違点である．DAPは唯一のリポペプチド系抗菌薬であるが，その殺菌作用や使い勝手のよさからさまざまな疾患において推奨が拡大している．LZD

表1　抗MRSA薬リスト

| 第一選択 | |
|---|---|
| グリコペプチド系 | バンコマイシン（VCM） |
| | テイコプラニン（TEIC） |
| リポペプチド系 | ダプトマイシン（DAP） |
| オキサゾリジノン系 | リネゾリド（LZD） |
| | テジゾリド（TZD） |
| アミノグリコシド系 | アルベカシン（ABK） |
| 第二選択 | |
| テトラサイクリン系 | ミノサイクリン（MINO） |
| リンコマイシン系 | クリンダマイシン（CLDM） |
| ニューキノロン系 | レボフロキサシン（LVFX）<br>シプロフロキサシン（CPFX） |
| リファマイシン系 | リファンピシン（RFP） |
| そのほか | ST合剤 |

抗MRSA作用を有する抗菌薬は多数あるが，まずはVCM，DAP・LZDを覚える

およびTZDはオキサゾリジノン系抗菌薬である．両者の優劣はつけがたいが，使用実績・適応疾患の豊富さから現時点ではLZDを選択するケースが多い．ABKは本邦で開発されたアミノグリコシド系抗菌薬であるが，臨床データ不足から臨床現場で積極的に選択されるケースはほとんどない．

　以上に述べた臨床的な重要度から，**第一選択のなかでも1軍の主役選手として用いられるVCM，DAP，LZDの3薬剤を中心に抗MRSA薬について学ぶことをお勧めする**（表2）．そのほか，骨髄炎・人工異物感染症などで維持療法として使用される第二選択薬も存在するが，これらの薬剤を細かく使い分けることは感染症専門医に任せればよい．

## 1 バンコマイシン（VCM）

　VCMは，殺菌性で組織移行性もおおむね良好であることから**オールマイティーな抗菌薬であるが，腎機能や血中濃度に注意してTDM（therapeutic drug monitoring：治療薬物モニタリング）を行う必要がある**．実際には，初回のみ25〜30 mg/kg（実測体重）のローディング・ドーズを投与した後，15 mg/kg 12時間ごとで継続し，初回投与から5回目前後でトラフ値（投与前の最低血中濃度）およびピーク値（投与後の最高血中濃度）を測定することが推奨されている．従来は，**MRSA感染症ではトラフ値として15〜20 µg/mLを目標とすることが推奨されていたが，**臨床効果・安全性の両者を達成することができないとして，**2点採血から推定したAUC**（area under the curve）**評価**を実施することが日本化学療法学会などから推奨されている[2]．現在，**目標AUC/MIC（最小発育阻止濃度）は400〜600 µg・時/mL**に設定しTDM解析を行うことが重要である．目標値から大きく逸脱してしまう場合には，臨床経験やシミュレーション解析などで対応可能なケースもあるため，感染症を専門とする医師・薬剤師へ相談していただきたい．

　また，**有効な血中濃度を維持しても治療効果が期待できないケースがある**ことは知っておく必要がある．現在，VCMのMRSAに対するMIC値（最小発育阻止濃度）が2 µg/mL以下の場合は感受性と定義されており，2025年1月現在日本国内からVCM耐性MRSA株の報告はない（米国ではすでに報告されているが…）．しかし，VCM感受性であってもMIC値が2 µg/mLに近い

表2 抗MRSA薬の比較

| 一般名（略名） | バンコマイシン（VCM） | ダプトマイシン（DAP） | リネゾリド（LZD） |
|---|---|---|---|
| 分類 | グリコペプチド系 | リポペプチド系 | オキサゾリジノン系 |
| 作用機序 | 細胞壁合成阻害 | 細胞膜脱分極 | タンパク合成阻害 |
| 抗菌活性 | 殺菌性 | 殺菌性 | 静菌性 |
| 組織移行性 | おおむね良好 | おおむね良好<br>（ただし肺胞サーファクタントで失活する） | 非常に良好<br>特に肺，骨，髄液など |
| よい適応 | ほぼすべての感染部位 | 血流感染症<br>深部膿瘍 | 下気道感染症<br>中枢神経感染症<br>筋骨格系感染症など |
| 副作用 | 腎障害<br>骨髄抑制<br>Red man症候群など | 横紋筋障害<br>好酸球性肺炎など | 骨髄抑制<br>（特に血小板減少）<br>セロトニン症候群 |
| 用法・用量<br>（成人） | 15 mg/kg 12時間ごと | 4〜6 mg/kg 24時間ごと※ | 600 mg 12時間ごと |
| 腎機能調節 | 必要 | 必要 | 不要 |
| TDM | 必要 | 不要 | 不要 |
| 薬剤耐性化 | しにくい | しやすい | 可能性あり |

※重症例では，8〜10 mg/kgの高用量投与が海外では推奨されているが，国内では保険収載の適用範囲外のドーズになることに注意
TDM：therapeutic drug monitoring（血中濃度解析）

株が増加しており（クリーピング現象），そういった株にはVCMが無効であるという報告が多数存在する[3]．したがって，**臨床的に重症で，VCMのMIC値が2μg/mLに近い症例では，VCMを避けるなどの工夫が必要**である．

　小児では腎臓からの薬物代謝が早く，有効な血中濃度を保つためには1日3〜4回の投与が必要になるため，慣れないうちはガイドライン[3]を参照するなど症例ごとに確認が必要である．VCMの腎障害は，フロセミド，シクロスポリン，アムホテリシンBなどの併用で増悪することはよく知られている．機序はよくわかっていないが近年，ピペラシリン・タゾバクタムとの併用で腎機能障害の出現頻度が増加することがわかってきた[4]．VCMは**重症例で投与されることも多く，併用薬と相互作用にも注意を要する**．

## 2 ダプトマイシン（DAP）

　DAPは新規抗菌薬として2011年に国内使用が可能となった．殺菌性，バイオフィルムへの高い浸透性[5]，投与回数（1日1回）など，臨床的に非常に有利な点が多く，ガイドラインでも各種感染症に対して高い推奨となっている[6,7]．臨床現場での使用頻度が上がるなか，DAP投与に関して注意すべきポイントをいくつか紹介する．

　一つ目に注意すべきは，特徴的な副作用である．**好酸球性肺炎**が比較的頻度の高い副作用として知られており，必ずしも末梢血好酸球の増加を伴わないため，DAP投与中に**原因不明の呼吸器症状が出現した際には，薬剤性の好酸球性肺炎を鑑別にあげる**必要がある．軽症の場合は投与中止で自然寛解するが，重症の場合にはステロイド治療が必要になるケースもあり，臨床的な判断が求められる．また，**横紋筋障害**もDAP治療に関連する副作用として知っておく必要があり，**週に2回程度の血清CPK（クレアチニンキナーゼ）のチェックを忘れてはいけない**．用量依存性と考えられており，**比較的高用量のDAP投与例やスタチン同時投与症例では特に注意を要する**[8]．

　二つ目として，DAP耐性株の出現にも配慮が必要である．MRSAはpoint mutationで耐性化するため，治療中に容易に耐性化することが報告されている[9]．特に，**投与量不足，膿瘍ドレナー**

ジ不足，人工異物感染症などが耐性化リスクとされており[10]，これらの点に注意してDAPを投与することが望ましい．

最後に，**肺胞サーファクタントで失活するため，呼吸器感染症に対してDAPを投与することは禁忌である**点も重要である．

### 3 リネゾリド（LZD）

LZDの特徴は何といっても臓器移行性のよさである．そのため，**中枢神経・呼吸器・筋骨格・皮膚軟部組織など各種感染症で推奨される**．また，内服剤のバイオアベイラビリティー（腸管吸収率）がほぼ100％であり，経口投与でも注射剤と同程度の血中濃度・組織濃度を達成することが可能である．一方で，**静菌性薬剤のため菌血症・感染性心内膜炎といった血流感染症には推奨されていない**[6]．またバイオフィルム内への浸透性が低く[5]，人工異物感染症などでは積極的に使用しにくい．さらに，血小板減少をはじめとした骨髄抑制は投与2週間前後で出現することが多く，長期治療を完遂できないケースも多い．特に，**高齢者・腎機能障害は骨髄抑制のリスクファクターであり，注意を要する**[11]．すでに世界中からLZD耐性MRSA株の報告がされており，臨床現場での適正使用が望まれる[12]．

LZDの類似薬としてTZDが2018年に発売となった．LZD同様，腎機能障害での用量調節が不要で，経口・静注製剤が揃っている．また，MRSAに対するTZDの活性が強く，1日1回200 mg投与でよいことから，LZDで頻発していた骨髄抑制の出現頻度が低く抑えられている．2025年1月現在で保険適用疾患は皮膚軟部組織感染症のみだが，理論的には各種感染症に応用可能と考えられる．

> ●ここがポイント
>
> 抗MRSA薬のなかでも，まずはバンコマイシン・ダプトマイシン・リネゾリドの使い分けを意識する！

## 2. 薬の使い方のコツ〜この症例ではこう考える

### 症例

70歳代女性．特記すべき既往疾患なし．突然の意識障害のため当院に救急搬送され，頭部CT検査にてクモ膜下出血と診断された．集中治療管理から2週間が経過した頃，発熱と炎症反応の上昇を認めた．身体所見にて眼瞼結膜の点状斑，心収縮期雑音，腰部叩打痛を認めた．Fever work-upとして提出された血液培養2セットからMRSAが検出された．直ちに，挿入されていた中心静脈カテーテルを抜去し，VCMの点滴加療が行われた．その後の全身精査の結果，心臓超音波検査で僧帽弁に感染性心内膜炎を示唆する疣贅，腰部脊椎椎体炎および硬膜外膿瘍を認めた（図A，B）．経過中，VCMによる腎機能障害が出現したため，DAP（8 mg/kg/日）とリファンピシンの併用療法に変更した．準緊急的に僧帽弁置換術（図C），待機的に硬膜外膿瘍ドレナージ術が施行された．

本症例は，MRSAによる中心静脈カテーテル関連血流感染症から続発した感染性心内膜炎，腰椎椎体炎，硬膜外膿瘍の一例である．MRSAは院内感染症の代表的起因菌であり，院内発症の感

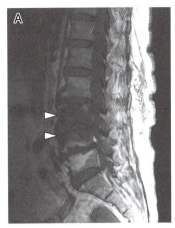 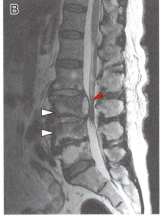 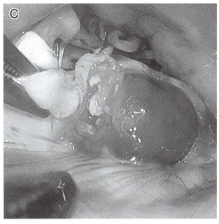

**図　腰椎椎体炎・硬膜外膿瘍（A，B）と僧帽弁に形成された疣贅（C）**
A）腰部MRI T1強調画像：L3/4椎体で低信号を認め（▷），急性期椎体炎を示唆する
B）腰部MRI T2強調画像：L3/4椎体を中心に高信号を認める（▷）とともに，L3椎体背側に硬膜外膿瘍を認める（◀）
C）僧帽弁置換術の術中所見：疣贅形成を認める
（Color Atlas②参照）

染症に遭遇した際にはまず念頭に置くべき微生物である．黄色ブドウ球菌菌血症（*Staphylococcus aureus* bacteremia：SAB）は，さまざまな合併症を併発して予後不良疾患であることが報告されているが[13]，本症例はその典型といえる．

## 1 抗菌薬の選択理由

　国内外のガイドラインにおいて，**MRSA菌血症ではVCM・DAPが第一選択**として推奨されていることをまず押さえておきたい[6, 7]．一方で，LZDは各臓器への組織浸透性はいいものの，菌血症に対する治療成績は芳しくなく，第2選択以降の推奨となっている．

　本症例では，ガイドラインの推奨に基づいてVCMを初期治療として選択した．その後，治療効果が不十分であることと腎機能障害が出現したことから，DAP・リファンピシンの併用療法に移行した．DAPは保険適用を超える高用量だが，播種性感染症の状態であり，臨床的に必要と判断した（実際に高用量DAPによる治療を検討する場合には，患者・家族の同意を得ることが望ましい）．

　リファンピシンの併用については議論のあるところだろう．感染性心内膜炎や化膿性椎体炎では感染局所にバイオフィルムが形成されていることが多いとされており，バイオフィルム内への浸透性を期待してリファンピシンを併用するケースが多々ある．また，有効なドレナージが早期にできていない状況では感染菌量が多いと推測され（本症例では硬膜外膿瘍が該当），この状態でDAPの単独投与を継続すると容易に耐性化することがわかっている．DAP耐性MRSAの出現抑制のためにも，本症例のようなケースでは筆者はリファンピシンのような他剤を併用することが多い．ただし，リファンピシンの使用にあたっては**副作用や薬物相互作用（ワルファリン・免疫抑制剤・抗真菌薬など）の出現リスク**などを天秤にかけて判断する必要がある．

●処方例

①バンコマイシン　1回15 mg/kg 1日2回（目標AUC 400〜600 μg・時/mL）

②ダプトマイシン（キュビシン®）1回6 mg/kg 1日1回

〔保険適用外用量だが，重症例・難治例では高用量（1回8〜10 mg/kg 1日1回）も考慮される〕

### ●ここがポイント

・菌血症・感染性心内膜炎にはバンコマイシンかダプトマイシン！

・現時点では保険適用外だが，重症例ではダプトマイシン高用量（8〜10 mg/kg/日）も考慮する

・ダプトマイシンは比較的容易に耐性化するため，併用療法，積極的なドレナージなどを考慮する

## 2 感染性心内膜炎に対する手術適応

　一般的に心不全の状態，内科的治療に対する抵抗性，塞栓症予防の3つの観点から手術適応が決定される[14〜16]．内科的治療で管理しきれない肺水腫・心原性ショックは24時間以内の緊急手術が適応となる．持続する心不全，局所感染が重篤な場合（弁輪周囲膿瘍，瘻孔形成，増大傾向の疣贅，真菌・薬剤耐性菌が起因菌），抗菌薬投与にもかかわらず発熱・菌血症が持続する場合，10 mm以上の疣贅があり塞栓症をくり返す場合などには数日以内の準緊急手術が考慮される．心内膜炎の結果，高度逆流症を合併症しているが心不全症状がない場合には待機的に弁膜症に対する手術を実施する．本症例では，薬剤耐性菌であるMRSAが起因菌であり，準緊急手術の適応と考えられた．

### ●研修医の陥りやすいピットフォール

・感染性心内膜炎では早期の手術適応の決定が重要であり，一人（内科）でかかえずに，心臓外科に相談を！

## 3 治療期間の決め方

　本症例で考慮すべきは，治療期間の設定である．循環器系，筋骨格系，軟部組織など複数の臓器に感染が波及しており，それぞれのMRSA感染を治療するために必要十分な治療期間を考える必要がある．

　通常，感染症の治療方針（治療薬選択・治療期間など）は，感染巣と感染微生物の組合わせから設定される．例えば，MRSAによる感染性心内膜炎では菌血症の消失から4〜6週間の治療期間が推奨されている[14, 15]．脊椎炎の場合も急性感染では6週間という長期加療が一般的には推奨されるが[17]，椎体周囲への感染の波及（腸腰筋膿瘍・椎間板炎・硬膜外膿瘍など）も考慮する必要がある．各臓器の膿瘍形成については，有効なドレナージ治療が完了した時点から治療期間をカウントし，画像的な膿瘍消失も確認しながら，臨床的に治療期間を設定していく．実臨床では，これらの最大公約数をまとめる形で治療期間を設定していくため，治療開始時点で治療期間を決めることは難しいケースも多い．

　本症例では，切除した僧帽弁からMRSAが検出されたため，手術日（≒感染性心内膜炎にとっての有効なドレナージ治療）を治療開始日とみなす．仮に，弁培養が陰性で，術前に血液培養の陰性化が確認できている状況であれば，血液培養陰性日から治療期間をカウントするのが一般的

表3 抗MRSA薬の薬価比較

| 薬剤 | | 薬価 | 通常の1日薬価 |
|---|---|---|---|
| バンコマイシン（VCM）<br>（後発品の場合） | 1バイアル0.5～1g | 648円/0.5g | 2,592円（2g/日） |
| キュビシン®（DAP） | 1バイアル350mg | 4,761円 | 4,761円<br>（2バイアル使用では9,522円/日） |
| ザイボックス®注射液（LZD） | 1バッグ600mg | 6,408円 | 12,816円<br>（1回600mg1日2回点滴） |
| ザイボックス®錠（LZD） | 1錠600mg | 4,507円 | 9,014円<br>（1回600mg1日2回内服） |

2025年1月時点

である．また，硬膜外膿瘍に対してはドレナージ治療が可能で，本症例でも弁置換術後に腰部に対する手術が行われた．したがって，硬膜外膿瘍に関しては手術日を治療開始日と考えるのが一般的である．

### ●ここがポイント
・菌血症の治療開始日は，血液培養陰性化を確認できた日である
・感染性心内膜炎では，弁培養陽性であれば，手術日を治療開始日とする
・膿瘍疾患では，有効なドレナージ治療を実施した日が治療開始日となる

# Advanced Lecture

## 1 抗菌薬とお金の話

近年，抗菌薬の開発が滞っている．1940年代から継続的に開発され人類に恩恵をもたらし続けてきた抗菌薬だが，研究シーズ不足のため，新薬開発に莫大な費用がかかるようになった．その結果，臨床現場に届く新薬の薬価が非常に高くなり，医療費高騰の一因となっているが，抗MRSA薬はその一例である．2025年1月時点での各抗菌薬の薬価を表3に列記する．VCM・DAP・LZDのすべての薬剤において後発品が販売されており薬価は低くなった．しかし，高用量DAPやLZDを選択した場合は，1日薬価は約1万円と比較的高価である．MRSA感染症は難治性であることが多く長期加療を要するケースも多い．エビデンスに基づいた治療効果とコストパフォーマンスを天秤にかけ，バランスのよい治療選択を心がけることが必要とされる．

## 2 MRSAに対する接触予防策は必要か？

最後に感染制御の話をさせていただきたい．MRSAは代表的な院内感染症の起炎菌として，接触感染予防策の対象とされてきた．臨床経験が豊富な医師にとっては当たり前の話であるが，MRSAに対する接触感染予防策はもはや不要ではないか，という議論が昨今巻き起こっている．最新の米国ガイドラインでは，中程度エビデンスとして以下の文章が記載されている「MRSA患者に対する接触感染予防策の適応ポリシーを今後変更する，もしくはすでに変更した施設は，継続的に施設内のMRSA伝播リスクを評価し，他のMRSAリスク軽減戦略（例：手指衛生，環境の清掃および消毒，個室隔離）の有効性を評価するプロセスを確立する必要がある」（サマリー

No.4：筆者訳）[18]．すなわち，MRSAの保菌者／感染者に対する接触感染予防策を前提としない医療環境を許容しているのである．今後，さらにエビデンスが蓄積されることで院内におけるMRSA感染対策のパラダイムシフトが起こる可能性に期待している．

## おわりに

"MRSAを制するものは感染症を制する"．MRSA感染症は提示症例のようにさまざまな合併症の発症率が高く，死亡率も高い．選択肢がVCMしかなかった時代に比べると，第一選択の抗MRSA薬として複数のラインナップがある現在は非常に恵まれている．しかしその一方で，各薬剤の特性を熟知・判別して適切な治療選択をすることは難しくなっている．本稿の内容が，MRSA感染症に対峙する皆さんにとって少しでも実りあるものになれば幸いである．

### 引用文献

1) Boucher H, et al：Serious infections caused by methicillin-resistant Staphylococcus aureus. Clin Infect Dis, 51 Suppl 2：S183-S197, 2010（PMID：20731576）

2) van Hal SJ, et al：The clinical significance of vancomycin minimum inhibitory concentration in Staphylococcus aureus infections：a systematic review and meta-analysis. Clin Infect Dis, 54：755-771, 2012（PMID：22302374）

3) 「抗菌薬TDMガイドライン2022」（日本化学療法学会，日本TDM学会，抗菌薬TDMガイドライン作成委員会／編），日本化学療法学会／日本TDM学会，2022

4) Navalkele B, et al：Risk of Acute Kidney Injury in Patients on Concomitant Vancomycin and Piperacillin-Tazobactam Compared to Those on Vancomycin and Cefepime. Clin Infect Dis, 64：116-123, 2017（PMID：27986669）

5) Raad I, et al：Comparative activities of daptomycin, linezolid, and tigecycline against catheter-related methicillin-resistant Staphylococcus bacteremic isolates embedded in biofilm. Antimicrob Agents Chemother, 51：1656-1660, 2007（PMID：17353249）

6) 「MRSA感染症の治療ガイドライン2024」（日本化学療法学会，日本感染症学会，MRSA感染症の治療ガイドライン作成委員会／編），日本化学療法学会／日本感染症学会，2024

7) Liu C, et al：Clinical practice guidelines by the infectious diseases society of america for the treatment of methicillin-resistant Staphylococcus aureus infections in adults and children. Clin Infect Dis, 52：e18-e55, 2011（PMID：21208910）

8) Dare RK, et al：Effect of Statin Coadministration on the Risk of Daptomycin-Associated Myopathy. Clin Infect Dis, 67：1356-1363, 2018（PMID：29668884）

9) Sharma M, et al：High rate of decreasing daptomycin susceptibility during the treatment of persistent Staphylococcus aureus bacteremia. Eur J Clin Microbiol Infect Dis, 27：433-437, 2008（PMID：18214559）

10) Moise PA, et al：Susceptibility relationship between vancomycin and daptomycin in Staphylococcus aureus：facts and assumptions. Lancet Infect Dis, 9：617-624, 2009（PMID：19778764）

11) Sasaki T, et al：Population pharmacokinetic and pharmacodynamic analysis of linezolid and a hematologic side effect, thrombocytopenia, in Japanese patients. Antimicrob Agents Chemother, 55：1867-1873, 2011（PMID：21357301）

12) Gu B, et al：The emerging problem of linezolid-resistant Staphylococcus. J Antimicrob Chemother, 68：4-11, 2013（PMID：22949625）

13) Kern WV：Management of Staphylococcus aureus bacteremia and endocarditis：progresses and challenges. Curr Opin Infect Dis, 23：346-358, 2010（PMID：20592532）

14) Habib G, et al：2015 ESC Guidelines for the management of infective endocarditis：The Task Force for the Management of Infective Endocarditis of the European Society of Cardiology（ESC）．Endorsed by：European Association for Cardio-Thoracic Surgery（EACTS），the European Association of Nuclear Medicine（EANM）．Eur Heart J, 36：3075-3128, 2015（PMID：26320109）

15) Baddour LM, et al：Infective Endocarditis in Adults：Diagnosis, Antimicrobial Therapy, and Management of Complications：A Scientific Statement for Healthcare Professionals From the American Heart Association. Circulation, 132：1435-1486, 2015（PMID：26373316）

16）日本循環器学会：感染性心内膜炎の予防と治療に関するガイドライン（2017年改訂版）．
https://www.j-circ.or.jp/cms/wp-content/uploads/2017/07/JCS2017_nakatani_h.pdf（2025年1月閲覧）

17）Berbari EF, et al：2015 Infectious Diseases Society of America（IDSA）Clinical Practice Guidelines for the Diagnosis and Treatment of Native Vertebral Osteomyelitis in Adults. Clin Infect Dis, 61：e26-e46, 2015（PMID：26229122）

18）Popovich KJ, et al：SHEA/IDSA/APIC Practice Recommendation：Strategies to prevent methicillin-resistant Staphylococcus aureus transmission and infection in acute-care hospitals：2022 Update. Infect Control Hosp Epidemiol, 44：1039-1067, 2023（PMID：37381690）

## プロフィール

**萩谷英大（Hideharu Hagiya）**
岡山大学病院 感染症内科
MRSA感染症の治療薬はすべての臨床医に上手に使い分けしていただきたいです．でも，もっと大事なことは，MRSAを水平伝播させない手指衛生を普段から行うことだと思います．

第10章　感染症の薬の使い分け

# 5. 抗真菌薬の使い分け

土戸康弘，長尾美紀

## ● Point ●

・抗真菌薬のスペクトラム，使用例，副作用についての基礎知識を整理する

・カンジダ血症に対する抗真菌薬の選び方と，適切なマネジメントの概要を把握する

・侵襲性アスペルギルス症の診断に関する考え方と，各種抗真菌薬の立ち位置を理解する

## はじめに

　真菌は形態学的に酵母（カンジダ，クリプトコックスなど）と糸状菌（アスペルギルス，ムーコル目など）に分類される．本稿では，抗真菌薬の基礎知識について整理し，代表的な侵襲性真菌感染症を例にあげて使い分けに関して概説する．なお，*Pneumocystis jirovecii*，表在性真菌症（白癬など），輸入真菌症（*Histoplasma*，*Coccidioides* など）については割愛する．

## *1.* 薬の基礎知識

　抗真菌薬はその作用機序からさまざまな系統に分類されている[1]．以下に系統別に基礎知識を整理した．用法・用量については成人を対象とした．

### ■1 アゾール系

　アゾール系抗真菌薬はラノステロール 14-α デメチラーゼを標的として阻害することで真菌細胞膜の構成成分であるエルゴステロールの合成を阻害する．CYP2C19，CYP2C9，CYP3A4 などで代謝される薬剤が多く，相互作用に注意が必要である．

#### 1）フルコナゾール (fluconazole：FLCZ)「ジフルカン®」

●スペクトラム

　カンジダ（*C. glabrata* や *C. krusei* はアゾール耐性または低感受性），クリプトコックス

●使用例

　侵襲性カンジダ症，肺クリプトコックス症，クリプトコックス髄膜炎（地固め療法・維持療法）

●用法用量

　（カンジダ血症）初回 800 mg，以後 1 回 400 mg 24 時間ごと．

306 (462)　　　レジデントノート　Vol. 27　No. 2（増刊）2025

●腎機能調節

CCr ≦ 50：1回200 mg 24時間ごと

血液透析：非透析日1回200 mg，透析日1回400 mg透析後投与

●副作用

肝障害，QT延長，頭痛，脱毛，口内乾燥，口唇炎など．

●相互作用

CYP2C9，CYP2C19，CYP3A4でわずかに代謝される（大部分は腎排泄される）．フェニトイン，シクロスポリンにより血中濃度が上昇し，リファンピシンにより血中濃度が低下する．ワルファリン，フェニトイン，リファブチン，タクロリムスの血中濃度が上昇する．トリアゾラム，エルゴタミン，キニジン，ピモジド，アゼルニジピンなどとは併用禁忌．

## 2）イトラコナゾール（itraconazole：ITCZ）

●スペクトラム

フルコナゾールのスペクトラム＋アスペルギルス

●使用例

アスペルギルス症（ただしアレルギー性気管支肺アスペルギルス症や慢性肺アスペルギルス症以外では代替薬）

●用法用量

（錠剤・カプセル）1回100～200 mg 1日1回，（内用液）1回200 mg 1日1回

錠剤，カプセル，内用液の3種類の剤形がある．錠剤とカプセルはbioavailabilityが悪く食事や酸性飲料（コーラなど）とともに摂取するのが望ましい．内用液は空腹時に投与する．

●腎機能調節

不要

●副作用

肝障害，QT延長，（特に内用液で）消化器症状，血圧上昇，低カリウム血症，浮腫，陰性変力作用による心機能障害

●相互作用

主にCYP3A4で代謝される．フェニトイン，リファンピシンにより血中濃度が低下し，シクロスポリン，ジゴキシンにより血中濃度が上昇する．ピモジド，キノジン，トリアゾラム，シンバスタチン，アゼルニジピン，エルゴタミン，エプレレノン，ブロナンセリン，スボレキサント，ルラシドン，リバーロキサバンなどとは併用禁忌．

## 3）ボリコナゾール（voriconazole：VRCZ）

●スペクトラム

カンジダ，クリプトコックスに加えてアスペルギルス，フザリウム，スケドスポリウムなど種々の糸状菌（ムーコル目には無効）

●使用例

侵襲性アスペルギルス症，慢性肺アスペルギルス症，侵襲性フザリウム症，侵襲性スケドスポリウム症

●用法用量

静注

・初日1回6 mg/kg 12時間ごと，翌日から1回3 mg/kgまたは1回4 mg/kg 12時間ごと．

内服

・体重40 kg以上：初日1回300 mg 1日2回，2日目以降は1回150 mgまたは200 mg 1日2回食間（食事の影響を受けるため）.

・体重40 kg未満：初日1回150 mg 1日2回，2日目以降は1回100 mg 1日2回食間.

●腎機能調節

不要．ただし，腎機能低下（GFR < 50 mL/分/1.73 m²）がある場合，注射剤は避けるべきとされる（溶媒に腎毒性のある$\beta$-cyclodextrinが含まれるため）が，臨床的意義は明らかではない[2].

●肝機能調節

軽度から中等度の肝障害（Child-Pugh A，B）では維持量を50％減量する．重度肝障害（Child-Pugh C）では用量調節の明確な推奨がなく，治療上の有益性が危険性を上回ると判断される場合にのみ投与する.

●副作用

肝障害，QT延長，光線過敏症，一過性の視覚異常（視力障害，色覚障害，光視症，羞明など），幻視・幻聴（トラフ血中濃度高値と関連），長期投与に伴う骨膜炎，皮膚癌

●相互作用

CYP2C19，CYP2C9，CYP3A4で代謝される．リファンピシン，リファブチン，アルカロイド剤，カルバマゼピン，キニジン，ピモジド，シロリムスなどとは併用禁忌.

●TDM

欧州のガイドラインでは2～5日目でのトラフ測定（目標濃度1～5.5$\mu$g/mL）が推奨されている[3].日本人ではCYP2C19の遺伝子多型によるpoor metabolizerの頻度が高く，血中濃度が上昇しやすいため注意.

## 4） ポサコナゾール（posaconazole：PSCZ）「ノクサフィル®」

●スペクトラム

ボリコナゾールのスペクトラム＋一部のムーコル目

●使用例

造血幹細胞移植後などの予防投与，侵襲性アスペルギルス症（救援治療），ムーコル症に対するstep down

●用法用量

（内服・静注ともに）初日1回300 mg 1日2回，2日目以降は1回300 mgを1日1回．本邦の内服製剤は錠剤であり，海外で使用されている内用液は使用できない.

●腎機能調節

不要．VRCZ同様に腎機能低下（GFR < 50 mL/分/1.73 m²）がある場合，注射剤は避けるべきとされる（溶媒に腎毒性のある$\beta$-cyclodextrinが含まれるため）が，臨床的意義は明らかではない.

●肝機能調節

不要

●副作用

肝障害，QT延長，血圧上昇，低カリウム血症，浮腫

●相互作用

UDP-グルクロノシルトランスフェラーゼ（UGT）1A4により代謝される．エルゴタミン，シンバスタチン，アトルバスタチン，ピモジド，キニジン，スボレキサント，アゼルニジピン，

ブロナンセリン，トリアゾラム，リバーロキサバンなどとは併用禁忌．

## 5）イサブコナゾール（isavuconazole：ISCZ）「クレセンバ®」

●スペクトラム

ボリコナゾールのスペクトラム＋一部のムーコル目

●使用例

侵襲性アスペルギルス症（代替薬），慢性肺アスペルギルス症（代替薬），ムーコル症に対する step down．

●用法用量

1回200 mgを約8時間おきに6回投与後，12〜24時間経過後に1回200 mgを1日1回投与（点滴静注あるいは内服）．

●腎機能調節

不要

●肝機能調節

不要

●副作用

悪心，嘔吐，下痢，頭痛，肝障害，QT短縮．VRCZよりも副作用が少ないとされる．

●相互作用

CYP3A4で代謝される．クラリスロマイシン，リファンピシン，リファブチン，カルバマゼピン，フェノバルビタール，フェニトインなどとは併用禁忌．

## 2 エキノキャンディン系

エキノキャンディンは真菌細胞壁の$(1,3)$-$\beta$-D-グルカン合成を阻害する．本邦ではミカファンギンとカスポファンギンの2種類の薬剤が使用可能である．相互作用は少ない．

## 1）ミカファンギン（micafungin：MCFG）「ファンガード®」

●スペクトラム

カンジダ，アスペルギルス（クリプトコックス，ムーコル目に無効）

●使用例

侵襲性カンジダ症，侵襲性アスペルギルス症（救援治療）

●用法用量

1回100 mg 24時間ごと点滴（1時間かけて）

●腎機能調節

不要

●肝機能調節

不要

●副作用

肝障害，ヒスタミン介在性反応（顔面紅潮・浮腫，蕁麻疹，皮疹など）

●相互作用

シロリムス，シクロスポリン，ニフェジピンの血中濃度が上昇する．

## 2）カスポファンギン（caspofungin：CPFG）「カンサイダス®」

●スペクトラム

ミカファンギンと同様

第10章 感染症の薬の使い分け

●使用例

ミカファンギンと同様

●用法用量

初日1回70 mg，2日目以降1回50 mg 24時間ごと点滴（1時間かけて）

●腎機能調節

不要

●肝機能調節

Child-Pugh Bでは維持量を35 mg 24時間ごとに減量．Child-Pugh Cでは用量調節は定まっていない．

●副作用

ミカファンギンと同様

●相互作用

シクロスポリンにより血中濃度が上昇し，リファンピシンにより血中濃度が低下する．また，タクロリムスの血中濃度が低下する．

## 3 ポリエン系

真菌細胞壁のステロールに結合し，細胞膜透過性を高めることで細胞内容物の漏出をきたす．かつてはアムホテリシンBデオキシコール酸が用いられていたが，腎毒性が問題であり現在はほとんど使用されていない．

### ■ アムホテリシンBリポソーム製剤（liposomal amphotericin B：L-AMB）「アムビゾーム®」

●スペクトラム

カンジダ（*C. lusitaniae*を除く），クリプトコックス，アスペルギルス（*A. terreus*を除く），フザリウム，ムーコル目

●使用例

播種性カンジダ症，クリプトコックス髄膜炎，侵襲性アスペルギルス症（代替薬），ムーコル症など．

●用法用量

1回3〜5 mg/kg 24時間ごと

●腎機能調節

不要

●肝機能調節

不要

●副作用

腎障害，投与時関連反応（胸痛，呼吸困難，腹痛，背部痛，顔面紅潮，蕁麻疹など），低カリウム血症，低マグネシウム血症，貧血

●副作用予防

腎障害：投与前後に生理食塩水を投与

投与時関連反応：投与前にアセトアミノフェンやジフェンヒドラミンを投与

## 4 ピリミジン誘導体

### ■ フルシトシン（flucytocine：5-FC）「アンコチル®」

シトシン透過酵素により細胞内に取り込まれ，代謝され5-FUとなり真菌RNAに取り込まれ蛋白合成を阻害する．また，DNA合成を阻害する．

**●スペクトラム**

カンジダとクリプトコックスに有効．併用療法として使用し，単剤投与はしない．

**●使用例**

クリプトコックス髄膜炎・播種性カンジダ症（L-AMBに併用）

**●用法用量**

1回25 mg/kg 1日4回内服

**●腎機能調節**

CCr 21〜40：1回25 mg/kg 1日2回

CCr 10〜20：1回25 mg/kg 1日1回

CCr＜10：1回25 mg/kg 隔日

血液透析：1回25〜50 mg/kg 48〜72時間ごと（透析日は透析後）

**●肝機能調節**

不要

**●副作用**

消化器症状，肝障害，骨髄抑制

# 2. 侵襲性カンジダ症（カンジダ血症）に対する抗真菌薬

### 症例1

80歳代女性，腸閉塞に伴う嘔吐で入院．右内頸CVカテーテルを留置し絶食・中心静脈栄養が開始され，誤嚥性肺炎に対してPIPC/TAZが開始され，継続中だった．入院14日目に38℃台の発熱を認め，血液培養が採取された．βDグルカンが36.9 pg/mL（基準値＜11.0 pg/mL）と上昇を認め，カンジダによるカテーテル関連血流感染症を疑いMCFG静注1回100 mg 24時間ごとが開始され，CVカテーテル抜去・先端培養が提出された．2日後に血液培養から酵母様真菌が検出され，最終的に血液培養・カテ先培養ともに *Candida albicans* が陽性となった．眼科診察により網脈絡膜炎の所見を認めたため，移行性を考慮してFLCZに変更した．治療開始3日目の血液培養は陰性であり，眼底所見をフォローしながら血液培養陰性化から少なくとも4〜6週間の治療を行う方針とした．

## 1 薬の使い方のコツ 〜この症例ではこう考える

本症例では侵襲性カンジダ症のリスク（CVカテーテル留置，絶食，中心静脈栄養，広域抗菌薬投与など）[4] が複数認められる．**確定診断には血液培養が必要**であるが，陽性化までに約40時間を要する（特に *C. glabrata* は陽性化時間が長い）[1]．βDグルカンは結果判明までが早いため参考になるが，感度・特異度に限界がある．MCFGによる初期治療を開始した後，臨床的に安定して血液培養の陰性化が確認され，感性であればFLCZへのstep downが可能である．カンジダ

血症の標準的な治療期間は明らかな遠隔感染巣がなければ**血液培養陰性化から14日間**で，カンジダ眼内炎を併発した場合は少なくとも4〜6週間の治療を要する[5]．

### 2 研修医の陥りやすいピットフォール

カンジダ血症では**可及的すみやかにCVCを抜去**すべきである（好中球減少患者では個別検討を要する）．カンジダ血症はしばしば眼内炎を併発する場合があり，**眼科コンサルト**が推奨される．眼内炎があれば，**エキノキャンディン系は眼内移行性が悪いため**L-AMBやFLCZなどに変更する．カンジダ血症では持続真菌血症となることがあるため，必ず**血液培養を再検して陰性化を確認**し，**陰性化から少なくとも14日間の治療**を行う．カンジダ血症の治療ではこれらの複数のワークアップを行う必要があるため，1つずつリストアップして漏れのないマネジメントを心掛けたい．

## 3. 侵襲性アスペルギルス症に対する抗真菌薬

### 症例2

40歳代女性，SLEでPSL 14 mgとタクロリムスを内服中．CMV腸炎の治療で入院中に新規の発熱を認め，CTで右肺下葉にhalo signを伴う結節影を認めた．βDグルカン5.0 pg/mL（基準値＜11.0 pg/mL），ガラクトマンナン抗原0.3（基準値＜0.5）．侵襲性肺アスペルギルス症を疑いVRCZを開始した．翌日から数日間は羞明や霧視の訴えがあったが，その後自然に消失した．後日，気管支鏡を実施し，気管支肺胞洗浄液の培養で*Aspergillus fumigatus*の発育を認めた．1カ月後のCTで結節影の縮小を認め，CTで陰影をフォローしながら約6カ月間の治療を行った．

### 1 薬の使い方のコツ 〜この症例ではこう考える

細胞性免疫不全の患者背景と典型的な画像所見から侵襲性肺アスペルギルス症（IPA）が疑われ，第一選択薬のVRCZを開始した．下気道検体の培養で*A. fumigatus*が検出され，EORTC/MSGによる診断基準に基づきProbable IPAと診断された[6]．タクロリムスはVRCZにより血中濃度が上昇するため，減量のうえで血中濃度測定による用量調整を行った．

### 2 研修医の陥りやすいピットフォール

**バイオマーカーが陰性だからといって安易にIPAを否定してはいけない**．アスペルギルスガラクトマンナン（GM）抗原はIPAの診断に対して感度82％，特異度81％とされるが[7]，好中球減少を伴わない患者では血液腫瘍・造血幹細胞移植後の患者に比べて感度・特異度が劣る[8]．また，βDグルカンについては感度56.8〜77.1％，特異度81.3〜97.0％との報告がある[9]．ただし，βDグルカンはほかの真菌でも上昇しうる点に注意が必要である．IPAをはじめとする侵襲性糸状菌感染症では，原因真菌の同定のため**気管支鏡**などによる**下気道検体や病変組織の採取を行う**ことが非常に重要である．

### 3 侵襲性アスペルギルス症に対する抗真菌薬の使い分け

IPAの治療における第一選択薬はVRCZである．ISCZはVRCZが副作用や相互作用などの理由

で使用できない場合の代替薬である．PSCZも考慮されるが，あくまで救援治療としての位置付けである．L-AMBはアゾールが使用できない場合，アゾール予防投与中に発症したIPAの場合，ムーコル症も想定される場合などに考慮されるが，*A. terreus*には推奨されない．エキノキャンディンはあくまで救援療法としての位置付けである．詳細はIDSAおよび欧州ガイドラインが参考になる[3, 10]．

# おわりに

　本稿では抗真菌薬の基礎知識と，症例を通じて代表的な真菌症の治療における考え方を提示した．誌面の都合で触れられなかったがほかにも重要な真菌症があるため，興味のある方は参考文献にあげたいくつかの治療ガイドラインをぜひ参照されたい[3, 5, 10〜12]．

## 引用文献

1) 「Mandell, Douglas, and Bennett's Principles and Practice of Infectious Diseases 9th edition」（Bennett JE, et al, eds），Elsevier, 2019

2) Kim SH, et al：Therapeutic drug monitoring and safety of intravenous voriconazole formulated with sulfobutyle-ther $\beta$-cyclodextrin in haematological patients with renal impairment. Mycoses, 59：644-651, 2016（PMID：27324913）

3) Ullmann AJ, et al：Diagnosis and management of Aspergillus diseases：executive summary of the 2017 ESC-MID-ECMM-ERS guideline. Clin Microbiol Infect, 24 Suppl 1：e1-e38, 2018（PMID：29544767）

4) Kullberg BJ & Arendrup MC：Invasive Candidiasis. N Engl J Med, 373：1445-1456, 2015（PMID：26444731）

5) Pappas PG, et al：Clinical Practice Guideline for the Management of Candidiasis：2016 Update by the Infectious Diseases Society of America. Clin Infect Dis, 62：e1-50, 2016（PMID：26679628）

6) Donnelly JP, et al：Revision and Update of the Consensus Definitions of Invasive Fungal Disease From the European Organization for Research and Treatment of Cancer and the Mycoses Study Group Education and Research Consortium. Clin Infect Dis, 71：1367-1376, 2020（PMID：31802125）

7) Leeflang MM, et al：Galactomannan detection for invasive aspergillosis in immunocompromised patients. Cochrane Database Syst Rev, 2015：CD007394, 2015（PMID：26716951）

8) Pfeiffer CD, et al：Diagnosis of invasive aspergillosis using a galactomannan assay：a meta-analysis. Clin Infect Dis, 42：1417-1427, 2006（PMID：16619154）

9) White PL, et al：Aspergillus Polymerase Chain Reaction：Systematic Review of Evidence for Clinical Use in Comparison With Antigen Testing. Clin Infect Dis, 61：1293-1303, 2015（PMID：26113653）

10) Patterson TF, et al：Practice Guidelines for the Diagnosis and Management of Aspergillosis：2016 Update by the Infectious Diseases Society of America. Clin Infect Dis, 63：e1-e60, 2016（PMID：27365388）

11) Chang CC, et al：Global guideline for the diagnosis and management of cryptococcosis：an initiative of the ECMM and ISHAM in cooperation with the ASM. Lancet Infect Dis, 24：e495-e512, 2024（PMID：38346436）

12) Cornely OA, et al：Global guideline for the diagnosis and management of mucormycosis：an initiative of the European Confederation of Medical Mycology in cooperation with the Mycoses Study Group Education and Research Consortium. Lancet Infect Dis, 19：e405-e421, 2019（PMID：31699664）

## プロフィール

**土戸康弘（Yasuhiro Tsuchido）**
京都大学大学院医学研究科 臨床病態検査学／京都大学医学部附属病院 検査部・感染制御部
専門：感染症一般，侵襲性糸状菌感染症，アスペルギルスの薬剤耐性

**長尾美紀（Miki Nagao）**
京都大学大学院医学研究科 臨床病態検査学／京都大学医学部附属病院 検査部・感染制御部

第10章　感染症の薬の使い分け

# 6. 抗ウイルス薬の使い分け

谷口俊文

> ● **Point** ●
> ・抗インフルエンザ薬は適応を慎重に考えて高リスクの患者に対して処方する
> ・帯状疱疹ウイルスや単純ヘルペスに対するアシクロビルの点滴投与は輸液を十分に行う
> ・サイトメガロウイルスによる重症感染症の治療はまずガンシクロビルから検討する
> ・HIV感染者を曝露源とする針刺し事故を起こした場合はすみやかに予防内服を開始する

## はじめに

　ウイルスに対する治療薬は多岐にわたるが，ウイルス感染症全体のうちのごくわずかにしか治療薬が存在しない．そのなかでここではメジャーなものを扱う．例えば抗インフルエンザ薬は診療所でも病院でもあらゆるところで流行期になると処方される．ヘルペスウイルス属に対する抗ウイルス薬は免疫不全の患者における感染症の治療でよく使われる．普段あまり使い慣れない薬も多いと思われるが，その違いを押さえておきたい．また，HIVはエイズ拠点病院のみならず，一般病院でも患者が受診や入院することがあり，針刺し事故や体液曝露時の対応はしっかりと押さえておきたい．

## 1. 薬の基礎知識

### 1 インフルエンザに対する薬（表1）

　インフルエンザの治療薬にはさまざまな薬が登場してきているが，そもそも**治療の適応があるのか十分に検討**していただきたい．例えばオセルタミビルは健康成人では有症状期間を16.8時間短縮するのみ[1]であり，入院や重篤な合併症を減らすことはない．一方で高リスク患者（表2）では入院や死亡を減らす報告[2]がある．1つの懸念事項としてバロキサビルの臨床試験で使用5日後には9.7％でI38 T/Mのアミノ酸変異がみられており，変異株ではウイルス排出期間と有症状期間はともに変異がない株よりも長かったこと[3]がある．この臨床的意義は不明である．

### 2 ヘルペスウイルス属に対する薬（表3）

　ヘルペスウイルス属に対する薬は大まかに2系統に分ける．また表3の用量用法は添付文書に準拠しているが，「サンフォード感染症治療ガイド」とは若干異なる．

表1 インフルエンザに対する薬

| 薬剤名 | 剤形 | 用法用量（成人） |
|--------|------|------------------|
| オセルタミビル（タミフル®） | 内服薬 | 1回75 mg　1日2回，5日間 |
| ザナミビル（リレンザ®） | 吸入薬 | 1回10 mg　1日2回，5日間 |
| ラニナミビル（イナビル®） | 吸入薬 | 単回40 mg |
| バロキサビル（ゾフルーザ®） | 内服薬 | 単回40 mg（80 kg未満）80 mg（80 kg以上） |
| ペラミビル（ラピアクタ®） | 注射薬 | 【重症化するおそれのある患者の場合】600 mg/回 |

表2 インフルエンザによる合併症発症の高リスク患者と適応

| インフルエンザの治療を推奨 |
|---|
| ●入院中の患者 |
| ●外来患者で重症または進行性の疾患がある |
| ●インフルエンザによる合併症発症の高リスク患者<br>・5歳未満の小児（特に2歳未満）<br>・65歳以上の成人<br>・慢性肺疾患（気管支喘息含む），慢性心血管疾患（高血圧のみの場合は除く），慢性腎疾患，慢性肝疾患，慢性血液疾患，代謝性疾患（糖尿病など），神経疾患・神経発達障害がある者<br>・薬剤またはHIV感染症などにより免疫抑制状態にある者<br>・妊婦，産褥婦（産褥後2週以内）<br>・18歳以下で長期にアスピリンもしくはサリチル酸含有物を内服中でインフルエンザ罹患によりReye症候群発症のリスクにある者<br>・病的肥満（BMI≧40）<br>・長期療養施設入所者 |
| インフルエンザの治療を検討 |
| ●発症から2日以内 |
| ●症状があり，家にインフルエンザに罹患すると合併症を発症するリスクの高い者，特に免疫不全者がいる者 |
| ●症状があり，インフルエンザに罹患すると合併症を発症するリスクの高い患者のケアをしている医療従事者 |

## 1）単純ヘルペスウイルス（HSV），帯状疱疹ウイルス（VZV）に対する抗ウイルス薬

・アシクロビル，バラシクロビル，ファムシクロビルが該当する
・バラシクロビルはアシクロビルのプロドラッグである
・ファムシクロビルはペンシクロビルのプロドラッグであり，腎機能への負担が少ないとされる
・重症感染症にはアシクロビルの注射薬を使用する．**腎臓障害を起こしやすいので，十分に輸液負荷をしておくとよい**

## 2）サイトメガロウイルス（CMV）に対する抗ウイルス薬

・ガンシクロビル，バルガンシクロビル，ホスカルネット，マリバビルが該当する
・重症感染症にはガンシクロビルを開始して，バルガンシクロビルは経口薬へのステップダウンとして使用する
・免疫不全のない患者におけるCMV感染症（伝染性単核球症など）には使用しない
・ホスカルネットはガンシクロビルが使用できない，あるいは耐性があるCMV感染症に使用するほか，アシクロビル耐性単純ヘルペスウイルス（HSV）感染の治療にも使用される

表3　ヘルペスウイルス属に対する薬

| 薬剤名 | 剤形 | 用法用量（成人） |
|---|---|---|
| アシクロビル | 内服薬 | 1. 単純疱疹：1回200 mg　1日5回<br>2. 造血幹細胞移植のHSV感染症の抑制：1回200 mg　1日5回（移植7日前〜施行後35日まで）<br>3. 帯状疱疹：1回800 mg　1日5回 |
| アシクロビル | 注射薬 | ・1回5 mg/kg　8時間ごと　7日間<br>・脳炎・髄膜炎においては，必要に応じて投与期間の延長もしくは増量ができる<br>・ただし，上限は1回10 mg/kgまで |
| ファムシクロビル | 内服薬 | 1. 単純疱疹：1回250 mg　1日3回<br>2. 帯状疱疹：1回500 mg　1日3回 |
| バラシクロビル | 内服薬 | 1. 単純疱疹：1回500 mg　1日2回<br>2. 造血幹細胞移植のHSV感染症の抑制：1回500 mg　1日2回（移植7日前〜施行後35日まで）<br>3. 帯状疱疹：1回1,000 mg　1日3回<br>4. 水痘：1回1,000 mg　1日3回<br>5. 性器ヘルペスの再発抑制：1回500 mg　1日1回（HIV感染者は1回500 mg　1日2回） |
| ガンシクロビル（デノシン®） | 注射薬 | ・初期治療：1回5 mg/kg静注　12時間ごと<br>・維持治療：1回5 mg/kg静注　24時間ごと |
| バルガンシクロビル（バリキサ®） | 内服薬 | ・初期治療：1回900 mg　12時間ごと<br>・維持治療：1回900 mg　24時間ごと |
| ホスカルネット（ホスカビル®） | 注射薬 | ・初期治療：1回60 mg/kg静注　12時間ごと<br>・維持治療：1回90〜120 mg/kg静注　24時間ごと |
| マリバビル（リブテンシティ®） | 内服薬 | ・既存の抗CMV療法に不応：1回400 mg　1日2回 |

- CMV神経疾患の治療，特に重症例にはガンシクロビルに加えてホスカルネットを併用することもある
- マリバビルはすべての抗CMV療法による治療効果が不十分と考えられる造血幹細胞移植を含む，臓器移植における難治性のCMV感染症に使用することができる

## 3 HIVに対する針刺し・切創のときの予防投与

　標準的なHIVに対する針刺し・体液曝露時の予防投薬の内容はラルテグラビル（アイセントレス®錠）1回400 mg，1日2回＋テノホビル/エムトリシタビン（ツルバダ®配合錠もしくはデシコビ®配合錠HT）1回1錠，1日1回を4週間である．もし曝露源のHIV感染者が薬物耐性ウイルスであった場合には専門家の意見を求めなければならない．アイセントレス®錠の代わりにより耐性に強いドルテグラビル（テビケイ®錠）1回50 mg，1日1回を使うことが一般的になってきており，さらには利便性のためビクテグラビル/テノホビル/エムトリシタビン（ビクタルビ®配合錠）1日1回1錠を使うことが増えている．

## 2. インフルエンザ治療薬の適応の考え方

### 症例1

　50歳代の女性．既往歴は特記すべきことはなく，現在治療中の病気もない，健康である．インフルエンザのシーズンで，高校生の娘がインフルエンザAに罹患した．その直後の昨日より上気道症状と39℃近くの発熱のために，あなたの外来を受診した．インフルエンザの予防接種は接種済み．

### 1 研修医の疑問

①この症例はインフルエンザ治療の適応だろうか？
②適応かどうか判断するために病歴や診察で足りない点はないだろうか？

### 2 薬の使い方のコツ～この症例ではこう考える

　インフルエンザの治療薬は適応の有無をよく考えなければならないことがわかるよい症例である．一見，治療の適応はないように思われるが，米国感染症学会から出ているインフルエンザのガイドライン[5]を読むと，「**症状があり，家にインフルエンザに罹患すると合併症を発症するリスクの高い人，特に免疫不全者がいる**」場合には治療を検討してもよいことになっている．

　この症例では問診を進めると，化学・放射線療法にて咽頭癌を治療している50歳代後半のご主人がおり，このような場合には本人の治療，および病状しだいではご主人の予防薬投与を検討してもよい．ウイルスの排出期間がバロキサビルではオセルタミビルより2日程度少なかったとされるが，臨床的な意義は不明であるため，現時点では経口もしくは吸入薬であればどれを使用してもよいと考えている．

### 3 研修医の陥りやすいピットフォール

　インフルエンザに罹患した症例をすべて治療するのは賢明とは言い難いが，**家族歴などをよくとらずにインフルエンザ治療の適応を決めてしまうのは危険**である．

## 3. HIV感染者に対する薬の考え方

### 症例2

　30歳代男性．2カ月前にHIV感染症を診断された．診断時のCD4値は120/μL，HIV-RNA量は12万コピー/mLだった．1カ月前から抗レトロウイルス薬による治療がはじまった．2～3日前から右胸部に集簇する小水疱性病変と全身に少数散在する小水疱性の病変が出現したため，救急外来を受診した．

## 1 研修医の疑問

このままバラシクロビルを処方して外来治療できるだろうか？

## 2 薬の使い方のコツ～この症例ではこう考える

HIV感染症の治療がはじまってから間もない段階で発症した汎発性帯状疱疹であり，これは免疫再構築症候群として発症している可能性が高い．HIVに感染していない患者における一般的な1つの神経支配領域に発症する帯状疱疹ならばバラシクロビル1回100 mg，1日3回内服，7日間で治療できるが，**免疫不全に加えて，全身に少数でも小水疱性の病変が広がっている場合**には汎発性帯状疱疹として入院したうえでアシクロビル10 mg/kgを8時間おきに静脈注射，7～14日間で治療することが推奨される．

## 3 研修医の陥りやすいピットフォール

帯状疱疹の皮膚病変をみると，診断に飛びついてしまい，ほかの皮膚病変を見落としてしまうことがある．**病歴と，徹底的に身体所見をとる姿勢が重要**である．

# おわりに

抗ウイルス薬はさまざまな種類があり，理解に時間がかかると思うが，適応と分類を眺めると大まかな分類がありわかりやすい．本稿で示した**表1～3**がその一助になれば幸いである．

### 引用文献

1) Jefferson T, et al：Oseltamivir for influenza in adults and children：systematic review of clinical study reports and summary of regulatory comments. BMJ, 348：g2545, 2014（PMID：24811411）
2) McGeer A, et al：Antiviral therapy and outcomes of influenza requiring hospitalization in Ontario, Canada. Clin Infect Dis, 45：1568-1575, 2007（PMID：18190317）
3) Hayden FG, et al：Baloxavir Marboxil for Uncomplicated Influenza in Adults and Adolescents. N Engl J Med, 379：913-923, 2018（PMID：30184455）
4) 「抗HIV治療ガイドライン（2024年3月）」（令和5年度厚生労働行政推進調査事業費補助金エイズ対策政策研究事業 HIV感染症および血友病におけるチーム医療の構築と医療水準の向上を目指した研究班），2024
5) Uyeki TM, et al：Clinical Practice Guidelines by the Infectious Diseases Society of America：2018 Update on Diagnosis, Treatment, Chemoprophylaxis, and Institutional Outbreak Management of Seasonal Influenzaa. Clin Infect Dis, 68：895-902, 2019（PMID：30834445）

### プロフィール

**谷口俊文（Toshibumi Taniguchi）**
千葉大学医学部附属病院 感染制御部・感染症内科
HIV感染症や移植関連感染症などさまざまな免疫不全状態における診療に力を入れて毎日頑張っています．千葉大学病院では北米式の感染症教育を行っており，感染制御，一般感染症診療，抗菌薬適正使用プログラムなどバランスよく学ぶことができます．

## 第11章 皮膚の薬の使い分け

# 1. 総論

青山裕美

### ● Point ●

- ・外用剤は，油脂性軟膏とクリーム基剤を皮疹の性状に応じて使い分ける
- ・添加されている物質（抗菌薬など）で接触皮膚炎を起こすことがあるので注意が必要である
- ・1フィンガーチップユニット（FTU）を手のひら2枚分に塗布するのが基本塗布量であり，効果をみて増減する

## はじめに

研修医によるプライマリケアとしての診療場面を想定すると，最も頻度の高い疾患が痒みを伴う皮膚炎である．その治療には，他科では使用する頻度の低い外用剤の使いかたをマスターすることが必要とされる．そこで本稿では，外用剤にフォーカスして使い分けの基礎知識を概説する．

## 1. 外用剤の種類と使い分け

皮膚疾患の治療に使用する外用剤の薬効別の種類には，炎症を抑制するステロイド外用剤，保湿剤，抗菌薬，抗真菌薬，抗ウイルス薬，痤瘡治療薬などがある．剤形は，基剤によって異なっており，油脂性軟膏，クリーム剤，ローション剤（液剤），貼付剤（テープ剤）などを部位，症状に応じて選択する．

油脂性軟膏：刺激がないので，どのような皮膚の状態にも用いることができるために汎用性が高く特に滲出液のみられる病変に適している
クリーム剤：べとつかないので使いやすいという特徴があるが，刺激があるので湿潤した滲出液がでるような病変には使用しない
ローション剤：液体のため頭皮に用いられることが多い
テープ剤：密封効果によりテープに含まれる薬剤が効率よく浸透することと保護作用があるので掻破を予防したいときに使用する

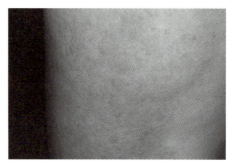

**図1 接触皮膚炎**
紅斑の表面に丘疹が散在している.このような皮疹には,ステロイド油脂性軟膏を使用する（Color Atlas③参照）

## 2. ステロイド外用剤の使い方の基本

　主に皮膚炎を対象に使用する.ステロイド外用剤の効く皮膚炎の代表的な発疹が,漿液性丘疹を伴う紅斑である（図1）.丘疹の頂点には点状痂皮が付着し,大きさが1 mm以下である.紅斑を伴うことが多く,紅斑の表面にも小さな点状痂皮と細かい鱗屑を生じる.これらの点状痂皮と鱗屑は,丘疹の表皮内に生じた海綿状態が時間経過とともに変化したものである.また,比較的境界明瞭な紅斑にもステロイド外用剤は効果がある.

　**ステロイド外用剤は,体の部位ごとに強さを使い分ける必要がある**.また,長期外用により皮膚が萎縮し,皮膚の乾燥を誘導することがある.乾燥した皮膚や長期に使用する場合は,保湿剤を併用する.**保湿剤を併用することによって,乾燥を防ぐだけでなく,ステロイド外用剤の使用量を減らし,副作用を軽減させる効果も期待できる**.ステロイド外用剤と保湿剤を併用する際には,どちらを先に塗ってもよい.

### Column

#### 外用薬は,先に塗った製品がたくさん染み込むのか？

　患者さんから「保湿剤とステロイド軟膏はどちらを先に塗ったらいいですか？」とよく聞かれます.多くの患者さんは,先に塗った製品の方が先に染み込み,よく効くのではないか,あるいは皮膚がそのうち飽和して通過しなくなるのではないかと考えているようです.しかし,これは誤解です.

　皮膚の下には真皮があり,血流があります.そのため,通過する分子は飽和せずに通過し続けます.また,正常な皮膚のバリア機能では,分子量が500Daより大きい物質は通過できず,脂溶性の物質は通過しやすいなど,物質の通過性には一定のルールがあります.

　保湿剤の役割は,角層全体に水分を含ませることであり,有効成分がバリアを通過する必要はありません.皮膚表面をカバーするように塗布することを目的とした薬です.実際,先に保湿剤を塗布した方が吸収がよかったという研究もあれば,差がないとする研究もあります.

　筆者は,現時点ではどちらを先に塗っても構わないと考えています.

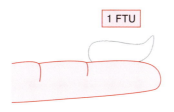

図2　外用剤の使用量の目安（フィンガーチップユニット）
1 FTU＝約0.5 gを手のひら2枚分の面積に塗り広げた後にティッシュがつくくらいが適正な外用の目安である．

## 3. 抗菌薬入りステロイド外用剤の弊害

　ステロイド外用剤のなかには，抗菌薬が添加されているものがあるが，抗菌薬の濃度が低めに設定されていることに加えて，ステロイドの作用により抗菌作用が期待できないという懸念がある．加えて，最近では，耐性菌を増やさないという考え方から，使用を控える傾向にあることを強調したい．また，抗菌薬としてフラジオマイシンが添加された眼軟膏を眼の周りの湿疹に使用するうちに，感作されフラジオマイシンの接触皮膚炎を発症することをしばしば経験する．**外用剤を処方して，皮疹が治らない場合は，使用を中止し専門医に紹介する**ことが必要である．

## 4. 保湿剤の使い分け

　高齢者，特に腎機能障害や糖尿病を合併している症例では，角層バリア機能が低下し乾皮症や乾燥性湿疹を生じることがある．これは，湿度が低下する冬季に顕在化することが多い．
　近年，さまざまな疾患に貼付剤が汎用されるようになってきたが，**乾燥してバリア機能が低下した部位に貼付剤を貼ると一次刺激性皮膚炎が発症しやすいので，貼付を予定する皮膚には，保湿剤を適宜塗布する**必要がある．保湿剤は，夏はフォーム剤やローション剤，冬は保湿効果の高い軟膏やクリーム剤を使用する．

## 5. 外用量の目安

　最近は外用量の目安として，フィンガーチップユニット（FTU）という尺度が一般的である[1]．示指の第1関節2〜3 cmの長さの軟膏（1 FTU＝0.5 g）を手のひら二枚分の面積（300 cm$^2$）に塗布するというものである（図2）．罹患部位の面積をおおよそ手の平でいくつ分か数えて，1回塗布量を指示したり，5 gの外用剤を何日で使い切る程度の量を塗布するようにと説明することが多い．外用剤は，塗布量が少なすぎると，効果が得られないので，診察時には塗布量が充分か，毎日塗布しているか確認することが必要である．

# *6.* 後発品の外用薬

　外用薬は，主剤だけでなく基剤にも機能がある．基剤が異なると配合性に変化が生じる．したがって，主剤が同じであっても，先発品と後発品では使用感や効果の持続時間が異なる．処方する製剤の効果を確認することが必要である．ステロイドと保湿剤を混合して使用するよう指示する際には，安定性に関するデータがある製品名を指定して処方する必要がある．

### 引用文献

1）　Long CC & Finlay AY：The finger-tip unit--a new practical measure. Clin Exp Dermatol, 16：444-447, 1991
（PMID：1806320）

### プロフィール

**青山裕美（Yumi Aoyama）**
川崎医科大学 皮膚科
皮膚はみえるから，病態を捉えやすい臓器です．仮説を立てて治療を行い，その結果が直接みえるので，診療技術のトレーニングがしやすく，とても楽しい仕事です．
しかし，みえるから簡単，と思ってしまうと，みえているのにみえていない，というピットフォールに陥ってしまいますから注意しましょう．皮膚は，油断大敵臓器です．

第11章　皮膚の薬の使い分け

# 2. ステロイド（外用）の使い分け

加藤則人

> ● **Point** ●
>
> ・ステロイド外用剤は炎症性皮膚疾患の代表的な治療薬である
>
> ・適切な強さ（ランク）のものを適切な期間用いることが重要である
>
> ・皮疹の部位や性状，重症度などからランクや基剤を使い分ける

## はじめに

　ステロイド外用剤は，接触皮膚炎やアトピー性皮膚炎などの**湿疹・皮膚炎群**，虫刺症など日常の診療で頻繁に遭遇する炎症性皮膚疾患の治療の主体である．一方で，長期連用による皮膚萎縮，毛細血管拡張などの**局所性副作用**を避けることも大切である．ステロイド外用剤を使用する際は，安全性を考慮しつつ高い効果を得るために，皮疹の部位や性状，重症度などを考慮して適切なランクのものを選択して適切な期間使用することが大切である．

## 1. 薬の基礎知識

### ■1 ステロイドのランク

　ステロイド外用剤は**優れた抗炎症作用**をもち，急性病変，慢性病変のいずれにも有効で即効性が期待できる．日本では一般に5つのランクに分類される[1]（**表1**）が，使用する薬のランクを決める際には考慮すべきことがある．例えばステロイド外用剤の吸収率は前腕内側を1とすると，頬は13.0，頭部は3.5，陰嚢は42，手掌は0.83，足底は0.14と部位によって異なる[5]．したがって，顔面，頸部，外陰部，腋窩などの間擦部のように皮膚が薄く薬剤の**経皮吸収がいい部位**には，原則として**ミディアムクラス（Ⅳ群）以下**の低いランクのものを用いる．特に，眼瞼周囲では**眼圧上昇**の可能性にも細心の注意が必要である．また，大量または長期にわたる広範囲の使用や密封法によりステロイドの全身性副作用があらわれることがあるので，漫然と使用しないようにする．Furueらによる，アトピー性皮膚炎患者を対象に日常診療でのステロイド外用剤の処方量と局所性副作用の頻度の関連を，調査した報告が参考になる[6]．

　使用するステロイド外用剤のランクを決める際には，**皮疹の重症度**も重要なファクターである．例えば淡い紅斑のみならばミディアムクラス（Ⅳ群）程度，高度の浸潤を伴う紅斑や苔癬化（**図1**）を伴う紅斑，痒疹結節（**図2**）などの慢性化した皮疹にはベリーストロング（Ⅱ群）ないしスト

表1　ステロイド外用剤のランク

| ストロンゲスト（I群） |
| --- |
| ・0.05％　クロベタゾールプロピオン酸エステル（デルモベート®） |
| ・0.05％　ジフロラゾン酢酸エステル（ダイアコート®） |
| ベリーストロング（II群） |
| ・0.1％　モメタゾンフランカルボン酸エステル（フルメタ®） |
| ・0.05％　ベタメタゾン酪酸エステルプロピオン酸エステル（アンテベート®） |
| ・0.05％　フルオシノニド（トプシム®） |
| ・0.064％　ベタメタゾンジプロピオン酸エステル（リンデロン®DP） |
| ・0.05％　ジフルプレドナート（マイザー®） |
| ・0.1％　アムシノニド（ビスダーム®） |
| ・0.1％　ジフルコルトロン吉草酸エステル（テクスメテン®，ネリゾナ®） |
| ・0.1％　酪酸プロピオン酸ヒドロコルチゾン（パンデル®） |
| ストロング（III群） |
| ・0.3％　デプロドンプロピオン酸エステル（エクラー®） |
| ・0.1％　デキサメタゾンプロピオン酸エステル（メサデルム®） |
| ・0.12％　デキサメタゾン吉草酸エステル（ボアラ®，ザルックス®） |
| ・0.12％　ベタメタゾン吉草酸エステル（ベトネベート®，リンデロン®V） |
| ・0.025％　フルオシノロンアセトニド（フルコート®） |
| ミディアム（IV群） |
| ・0.3％　プレドニゾロン吉草酸エステル酢酸エステル（リドメックス®） |
| ・0.1％　トリアムシノロンアセトニド（レダコート®） |
| ・0.1％　アルクロメタゾンプロピオン酸エステル（アルメタ®） |
| ・0.05％　クロベタゾン酪酸エステル（キンダベート） |
| ・0.1％　ヒドロコルチゾン酪酸エステル（ロコイド®） |
| ・0.1％　デキサメタゾン（グリメサゾン®，オイラゾン） |
| ウィーク（V群） |
| ・0.5％　プレドニゾロン（プレドニゾロン） |

（2023年6月現在）
米国のガイドラインではステロイドを7つのランク（I. very high potency，II. high potency，III-IV. medium potency，V. lower medium potency，VI. low potency，VII. lowest potency）に[3]，ヨーロッパでは4つのランク（very potent, potent, moderate potency, mild potency）に分けている[4]．海外の臨床試験データを参考にする場合には，日本とはステロイド外用薬のランクの分類が違うことに注意する必要がある．
文献2より転載：©日本皮膚科学会，日本アレルギー学会

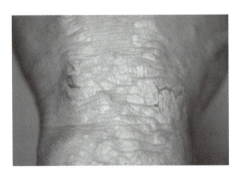

図1　苔癬化の臨床像
（Color Atlas④参照）

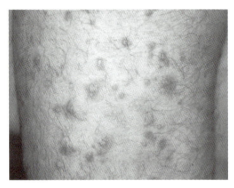

図2　痒疹の臨床像
文献2より転載：©日本皮膚科学会，日本アレルギー学会
（Color Atlas⑤参照）

表2　皮疹の重症度とステロイド外用薬の選択

| | 皮疹の重症度 | 外用薬の選択 |
|---|---|---|
| 重症 | 高度の腫脹/浮腫/浸潤ないし苔癬化を伴う紅斑，丘疹の多発，高度の鱗屑，痂皮の付着，小水疱，びらん，多数の掻破痕，痒疹結節などを主体とする | 必要かつ十分な効果を有するベリーストロングのステロイド外用薬を第一選択とする．ベリーストロングでも十分な効果が得られない場合は，その部位に限定してストロンゲストを選択して使用することもある |
| 中等症 | 中等度までの紅斑，鱗屑，少数の丘疹，掻破痕などを主体とする | ストロングないしミディアムのステロイド外用薬を第一選択とする |
| 軽症 | 乾燥および軽度の紅斑，鱗屑などを主体とする | ミディアム以下のステロイド外用薬を第一選択とする |
| 軽微 | 炎症症状に乏しく乾燥症状主体 | ステロイドを含まない外用薬を選択する |

文献1より転載：©日本皮膚科学会，日本アレルギー学会

ロングクラス（Ⅲ群）のステロイド外用剤を用いる．ベリーストロング（Ⅱ群）でも十分な効果が得られない場合は，その部位に限定してストロンゲスト（Ⅰ群）を選択して使用することもある[1]．詳しくはアトピー性皮膚炎診療ガイドラインにある個々の皮疹の重症度によるステロイド外用剤のランクの目安が参考になる（**表2**）[1]．

## 2 基剤の種類

　ステロイド外用剤には，一般に軟膏，クリーム，ローションの3つの基剤がある（第11章-1も参照）．湿潤面や乾燥皮膚には軟膏基剤を使用するのを原則とする．アトピー性皮膚炎は乾燥皮膚が基盤にあるので，その治療には軟膏を選択するのが基本である[1]．虫刺症のように数日で軽快が見込まれる場合や夏期には，治療アドヒアランスの向上も考えてクリーム基剤を使用することもある．頭皮の病変にはローション基剤が使用しやすい[1]．頭部の尋常性乾癬や湿疹・皮膚炎には，患部に塗布し，約15分後に水または湯で泡立てて洗い流すクロベタゾールプロピオン酸エステル〔ストロンゲスト（Ⅰ群）〕のシャンプー剤もある．

# 2. 皮疹での薬の考え方

> **症例**
> 　非ステロイド系消炎鎮痛外用剤による接触皮膚炎（**図3**）
> 　皮疹は，消炎鎮痛外用剤を外用した後にその部位に一致して急性の経過で出現し，高度の紅斑や小水疱がみられ，強い痒みを訴えている．

## 1 薬の使い方のコツ〜この症例ではこう考える

　本症例では，接触皮膚炎の原因である消炎鎮痛外用剤を中止すれば多くの場合は1〜2週間程度で軽快が見込まれるため，その間の痒みを和らげ湿疹を早く軽快させるための対症療法としてステロイド外用剤を用いる．皮疹は腕にあり，高度であるため，ベリーストロング（Ⅱ群）のステロイド外用剤を選択した．基剤は，小水疱やびらんなど湿潤した皮疹がみられるため，軟膏を選択した．

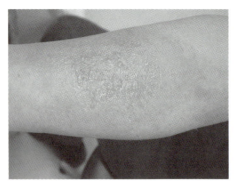

**図3 非ステロイド系消炎鎮痛外用剤による接触皮膚炎の臨床像**
文献2より転載：Ⓒ日本皮膚科学会，日本アレルギー学会
（Color Atlas⑥参照）

### 2 研修医の陥りやすいピットフォール

　無治療で経過を見た場合，痒みに伴う掻き行為の刺激によって，消炎鎮痛外用剤を中止した後も皮疹が継続あるいは悪化することがある．つまり，ステロイド外用剤は対症療法の側面に加えて，痒みに伴う掻き行為による皮疹の悪化を抑制する作用を併せもっている．したがって，接触皮膚炎の原因が明らかで，高度の湿疹病変がみられる場合には，原因との接触を避ける（この症例では消炎鎮痛外用剤の使用を中止する）とともに，ステロイド外用剤による治療を行うべきである．一方で，消炎鎮痛外用剤を中止し，ステロイド外用剤を数日外用しても軽快傾向がみられない場合には，ほかの疾患を疑い皮膚科に紹介すべきである．ステロイド外用剤を処方したら，数日から1週間以内に再診するようにする．

　加えて，皮疹の誘因が明らかでない場合，白癬菌症や皮膚カンジダ症などの感染症を疑う場合，診断が不明の場合には，ステロイド外用剤を処方する前に皮膚科にコンサルトすべきである．特に，**痛みを伴う**場合には帯状疱疹や蜂窩織炎などの**感染症**を考え，ステロイド外用剤を処方する前に皮膚科に紹介することが大切である．

> ●処方例
> ・ジフルプレドナート0.05％（マイザー®）軟膏　1日2回適量を外用
> ・ベタメタゾン酪酸エステルプロピオン酸エステル0.05％（アンテベート®）軟膏　1日2回適量を外用

## 引用文献

1） 日本皮膚科学会，日本アレルギー学会：アトピー性皮膚炎診療ガイドライン2021．日皮会誌，131：2691-2777, 2021
2） 日本皮膚科学会，日本アレルギー学会：アトピー性皮膚炎診療ガイドライン2024．日皮会誌，134：2741-2843, 2024
3） Sidbury R, et al：Guidelines of care for the management of atopic dermatitis in adults with topical therapies. J Am Acad Dermatol, 89：e1-e20, 2023（PMID：36641009）
4） Frequency of application of topical corticosteroids foratopic eczema：National Institute for Health and Care Excellence Guidance, 2004
https://www.nice.org.uk/guidance/ta81（2025年1月閲覧）
5） Feldmann RJ & Maibach HI：Regional variation in percutaneous penetration of 14C cortisol in man. J Invest Dermatol, 48：181-183, 1967（PMID：6020682）
6） Furue M, et al：Clinical dose and adverse effects of topical steroids in daily management of atopic dermatitis. Br J Dermatol, 148：128-133, 2003（PMID：12534606）

## プロフィール

### 加藤則人（Norito Katoh）

京都府立医科大学北部キャンパス・同大学院医学研究科 医療フロンティア展開学
専門：アトピー性皮膚炎，接触皮膚炎などのアレルギー性皮膚疾患，乾癬
皮膚疾患が生じた理由，治らない理由など，問題の本質を見極め心優しい治療を行うことを心掛けています．

第11章　皮膚の薬の使い分け

# 3. 蕁麻疹における抗ヒスタミン薬の使い分け

千貫祐子

### ● Point ●

・蕁麻疹治療の第一選択薬は非鎮静性の第2世代抗ヒスタミン薬である

・抗ヒスタミン薬通常量で改善がみられなければ増量を検討する

・使い分けの際には最高血中濃度到達時間，血中濃度半減期，自動車運転などに関する記載の有無などを参考にする

## はじめに

蕁麻疹は①個々の皮疹に関する直接的原因ないし誘因なく自発的に膨疹が出現する特発性の蕁麻疹と②特定の刺激ないし条件が加わったときに症状が誘発される刺激誘発型の蕁麻疹に分けられる．前者はさらに発症6週間以内の急性蕁麻疹と6週間を越えた慢性蕁麻疹に分けられる．

特発性の蕁麻疹は蕁麻疹全体の7〜8割を占め，非鎮静性の第2世代ヒスタミン$H_1$受容体拮抗薬（抗ヒスタミン薬）を中心とした薬物治療を行い治癒へと導く（表）[1]．一方で刺激誘発型の蕁麻疹では皮疹の誘発因子の同定とそれら因子を回避することが対処の中心となる．

## 1. 薬の基礎知識

抗ヒスタミン薬は受容体選択性や脳内移行性の違いにより，主に第1世代と第2世代に分けられる[2]．第1世代の古典的な抗ヒスタミン薬（ポララミン®，アタラックス®，ペリアクチン®など）はアレルギー疾患に効果が認められる一方で，血液—脳関門を通過するために鎮静作用が強いという欠点があった．また，$H_1$受容体選択性が低く，抗コリン作用による口渇，尿閉，頻脈などの副作用が現れる頻度も高かった．これらの欠点を克服すべく開発されたのが，脳内移行性の低く，$H_1$受容体選択性の高い第2世代抗ヒスタミン薬（ビラノア®，ルパフィン®，デザレックス®など）である．抗ヒスタミン薬の鎮静作用は脳内$H_1$受容体占拠率によって分けられ，**安全性の観点から脳内$H_1$受容体占拠率20％以下の非鎮静性第2世代抗ヒスタミン薬が推奨される**．

表　特発性の蕁麻疹に対する薬物治療手順

| 治療内容 | |
|---|---|
| 蕁麻疹の症状と効果に応じてステップアップ，症状軽減がみられれば原則として患者の負担の高いものから順次減量，中止 | |
| Step1 | ・非鎮静性第2世代抗ヒスタミン薬（H1 受容体拮抗薬）通常量<br>・適宜，他剤へ変更，2倍量まで増量または2種類併用<br>すみやかな症状の軽減が必要な場合は Step2 を飛ばし Step3 へ |
| Step2 | Step1 に追加<br>・H2 受容体拮抗薬[※1]<br>・抗ロイコトリエン薬[※1]　　さらに以下の薬剤の追加，変更も可能<br>・ワクシニアウイルス接種家兎炎症皮膚抽出液（注射）<br>・グリチルリチン製剤（注射）<br>・ジアフェニルスルホン[※1]<br>・抗不安薬[※1]<br>・トラネキサム酸<br>・漢方薬 |
| Step3 | Step1 または Step1，2に追加または変更<br>・副腎皮質ステロイド（プレドニゾロン換算量＜0.2 mg/kg/ 日）内服[※2]<br>　（1カ月以上減量や中止の目処が立たなければほかの治療の変更を検討）<br>・オマリズマブ[※3]<br>・シクロスポリン[※1] |
| Step4 | 試行的治療 |

※1 蕁麻疹に対しては保険適用は未承認
※2 慢性例に対しては保険適用は未承認
※3 喘息，アナフィラキシーなどの有害事象に対応できる体制のもとで使用（皮膚科専門医やアレルギー専門医が当該施設や近隣の医療機関と連携）
文献1を参考に作成

## 2. 薬の使い方のコツ～この症例ではこう考える

### 症例1

70歳代男性．約3カ月前から全身に痒みを伴う紅色膨疹が出没するため当科を受診．

診断：特発性慢性蕁麻疹

治療：外来にて*d*-クロルフェニラミンマレイン酸塩注5 mg を静注※

※過敏症の既往歴のある患者，閉塞隅角緑内障の患者，前立腺肥大等下部尿路に閉塞性疾患のある患者，低出生体重児・新生児には禁忌

#### ●処方例

ビラスチン（ビラノア®）錠剤　1回20 mg　1日1回　眠前　1週間（最終的に2カ月間継続処方）

### 症例2

80歳代女性．約10日前から頸部瘙痒感，約5日前から全身に痒みを伴う環状の紅色膨疹が出没する．近医内科で点滴と内服を行い一時的に改善するも再燃するため，当科を受診．緑内障あり．

診断：特発性急性蕁麻疹

●**処方例**

> ルパタジン（ルパフィン®）錠剤　1回10 mg　1日1回（夕食後）1週間（最終的に2週間継続処方）

　症例1では外来受診時に全身に膨疹が多発していたため，まずは頓用で注射薬を使用した．このように，外来にて蕁麻疹を早急に改善させたい場合は抗ヒスタミン薬の注射薬を用いるが，注射薬は今日までのところ第1世代しか存在しない．**第1世代は眠気を催すことがあるので，少なくとも注射当日は自動車運転など危険を伴う機械の操作には従事しないよう患者に指示する必要**がある．また，**症例2**のように抗コリン作用による緑内障の増悪などが懸念される場合は第1世代の使用は控える．定期内服薬はいずれの症例でも非鎮静性の第2世代抗ヒスタミン薬を使用するのが望ましい．

　症例1では日常生活での自動車運転を希望されたため，内服薬としては添付文書上自動車運転などに関する記載のないビラスチンを処方した．ただし，ビラスチンは食事の影響を受けるため，食後投与ではなく眠前投与とした．一方で，ルパタジンは添付文書上自動車運転など危険を伴う機械の操作に従事させないよう十分注意すること，との記載があるが，抗ヒスタミン作用以外に抗PAF（platelet activating factor）作用を併せもち，効き目の強さが期待できる．このため，**症例2**のように自動車運転や危険を伴う機械の操作に従事しない患者で，なおかつ他医での治療に抵抗性であった患者にはルパタジンを処方した．なお，ルパタジンは症状に応じて2倍量までの増量が認められている．

## 2 研修医の陥りやすいピットフォール

　蕁麻疹の大半を占める特発性の慢性蕁麻疹は，治癒までの期間が数カ月から数年にわたることが多い．抗ヒスタミン薬1～2週間の内服で一時的に改善しても，その後再燃することが多いため，**慢性蕁麻疹症例では数カ月間継続内服**した方がよい．

### 引用文献

1）日本皮膚科学会蕁麻疹診療ガイドライン改定委員会：蕁麻疹診療ガイドライン2018年版．日皮会誌，128：2503-2624, 2018
2）Yanai K, et al：The clinical pharmacology of non-sedating antihistamines. Pharmacol Ther, 178：148-156, 2017（PMID：28457804）（PMID：12534606）

### プロフィール

**千貫祐子（Yuko Chinuki）**
島根大学医学部 皮膚科学講座 准教授
専門：食物アレルギー，皮膚アレルギー，蕁麻疹
本稿を執筆させていただき，自分自身がレジデントであった頃を懐かしく思い出しました．できる限り多くの経験をして，できる限り多くのことを吸収してください．これまでの経験から，私達の臨床や研究において，大切なことはいつも目の前の患者さんが教えてくれると感じています．

第11章　皮膚の薬の使い分け

# 4. 褥瘡の薬の使い分け

大塚正樹

● Point ●

- 褥瘡に対する外用薬選択は，滲出液の量，感染・壊死組織の有無を指標に行う
- 滲出液を指標とした外用薬の選択においては，基剤に着目する必要がある
- 褥瘡が改善しない場合は，TIMEのチェックリスト4項目を検証し，外用薬の変更など治療戦略を立て直す

## はじめに

　褥瘡の局所治療において外用薬と創傷被覆材は重要な位置を占めている．実臨床では，多種多様な外用薬と創傷被覆材の特性を理解し，個々の創部の状態に応じて使い分けることが要求される．本稿では，特に褥瘡に使用する外用薬に焦点を当て，それらを選択する際の要点，とりわけ基剤の重要性について述べる．また，創傷局所治療の基本コンセプトであるWound bed preparation，Moist wound healingについても解説する．

## 1. 薬の基礎知識

### 1 主薬と基剤

　外用薬は，薬効成分のある主薬とそれを保持する基剤で構成される．褥瘡治療に用いられる外用薬の主薬は，抗菌作用，壊死組織除去作用，肉芽形成作用，上皮形成作用のいずれかの薬効を有している[1, 2]．一方，基剤の役割としては，保湿作用，創面の保護作用，水分の供給・吸収作用があげられる．基剤には，疎水性基剤（油脂性基剤）と親水性基剤があり，後者は乳剤性基剤，水溶性基剤に分類される．乳剤性基剤はさらに，水中油型と油中水型に分けられる．これら基剤のうち，①保湿や創面保護作用の油脂性基剤，②補水作用の乳剤性基剤（水中油型），③吸水作用の水溶性基剤は日常診療における使用頻度が高い．それぞれの基剤の特徴と創部への作用，代表的な外用薬の例を表1に示す．以上より，**褥瘡に対する外用薬の使い分けにあたっては，主薬の薬効だけでなく，基剤の効果もふまえて選択する必要がある**．

表1　基剤の特徴と創部への作用

| 基剤の分類 | | | 特徴 | 作用 | 代表的な外用薬 |
|---|---|---|---|---|---|
| 疎水性基剤 | 油脂性 | | ・油脂性にて滲出液に溶けない<br>・滲出液が創面を保護 | 保湿・保護作用 | ・亜鉛華単軟膏<br>・アズノール®軟膏<br>・プロスタンディン®軟膏 |
| 親水性基剤 | 乳剤性 | 水中油型（O/W） | ・外相が水性，内相が油性<br>・吸水性は少ないが，補水性は高い | 補水作用 | ・オルセノン®軟膏<br>・ゲーベン®クリーム |
| | | 油中水型（W/O） | ・外相が油性，内相が水性<br>・補水性は少なく，滲出液が創面を保護 | 保湿・保護作用 | ・ソルコセリル®軟膏<br>・リフラップ®軟膏 |
| | 水溶性 | | ・水溶性にて滲出液に溶ける<br>・浸透圧から高い吸水性を示す | 吸水作用 | ・アクトシン®軟膏<br>・カデックス◇軟膏（ポリマー粒子含有）<br>・ブロメライン®軟膏<br>・ユーパスタコーワ軟膏（白糖含有） |

文献2を参考に作成

## ② 使い分けの指標

　実臨床における外用薬の使い分けは，主に滲出液の量，感染・壊死組織の有無を指標に行う．

　滲出液が中等度以上の創部には，吸水作用を有する水溶性基剤が適している．特に**滲出液が多い創部では，吸収性が非常に高いポリマー粒子や白糖を配合したものがよい**．感染創であれば主薬がヨウ素を放出することで殺菌作用を示すカデキソマー・ヨウ素（カデックス◇軟膏），ポビドンヨード・シュガー（ユーパスタコーワ軟膏），非感染創ではブクラデシンナトリウム（アクトシン®軟膏）が適する．壊死組織の付着する創であれば，主薬がタンパク分解酵素で壊死組織除去作用を示すブロメライン（ブロメライン®軟膏）が適応となる．

　**滲出液が少ない創部には，補水作用を有する乳剤性基剤や保湿・保護作用を有する油脂性基剤**が適している．感染創であれば主薬より銀が遊離して抗菌作用を示すスルファジアジン銀（ゲーベン®クリーム），非感染創ではトレチノイン トコフェリル（オルセノン®軟膏），アルプロスタジルアルファデクス（プロスタンディン®軟膏）が適する．壊死組織の付着する創であれば，基剤の補水作用により壊死組織を軟化しそれらの除去作用を発揮するスルファジアジン銀（ゲーベン®クリーム）が適応となる．

# *2.* 創部の状態から考える

## 症例1

　82歳男性．既往歴に糖尿病とCLTIに対する経皮的末梢血管形成術施行あり．腰痛による体動困難から左踵内側に褥瘡形成し，当科受診．黒色壊死組織が創面に固着しており，十分なデブリドマンは困難であった（図A）．

　CLTI：chronic limb threatening ischemia

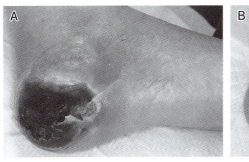
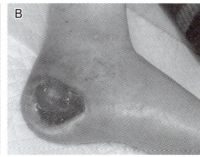
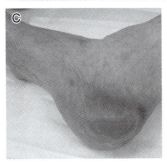
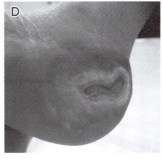

図　症例1, 2の臨床写真
A）症例1の初診時，デブリドマン施行後
B）症例1の3カ月後，潰瘍周辺には表皮の伸展がみられる
C）症例2の初診時
D）症例2の4週間後，潰瘍周囲に浸軟がみられる
（Color Atlas ⑦参照）

### 症例2

79歳男性．既往歴に糖尿病足壊疽による右下腿切断あり．初診の1カ月前に消化器癌手術．術後臥位の時間が長くなったことで左踵に褥瘡を形成し，当科受診（図C）．

## 1 Wound bed preparation と Moist wound healing

褥瘡の治療を考えるにあたり重要な考え方が Wound bed preparation と Moist wound healing である．創部をよい状態にもっていくことを Wound bed preparation とよび，Moist wound healing とは，よい状態にもっていった後に，創部に対して適度な湿潤環境を保持することで創傷治癒を促進させることである[3]．Wound bed preparation の実践的指針として TIME[4, 5] の理解が重要となる（表2）．TIME とは創傷治癒阻害因子を T（組織），I（感染または炎症），M（乾燥・過湿潤），E（創縁）の側面から検証し，治療に活用しようとするコンセプトである．

## 2 薬の使い方のコツ〜この症例ではこう考える

### 1）症例1

Wound bed preparation の必要性から，デブリドマンを行うも黒色壊死組織が創面に固着しており，十分には行えなかった（図A）．乾燥した固い壊死組織（エスカー）の付着する創であることから，基剤の補水作用による壊死組織軟化，主薬の壊死組織除去作用をふまえてゲーベン®クリームを選択した．外来診察毎に軟化した壊死組織のデブリドマンを行い，エスカーは除去されたものの，その深部には脂肪織の壊死により水分を含んだ軟らかい黄色調の壊死組織（スラフ）

表2　創傷治癒阻害因子　TIME

| T | Tissue non viable or deficient | 組織 |
|---|---|---|
| I | Infection or Inflammation | 感染または炎症 |
| M | Moisture imbalance | 乾燥・過湿潤 |
| E | Edge of wound-nonadvancing or undermined epidermal margin | 創縁 |

がみられた．この頃より滲出液が多くなり，潰瘍辺縁には発赤を伴うようになった．そこで，外用薬を基剤の吸水作用と主薬の抗菌作用を有するユーパスタコーワ軟膏に変更し，滲出液は中等度まで減少，創面に良好な肉芽が形成された．最後に，基剤の吸水作用，主薬の肉芽形成作用，上皮形成作用をふまえ，Moist wound healing をめざしてアクトシン®軟膏に変更した．潰瘍辺縁は周囲から表皮が伸展する像がみられる（図B）．

### 2）症例2

滲出液は少なく，非感染創であったが，黄白色壊死組織の付着がみられ，Wound bed preparation を進める必要があった（図C）．基剤の補水作用による壊死組織軟化，主薬の壊死組織除去作用をふまえてゲーベン®クリームを選択した．4週間後，壊死組織は消失したが，潰瘍周囲に浸軟がみられた（図D）．基剤の吸水作用，主薬の上皮形成作用をふまえ，アクトシン®軟膏に変更したところすみやかに上皮化した．

## 3 研修医の陥りやすいピットフォール

創傷治癒における Moist wound healing の概念が受け入れられた現在では，創部における湿潤環境の保持が過剰に強調される傾向がある．ここで重要なことは，**創傷治癒に促進的に働くのは「適度」な湿潤環境であって，過剰な湿潤環境でも，乾燥した状態でも創傷治癒は遅延する**ということである．TIMEコンセプトにおいても，MすなわちMoisture imbalance で，不適切な水分バランスは創傷治癒を遅延させると述べられている[4]．

実臨床では具体的に，創部からの滲出液の量や性状，周囲皮膚浸軟や浮腫性肉芽などの有無に気をつけ，外用薬の使い分けを行う．創傷治癒における「適度」な湿潤環境の重要性を再認識する必要がある．

# おわりに

褥瘡局所治療に外用剤を選択できるのは医師のみである．そのため，外用薬の特性を理解し，創部の状態を把握したうえでの適切な使い分けが要求される．本稿が褥瘡治療に臨む諸先生方のご参考となれば幸いである．

### 引用文献

1）関根祐介：総説1 ドレッシング材の使い方①外用薬との使い分け．「ドレッシング材の選び方と使い方 2018（Visual Dermatology Vol.17 No.7）」（前川武雄/編），pp652-656，Gakken，2018

2）関根祐介：外用薬による褥瘡治療．「褥瘡の局所治療〜外用薬と創傷被覆材をどのように使いこなしますか〜（WOC Nursing 2018年9月号）」（前川武雄/編），pp14-22，医学出版，2018

3）門野岳史：局所治療の基本戦略．「褥瘡の局所治療〜外用薬と創傷被覆材をどのように使いこなしますか〜（WOC Nursing 2018年9月号）」（前川武雄/編），pp7-13，医学出版，2018

4) Schultz GS, et al：Wound bed preparation：a systematic approach to wound management. Wound Repair Regen, 11 Suppl 1：S1-28, 2003（PMID：12654015）

5) Leaper DJ, et al：Extending the TIME concept：what have we learned in the past 10 years?＊. Int Wound J, 9 Suppl 2：1-19, 2012（PMID：23145905）

## プロフィール

**大塚正樹（Masaki Otsuka）**
中東遠総合医療センター 皮膚科・皮膚腫瘍科 統括診療部長
当科は市中病院では数少ない皮膚科専門研修基幹施設です，野戦病院？のような時もありますが，
充実した研修を提供いたします．やる気のある皮膚科専攻医募集中です．

# 索引 Index

## 数字・記号

| | |
|---|---|
| 1型糖尿病 | 140 |
| 2型糖尿病 | 130, 140 |
| 2型糖尿病の血糖降下薬の特徴 | 130 |
| 2型糖尿病の薬物療法のアルゴリズム | 127 |
| 5-ASA | 210 |
| 5-HT受容体 | 123 |
| 5-HT₃拮抗薬 | 107 |
| 5-HT₃受容体拮抗薬 | 203 |
| 5-アミノサリチル酸製剤 | 210 |
| 5α還元酵素阻害薬 | 194 |
| α-グルコシダーゼ阻害薬 | 131 |
| α₁受容体阻害 | 262 |
| αβ遮断薬 | 44 |
| β遮断薬 | 38, 41, 44, 50, 61, 163 |
| β₂刺激薬 | 87 |
| β₂受容体刺激薬 | 183 |
| β₃作動薬 | 192 |

## 欧 文

### A〜D

| | |
|---|---|
| ABCG2 | 155 |
| ACE阻害薬 | 38, 41, 43, 61 |
| AChE阻害作用 | 124 |
| ACO | 84, 90, 93, 95 |
| acute emesis | 203 |
| ADA | 127 |
| ADP受容体拮抗薬 | 78 |
| AIA | 220 |
| AKI | 176 |
| American Diabetes Association | 127 |
| AmpC | 293 |
| AmpC型βラクタマーゼ | 293 |
| ANCA関連血管炎 | 164, 209, 210 |
| angiotensin receptor neprilysin inhibitor | 37 |
| anti-reflux mucosectomy | 111 |
| anticipatory nausea and vomiting | 203 |
| ARB | 41, 43, 61, 62, 180 |
| area under the blood concentration time curve | 174 |

| | |
|---|---|
| ARMS | 111 |
| ARNI | 37, 38, 45, 61, 179 |
| aspirin-induced asthma | 220 |
| Asthma and COPD Overlap | 90, 93, 95 |
| AUC | 174 |
| AWaRe分類 | 282 |
| AZM | 85 |
| B型肝炎ウイルス既感染 | 209 |
| Bリンパ球刺激因子 | 210 |
| basal supported oral therapy | 141 |
| bDMARDs | 226 |
| BE | 102 |
| Behçet病 | 210 |
| benzodiazepines | 246 |
| biological DMARDs | 226 |
| BOT | 141 |
| BPSD | 271 |
| breakthrough nausea and vomiting | 203 |
| bronchiectasis | 102 |
| BZD系睡眠薬 | 246 |
| BZD系薬剤 | 246 |
| BZD受容体作動薬 | 246 |
| C-reactive protein | 279 |
| Ca拮抗薬 | 41, 42, 50 |
| Ca受容体作動薬 | 187 |
| CAM | 85 |
| cardiovascular disease | 179 |
| CBA | 27 |
| CCB | 42 |
| Ccr | 169 |
| CEA | 27 |
| CHADS₂スコア | 71 |
| chemotherapy-induced nausea and vomiting | 203 |
| chronic kidney disease | 179 |
| chronic kidney disease-mineral bone disorder | 187 |
| chronic obstructive pulmonary disease | 95 |
| CINV | 203 |
| CKD | 159, 168, 179 |
| CKD-MBD | 187 |
| Clinical Scenario | 37 |
| *Clostridioides difficile*感染症 | 282 |
| CMA | 27 |
| CMV | 315 |
| Cockcroft-Gault式 | 170 |
| compensated heart failure | 61 |
| conventional synthetic DMARDs | 225 |
| Conventional sequencing | 66 |
| COPD | 83, 87, 95, 102, 104 |
| cost-benefit analysis | 27 |
| cost-effectiveness analysis | 27 |
| cost-minimization analysis | 27 |
| COX | 112, 208 |
| COX非選択的阻害薬 | 219 |
| COX2選択的阻害薬 | 219 |

| | |
|---|---|
| CREDO-Kyotoリスクスコア | 79 |
| Crohn病 | 210 |
| CRP | 279 |
| csDMARDs | 225, 226 |
| CTCAE | 199 |
| CUA | 27 |
| CVD | 179 |
| CYP酵素 | 256 |
| CYP2C19 | 78 |
| D-ペニシラミン | 176 |
| DAPT | 79 |
| DAPTスコア | 79 |
| delayed emesis | 203 |
| DFS | 198 |
| DGBIs | 121, 125 |
| DHP | 42 |
| diabetic ketoacidosis | 31 |
| diabetic kidney disease | 128, 180 |
| diagnostic stewardship | 279 |
| diffuse panbronchiolitis | 85 |
| DIHS | 269 |
| dipeptidyl peptidase-4 | 185 |
| direct oral anticoagulants | 70 |
| disease free survival | 198 |
| disease-modifying antirheumatic drugs | 32, 225 |
| disorders of gut-brain interaction | 121 |
| DKA | 31 |
| DKD | 128, 180 |
| DMARDs | 32, 225 |
| DOAC | 70 |
| DPB | 85 |
| DPI | 97 |
| DPP-4阻害薬 | 128, 131, 185, 188 |
| DSS | 273 |

### E〜N

| | |
|---|---|
| ECOG performance status | 199 |
| ECRS | 99 |
| EF（左室駆出率）が低下した心不全 | 61 |
| eGFR | 169 |
| EM | 85 |
| endoscopic submucosal dissection | 111 |
| erythropoiesis-stimulating agent | 186 |
| ESA | 186 |
| ESBL | 293 |
| ESBL産生大腸菌 | 294 |
| ESD | 111 |
| ESD for GERD | 111 |
| ESD-G | 111 |
| extended-spectrum β-lactamase | 293 |
| Fantastic4 | 38 |
| FD | 106 |
| FRAX® | 233 |
| FTU | 321 |

| | | |
|---|---|---|
| functional dyspepsia ……… 106, 111 | LA 分類 …………………………… 110 | P2Y12受容体拮抗薬 ……………… 78 |
| GABAA 受容体作動薬 …………… 249 | LABA ………………… 84, 89, 95 | PARIS スコア …………………… 79 |
| gastro esophageal reflux disease | LAMA ……………… 84, 89, 95 | PCP …………………………… 214 |
| …………………………… 106, 109 | LAMA/LABA ……………………… 84 | PCSK9（proprotein convertase subtili- |
| GC ……………………… 208, 209 | LAMA/LABA 配合薬 ……………… 90 | sin/kexin type 9）阻害薬 …… 128 |
| GDMT ………………………… 63 | LDA …………………………… 106 | PDE5阻害薬 …………………… 192 |
| GERD ………………… 106, 109 | LDL-C …………………………… 128 | PEXIVAS研究 ………………… 215 |
| GIP/GLP-1 受容体作動薬 … 127, 128 | likelihood …………………… 278 | PFS …………………………… 198 |
| GLP-1 ………………… 139, 185 | long-acting beta2-agonist ……… 84 | PG ……………………… 112, 208 |
| GLP-1受容体作動薬 | long-acting muscarinic antagonist | Pill-in-the pocket ……………… 54 |
| ……………… 127, 128, 132, 188 | …………………………………… 84 | platelet activating factor ……… 330 |
| glucagon like peptide-1 | Los Angels 分類 ……………… 110 | pMDI …………………………… 97 |
| ……………………… 127, 139, 185 | lower urinary tract symptoms …… 191 | *Pneumocystis jirovecii* pneumonia |
| guideline-directed medical therapy | LT ……………………………… 112 | …………………………………… 214 |
| …………………………………… 63 | LT4剤 …………………………… 165 | poor metabolizer ……………… 78 |
| H2受容体拮抗薬 | LTRA …………………………… 96 | potassium-competitive acid blocker |
| ……… 77, 107, 109, 175, 272, 329 | LUTS ………………… 191, 196 | …………………………………… 109 |
| *H.pylori* ……………………… 109 | M1受容体阻害 ………………… 262 | PPI ………………… 106, 109, 175 |
| *H.pylori* 感染胃炎 ……………… 113 | MAC症 ………………………… 85 | progression free survival ……… 198 |
| *H.pylori* 除菌療法 ……………… 113 | major bleeding ………………… 75 | Proposed New Sequencing ……… 66 |
| HAS−BLED スコア ……………… 71 | male lower urinary tract symptom | proton pump inhibitor … 109, 175 |
| HBR …………………………… 79 | …………………………………… 196 | PS スケール …………………… 199 |
| HCN チャネル阻害薬 …………… 50 | MARTA ………………………… 273 | QTc延長 ……………………… 262 |
| heart failure with reduced ejection frac- | MDA5 ………………………… 210 | RA ……………………… 179, 225 |
| tion …………………………… 37 | Medication adherence ………… 38 | RA系阻害薬 …………………… 38 |
| *Helicobacter pylori* ……… 106, 109, 121 | melanoma differentiation-associated | RAS阻害薬 …………………… 61 |
| HELT-E2S2 スコア ……………… 73 | gene 5 ……………………… 210 | RCC …………………… 84, 103 |
| hERG カリウムチャネル ………… 124 | methicillin-resistant *Staphylococcus* | refractory chronic cough ……… 84, 103 |
| HETE …………………………… 112 | *aureus* ……………… 292, 297 | renin-angiotensin …………… 179 |
| HFrEF ………………………… 37, 61 | methicillin-susceptible *Staphylococcus* | RICE ………………………… 288 |
| HHS …………………………… 31 | *aureus* …………………… 292 | SAB …………………………… 301 |
| HIF-PH ………………………… 186 | mineral-corticoid/aldosterone receptor | SABA …………………………… 90 |
| high bleeding risk ……………… 79 | antagonist …………………… 61 | SAMA …………………………… 91 |
| histamine H2-receptor antagonist | MLUTS ………………………… 196 | screening tool of older person's poten- |
| …………………………………… 109 | MMI アレルギー ………………… 163 | tially inappropriate prescription |
| HIV …………………………… 316 | Mo 細胞 ………………………… 124 | criteria ……………………… 21 |
| HLA-B＊5801遺伝子 …………… 156 | Moist wound healing …………… 333 | SDA …………………………… 273 |
| HPETE ………………………… 112 | MPO-ANCA …………………… 129 | SDM …………………………… 257 |
| H2RA ………………… 107, 109 | MPO-ANCA 陽性顕微鏡的多発血管炎 | selective serotonin reuptake inhibitors |
| HSV …………………………… 315 | …………………………………… 215 | …………………………………… 220 |
| hyperosmolar hyperglycemic state | MRA ………………………… 38, 45 | serotonin and norepinephrine reuptake |
| …………………………………… 31 | MRSA ………………… 292, 297 | inhibitor ……………………… 254 |
| hypoxia-inducible factor prolyl hydrox- | MRSA 伝播リスク ……………… 303 | serotonin reuptake inhibitor …… 254 |
| ylase ………………………… 186 | MSSA ………………… 283, 292 | SGLT2阻害薬 …… 38, 61, 128, 131, 160, |
| IBAT …………………………… 107 | Multimodal …………………… 255 | 180, 185, 188 |
| ICS ………………… 83, 89, 95 | *Mycobacterium avium complex* …… 85 | shared decision making ………… 257 |
| ICS/LABA ……………… 84, 95 | Na チャネル遮断薬 ……………… 50 | Sicilian Gambit 分類 …………… 48 |
| ICS/LABA/LAMA ……………… 95 | NaSSA ………………………… 274 | Single maintenance and reliever |
| ICS/LABA/LAMA 配合薬 ………… 90 | NMDA 型グルタミン酸受容体拮抗薬 | therapy ……………………… 90 |
| ICS/LABA 配合薬 …………… 89, 90 | ……………………………… 271, 272 | SJS …………………………… 269 |
| IL-6阻害薬 …………………… 230 | non-steroidal anti-inflammatory drugs | SMART ………………………… 90 |
| inhaled corticosteroid ………… 83 | …………………………… 112, 218 | SNRI ………………………… 254 |
| intensive treatment strategy of rapid | NSAIDs … 32, 106, 112, 158, 176, 204, | SRI …………………………… 254 |
| up-titration ………………… 67 | 208, 218, 225 | SSRI ………………… 220, 274 |
| IVCY ………………………… 209 | | SSRI/SNRI …………………… 243 |
| jaffe 法 ……………………… 170 | ## O〜X | ST上昇型急性心筋梗塞 ………… 80 |
| JAK …………………………… 226 | OS ……………………………… 198 | Standards of Medical Care in Diabetes |
| JAK阻害薬 …………… 209, 226 | OTC医薬品 …………………… 30 | …………………………………… 127 |
| Janus kinase ………………… 226 | overall survival ………………… 198 | *Staphylococcus aureus* bacteremia |
| K チャネル遮断薬 ……………… 50 | P-CAB ………………………… 109 | …………………………………… 301 |
| K保持性利尿薬 ………………… 43 | P2X3受容体 …………………… 103 | STEMI ………………………… 80 |

| | | |
|---|---|---|
| step down therapy ……… 110 | アムホテリシンB ……… 176 | **か行** |
| step up therapy ……… 110 | アラキドン酸 ……… 208 | 加圧式定量吸入器 ……… 97 |
| Stevens-Johnson症候群 ……… 129, 156, 269 | アラキドン酸カスケード ……… 218 | 咳嗽 ……… 83, 101 |
| Still病 ……… 209, 210 | アラントイン ……… 157 | 潰瘍性大腸炎 ……… 210 |
| STOPP criteria ……… 21 | アルキル化薬 ……… 209 | 過活動膀胱 ……… 195 |
| SU薬 ……… 128, 145 | アルツハイマー病 ……… 271 | 過活動膀胱症状スコア ……… 193 |
| surrogate marker ……… 280 | アルドステロン拮抗薬 ……… 45, 181 | 過活動膀胱治療薬 ……… 272 |
| T細胞共刺激分子調節薬（CTLA-4阻害薬） ……… 226 | α1遮断薬 ……… 191 | 隔日法 ……… 249 |
| targeted synthetic DMARDs ……… 226 | α遮断薬 ……… 45 | 喀痰 ……… 83, 101 |
| TCA ……… 243 | アレルギー ……… 208 | 喀痰調整薬 ……… 83, 101, 102, 104 |
| TDM ……… 174, 298 | アンジオテンシンII受容体拮抗薬 ……… 43 | 家族性高コレステロール血症 ……… 152 |
| TdP ……… 52, 58 | アンジオテンシン受容体拮抗薬 ……… 179 | ガバペンチノイド ……… 173 |
| TEN ……… 269 | アンジオテンシン受容体ネプリライシン阻害薬 ……… 179 | 過敏性腸症候群 ……… 118 |
| therapeutic drug monitoring ‐ 174, 298 | アンジオテンシン変換酵素阻害薬 ……… 43 | 下部尿路症状 ……… 191, 196 |
| Time in Therapeutic Range ……… 72 | 胃食道逆流症 ……… 106, 109 | カリウムイオン競合型酸分泌抑制薬 ……… 109 |
| TIME ……… 333 | 一次刺激性皮膚炎 ……… 321 | カリクレイン・キニン・プロスタグランジン系 ……… 43 |
| TLS ……… 157, 160 | 一般医薬品 ……… 30 | カルシウム製剤 ……… 235 |
| Top down therapy ……… 110 | 胃粘膜障害 ……… 77 | カルシニューリン ……… 210 |
| torsade de pointes ……… 58, 262 | イホスファミド ……… 176 | カルシニューリン阻害薬 ……… 209 |
| Treat to Target（T2T） ……… 227 | イメグリミン ……… 131 | カルシミメティクス ……… 187, 189 |
| tsDMARDs ……… 226 | 嫌気性菌 ……… 284, 294 | 川崎病 ……… 78 |
| TTR ……… 72 | 医療経済学 ……… 24 | 寛解率 ……… 198 |
| UCC ……… 84, 103 | 医療経済評価 ……… 27 | カンジダ ……… 306, 307, 309, 310, 311 |
| unexplained chronic cough ……… 84, 103 | 医療費 ……… 24 | 肝障害 ……… 164 |
| URAT1 ……… 155 | 医療面接 ……… 277 | 乾性咳嗽 ……… 83, 102 |
| URAT1阻害薬 ……… 157 | 医療用医薬品 ……… 24, 30 | 関節リウマチ ……… 209, 210, 225 |
| VAS ……… 32 | イレウス ……… 262 | 乾癬 ……… 210 |
| Vaughan Williams分類 ……… 48 | インスリン ……… 139 | 感染症の治療方針 ……… 302 |
| visusl analogue scale ……… 32 | インスリンスライディングスケール ……… 141 | 乾癬性関節炎 ……… 210 |
| VZV ……… 315 | インスリン製剤 ……… 127 | 感染性心内膜炎 ……… 302 |
| WATCHMAN ……… 75 | インスリン療法の適応 ……… 140 | 感染性腸炎 ……… 286 |
| Wolff-Parkinson-White症候群 ……… 55 | 陰性菌 ……… 284 | 甘草 ……… 273 |
| Wound bed preparation ……… 333 | インターフェロン ……… 210 | 肝代謝性薬物 ……… 169 |
| WPW症候群 ……… 55 | インターロイキン（IL）-6阻害薬 ……… 226 | 冠動脈疾患 ……… 77 |
| Xa阻害薬 ……… 176 | インターロイキン ……… 210 | 冠動脈バイパス術 ……… 77 |
| XOR阻害薬 ……… 159 | インフルエンザ ……… 102, 314 | カンピロバクター ……… 286 |
| | インヘラー ……… 90, 96, 99 | 漢方薬 ……… 102, 273, 329 |
| **和 文** | ウリカーゼ ……… 157 | 含慢性気管支炎 ……… 84 |
| | ウリケース ……… 157 | がん薬物療法 ……… 197, 202 |
| **あ行** | エアー® ……… 90 | 黄色ブドウ球菌 ……… 283 |
| | エアゾール ……… 90, 96, 99 | 気管支拡張薬 ……… 102 |
| アウトカムコントロール ……… 32 | エアゾール製剤 ……… 97 | 気管支拡張症 ……… 102 |
| アカシジア ……… 260 | エアロスフィア® ……… 90 | 気管支喘息 ……… 83, 87, 89, 95, 102 |
| アジスロマイシン ……… 85 | エスカー ……… 333 | 基剤 ……… 331 |
| アジソン病 ……… 165 | エリスロマイシン ……… 85 | キサンチン酸化還元酵素（XOR）阻害薬 ……… 156 |
| アスピリン喘息 ……… 104, 220 | エリプタ® ……… 89, 90, 96, 98, 99 | キサンチン腎症 ……… 160 |
| アスペルギルス ……… 307, 309, 310 | エルゴステロール ……… 306 | キサンチン誘導体 ……… 87 |
| アセチルコリン ……… 261 | 炎症性皮膚疾患 ……… 323 | 基質特異性拡張型βラクタマーゼ ……… 293 |
| アセチルコリンM1 ……… 261 | 嘔吐 ……… 203 | 偽性心室頻拍時 ……… 56 |
| アセチルコリンエステラーゼ阻害薬 ……… 121, 124, 271 | 悪心 ……… 203 | 気道分泌細胞正常化薬 ……… 104 |
| アテオス® ……… 143 | オキシコドン徐放錠 ……… 174 | 機能性ディスペプシア ……… 106, 111 |
| アドレナリン ……… 261 | オピオイド ……… 173, 208 | キノロン系 ……… 283, 284 |
| アドレナリンα1 ……… 261 | オピオイド受容体作動薬 ……… 121, 124 | 気分安定薬 ……… 242, 243 |
| アミノ配糖体 ……… 176 | オレキシン受容体拮抗薬 ……… 243, 248, 249, 274 | 逆流性食道炎 ……… 110 |
| アミノペニシリン ……… 283 | | 逆行性胆管炎 ……… 294 |
| アミロイドβ ……… 271 | | |

急性冠症候群 ································ 78
急性気管支炎 ····························· 102
急性上気道炎 ····························· 102
急性腎障害 ································· 176
急性心不全 ·································· 37
急性中耳炎 ································· 283
吸入ステロイド ···························· 89
吸入ステロイド薬 ·············· 83, 95, 102
吸入薬 ······································ 83
協会けんぽ ·································· 25
強化インスリン療法 ····················· 140
狭心症 ·································· 77, 78
強直間代発作 ····························· 267
局所麻酔薬 ································· 102
虚血性心疾患 ······························ 78
虚血性脳血管障害 ························· 78
駆出率が低下した心不全 ················ 37
クラミジア ································· 284
グラム陰性桿菌 ··························· 284
グラム陽性球菌 ··························· 284
グラム陽性菌 ····························· 284
クラリスロマイシン ······················ 85
クリーゼ ··································· 163
クリーム剤 ································· 319
グリセリン浣腸 ··························· 119
グリニド薬 ································· 132
クリプトコックス
············· 306, 307, 310, 311
グルコースインスリン療法 ············· 182
グルココルチコイド
············· 208, 209, 210, 225
クレアチニンクリアランス ·············· 169
経験的治療 ································· 277
経口血糖降下薬 ··························· 130
経口スイッチ ····························· 290
経口糖尿病薬 ····························· 127
経口投与 ···································· 20
経済財政改革の基本方針2007 ·········· 25
憩室炎 ····································· 284
軽度催吐性リスク ························· 205
経鼻呼出法 ·································· 99
経皮的冠動脈形成術 ······················ 79
経皮的大動脈弁置換術 ···················· 77
経皮投与 ···································· 20
経腹的測定法 ····························· 193
血液透析 ··································· 183
結核 ······································· 284
血管炎症候群 ····························· 209
血管新生阻害薬 ··························· 176
血清クレアチニン（Cr）値 ············· 169
血栓症 ······································ 77
血糖降下薬 ································· 184
原因不明性咳嗽 ··························· 84
検査診断の適正使用 ····················· 279
顕微鏡的多発血管炎 ····················· 214
抗EGFR抗体薬 ·························· 176
抗PAF作用 ······························ 330
抗悪性腫瘍薬 ····························· 198
抗アセチルコリン薬 ····················· 260
降圧薬 ·································· 40, 179

抗アミロイドβ抗体薬 ··················· 271
抗アレルギー薬 ··························· 272
抗インフルエンザ薬 ····················· 175
抗ウイルス薬 ····························· 319
抗うつ薬 ··········· 125, 174, 243, 254, 274
高ガストリン血症 ························· 112
口渇 ······································· 262
高カリウム血症 ··························· 182
高カリウム血症治療薬 ··················· 182
抗凝固薬 ···································· 70
抗菌薬入りステロイド外用剤 ·········· 321
抗菌薬 ······················ 102, 290, 319
抗けいれん薬 ····························· 242
高血圧 ·································· 40, 179
抗血小板薬 ·································· 77
抗血小板薬2剤併用療法 ·················· 79
膠原病 ····································· 208
抗甲状腺薬 ···························· 129, 163
抗好中球細胞質抗体（ANCA）関連血管炎
····································· 209
抗コリン薬 ··························· 87, 107, 191
好酸球性副鼻腔炎 ·························· 99
甲状腺機能低下症 ························· 165
甲状腺疾患 ································· 129
甲状腺中毒症 ····························· 163
抗真菌薬 ···························· 306, 319
高浸透圧性高血糖状態 ···················· 31
抗精神病薬 ···························· 243, 273
酵素法 ····································· 170
抗体医薬 ··································· 199
好中球性炎症性気道疾患 ················· 85
抗てんかん発作薬 ························· 267
抗てんかん薬 ························· 174, 243
高度催吐性リスク ························· 205
高尿酸血症 ····················· 129, 155, 184
抗パーキンソン病薬 ····················· 272
後発医薬品 ·································· 24
後発医薬品の安心使用促進のための協議会
······································ 25
抗ヒスタミン薬 ··························· 328
抗不安薬
················· 125, 174, 243, 246, 272, 329
抗不整脈薬 ································· 48
高プロラクチン血症 ····················· 261
硬膜外膿瘍 ································· 301
抗リウマチ薬 ····························· 225
高齢者 ······································ 36
抗ロイコトリエン薬 ····················· 329
国際前立腺症状スコア ··················· 192
国民健康保険 ······························ 25
骨関節疾患 ································· 208
骨粗鬆症 ··································· 232
誤薬防止の「6R」 ························· 31
混合型インスリン ························· 141
根治療法 ···································· 31

# さ行

サイアザイド系 ···························· 43
サイアザイド系利尿薬 ·············· 41, 181
細菌性急性咽頭炎 ························· 283

細菌性肺炎 ································· 285
細菌性副鼻腔炎 ··························· 283
最小度催吐性リスク ····················· 205
最適治療 ··································· 277
サイトメガロウイルス ··················· 315
サイトメガロウイルス感染症 ·········· 214
細胞障害性Tリンパ球抗原-4 ·········· 210
細胞障害性抗がん薬治療 ················· 202
左心耳閉鎖デバイス ······················ 75
痤瘡治療薬 ································· 319
殺細胞薬 ··································· 198
サルコイドーシス ························· 210
三環系 ····································· 243
三環系抗うつ薬 ··························· 254
産生菌 ····································· 293
酸分泌抑制薬 ························· 109, 125
ジェヌエア® ······························ 89
ジェネリック医薬品 ······················ 24
ジェネリック医薬品希望カード・シール
······································ 25
ジェネリック医薬品軽減額通知 ········ 25
シクロオキシゲナーゼ ·············· 112, 208
シクロスポリン ··························· 176
持効型溶解インスリン ··················· 141
脂質異常症 ················· 128, 148, 183
脂質降下薬 ································· 183
止痢薬 ····································· 120
糸状菌 ····································· 307
視神経脊髄炎スペクトラム障害 ······· 210
シスタチンC ······························ 171
シスプラチン ····························· 176
持続型LDLコレステロール低下siRNA
製剤 ··································· 128
市中肺炎 ··································· 285
疾患修飾療法 ······························ 31
シックデイ ································· 38
シックデイ対策 ··························· 177
湿疹・皮膚炎群 ··························· 323
湿性咳嗽 ······························ 83, 102
ジヒドロピリジン ·························· 42
若年ミオクロニーてんかん ············· 268
シュアポスト® ···························· 146
重症筋無力症 ····························· 210
従来型合成DMARDs ··················· 225
主薬 ······································· 331
腫瘍壊死因子 ····························· 210
腫瘍壊死因子（TNF）α阻害薬 ····· 226
受容体作動薬 ····························· 139
腫瘍崩壊症候群 ····················· 157, 160
漿液性喀痰 ································· 104
消炎鎮痛外用剤 ··························· 325
消化管運動機能改善薬 ··········· 122, 125
消化管出血 ································· 36
静注抗菌薬 ································· 290
小腸コレステロールトランスポーター阻
害薬 ··································· 148
焦点てんかん ····························· 267
上皮機能変容薬 ··························· 118
上部消化管内視鏡検査 ·········· 110, 122
小分子化合物 ····························· 199

| | |
|---|---|
| 初期治療 | 277 |
| 褥瘡治療 | 331 |
| 処方 | 30 |
| 侵害受容性疼痛 | 203 |
| 腎機能評価 | 170 |
| 心筋梗塞 | 77, 78 |
| 神経障害性疼痛 | 203 |
| 神経障害性疼痛緩和薬 | 208 |
| 心血管疾患 | 179 |
| 深在性真菌症 | 214 |
| 心室頻拍 | 57 |
| 心循環器系 | 262 |
| 心腎連関 | 179 |
| 親水性基剤 | 331 |
| 診断の可能性 | 278 |
| 浸透圧性下剤 | 118 |
| 腎排泄性薬物 | 169 |
| 心不全 | 61 |
| 心房細動 | 70 |
| 蕁麻疹 | 328 |
| 診療報酬 | 25 |
| 推算糸球体濾過量 | 169 |
| 錐体外路症状 | 260 |
| 水中油型 | 331 |
| 睡眠維持障害 | 249 |
| 睡眠衛生指導 | 250 |
| 睡眠呼吸障害 | 251 |
| 睡眠時運動障害 | 251 |
| 睡眠時無呼吸症 | 251 |
| 睡眠薬 | 243, 246, 272, 274 |
| 水溶性基剤 | 331 |
| 数値コントロール | 32 |
| スケドスポリウム | 307 |
| スコアリング | 36 |
| スタチン | 148 |
| スタンダードスタチン | 148 |
| ステロイド | 212 |
| ステロイド外用剤 | 319, 320, 323 |
| ステロイド治療 | 164 |
| ステロイド糖尿病 | 145 |
| ステロイドパルス療法 | 213, 215 |
| ステロイド油脂性軟膏 | 320 |
| ストロングスタチン | 148 |
| スピロヘータ | 283 |
| スラブ | 333 |
| スルホニル尿素薬 | 132 |
| スルホンアミド系 | 284 |
| 生活療法 | 130 |
| 生菌製剤 | 120 |
| 静座不能症 | 260 |
| 精神疾患 | 242 |
| 生存率 | 198 |
| 生体反応検査 | 280 |
| 整腸薬 | 120 |
| 制吐薬 | 202, 205 |
| 生物学的DMARDs | 226 |
| 生物学的製剤 | 209 |
| 咳クリアランス | 84 |
| 赤血球増血刺激因子製剤 | 186 |

| | |
|---|---|
| 接触皮膚炎 | 320, 325 |
| 絶対的適応 | 139 |
| セフェム系 | 283 |
| セロトニン | 261 |
| セロトニン5-HT$_{2A}$ | 261 |
| セロトニン5-HT$_{2C}$ | 261 |
| セロトニン・ドパミン拮抗薬 | 273 |
| セロトニン・ノルアドレナリン再取り込み阻害薬 | 247, 254 |
| セロトニン再取り込み阻害薬 | 254 |
| セロトニン受容体 | 255 |
| セロトニン受容体作動薬 | 121, 123 |
| 漸減法 | 249 |
| 全国健康保険協会 | 25 |
| 潜在性結核感染症 | 209 |
| 全身性エリテマトーデス | 209, 210 |
| 全身性強皮症 | 210 |
| 全生存期間 | 198 |
| 喘息COPDオーバーラップ | 84 |
| 喘息合併症例 | 84 |
| 喘息治療ステップ | 92 |
| 選択的P2X3受容体拮抗薬 | 84, 102 |
| 選択的PPARαモジュレーター | 149 |
| 選択的セロトニン再取り込み阻害薬 | 247, 274 |
| 選択の尿酸再吸収阻害薬 | 129 |
| 先発医薬品 | 24 |
| 全般てんかん | 267 |
| 前立腺肥大症 | 194 |
| 双極性うつ病 | 258 |
| 双極性障害のうつ病相 | 258 |
| 相対的適応 | 139 |
| 阻害薬 | 70 |
| 側頭葉てんかん | 269 |
| 疎水性基剤 | 331 |
| 速効型インスリン | 140 |
| 速効型インスリン分泌促進薬 | 132 |
| ソフトミストインヘラー | 97 |
| ゾレドロネート | 176 |
| ソロスター® | 143, 146 |

### た行

| | |
|---|---|
| タービュヘイラー® | 89, 90, 92, 96, 99 |
| 第3世代セフェム系 | 283 |
| 第Ⅱa因子 | 70 |
| 第Ⅹa因子阻害薬 | 70 |
| 体外式腹部超音波検査 | 125 |
| 代謝異常 | 261 |
| 代謝拮抗薬 | 209 |
| 体重増加 | 261 |
| 大出血 | 75 |
| 帯状疱疹ウイルス | 315 |
| 帯状疱疹ウイルス感染症 | 174 |
| 対症療法 | 31 |
| 耐性乳酸菌製剤 | 120 |
| 大腸癌 | 221 |
| 大腸菌 | 283, 294 |
| 高LDL-C血症 | 148 |
| 高TG血症 | 128 |

| | |
|---|---|
| 高安動脈炎・巨細胞性動脈炎 | 210 |
| 多価陽イオン含有製剤 | 186 |
| 多形性心室頻拍 | 58 |
| 多次元受容体作用抗精神病薬 | 273 |
| 多発肝膿瘍 | 294 |
| 多発性筋炎 | 209 |
| 多発性筋炎・皮膚筋炎 | 210 |
| 多発性硬化症 | 210 |
| 短時間作用性抗コリン薬 | 91 |
| 短時間作用性β₂刺激薬 | 90 |
| 胆汁酸トランスポーター阻害薬 | 107, 118 |
| 単純性膀胱炎 | 286 |
| 単純ヘルペス | 174 |
| 単純ヘルペスウイルス | 315 |
| 男性下部尿路症状 | 196 |
| 丹毒 | 287 |
| チアゾリジン薬 | 131 |
| 遅発性ジスキネジア | 123 |
| 中間型インスリン | 140 |
| 注射薬 | 20 |
| 中枢性弛緩薬 | 174 |
| 中等度催吐性リスク | 205 |
| 中毒性表皮壊死症 | 156, 269 |
| 超音波残尿量測定 | 193 |
| 長時間作用性吸入抗コリン薬 | 95 |
| 長時間作用性抗コリン薬 | 84, 89 |
| 長時間作用性β₂刺激薬 | 84, 89, 95 |
| 超速効型インスリン | 140 |
| 腸内細菌科細菌 | 294 |
| 貼付剤 | 319 |
| 直接経口抗凝固薬 | 70 |
| 治療抵抗性慢性咳嗽 | 84 |
| 治療薬 | 187 |
| 治療薬物モニタリング | 298 |
| 鎮咳薬 | 83, 101 |
| 陳旧性心筋梗塞 | 78 |
| 鎮静 | 262 |
| 鎮静睡眠薬 | 242 |
| 鎮痛補助薬 | 208 |
| 鎮痛薬 | 202 |
| ツイストヘラー | 96 |
| 椎体炎 | 292 |
| 痛風 | 155 |
| 定型肺炎 | 283 |
| 低酸素誘導因子プロリン水酸化酵素 | 186 |
| ディスカス® | 89, 90, 96, 97 |
| ディスペプシア | 124 |
| ディスペプシア症状 | 122 |
| 低用量アスピリン | 106 |
| 定量吸入器 | 97 |
| デエスカレーション | 81 |
| テトラサイクリン系 | 284 |
| デブリドマン | 332 |
| てんかん | 267 |
| 統合失調症 | 262 |
| 疼痛 | 218 |
| 糖尿病 | 139 |
| 糖尿病関連腎臓病 | 180, 188 |

糖尿病性ケトアシドーシス ……………… 31
糖尿病性腎症 …………………………… 159
糖尿病性腎臓病 ………………………… 128
糖尿病薬 ………………………………… 127
動脈硬化 …………………………… 36, 128
動脈硬化性疾患 ………………………… 128
投薬 ……………………………………… 30
ドパミン ………………………………… 261
ドパミン D2 ……………………………… 261
ドパミン D2 受容体 ……………………… 260
ドパミン D2 受容体拮抗薬 …… 121, 203
ドパミン受容体部分刺激薬 …………… 273
ドライパウダー定量吸入器 …………… 97
トリプルセラピー ……………………… 84
トローチ ………………………………… 102
トロンビン ……………………………… 70
トロンビン阻害薬 ……………………… 175

## な行

内視鏡的粘膜下層剥離術 ……………… 111
内服 ……………………………………… 20
内服薬 …………………………………… 130
内分泌代謝疾患 ………………………… 127
難治性慢性咳嗽 ………………………… 84
日本版高出血リスク（HBR）評価基準
……………………………………… 80
乳剤性基剤 ……………………………… 331
乳酸菌製剤 ……………………………… 107
入眠障害 ………………………………… 249
ニューモシスチス肺炎 ………… 209, 214
ニューロキニン 1（NK1）受容体拮抗薬
……………………………………… 203
尿アルカリ化薬 ………………………… 184
尿酸オキシダーゼ ……………………… 157
尿酸生成抑制薬 …… 129, 155, 156, 184
尿酸低下薬 ……………………………… 184
尿酸排泄促進薬 ………… 129, 155, 157
尿酸排泄低下型高尿酸血症 …………… 184
尿素分解酵素薬 ………………………… 157
尿毒症治療薬 …………………………… 187
尿路感染症 ……………………………… 293
妊娠 ……………………………………… 216
認知症 …………………………… 271, 274
ネブライザー …………………………… 97
眠気 ……………………………………… 262
粘液修復薬 ……………………………… 104
粘液水腫性昏睡 ………………………… 165
粘液性喀痰 ……………………………… 104
粘液線毛クリアランス ………………… 84
粘液溶解薬 ……………………………… 104
粘膜潤滑薬 ……………………………… 104
粘膜上皮機能変容薬 …………………… 107
脳梗塞 …………………………………… 78
膿性痰 …………………………………… 102
脳腸相関障害 …………………………… 121
ノルアドレナリン ……………………… 255
ノルアドレナリン作動性・特異的セロト
ニン作動性抗うつ薬 …………… 274

## は行

肺炎球菌 ………………………………… 283
配合溶解インスリン …………………… 141
梅毒 ……………………………… 283, 284
橋本病 …………………………………… 165
バセドウ病 ……………………… 162, 163
バソプレシン V2 受容体拮抗薬 ……… 181
パニック症 ……………………………… 251
パミドロネート ………………………… 176
パルス療法 ……………………………… 209
非 DHP …………………………………… 42
ビグアナイド系薬 ……………………… 185
ビグアナイド薬 ………………………… 131
皮疹の重症度 …………………………… 323
ヒスタミン ……………………………… 261
ヒスタミン H1 …………………………… 261
ヒスタミン H1 受容体拮抗薬 ………… 328
非ステロイド性 MR 拮抗薬 …………… 188
非ステロイド性抗炎症薬 …… 106, 112, 208, 218
微生物学的な検査 ……………………… 279
ビタミン D ……………………………… 235
非特異的治療薬 ………………………… 102
ヒドロキシエイコサテトラエン酸 ‥ 112
ヒドロキシクロロキン ………………… 210
ヒドロペルオキシエイコサテトラエン酸
……………………………………… 112
皮膚炎 …………………………………… 320
皮膚筋炎 ………………………………… 209
非ベンゾジアゼピン系 ………………… 243
非麻薬性中枢性鎮咳薬 ………………… 103
びまん性汎細気管支炎 ………………… 85
非無菌検体 ……………………………… 280
百日咳 …………………………………… 284
非薬物療法 ……………………………… 31
費用効果分析 …………………………… 27
費用効用分析 …………………………… 27
費用最小化分析 ………………………… 27
標的治療 ………………………………… 277
費用便益分析 …………………………… 27
日和見感染 ……………………………… 209
貧血 ……………………………………… 185
貧血合併 ………………………………… 36
貧血治療薬 ……………………………… 185
不安障害 ………………………………… 247
フィブラート …………………………… 176
フィブラート系薬 ……………………… 149
フィンガーチップユニット …………… 321
フェンタニル貼付薬 …………………… 174
副腎皮質ステロイド薬 ………………… 212
フザリウム ……………………… 307, 310
不整脈 …………………………………… 48
不眠症 …………………………………… 252
ブリーズヘラー® ……………… 90, 96
フルコナゾール ………………………… 307
フルプッシュ® …………………………… 98
フレックスタッチ® …………………… 143
フレックスペン® ……………………… 146
プロカルシトニン ……………………… 280

プロスタグランジン …………… 112, 208
プロトンポンプ阻害薬 …… 77, 106, 109, 175, 176
分子標的合成 DMARDs ……………… 226
分子標的薬 ……………… 199, 202, 209
分泌下剤 ………………………………… 118
米国糖尿病学会 ………………………… 127
閉塞隅角緑内障 ………………………… 89
閉塞性動脈硬化症 ……………………… 77
βラクタマーゼ阻害薬配合剤 ……… 283
ペニシリン ……………………………… 283
ヘルペスウイルス属 …………………… 314
ベンゾジアゼピン系 …………………… 243
ベンゾジアゼピン系抗不安薬 ………… 206
ベンゾジアゼピン系薬剤 ……………… 260
ベンゾジアゼピン受容体作動薬
………………… 242, 246, 257, 271
ベンゾチアゼピン ……………………… 42
便秘 ……………………………………… 262
弁膜症術 ………………………………… 77
蜂窩織炎 ………………… 283, 287, 292
包括的評価 ……………………………… 202
膀胱炎 …………………………………… 283
房室結節伝導抑制薬 …………………… 53
放射線治療 ……………………………… 204
ホー吸入 ………………………………… 100
保湿剤 …………………………… 319, 320
ホスホジエステラーゼ 4 ……………… 210
骨ミネラル代謝異常 …………………… 187
ホモ接合体家族性高コレステロール血症
……………………………………… 153
ポリファーマシー ……………………… 21
ホルモン治療薬 ………………………… 198

## ま行

マイコプラズマ ………………………… 284
マイトマイシン C ……………………… 176
マクロライド系 ………… 282, 283, 284
マクロライド系抗菌薬 ………… 85, 124
マクロライド耐性菌 …………………… 285
末梢型オピオイド受容体拮抗薬 ……… 119
末梢性鎮咳薬 …………………………… 102
末梢動脈疾患 …………………………… 78
麻薬性中枢性鎮咳薬 …………………… 102
マルチキナーゼ阻害薬 ………………… 176
慢性咳嗽 ………………………………… 103
慢性呼吸器疾患 ………………………… 102
慢性腎臓病 ……………………… 179, 188
慢性心不全 ……………………………… 37
慢性動脈閉塞症 ………………………… 78
慢性閉塞性肺疾患 ……………… 87, 95
ミオクロニー発作 ……………… 267, 268
ミネラルコルチコイド受容体拮抗薬
……………………………… 38, 182
ムーコル目 ……………… 308, 309, 310
無顆粒球症 ……………………… 129, 164
無菌検体 ………………………………… 280
無増悪生存期間 ………………………… 198
無病生存期間 …………………………… 198
メタボリックシンドローム …………… 150

メチシリン感受性黄色ブドウ球菌
　　　　　　　　　　　283, 292
メチシリン耐性黄色ブドウ球菌
　　　　　　　　　　　292, 297
メラトニン系 ･･････････････････ 243
メラトニン受容体作動薬 248, 249, 274
免疫グロブリン大量静注療法 ････ 210
免疫チェックポイント阻害薬
　　　　　　　　176, 199, 202
免疫治療薬 ･･･････････････････ 199
免疫賦活薬 ･･･････････････････ 199
免疫抑制剤 ･･･････････････････ 301
免疫抑制薬 ･･････････････ 208, 209
モチリン受容体作動薬 ･････ 121, 124
モルヒネ速放製剤 ･････････････ 174

## や行

薬剤性潰瘍 ･･･････････････････ 111
薬剤性過敏症症候群 ･･･････････ 269
薬剤性パーキンソニズム ･･･････ 260
薬剤耐性（AMR）対策アクションプラン
　　　　　　　　　　　284, 285
薬疹 ･････････････････････････ 269
薬物血中濃度（時間）曲線下面積
　　　　　　　　　　　　　 174
薬物血中濃度モニタリング ･････ 174
ヤヌスキナーゼ ･･･････････････ 210
有害事象共通用語規準 ･････････ 199
疣贅 ･････････････････････････ 301
油脂性基剤 ･･･････････････････ 331
油脂性軟膏 ･･･････････････････ 319
油中水型 ･････････････････････ 331
陽イオン交換樹脂 ･････････････ 183
腰椎椎体炎 ･･･････････････････ 301
ヨード系造影剤 ･･･････････････ 176
与薬原則の「6R」 ･･･････････････ 31
四環系抗うつ薬 ･･･････････････ 254

## ら行

リアルタイムPCR ･････････････ 279
リウマチ膠原病 ･･･････････････ 212
リウマチ性多発筋痛症 ･････････ 209
リケッチア ･･･････････････････ 284
リチウム ･････････････････････ 176
利尿薬 ･････････････････････ 43, 181
療法 ･･･････････････････････････ 90
緑膿菌 ･･･････････････････････ 284
臨床推論 ･････････････････････ 277
ループス腎炎 ･･････････････ 209, 216
ループ利尿薬 ･･････････････ 38, 43, 181
レストレスレッグス症候群 ･････ 251
レスピマット® ･･････････ 90, 92, 99
レニン・アンジオテンシン ･････ 179
レニン・アンジオテンシン系 ･･･ 43
レビー小体型認知症 ･･･････ 271, 275
レム睡眠行動障害 ･････････････ 251
連鎖球菌 ･････････････････････ 283
レンサ球菌 ･･････････････ 283, 292
ロイコトリエン ･･･････････ 112, 221
ロイコトリエン受容体拮抗薬 ･････ 95

ローション剤 ･････････････････ 319

# 医薬品

# 数字・記号

5-FC ･････････････････････････ 311

# 欧　文

## A〜F

ABK ･････････････････････････ 297
Arbekacin ･･･････････････････ 297
ATP ･･････････････････････････ 49
BDP ･･････････････････････････ 96
BUD ･･････････････････････････ 96
BUD/FM ･････････････････････ 97
caspofungin ･････････････････ 309
CIC ･･････････････････････････ 96
CLDM ･･･････････････････････ 298
CPFG ･･･････････････････････ 309
CPFX ･･･････････････････････ 298
d-クロルフェニラミンマレイン酸塩
　　　　　　　　　　　　　 329
DAP ･･･････････････････ 297, 299
Daptomycin ･････････････････ 297
FF ･･･････････････････････････ 96
FF/UMEC/VI ･････････････････ 97
FF/VI ･････････････････････････ 97
FLCZ ･･･････････････････････ 306
fluconazole ･････････････････ 306
flucytocine ･････････････････ 311
FM ･･････････････････････････ 96
FP ･･･････････････････････････ 96
FP/FM ･････････････････････････ 97
FP/SM ･････････････････････････ 97

## G〜N

GLY ･･････････････････････････ 96
IND ･･････････････････････････ 96
isavuconazole ･･････････････ 309
ISCZ ･･･････････････････････ 309
ITCZ ･･･････････････････････ 307
itraconazole ･･･････････････ 307
L-AMB ･････････････････････ 310
LDA ･････････････････････････ 111
Linezolid ･･･････････････････ 297
liposomal amphotericin B ･･････ 310
low dose aspirin ･････････････ 111
LT4 ･････････････････････････ 162
LVFX ･･･････････････････････ 298
LZD ･･･････････････････ 297, 300
MCFG ･･･････････････････････ 309
methimazole ･･･････････････ 129

MF ･･･････････････････････････ 96
MF/GLY/IND ･････････････････ 97
MF/IND ･･･････････････････････ 97
micafungin ･････････････････ 309
MINO ･･･････････････････････ 298
MMI ･････････････････ 129, 162, 163
MRA ･･････････････････････････ 61
MTX ･･･････････････････････ 225
MTZ ･･･････････････････････ 113
N-アセチルシステイン ･･･････ 104

## P〜V

posaconazole ･･･････････････ 308
propylthiouracil ･･･････････ 129
PSCZ ･･･････････････････････ 308
PTU ･･･････････････ 129, 162, 163
RFP ･･････････････････････････ 298
SM ･･････････････････････････ 96
SSRI/SNRI ･･････････････････ 243
ST合剤 ･･･････････ 214, 284, 287, 298
Tedizolid ･･･････････････････ 297
TEIC ･･･････････････････････ 297
Teicoplanin ･･･････････････ 297
TZD ･･･････････････････････ 297
UMEC ･･････････････････････ 96
Vancomycin ･････････････････ 297
VCM ･･････････････････ 297, 298
VI ･･･････････････････････････ 96
voriconazole ･･････････････ 307
VRCZ ･･･････････････････････ 307

# 和　文

## あ行

アイセントレス®錠 ･･･････････ 316
アゥイクリ ･･･････････････････ 146
亜鉛華単軟膏 ･････････････････ 332
アクトシン®軟膏 ･･････････ 332, 334
アクトネル® ･･･････････････････ 235
アクリジニウム ･･･････････････ 89
アコチアミド ･･････ 107, 122, 124, 125
アコファイド® ･･･････････････ 107
アザチオプリン ･･･････････ 156, 210
アザルフィジン® ･･････ 226, 228, 230
アシクロビル ･･････････････ 174, 315
アジスロマイシン
　　　　　 282, 284, 286, 288, 291
アジルサルタン ･･･････ 46, 137, 180
アジルバ® ･･･････････････････ 180
アストミン® ･････････････････ 103
アズノール®軟膏 ･････････････ 332
アスピリン ･･････････ 77, 78, 111, 219
アスピリン／ボノプラザンフマル酸塩配
　合剤 ･･･････････････････････ 77
アスピリン／ランソプラゾール配合剤
　　　　　　　　　　　　　　 77
アスペノン® ･････････････････ 49
アスベリン® ･････････････････ 103

## Index

アズマネックス® ……………………… 96, 99
アセチルサリチル酸 ………………………… 77
アセトアミノフェン
　…………………… 173, 204, 208, 209
アセナピン ………………………………… 261
アゾセミド ……………………………… 181, 182
アダラート®CR …………………………… 180
アタラックス® …………………………… 328
アダリムマブ ……………………………… 210
アテキュラ® 錠 …………………………… 90, 96
アテレック® 錠 …………………………… 180
アドエア …………………………………… 90, 96
アトバコン ………………………………… 214
アトルバスタチン … 149, 152, 160, 184
アトロピン ………………………………… 49
アトロベント® …………………………… 91
アニフロルマブ …………………………… 210
アニュイティ ……………………………… 96
アノーロ …………………………………… 90
アバタセプト ……………………………… 226
アピキサバン …………………………… 70, 74
アプリンジン ……………………………… 49
アプレピタント ……………………… 203, 206
アプレミラスト …………………………… 210
アマリール® ……………………… 136, 137, 145
アミオダロン ……………………………… 49, 166
アミサリン® ……………………………… 49
アミティーザ® ……………………… 108, 117
アミトリプチリン ……………… 174, 243, 255
アミノグリコシド ………………………… 174
アミノフィリン …………………………… 88
アムシノニド ……………………………… 324
アムビゾーム® …………………………… 310
アムホテリシンBリポソーム製剤
　…………………………………………… 310
アムロジピン …………………… 46, 137, 180
アムロジン® ……………………………… 180
アメナメビル ……………………………… 175
アメナリーフ® …………………………… 175
アモキサピン ……………………………… 255
アモキシシリン …… 113, 282, 283, 286,
　288, 291
アモキシシリン／クラブラン酸
　…………………………………… 283, 291
アラバ® …………………………………… 228
アリセプト® ……………………………… 272
アリピプラゾール
　………………… 243, 261, 264, 273, 275
アルクロメタゾンプロピオン酸エステル
　…………………………………………… 324
アルドステロン拮抗薬 …………………… 61
アルファカルシドール …………… 187, 189
アルファロール® ………………… 187, 189
アルプラゾラム ……… 206, 243, 248, 272
アルプロスタジルアルファデクス ‥ 332
アルベカシン ……………………………… 297
アルメタ® ………………………………… 324
アレンドロン酸 …………………………… 235
アローゼン® ……………………………… 108
アロプリノール …………………… 129, 156, 159

アンカロン® ……………………………… 49
アンコチル® ……………………………… 311
アンテベート® …………………… 324, 326
アンピシリン ……………………………… 291
アンピシリン・スルバクタム ………… 291
アンブロキソール塩酸塩 ……………… 104
イーケプラ® ……………………… 269, 270
イグザレルト® ……………… 70, 74, 176
イクセロン® ……………………………… 272
イグラチモド ……………………… 226, 228
イコサペント酸エチル …………………… 149
イサブコナゾール ……………………… 309
イソプロテレノール …………………… 49, 59
イトプリド塩酸塩 ………… 122, 123, 124
イトラコナゾール ……………………… 307
イナビル® ……………………… 175, 315
イネビリズマブ …………………………… 210
イバブラジン ……………………………… 49
イバンドロン酸 …………………………… 235
イベニティ® ……………………………… 235
イミダフェナシン ……………………… 195
イミダプリル ……………………………… 180
イミドール® ……………………………… 174
イミプラミン ……………………… 174, 243
イメンド® ………………………………… 206
イリボー® ………………………………… 120
インクリシランナトリウム
　…………………………… 128, 149, 153
インスリン ……………………… 128, 183
インスリン グラルギン ……………… 143
インスリン デグルデク ……………… 143
インスリンイコデク …………………… 146
インターフェロン ……………………… 199
インターロイキン ……………………… 199
インダカテロール酢酸塩 ………… 89, 96
インダパミド ……………………………… 181
インデラル® ……………………………… 49
インドメタシン …………………………… 219
インフリキシマブ ……………… 210, 226
ウステキヌマブ …………………………… 210
ウパシカルセトナトリウム …………… 187
ウパシタ® ………………………………… 187
ウメクリジウム／ビランテロール ‥ 90
ウメクリジニウム ………………………… 89
ウメクリジニウム臭化物 ……………… 96
ウラリット ………………………………… 184
ウリアデック® ……………… 158, 159, 184
ウルティブロ ……………………………… 90
エクラー® ………………………………… 324
エクリズマブ ……………………………… 210
エクリラ® ………………………………… 89
エサキセレノン ……………………… 45, 182
エスシタロプラム …… 243, 255, 257, 274
エスゾピクロン ……………………… 243, 249
エスフルルビプロフェン ……………… 173
エゼチミブ … 149, 153, 183, 184, 188
エソメプラゾール ……………………… 110
エタネルセプト ……………………… 226
エチゾラム ……………………… 243, 248, 272

エチルシステイン塩酸塩 ……………… 104
エテルカルセチド ……………………… 187
エドキサバン …………………………… 70, 74
エトドラク ………………………………… 219
エナジア …………………………………… 90, 96
エナラプリル …………………… 37, 62, 180
エピスタ® ………………………………… 235
エピナクマブ ……………………… 149, 153
エピリファイ® ……… 260, 261, 264, 273
エフィエント® ……………………… 78, 81
エフガルチギモドアルファ …………… 210
エプラジノン塩酸塩 …………………… 103
エプレレノン ……………………… 45, 46, 63
エベレンゾ® ……………………………… 186
エポエチンベータペゴル ……………… 186
エボカルセト …………………………… 187
エボロクマブ ……………………… 149, 153
エリキュース® ……………… 70, 74, 176
エリスロマイシン ……………………… 124
エロビキシバット ………… 108, 117, 118
エンクラッセ® …………………………… 89
塩酸ラモセトロン ……………………… 120
エンパグリフロジン
　……… 63, 128, 132, 137, 181, 185
エンレスト® ……………… 67, 179, 180
オイグルコン® …………………………… 136
オイラゾン ………………………………… 324
オーキシス ………………………………… 89
オーグメンチン® ………………………… 283
オキシコドン ……………………………… 174
オキシコドン徐放錠 …………………… 204
オキシコドン速放散 …………………… 204
オキシコンチン®TR …………… 174, 204
オキノーム® 散 …………………… 174, 204
オセルタミビル …………… 175, 314, 315
オゼンピック® ……… 137, 143, 144, 185
オテズラ …………………………………… 210
オノアクト® ……………………………… 49
オファツムマブ …………………………… 210
オプリ® 内服液 ………………………… 174
オマリズマブ ……………………………… 329
オメガ−3脂肪酸エチル ……………… 149
オメプラール® …………………………… 110
オメプラゾール …………………………… 110
オランザピン
　……………… 243, 261, 263, 264, 273
オルケディア® …………………………… 187
オルセノン® 軟膏 ……………………… 332
オルベスコ ……………………………… 96, 99
オルメサルタン …………………………… 180
オルメテック® …………………………… 180
オンダンセトロン ……………………… 123
オンブレス® ……………………………… 89

### か行

カスポファンギン ……………………… 309
カデキソマー・ヨウ素 …………………… 332
カデックス◇軟膏 ……………………… 332
カナグリフロジン ………… 128, 181, 185

| | | |
|---|---|---|
| カナグル® ……… 181, 185 | クレメジン® ……… 187, 189 | シーブリ® ……… 89 |
| ガバペン® ……… 173 | クレンブテロール ……… 89 | ジェイゾロフト® ……… 251, 274 |
| ガバペンチノイド ……… 174 | クロザピン ……… 260, 261 | ジクトル®テープ ……… 173 |
| ガバペンチン ……… 173 | クロザリル® ……… 260, 261 | シクレスト® ……… 261 |
| カフコデ®N ……… 105 | クロチアゼパム ……… 248 | シクレソニド ……… 96 |
| ガランタミン ……… 272 | クロナゼパム ……… 248, 267 | シクロスポリン ……… 156, 210, 329 |
| カリメート® ……… 183 | クロピドグレル ……… 78 | ジクロフェナク ……… 173, 219 |
| カルタン® ……… 187, 189 | クロフィブラート ……… 149 | シクロホスファミド |
| カルチコール® ……… 182, 183 | クロフェダノール ……… 103 | ……… 209, 210, 215, 216 |
| カルデナリン® ……… 46 | クロフェドリン®S ……… 105 | ジゴキシン ……… 49 |
| カルペリチド ……… 37 | クロベタゾールプロピオン酸エステル | ジスロマック® ……… 284, 286, 288 |
| カルバマゼピン ……… 267, 268 | ……… 324 | 持続性エキセナチド ……… 128 |
| カルベジロール ……… 62, 67 | クロベタゾン酪酸エステル ……… 324 | ジソピラミド ……… 49 |
| カルペリチド ……… 37 | クロペラスチン ……… 103 | シタグリプチン ……… 136 |
| カルボシステイン ……… 104 | クロミプラミン ……… 243, 255 | シナカルセト ……… 187 |
| カルボプラチン ……… 205 | クロルジアゼポキシド ……… 248 | ジヒドロコデインリン酸塩 ……… 102, 174 |
| カロナール® ……… 204 | クロルプロマジン ……… 243 | ジフェンヒドラミン ……… 272 |
| カンサイダス® ……… 309 | ケアラム® ……… 226, 228 | ジフルカン® ……… 306 |
| ガンシクロビル ……… 315 | ケイキサレート® ……… 183, 189 | ジフルコルトロン吉草酸エステル |
| 乾燥硫黄鉄 ……… 186 | ゲーファピキサントクエン酸塩 ……… 103 | ……… 324 |
| キシロカイン® ……… 49 | ゲーベン®クリーム ……… 332, 333, 334 | ジフルプレドナート ……… 324, 326 |
| キニジン ……… 49 | ケフレックス® ……… 283, 287, 288 | ジプレキサ® ……… 261, 263, 264, 273 |
| キャブピリン®配合錠 ……… 77 | ケレンディア® ……… 182 | シプロフロキサシン ……… 291, 298 |
| 球形吸着炭 ……… 187 | ゲンタマイシン ……… 291 | ジフロラゾン酢酸エステル ……… 324 |
| キュバール® ……… 96, 99 | 抗真菌薬 ……… 301 | シベノール® ……… 49 |
| キュビシン® ……… 302 | コートリル® ……… 212 | シベンゾリン ……… 49 |
| キンダベート ……… 324 | コデインリン酸塩 ……… 102, 174 | シムビコート® ……… 90, 92, 96, 99 |
| グーフィス® ……… 108, 117 | コハク酸ソリフェナシン ……… 195 | ジメモルファンリン酸塩 ……… 103 |
| クエチアピン | コララン® ……… 49 | ジャディアンス® ……… 132, 137, 181, 185 |
| ……… 243, 261, 265, 273, 275 | コルドリン® ……… 103 | ジャヌビア® ……… 136 |
| クエチアピン徐放剤 ……… 264 | コルヒチン ……… 155, 210 | 臭化イプラトロピウム ……… 91 |
| クエン酸カリウム ……… 157 | コレスチミド ……… 149 | 重曹 ……… 184, 189 |
| クエン酸カリウム・クエン酸ナトリウム | コレスチラミン ……… 149 | 硝酸薬 ……… 37 |
| ……… 184 | | ジルコニウムシクロケイ酸ナトリウム |
| クエン酸第一鉄ナトリウム ……… 186 | **さ行** | ……… 183 |
| クエン酸第二鉄水和物 …… 186, 187, 189 | | ジルチアゼム ……… 44, 49 |
| クエン酸ナトリウム ……… 157 | ザイディス® ……… 263 | シルニジピン ……… 180 |
| グラクティブ® ……… 143, 145 | サイトテック® ……… 112 | シロスタゾール ……… 78 |
| グラチラマー ……… 210 | サイレース® ……… 263 | シロドシン ……… 194 |
| グラニセトロン ……… 123, 203, 206 | ザイロリック® ……… 159 | シンバスタチン ……… 149 |
| クラビット® ……… 284, 288 | サインバルタ® ……… 174, 258 | シンビット® ……… 49 |
| クラリス® ……… 113 | サキサグリプチン ……… 128 | スインプロイク® ……… 117, 204 |
| クラリスロマイシン ……… 113 | サクビトリルバルサルタン | スタチン ……… 128, 183 |
| グラルギンBS ……… 143 | ……… 37, 67, 179, 180 | ステーブラ® ……… 195 |
| クリアナール® ……… 104 | サトラリズマブ ……… 210 | ステロイド ……… 163, 320 |
| グリクラジド ……… 136 | ザナミビル ……… 175, 315 | スピオルト ……… 90 |
| グリコピロニウム ……… 89 | サムスカ® ……… 181, 182 | スピリーバ® ……… 89, 92, 99 |
| グリコピロニウム／インダカテロール | サラゾスルファピリジン | スピロノラクトン ……… 45, 63, 67 |
| ……… 90 | ……… 226, 228, 230 | スピロペント® ……… 89 |
| グリコピロニウム／ホルモテロール | サリルマブ ……… 226 | スペリア® ……… 104 |
| ……… 90 | サルタノール® ……… 90 | スボレキサント …… 243, 249, 258, 274 |
| グリコピロニウム臭化物 ……… 96 | ザルックス® ……… 324 | スルファジアジン銀 ……… 332 |
| グリチルリチン製剤 ……… 329 | ザルティア® ……… 194 | スルファメトキサゾール・トリメトプリム |
| グリベンクラミド ……… 136 | サルブタモール ……… 90 | ……… 284, 291 |
| グリミクロン® ……… 136 | サルメテロールキシナホ酸塩 ……… 96 | ゼチーア® ……… 153, 183, 184, 188 |
| グリメサゾン® ……… 324 | サワシリン® ……… 113, 283, 286, 288 | セファゾリン ……… 291, 292 |
| グリメピリド ……… 136, 137 | 酸化マグネシウム | セファメジン®α ……… 292 |
| クリンダマイシン ……… 291, 298 | ……… 108, 117, 189, 204 | セファレキシン |
| グルコン酸カルシウム ……… 182 | サンリズム® ……… 49 | ……… 282, 283, 287, 288, 291 |
| クレストール® ……… 152, 153, 184 | ジアゼパム ……… 247, 248 | セフェピム ……… 291 |
| クレセンバ® ……… 309 | ジアフェニルスルホン ……… 329 | |

| | |
|---|---|
| セフタジジム ……………………… 291 | チオトロピウム / オロダテロール …… 90 |
| セフトリアキソン ………………… 291 | チオトロピウム臭化物水和物 ………… 97 |
| セフメタゾール …………………… 291 | チカグレロル …………………………… 78 |
| セベラマー塩酸塩 ………………… 187 | チザニジン …………………………… 174 |
| セマグルチド | チスタニン® ………………………… 104 |
| ……… 128, 137, 142, 143, 144, 185 | チペピジンヒベンズ酸塩 …………… 103 |
| セララ® ……………………………… 46 | チラーヂン®S ………………… 165, 166 |
| セルトラリン ……… 243, 251, 255, 274 | チルゼパチド ………………… 142, 143, 185 |
| セレキノン® ……………………… 107 | チロナミン® ………………………… 165 |
| セレコキシブ ……… 173, 219, 230 | 沈降炭酸カルシウム ………… 187, 189 |
| セレコックス® ……………… 173, 230 | ツルバダ®配合錠 …………………… 316 |
| セレニカ®R ……………………… 268 | ツロブテロール ……………………… 97 |
| セレネース® ……… 260, 261, 263, 265 | ツロブテロール貼付剤 ……………… 89 |
| セレベント® ………………………… 89 | テイコプラニン ……………… 174, 297 |
| セロクエル® …… 260, 261, 265, 273 | デエビゴ® ……………… 249, 252, 274 |
| センナ ………………………… 108, 117 | テオドール® ………………………… 88 |
| センノシド …………………… 108, 117 | テオフィリン ………………………… 156 |
| ゾシン® ……………………………… 293 | テオフィリン徐放製剤 ……………… 88 |
| ソタコール® ………………………… 49 | テオロング® ………………………… 88 |
| ソタロール …………………………… 49 | デキサメタゾン ……………… 206, 324 |
| ゾテピン ……………………………… 264 | デキサメタゾン吉草酸エステル …… 324 |
| ゾニサミド …………………… 267, 268 | デキサメタゾンプロピオン酸エステル |
| ゾピクロン …………………………… 243 | ……………………………………… 324 |
| ゾビラックス® ……………………… 174 | デキストロメトルファン臭化水素酸塩水 |
| ゾフルーザ® ………………………… 315 | 和物 ……………………………… 103 |
| ソリクア® …………………………… 143 | テクスメテン® ……………………… 324 |
| ソリフェナシン …………………… 272 | テグレトール® ……………………… 269 |
| ソル・メドロール® ……………… 212 | デザレックス® ……………………… 328 |
| ソルコセリル®軟膏 ……………… 332 | デシコビ®配合錠HT ……………… 316 |
| ゾルトファイ® ……………………… 143 | テジゾリド ……………… 282, 297 |
| ゾルピデム ………… 243, 249, 272 | デジレル® …………………………… 274 |
| ゾレドロン酸 ……………………… 235 | テネリア® ……………… 136, 138, 185 |
| | テネリグリプチン ……… 136, 138, 185 |
| **た行** | デノシン® …………………………… 316 |
| | デノスマブ ………………………… 235 |
| ダーブロック® ……………………… 186 | テノホビル / エムトリシタビン …… 316 |
| ダイアート® ………………… 181, 182 | デパケン® …………………………… 263 |
| ダイアコート® ……………………… 324 | テビケイ®錠 ………………………… 316 |
| 大建中湯 …………………………… 124 | デプロドンプロピオン酸エステル |
| タクロリムス ………… 210, 226, 228 | ……………………………………… 324 |
| タケキャブ® …… 106, 110, 111, 113 | デプロメール® ……………………… 274 |
| タケプロン® ………………………… 110 | デュラグルチド ………… 128, 143, 185 |
| タケルダ®配合錠 ………………… 77 | デュロキセチン …… 174, 243, 255, 258 |
| タダラフィル ……………………… 194 | テリパラチド ……………………… 235 |
| タナトリル® ………………………… 180 | テリボン® …………………………… 235 |
| ダパグリフロジン …… 63, 67, 128, 181 | テリルジー ……………………… 90, 96 |
| ダビガトラン ……………… 70, 74, 175 | テルネリン® ………………………… 174 |
| ダプトマイシン …… 291, 297, 299, 302 | テルミサルタン ……………… 137, 180 |
| ダプロデュスタット ……………… 186 | デルモベート® ……………………… 324 |
| タミフル® …………………… 175, 315 | テロール …………………………… 89 |
| タムスロシン ……………………… 194 | ドキサゾシン ………………………… 46 |
| タリージェ® ………………………… 173 | ドキシサイクリン ………… 282, 284, 288 |
| ダルベポエチン …………………… 186 | トシリズマブ ………………… 210, 226 |
| 炭酸水素ナトリウム ……… 183, 184, 189 | ドチヌラド …… 129, 155, 157, 158, 184 |
| 炭酸ランタン水和物 ………… 187, 189 | ドネペジル ………………… 271, 272 |
| タンボコール® ……………………… 49 | トビエース® ………………………… 195 |
| チアゾリジン系薬剤 ……………… 128 | トピラマート ………………… 267, 268 |
| チアマゾール ……… 129, 162, 163, 164 | トピロキソスタット |
| チウラジール® ……………………… 163 | ……………… 129, 157, 158, 159, 184, 188 |
| チオトロピウム ……………………… 89 | トピロリック® ………………… 184, 188 |

| | |
|---|---|
| トファシチニブ ……………………… 226 | |
| トプシム® …………………………… 324 | |
| トラセミド ………………… 181, 182 | |
| トラゼンタ® ………………… 138, 185 | |
| トラゾドン ………… 254, 255, 274 | |
| トラネキサム酸 …………………… 329 | |
| トラマール® ………………………… 173 | |
| トラマドール・アセトアミノフェン配合錠 | |
| ……………………………………… 173 | |
| トラマドール ………………… 119, 173 | |
| トラムセット® ……………………… 174 | |
| トリアゾラム ……………………… 243 | |
| トリアムシノロンアセトニド ……… 324 | |
| トリクロルメチアジド …… 46, 181, 182 | |
| トリプタノール® …………………… 174 | |
| トリヘキシフェニジル ……………… 272 | |
| トリメブチン ……………………… 122 | |
| トリメブチンマレイン酸塩 | |
| ……………………… 107, 124, 125 | |
| トリヨードサイロニン ……………… 162 | |
| ドルテグラビル …………………… 316 | |
| トルバプタン ………………… 181, 182 | |
| トルリシティ® ……………… 143, 185 | |
| トレチノイン トコフェリル ………… 332 | |
| ドンペリドン ……… 122, 123, 124, 203 | |

| | |
|---|---|
| **な行** | |
| ナタリズマブ ……………………… 210 | |
| ナトリックス® ……………………… 181 | |
| ナフトピジル ……………………… 194 | |
| ナブパクリタキセル ……………… 205 | |
| ナプロキセン ……………………… 219 | |
| ナルデメジン …………… 117, 119, 204 | |
| ニコチン酸トコフェロール ………… 149 | |
| ニコモール ………………………… 149 | |
| ニコランジル ………………………… 37 | |
| ニトラゼパム ……………………… 243 | |
| ニフェカラント …………………… 49 | |
| ニフェジピン徐放錠 ……………… 180 | |
| ニンテダニブ ……………………… 210 | |
| ネオフィリン® ……………………… 88 | |
| ネキシウム® ………………………… 110 | |
| ネスプ® …………………………… 186 | |
| ネプリライシン阻害薬 ……………… 62 | |
| ネリゾナ® …………………………… 324 | |
| ノイロトロピン® …………………… 173 | |
| ノクサフィル® ……………………… 308 | |
| ノバミン® …………………………… 204 | |
| ノボラピッド®注 フレックスペン | |
| ……………………………………… 141 | |
| ノボリン®R ………………………… 146 | |
| ノリトレン® ………………………… 174 | |
| ノルスパン®テープ ………………… 174 | |
| ノルトリプチリン …………… 174, 243 | |
| ノルバスク® ……………………… 180 | |

| | |
|---|---|
| **は行** | |
| パーサビブ® ……………………… 187 | |
| バイアスピリン® ……………… 77, 78, 80 | |

レジデントノート　Vol. 27　No. 2（増刊）2025　　345　(501)

| | | |
|---|---|---|
| バクタ® ……………………… 284, 287 | ファムシクロビル ……………… 174, 315 | フルチカゾンフランカルボン酸エステル |
| バダデュスタット ………………… 186 | ファムビル® …………………………… 174 | …………………………………………… 96 |
| バファリン®配合錠A81 ……………… 77 | ファモチジン ……………………… 272 | フルチカゾンプロピオン酸エステル |
| バフセオ® ………………………… 186 | ファンガード® …………………… 309 | …………………………………………… 96 |
| バラシクロビル …………… 174, 315 | フィコンパ® ……………………… 270 | フルティフォーム® ……… 90, 96, 98, 99 |
| パリエット ……………… 110, 112 | フィダキソマイシン ……………… 282 | フルニトラゼパム …………………… 263 |
| バリキサ® ………………………… 316 | フィネレノン ……………………… 182 | フルバスタチン …………………… 149 |
| バリシチニブ ……………………… 226 | フィブラート ……………………… 183 | フルボキサミン …………… 255, 274 |
| バルガンシクロビル ……………… 315 | フィンゴリモド …………………… 210 | フルメタ® ………………………… 324 |
| バルサルタン ………………………… 62 | フェソテロジン …………………… 195 | フレカイニド ………………………… 49 |
| ハルナール® ……………………… 194 | フェニトイン …………… 267, 268 | プレガバリン ……………………… 173 |
| バルプロ酸 ………… 263, 267, 268 | フェノバルビタール ……………… 268 | ブレクスピプラゾール …… 261, 263, 264 |
| パルミコート ……………………… 96 | フェノフィブラート ……… 149, 160 | プレタール® …………………………… 78 |
| パルモディア® …………………… 183 | フェブキソスタット | ブレディニン® ……………………… 228 |
| パルモディア®XR ………… 151, 184 | …… 129, 156, 158, 159, 160, 184, 188 | プレドニゾロン ……… 209, 212, 215, 324 |
| バロキサビル …………… 314, 315 | フェブリク® … 158, 159, 160, 184, 188 | プレドニゾロン吉草酸エステル酢酸エス |
| パロキセチン …………… 243, 255 | フェロ・グラデュメット® ……… 186 | テル ………………………………… 324 |
| パロノセトロン …………………… 203 | フェロミア® ……………………… 186 | プレドニン® …………… 145, 212 |
| ハロペリドール | フェンタニル ……………………… 174 | プロカインアミド ………………… 49 |
| …………… 206, 243, 261, 263, 265 | フォサマック® …………………… 235 | プロカテロール …………… 89, 90 |
| バンコマイシン | フォシーガ® …………… 67, 181 | プログラフ® ………………… 226, 228 |
| ………… 174, 291, 297, 298, 302 | フォスブロック® ………………… 187 | プロクロルペラジン ……………… 204 |
| パンデル® ………………………… 324 | フォリアミン® …………………… 229 | プロスタンディン®軟膏 ………… 332 |
| ピオグリタゾン …………………… 160 | フォルテオ® ……………………… 235 | フロセミド ……… 67, 181, 182, 183 |
| ビオスリー® ……………………… 120 | 副腎皮質ステロイド ……………… 329 | プロタノール® …………… 49, 59 |
| ビオフェルミンR® ……………… 120 | ブクラデシンナトリウム ………… 332 | ブロチゾラム ……………………… 272 |
| ビオフェルミン®錠剤 …………… 120 | ブシラミン ………………… 226, 228 | プロテカジン® …………………… 175 |
| ビオフェルミン®配合散 ………… 120 | フスコデ® ………………………… 105 | ブロナンセリン … 261, 263, 273, 276 |
| ビグアナイド系薬剤 ……………… 128 | フスタゾール® …………………… 103 | プロノン® ………………………… 49 |
| ビクタルビ®配合錠 ……………… 316 | ブデソニド ………………………… 96 | プロパジール® …………………… 163 |
| ビクテグラビル/テノホビル/エムトリシ | ブデソニド/ホルモテロール …… 90 | プロパフェノン …………………… 49 |
| タビン ……………………………… 316 | ブデソニド/ホルモテロール/グリコピロ | プロピルチオウラシル … 129, 162, 163 |
| ビクトーザ® …………… 143, 185 | ニウム ……………………………… 90 | プロブコール ……………………… 149 |
| ビスダーム® ……………………… 324 | フドステイン ……………………… 104 | プロプラノロール ………………… 49 |
| ビスホスホネート ………………… 235 | ブプレノルフィン ………………… 174 | プロベネシド ……………………… 129 |
| ビソプロロール ……… 46, 49, 62, 164 | ブプレノルフィン貼付剤 ………… 174 | ブロマゼパム ……………………… 248 |
| ビソルボン® ……………………… 104 | フマル酸ジメチル ………………… 210 | ブロムヘキシン …………………… 104 |
| ピタバスタチン …………… 149, 184 | プラザキサ® …………… 70, 74, 175 | ブロムヘキシン塩酸塩 …………… 104 |
| ヒドロキシクロロキン …………… 216 | フラジオマイシン ………………… 321 | ブロメライン ……………………… 332 |
| ヒドロクロロチアジド ……… 181, 182 | プラスグレル ………………………… 78 | ブロメライン®軟膏 ……………… 332 |
| ヒドロコルチゾン ………………… 212 | プラバスタチン …………………… 149 | ベイスン® ………………………… 136 |
| ヒドロコルチゾン酪酸エステル …… 324 | プラビックス® ……………………… 78 | ベオーバ® ………………………… 195 |
| ビブラマイシン ………… 284, 288 | プラリア® ………………………… 235 | ベクロメタゾンプロピオン酸エステル |
| ビプレッソ® ……………………… 264 | ブリーバラセタム ………………… 268 | …………………………………………… 96 |
| ビベグロン ………………………… 195 | フリバス® ………………………… 194 | ベザフィブラート ………………… 149 |
| ビベスピ® ………………………… 90 | ブリリンタ® ………………………… 78 | ベシケア® ………………………… 195 |
| ピペラシリン ……………………… 291 | フルイトラン® …………… 181, 182 | ベタニス® ………………………… 195 |
| ピペラシリン・タゾバクタム | フルオシノニド …………………… 324 | ベタメタゾン ……………………… 212 |
| ………………… 291, 293, 299 | フルオシノロンアセトニド ……… 324 | ベタメタゾン吉草酸エステル ……… 324 |
| ビムパット® ……………………… 270 | フルコート® ……………………… 324 | ベタメタゾンジプロピオン酸エステル |
| ピメノール® ……………………… 49 | フルコナゾール …………………… 306 | …………………………………………… 324 |
| ヒューマリン® …………………… 183 | フルシトシン ……………………… 311 | ベタメタゾン酪酸エステルプロピオン酸 |
| ビラスチン ………………………… 329 | プルゼニド® ……………………… 108 | エステル ………………… 324, 326 |
| ビラノア® ………………… 328, 329 | フルタイド® ………………… 96, 97 | ベトネベート® …………………… 324 |
| ビランテロールトリフェニル酢酸塩 | フルチカゾン/サルメテロール ……… 90 | ペニシリンG ……………………… 291 |
| …………………………………… 96 | フルチカゾン/ビランテロール/ウメクリ | ベネット® ………………………… 235 |
| ピルシカイニド …………………… 49 | ジウム ……………………………… 90 | ベプリコール® …………………… 49 |
| ピルメノール ……………………… 49 | フルチカゾン/ビランテロール ……… 90 | ベプリジル ………………………… 49 |
| ビレーズトリ® …………………… 90 | フルチカゾン/ホルモテロール ……… 90 | ペマフィブラート ………… 149, 151, 183 |
| | | ペマフィブラート徐放錠 ………… 184 |

| | | |
|---|---|---|
| ペムブロリズマブ … 205 | 無機ヨード … 163 | ラックビー®R … 120 |
| ベラパミル … 44, 49 | ムコソルバン® … 104 | ラックビー® … 120 |
| ペラミビル … 175, 315 | ムコソルバン®L … 104 | ラニナミビル … 175, 315 |
| ペランパネル … 267, 268, 270 | ムコダイン® … 104 | ラピアクタ® … 175, 315 |
| ベリアクチン®OD … 328 | ムコフィリン® … 104 | ラフチジン … 175 |
| ベリムマブ … 210 | メイロン® … 183 | ラブリズマブ … 210 |
| ベルソムラ® … 249, 258, 274 | メインテート® … 46, 49, 164 | ラベプラゾール … 110, 112 |
| ヘルベッサー® … 49 | メキシチール® … 49 | ラメルテオン … 243, 249, 274 |
| ペロスピロン … 264, 273 | メキシレチン … 49 | ラモセトロン … 107, 123 |
| ベンズブロマロン … 129, 157, 158, 184 | メサデルム® … 324 | ラモトリギン … 267, 268 |
| ベンゾジアゼピン … 243, 268 | メジコン® … 103 | ラルテグラビル … 316 |
| ペンタミジン … 214 | メチマゾール … 162 | ラロキシフェン … 235 |
| ベンラファキシン … 243, 255 | メチルプレドニゾロン … 209, 212 | ランジオロール … 49 |
| ボアラ® … 324 | メトグルコ® … 133, 137, 185 | ランソプラゾール … 110 |
| ホクナリン® … 89 | メトクロプラミド | リウマトレックス® … 225, 228, 229 |
| ボグリボース … 136 | … 122, 123, 124, 203, 206 | リオナ® … 186, 187, 189 |
| ポサコナゾール … 308 | メトジェクト® … 229 | リキシセナチド … 128, 143 |
| ホスカビル® … 316 | メトトレキサート | リクシアナ® … 70, 74, 176 |
| ホスカルネット … 315 | … 176, 209, 210, 225, 226, 228, 229 | リクラスト® … 235 |
| ホスネツピタント … 203 | メトプロロール … 62 | リサンキズマブ … 210 |
| ホスレノール®OD … 187 | メトホルミン … 128, 133, 137, 142 | リスパダール® |
| ホスレノール® … 189 | メトホルミン塩酸塩 … 185 | … 260, 261, 263, 265, 273 |
| ボナロン® … 235 | メトロニダゾール … 113, 291 | リスプロ … 143, 146 |
| ボノサップ® … 113 | メプチン® … 89 | リスペリドン |
| ボノプラザン … 106, 110, 111, 113 | メプチンエアー® … 90, 97 | … 243, 261, 263, 265, 273, 275 |
| ポビドンヨード・シュガー … 332 | メマンチン … 273 | リスモダン® … 49 |
| ポララミン® … 328 | メラトニン … 243, 249 | リセドロン酸 … 235 |
| ポリエチレングリコール … 117, 118 | メルカゾール® … 163, 164 | リツキシマブ … 209, 210, 215 |
| ボリコナゾール … 174, 307 | メルカプトプリン … 156 | リドカイン … 49 |
| ポリスチレンスルホン酸カルシウム | メロキシカム … 219 | リドメックス® … 324 |
| … 183, 189 | メロペネム … 291, 294 | リナグリプチン … 138, 185 |
| ポリスチレンスルホン酸ナトリウム | メロペン® … 294 | リナクロチド … 107, 108, 117, 118 |
| … 183, 189 | モサプリド … 122, 123, 124 | リネゾリド … 291, 297, 300 |
| ボルチオキセチン … 243, 254, 255 | モビコール® … 108, 117, 118 | リバーロキサバン … 70, 74 |
| ホルモテロール … 89 | モメタゾン/インダカテロール … 90 | リバスタッチ® … 272 |
| ホルモテロールフマル酸塩水和物 | モメタゾン/インダカテロール/グリコピ | リバスチグミン … 272 |
| … 96 | ロニウム … 90 | リバロ® … 184 |
| ボンビバ® … 235 | モメタゾンフランカルボン酸エステル | リピトール® … 152, 184 |
| | … 96, 324 | リファンピシン … 175, 298, 301 |

### ま行

| | | |
|---|---|---|
| マイザー® … 324, 326 | | リブテンシティ® … 316 |

### や行

| | | |
|---|---|---|
| マイスリー® … 249 | ユーパスタコーワ軟膏 … 332, 334 | リフヌア® … 103 |
| マグミット® … 108, 189, 204 | ユニフィル®LA … 88 | リフラップ®軟膏 … 332 |
| マリバビル … 315 | ユリーフ® … 194 | リフレックス® … 274 |
| マンジャロ® … 142, 143, 185 | ユリス® … 158, 184 | リベルサス® … 142, 143, 144, 185 |
| ミアンセリン … 255 | ユリノーム® … 158, 184 | リマチル® … 226, 228 |
| ミカファンギン … 309 | ヨウ化カリウム丸 … 163 | リラグルチド … 128, 143, 185 |
| ミカルディス® … 137, 180 | 葉酸 … 229 | リリカ® … 173 |
| ミコフェノール酸モフェチル | 抑肝散 … 273, 275 | リレンザ® … 175, 315 |
| … 209, 210, 216 | | リン酸コデイン … 102 |

### ら行

| | | |
|---|---|---|
| ミソプロストール … 112 | 酪酸プロピオン酸ヒドロコルチゾン | リンゼス® … 108, 117 |
| ミゾリビン … 228 | … 324 | リンデロン® … 212 |
| ミネブロ® … 182 | ラクツロース … 117, 118 | リンデロン®DP … 324 |
| ミノサイクリン … 282, 284, 291, 298 | ラグノス® … 117, 118 | リンデロン®V … 324 |
| ミノマイシン® … 284 | ラコサミド … 267, 268, 270 | ルーラン® … 264, 273 |
| ミヤBM® … 120 | ラシックス® … 181, 182 | ルネスタ® … 249 |
| ミラベグロン … 195 | ラスブリカーゼ … 157, 160 | ルパタジン … 330 |
| ミルセラ® … 186 | ラスリテック® … 160 | ルパフィン® … 328, 330 |
| ミルタザピン … 243, 254, 255, 274 | ラツーダ® … 261, 263, 264 | ルビプロストン … 107, 108, 117, 118 |
| ミロガバリン … 173 | | ルプラック® … 181, 182 |
| | | ルボックス® … 274 |

ルラシドン ・・・・・・・・・・ 243, 261, 263, 264
レカネマブ ・・・・・・・・・・・・・・・・・・・・・・・・・・・ 271
レキサルティ® ・・・・・・・ 260, 261, 263, 264
レクサプロ® ・・・・・・・・・・・・・・・・・・・・ 257, 274
レグパラ® ・・・・・・・・・・・・・・・・・・・・・・・・・・・・・ 187
レスプレン® ・・・・・・・・・・・・・・・・・・・・・・・・・・・ 103
レスリン® ・・・・・・・・・・・・・・・・・・・・・・・・・・・・・ 274
レダコート® ・・・・・・・・・・・・・・・・・・・・・・・・・・・ 324
レナジェル® ・・・・・・・・・・・・・・・・・・・・・・・・・・・ 187
レニベース® ・・・・・・・・・・・・・・・・・・・・・・・・・・・ 180
レパグリニド ・・・・・・・・・・・・・・・・・・・・・・・・・・ 146
レフルノミド ・・・・・・・・・・・・・・・・・・・・ 226, 228
レベチラセタム ・・・・・・・・・・・・ 267, 268, 270
レボチロキシン ・・・・・・・・・・・・ 162, 165, 166
レボフロキサシン
　・・・・・・・・・・・・・・・・・・ 282, 284, 288, 291, 298

レミニール® ・・・・・・・・・・・・・・・・・・・・・・・・・・・ 272
レメロン® ・・・・・・・・・・・・・・・・・・・・・・・・・・・・・ 274
レルベア ・・・・・・・・・・・・・・・・・・・ 90, 96, 98, 99
レンボレキサント
　・・・・・・・・・・・・・・・・・ 243, 249, 252, 274, 275
ロキサデュスタット ・・・・・・・・・・・・・・・・・・ 186
ロキソプロフェン ・・・・・・・・・・・・・・・・・・・・ 219
ロケルマ® ・・・・・・・・・・・・・・・・・・・・・・・・・・・・・ 183
ロコア®テープ ・・・・・・・・・・・・・・・・・・・・・・・ 173
ロコイド® ・・・・・・・・・・・・・・・・・・・・・・・・・・・・・ 324
ロサルタンカリウム ・・・・・・・・・・・・・・ 43, 160
ロスバスタチン
　・・・・・・・・・・・・・ 137, 149, 152, 153, 184
ロゼレム® ・・・・・・・・・・・・・・・・・・・・・・ 249, 274
ロドピン® ・・・・・・・・・・・・・・・・・・・・・・・・・・・・・ 264
ロナセン® ・・・・・・・・・・・・ 260, 261, 263, 273

ロナセン®テープ ・・・・・・・・・・・・・・・・・・・・・ 275
ロフラゼプ酸エチル ・・・・・・・・・・・・・・・・・・ 248
ロペミン® ・・・・・・・・・・・・・・・・・・・・・・・・・・・・・ 120
ロペラミド塩酸塩 ・・・・・・・・・・・・・・・ 107, 120
ロミタピド ・・・・・・・・・・・・・・・・・・・・・・ 149, 153
ロモソズマブ ・・・・・・・・・・・・・・・・・・・・・・・・・・ 235
ロラゼパム ・・・・・・・・・・・・ 206, 248, 251, 263

## わ行

ワーファリン ・・・・・・・・・・・・・・・・・・・・・・・・・・ 175
ワイパックス® ・・・・・・・・・・・・・・・・・・・・ 251, 263
ワクシニアウイルス接種家兎炎症皮膚抽
　出液 ・・・・・・・・・・・・・・・・・・・・・・・・・・・ 173, 329
ワソラン® ・・・・・・・・・・・・・・・・・・・・・・・・・・・・・・ 49
ワルファリンカリウム
　・・・・・・・・・・・・・・・・・・・・ 70, 156, 175, 301

## ■執筆者一覧

### ■編　集

| | |
|---|---|
| 生野真嗣 | 京都大学医学研究科 医学教育・国際化推進センター |
| 片岡仁美 | 京都大学医学研究科 医学教育・国際化推進センター |

### ■執筆（掲載順）

| | |
|---|---|
| 水谷可織 | 医療法人藤井会 石切生喜病院 薬剤室 |
| 生野真嗣 | 京都大学医学研究科 医学教育・国際化推進センター |
| 渡邊大海 | 京都大学大学院医学研究科 社会健康医学系専攻 医療経済学分野 /<br>一般社団法人メタローグ |
| 中尾裕貴 | 京都大学大学院医学研究科 社会健康医学系専攻 医療経済学分野 |
| 今中雄一 | 京都大学大学院医学研究科 社会健康医学系専攻 医療経済学分野 / ヘルスセキュ<br>リティセンター 健康危機管理システム学分野 |
| 谷口洋貴 | 洛和会音羽病院 総合内科 |
| 岩井雄大 | 国立研究開発法人国立循環器病研究センター 心臓血管内科部門 CCU（心臓血管<br>系集中治療科） |
| 本行一博 | 大阪大学大学院医学系研究科 老年・総合内科学 |
| 島本恵子 | 国立研究開発法人国立循環器病研究センター 心臓血管内科部門不整脈科 /<br>l'institut du thorax |
| 草野研吾 | 国立研究開発法人国立循環器病研究センター 心臓血管内科部門不整脈科 |
| 庄司　聡 | Duke Clinical Research Institute |
| 遠藤慶太 | 東京ベイ・浦安市川医療センター 腎臓・内分泌・糖尿病内科 |
| 平岡栄治 | 東京ベイ・浦安市川医療センター 総合内科 |
| 中妻賢志 | 京都大学医学部附属病院 循環器内科 |
| 金子　猛 | 横浜市立大学大学院医学研究科 呼吸器病学 |
| 國近尚美 | 山口赤十字病院 第一内科・呼吸器内科 |
| 谷本　安 | 独立行政法人国立病院機構 南岡山医療センター 呼吸器・アレルギー内科 |
| 長澤　遼 | 横浜市立大学大学院医学研究科 呼吸器病学 |
| 原　悠 | 横浜市立大学大学院医学研究科 呼吸器病学 |
| 岡田裕之 | 姫路赤十字病院 / 岡山大学 |
| 原田　智 | 大阪医科薬科大学 第 2 内科 / 葛城病院 内科 |
| 樋口和秀 | 大阪医科薬科大学 / 医療法人ラポール会 |
| 中島　淳 | 横浜市立大学 肝胆膵消化器病学教室 |
| 眞部紀明 | 川崎医科大学 検査診断学（内視鏡・超音波） |
| 片山晶博 | 国立病院機構岡山医療センター 糖尿病・内分泌内科 |
| 岩岡秀明 | 医療法人鎗田病院糖尿病・内分泌内科 |
| 齋藤　学 | 東邦大学医学部内科学講座 糖尿病・代謝・内分泌学分野 |
| 弘世貴久 | 東邦大学医学部内科学講座 糖尿病・代謝・内分泌学分野 |
| 宮林　諒 | 千葉大学大学院医学研究院 内分泌代謝・血液・老年内科学 |
| 正司真弓 | 千葉大学大学院医学研究院 内分泌代謝・血液・老年内科学 |
| 横手幸太郎 | 千葉大学 |
| 熊谷天哲 | 阪急伊丹くまがい内科皮膚科 |
| 内田俊也 | 神田西口うちだ内科 / 帝京大学医学部腎臓内科 |
| 岸田雅之 | 岡山市立市民病院 総合内科・内分泌内科 |

| | |
|---|---|
| 牧野内龍一郎 | 聖マリアンナ医科大学病院/横浜市西部病院 腎臓・高血圧内科 |
| 鶴屋和彦 | 奈良県立医科大学 腎臓内科学 |
| 村上　薫 | 京都大学 泌尿器科 |
| 山内照夫 | ハワイ大学がんセンター トランスレーショナル・臨床研究プログラム クイーンズメディカルセンター 腫瘍内科 |
| 片山英樹 | 岡山大学病院 緩和支持医療科 |
| 久保寿夫 | 岡山大学病院 呼吸器・アレルギー内科 |
| 山村昌弘 | 岡山済生会総合病院 内科/リウマチ・膠原病センター |
| 佐田憲映 | 高知大学医学部 臨床疫学講座 |
| 佐田竜一 | 大阪大学大学院医学系研究科 変革的感染制御システム開発学（日本財団）寄附講座 |
| 塩見真由 | 大阪府済生会中津病院 膠原病内科/大阪公立大学大学院医学研究科 膠原病内科学 |
| 渡部　龍 | 大阪公立大学大学院医学研究科 膠原病内科学 |
| 橋本　求 | 大阪公立大学大学院医学研究科 膠原病内科学 |
| 矢野裕之 | 沖縄県立中部病院 リウマチ膠原病内科 |
| 金城光代 | 沖縄県立中部病院 リウマチ膠原病内科 |
| 仙波純一 | 東京愛成会たかつきクリニック |
| 又吉宏紀 | 琉球大学医学部 精神病態医学講座 |
| 普天間国博 | 琉球大学医学部 精神病態医学講座 |
| 高江洲義和 | 琉球大学医学部 精神病態医学講座 |
| 多田光宏 | 東京都済生会中央病院 精神科（心療科） |
| 仁王進太郎 | 東京都済生会中央病院 精神科（心療科） |
| 髙木　学 | 岡山大学病院 精神科神経科 |
| 大島智弘 | 衣ヶ原病院 |
| 植野仙経 | 京都大学医学部附属病院 精神科神経科 |
| 植野　司 | 京都大学医学部附属病院 総合臨床教育・研修センター/精神科神経科 |
| 矢野(五味)晴美 | 国際医療福祉大学 国際医療者教育学・感染症学 Department of International Health Professions Education, Center for Infectious Diseases, International University of Health and Welfare |
| 山本　慧 | 埼玉医科大学総合医療センター 総合診療内科・感染症科 |
| 岡　秀昭 | 埼玉医科大学総合医療センター 総合診療内科・感染症科 |
| 米本仁史 | 神戸大学医学部附属病院 感染症内科 |
| 岩田健太郎 | 神戸大学医学部附属病院 感染症内科 |
| 萩谷英大 | 岡山大学病院 感染症内科 |
| 土戸康弘 | 京都大学大学院医学研究科 臨床病態検査学/京都大学医学部附属病院 検査部・感染制御部 |
| 長尾美紀 | 京都大学大学院医学研究科 臨床病態検査学/京都大学医学部附属病院 検査部・感染制御部 |
| 谷口俊文 | 千葉大学医学部附属病院 感染制御部・感染症内科 |
| 青山裕美 | 川崎医科大学 皮膚科 |
| 加藤則人 | 京都府立医科大学北部キャンパス/京都府立医科大学大学院医学研究科 医療フロンティア展開学 |
| 千貫祐子 | 島根大学医学部 皮膚科学講座 |
| 大塚正樹 | 中東遠総合医療センター 皮膚科・皮膚腫瘍科 |

# 編者プロフィール

## 生野真嗣（Masashi Ikuno）

京都大学医学研究科 医学教育・国際化推進センター 講師

2008年に京都大学医学部を卒業し，洛和会音羽病院にて初期研修・後期研修を行う．その後は大学院生として京都大学脳病態生理学講座臨床神経学教室に進学し，前駆期パーキンソン病マウスモデルの開発をテーマとして研究に従事．大学院卒業後も同教室において引き続きパーキンソン病やレビー小体型認知症の発症予防・進行予防を目的とした研究に従事する．その後，2023年より現職に就き，学部教育カリキュラム改善のサポートに従事．医学教育研究に関しては学習者のモチベーション・自己肯定感の醸成とプロフェッショナリズムを主たるテーマとしている．

私自身，共用試験が正式に実施された初年度の受験生であり，また共用試験の公的化初年度に教育部門へ異動しました．そのため，医学部教育の歴史的な節目を生きていることを実感しています．

## 片岡仁美（Hitomi Kataoka）

京都大学医学研究科 医学教育・国際化推進センター 教授

1997年に岡山大学医学部卒業，岡山大学病院，中国中央病院にて初期研修を行い，岡山大学病院で病棟医を行った後岡山大学大学院で糖尿病性腎症の発症進展メカニズムの研究で学位取得．2003年同院に総合内科・総合診療科が設立され，同科に出向．2005年岡山大学医療教育統合開発センター助手，2006年Thomas Jefferson大学腎臓内科および医学教育研究センターに留学．2007年岡山大学医療教育統合開発センター助教，2008年岡山大学病院卒後臨床研修センター講師，2010年岡山大学大学院医歯薬学総合研究科地域医療人材育成講座教授，2020年岡山大学病院ダイバーシティ推進センター教授，2023年より現職．

臨床医と医学教育の両輪を重視しています．研究テーマは医療者のempathy（共感性）です．

レジデントノート　Vol.27　No.2（増刊）

# 改訂版　同効薬、納得の使い分け　Update
最新の根拠を学び、症例で鍛え、ピットフォールを回避する

編集／生野真嗣，片岡仁美

# レジデントノート増刊

Vol. 27　No. 2　2025〔通巻384号〕
2025年4月10日発行　第27巻　第2号
ISBN978-4-7581-2732-5
定価5,170円（本体4,700円＋税10％）［送料実費別途］

年間購読料
　定価30,360円（本体27,600円＋税10％）
　　［通常号12冊，送料弊社負担］
　定価61,380円（本体55,800円＋税10％）
　　［通常号12冊，増刊6冊，送料弊社負担］
　　※海外からのご購読は送料実費となります
　　※価格は改定される場合があります

© YODOSHA CO., LTD. 2025
　Printed in Japan

| | |
|---|---|
| 発行人 | 一戸裕子 |
| 発行所 | 株式会社 羊 土 社 |
| | 〒101-0052 |
| | 東京都千代田区神田小川町2-5-1 |
| | TEL　03（5282）1211 |
| | FAX　03（5282）1212 |
| | E-mail　eigyo@yodosha.co.jp |
| | URL　www.yodosha.co.jp/ |
| 装幀 | 野崎一人 |
| 印刷所 | 広研印刷株式会社 |
| 広告申込 | 羊土社営業部までお問い合わせ下さい. |

本誌に掲載する著作物の複製権・上映権・譲渡権・公衆送信権（送信可能化権を含む）は（株）羊土社が保有します.
本誌を無断で複製する行為（コピー，スキャン，デジタルデータ化など）は，著作権法上での限られた例外（「私的使用のための複製」など）を除き禁じられています. 研究活動，診療を含み業務上使用する目的で上記の行為を行うことは大学，病院，企業などにおける内部的な利用であっても，私的使用には該当せず，違法です. また私的使用のためであっても，代行業者等の第三者に依頼して上記の行為を行うことは違法となります.

JCOPY ＜（社）出版者著作権管理機構 委託出版物＞
本誌の無断複写は著作権法上での例外を除き禁じられています. 複写される場合は，そのつど事前に，（社）出版者著作権管理機構（TEL 03-5244-5088，FAX 03-5244-5089，e-mail：info@jcopy.or.jp）の許諾を得てください.

乱丁，落丁，印刷の不具合はお取り替えいたします. 小社までご連絡ください.